| 2025 국가공인 |

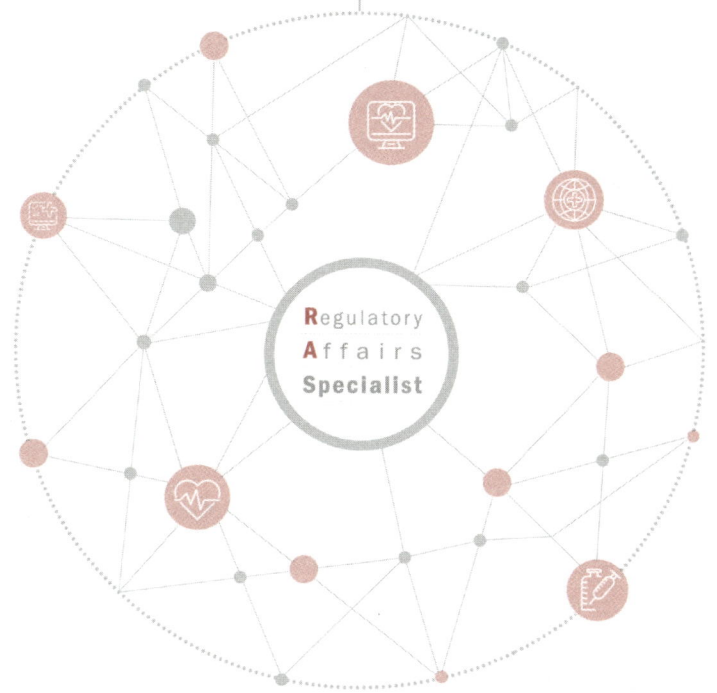

Regulatory
Affairs
Specialist

의료기기 규제과학
RA 전문가
5권 해외인허가제도

한국의료기기안전정보원(NIDS) 편저

시험 정보

기본 정보

의료기기 규제과학(RA) 전문가 2급 자격시험은 의료기기 인허가에 대한 기본 지식과 업무 능력을 평가하여 신뢰성 있는 인재를 배출하기 위한 자격시험이다.

시험 일정 및 지역

구분	원서 접수 기간	시험 시행일	합격자 발표일	시험 시행 지역
정규검정 제1회	24. 5. 27.(월) ~ 24. 6. 13.(목)	24. 7. 6.(토)	24. 7. 26.(금)	서울, 대전, 대구
정규검정 제2회	24. 10. 14.(월) ~ 24. 11. 1.(금)	24. 11. 23.(토)	24. 12. 13.(금)	서울, 대전, 대구

※ 시험 일정을 포함한 시험 정보는 변경될 수 있으므로 접수 전 반드시 한국의료기기안전정보원 홈페이지(http://edu.nids.or.kr)를 확인하시기 바랍니다.

응시 자격

다음 중 하나에 해당하는 자

- 정보원에서 인정하는 '의료기기 RA 전문가 양성 교육' 과정을 수료한 자
- 4년제 대학 관련 학과를 졸업한 자 또는 해당 시험 합격자 발표일까지 졸업이 예정된 자
- 4년제 대학을 졸업한 자로서 의료기기 RA 직무 분야에서 1년 이상 실무에 종사한 자
- 전문대학 관련 학과를 졸업한 자로서 의료기기 RA 직무 분야에서 2년 이상 실무에 종사한 자
- 전문대학을 졸업한 자로서 의료기기 RA 직무 분야에서 3년 이상 실무에 종사한 자
- 의료기기 RA 직무 분야에서 5년 이상 실무에 종사한 자

시험 구성

구분	시험 과목 수/ 전체 문제 수	과목별 문제 수	배점	문제 형식	총점
정규검정	5과목/95문제	19	18	5점/1문제	객관식 5지선다형	500점 (과목당 100점)
			1	10점/1문제	주관식 단답형	

- 합격 기준 : 전 과목 40점 이상, 평균 60점 이상

시험 과목

구분	시험 방법	과목 수	시험 과목
정규검정	필기	5과목	• 시판전인허가 • 사후관리 • 품질관리(GMP) • 임상 • 해외인허가제도

※ 관련 법령 등을 적용하여 정답을 구하는 문제는 시험시행일 기준 시행 중인 법령 등을 기준으로 출제

목 차

제1장 미국 의료기기 제품인증 절차

1. 미국 의료기기 제품인증 절차 ··· 4
   1.1 | 의료기기의 정의와 의료기기법 ·· 5
   1.2 | 의료기기 인허가 ··· 19

2. 미국 의료기기 품질관리 ·· 60
   2.1 | 품질관리경영시스템 ·· 60
   2.2 | 시판 후 사후관리 ·· 68
   2.3 | 법적 요구사항 및 관련규정 ··· 81

제2장 유럽 의료기기 허가 및 관리제도

1. 유럽 의료기기 총론 ··· 88
   1.1 | 의료기기의 정의와 의료기기법 ·· 89

2. 유럽 의료기기 인증·허가 ·· 127
   2.1 | 법적 요구사항 및 관련 규정 ·· 127
   2.2 | 적합성평가 및 기술문서 개요 ·· 131
   2.3 | 의료기기 등급별 적합성평가 절차 ··· 134

3. 유럽 의료기기 품질관리 ·· 137
   3.1 | 의료기기 품질관리 ·· 137

제3장 중국 의료기기 허가 및 관리제도

1. 의료기기 감독관리 ··· 164
   - 1.1 | 의료기기 감독관리기관 ··· 164
   - 1.2 | 의료기기 감독 관리 법률규정 및 기술요구 ······································· 169

2. 수입 의료기기 시판허가 ·· 180
   - 2.1 | 의료기기 정의 ·· 181
   - 2.2 | 제품분류 및 명명 ·· 181
   - 2.3 | 의료기기 제품기술요구 ··· 190
   - 2.4 | 의료기기 검사보고서 ·· 193
   - 2.5 | 임상평가자료 ··· 196
   - 2.6 | 의료기기 임상시험 품질관리 규범 ·· 199
   - 2.7 | 의료기기 안전 및 성능 기본원칙 ··· 204

3. 수입 제1등급 의료기기(체외진단제) 신고 ·· 206
   - 3.1 | 신고자료 ··· 206
   - 3.2 | 신고정보 변경 서류 ··· 208
   - 3.3 | 절차 및 승인 고지 ·· 208

4. 수입 제2, 3등급 의료기기 등록 ·· 210
   - 4.1 | 의료기기 등록 사전 요구 ··· 210
   - 4.2 | 의료기기 신규 등록 ··· 211
   - 4.3 | 의료기기 변경등록 ·· 212
   - 4.4 | 의료기기 연장등록 ·· 212
   - 4.5 | 등록신청자료 구조 ·· 213

5. 제2, 3등급 수입 의료기기 신규등록 서류 ·· 214
   - 5.1 | 감독관리 정보 ·· 214
   - 5.2 | 종합설명자료 ··· 216
   - 5.3 | 비임상자료 ·· 219
   - 5.4 | 임상평가자료 ··· 224
   - 5.5 | 제품설명서 및 라벨 견본 ··· 225
   - 5.6 | 품질관리 체계 문건 ··· 225

목차

6. 제2, 3등급 수입 체외진단제 등록 ... 227
- 6.1 | 체외진단제 등록 사전 요구 ... 228
- 6.2 | 체외진단제 신규등록 ... 229
- 6.3 | 체외진단제 변경등록 ... 230
- 6.4 | 체외진단제 연장등록 ... 230
- 6.5 | 등록신청자료 구조 ... 231

7. 제2, 3등급 수입 체외진단제 등록 서류 준비 ... 232
- 7.1 | 감독관리정보 ... 232
- 7.2 | 종합설명자료 ... 234
- 7.3 | 비임상자료 ... 237
- 7.4 | 임상평가자료 ... 241
- 7.5 | 제품설명서 및 라벨 견본 ... 242
- 7.6 | 품질관리 체계 문건 ... 242

8. 등록 접수, 심사 및 등록 ... 244
- 8.1 | 등록신청 접수 ... 244
- 8.2 | 기술심사 평가 ... 246

9. 부록 등 참고 ... 248
- 9.1 | 수입 의료기기 변경등록신청자료목록 ... 248
- 9.2 | 수입 의료기기 연장등록신청자료목록 ... 269
- 9.3 | 의료기기 안전 및 성능 리스트 ... 277
- 9.4 | 체외진단제 안전 및 성능 리스트 ... 293
- 9.5 | 의료기기 등록증 양식 ... 305
- 9.6 | 체외진단제 등록증 양식 ... 307
- 9.7 | 의료기기 변경문건양식 ... 309
- 9.8 | 중국 주요 검사 기관 ... 311
- 9.9 | 참고사이트 ... 313

제4장 일본 의료기기 허가 및 관리제도

1. 일본 의료기기 인증·허가 ········· 316
   - 1.1 | 일본의 의료기기 관련 규제 법규 「의약품, 의료기기 등 법」 ········· 317
   - 1.2 | 의료기기 관련 정부 규제기관 및 의료기기 정의와 분류 ········· 322
   - 1.3 | 의료기기 인허가 ········· 346

2. 일본 의료기기 사후관리 ········· 366
   - 2.1 | 사후관리 ········· 366

3. 일본 의료기기 품질관리 ········· 371
   - 3.1 | 의료기기 품질관리 ········· 371

4. 일본 의료기기 임상시험 ········· 378
   - 4.1 | 의료기기 임상시험 ········· 378
   - 4.2 | 의료기기 임상연구 ········· 382

5. 법령 등 참고 ········· 386
   - 5.1 | 일본 의료기기 규제 관련 법령 및 유용한 사이트 ········· 386

제5장 의료기기 단일심사 프로그램(MDSAP)

1. 의료기기 단일심사 프로그램 개요 ········· 390
   - 1.1 | MDSAP 참여 규제기관 ········· 391
   - 1.2 | 심사 개발 이유 ········· 391
   - 1.3 | 심사 목표 ········· 392

2. MDSAP 심사 ········· 392
   - 2.1 | 심사 절차 ········· 392
   - 2.2 | 심사 주기 ········· 394
   - 2.3 | 심사 종류 ········· 394
   - 2.4 | 심사 준비 ········· 396
   - 2.5 | 심사 수행 ········· 397

목차

2.6 | 심사 수행 탐색 ·· 397
2.7 | 심사 기간 ·· 399
2.8 | 심사 통보 ·· 400
2.9 | MDSAP 심사의 구성 ·· 401
2.10 | MDSAP 부적합 처리 ·· 432

참고문헌 | 434

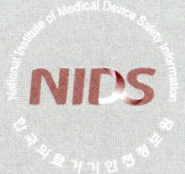

NIDS National Institute of Medical Device Safety Information

제 1 장

미국 의료기기 제품인증 절차

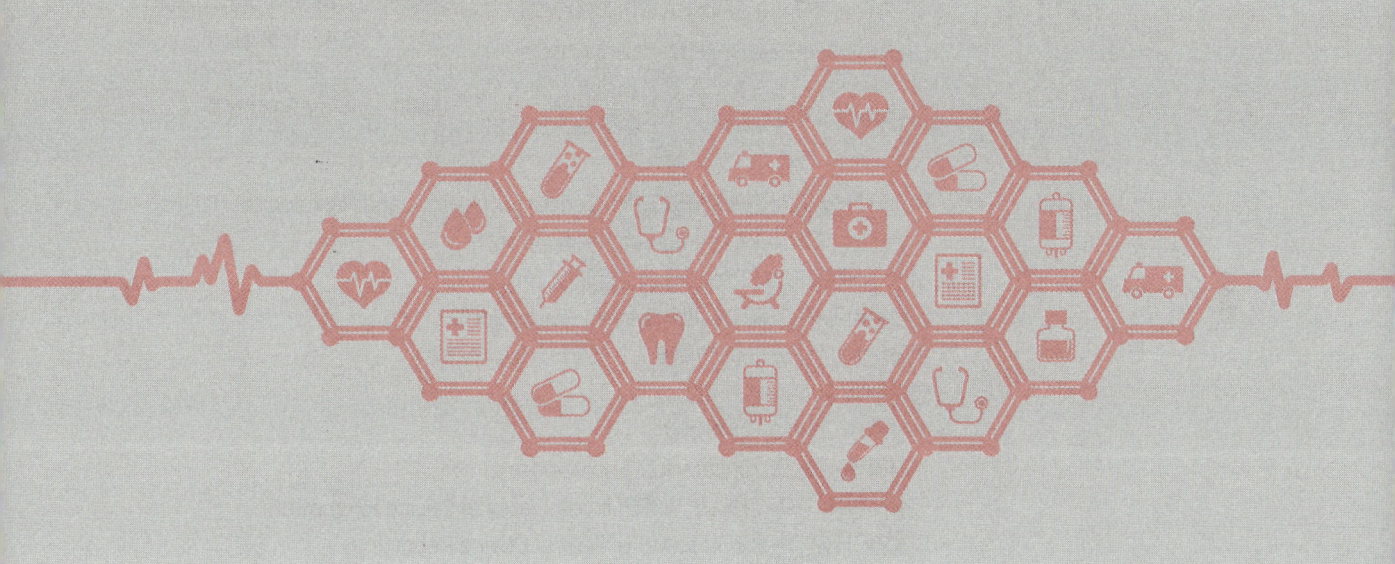

1. 미국 의료기기 제품인증 절차
2. 미국 의료기기 품질관리

01 미국 의료기기 제품인증 절차

학습목표 → U.S. FDA의 조직과 의료기기 등급별 인허가 및 품질관리 등에 관한 전 생애주기의 규제 사항을 파악하고, 미국에 의료기기를 시판하기 위한 인허가 절차를 추진할 수 있다.

NCS 연계 →

목차	분류 번호	능력단위	능력단위 요소	수준
1. 미국 의료기기 제품인증 절차	1903090201_15v1	인허가 정보수집	국가별 인허가절차 입수하기	5
2. 미국 의료기기 품질관리	1903090201_15v1	인허가 정보수집	국가별 인허가절차 입수하기	5

핵심 용어 →
- 의료기기 및 방사선 보건국(CDRH, Center for Devices and Radiological Health)
- 시판 전 신고(510(k), Premarket Notification)
- 시판 전 승인(PMA, Premarket Application)
- 품질관리규정(QSR, Quality System Regulation)
- 미국 연방규정집(CFR, Code of Federal Regulations)
- 일반규제(General Controls)
- 특별규제(Special Controls)
- 본질적 동등성(SE, Substantial Equivalence)
- 임상시험용 의료기기의 면제(IDE, Investigational Device Exemption)
- 의료기기 부작용 보고 제도(MDR, Medical Device Reporting)

1 미국 의료기기 제품인증 절차

2021년 세계 의료기기 시장규모는 4,542억 달러로 분석되며, 2017년부터 2021년까지의 연평균 성장률은 5.9%이다. 2021년 국가별 시장규모는 미국이 42.0% 점유율로 1위를 차지했으며, 독일이 7.4%, 중국이 7.3%, 일본이 6.0%를 차지하는 것으로 나타났다.[1] BMI Espicom(2017)은 향후 세계 의료기기 시장이 2021년에 약 4,458억 달러로 성장할 것이며 그중 북미·남미 시장이 2021년 약 2,138억 달러로 48.0%의 비중을 차지할 것으로 전망하고 있다.

미국은 세계 시장의 약 40% 이상을 차지하고 있는 세계 1위의 시장이며, 세계 의료 기술 및 의료기기 인허가 규제 등을 선도하고 있다. 미국 FDA의 경우 세계 최대 시장규모와 장기간의 인허가 데이터를

---
[1] Fitch Solutions(2022)

바탕으로 의료기기를 사용하는 일반 소비자는 물론, 의료기기 제조·수입업자 및 의료기기 사용자와 같이 정보를 필요로 하는 대상자가 원하는 정보를 쉽게 얻을 수 있도록 FDA 홈페이지에서 인허가 및 사후관리 등의 모든 법령과 절차에 대한 자료를 다양한 도구를 통하여 제공하고 있다.

따라서 본 교재에서는 이러한 정보에 어떻게 접근하여 이를 활용할 수 있는지 웹사이트의 구성, 개요 및 활용 방법에 대하여 법령을 기반으로 설명하고자 한다.

1.1 의료기기의 정의와 의료기기법

가. 규제 당국

미국의 의료기기 관련 주요 규제기관은 미국 식품의약국(U.S. FDA, U.S. Food and Drug Administration)으로 잘 알려져 있다. U.S. FDA는 미국 보건복지부(HHS, U.S. Department of Health&Human Services) 산하 기관이다.

1) U.S. FDA(U.S. Food and Drug Administration)

U.S. FDA는 우리나라의 식품의약품안전처(MFDS, Ministry of Food and Drug Safety), 일본 후생노동성(厚生労働省, MHLW, Minister of Health, Labour and Welfare), 중국 식품의약국(CFDA, China Food and Drug Administration)과 같은 기관으로서, FD&C(Food, Drug and Cosmetics)법과 국민보건법을 운영하는 주체이다.

식품 및 의약품뿐만 아니라 백신, 화장품, 담배제품에 이르기까지 다양한 분야의 안전기준을 세우고, 검사·시험·승인 등의 업무정보를 제공하는 기관이다.

U.S. FDA의 대표 로고는 다음과 같으며 상업적 목적으로 마케팅에 사용할 수 없다.

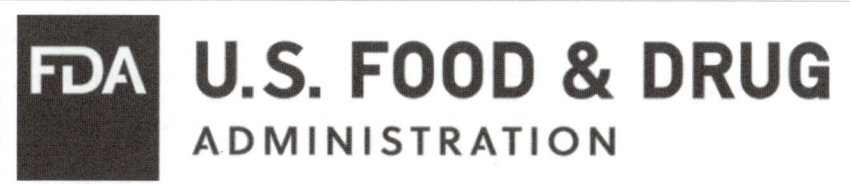

* 출처 : FDA 홈페이지, https://www.fda.gov/about-fda/website-policies/fda-logo-policy

┃그림 1-1┃ U.S. FDA 공식 로고

U.S. FDA는 홈페이지(www.fda.gov)를 통해 방대한 정보를 제공하고 있으며, 홈페이지 상단에서 식품(Food), 의약품(Drug), 의료기기(Medical Device), 방사선 방출 제품(Radiation-Emitting Products), 백신·혈액·생물제제(Vaccines, Blood&Biologics), 동물(Animal&Veterinary), 화장품(Cosmetics), 담배제품(Tobacco Products)의 카테고리로 구분하고 있다.

본 장에서는 의료기기의 미국 FDA 허가를 목표로 관할 당국과 역할, 어느 부서에서 담당하게 되는지, 어떠한 역사를 가지고 있는지 등에 대하여 알아보고자 한다.

2) U.S. FDA 조직(U.S. FDA Organization)

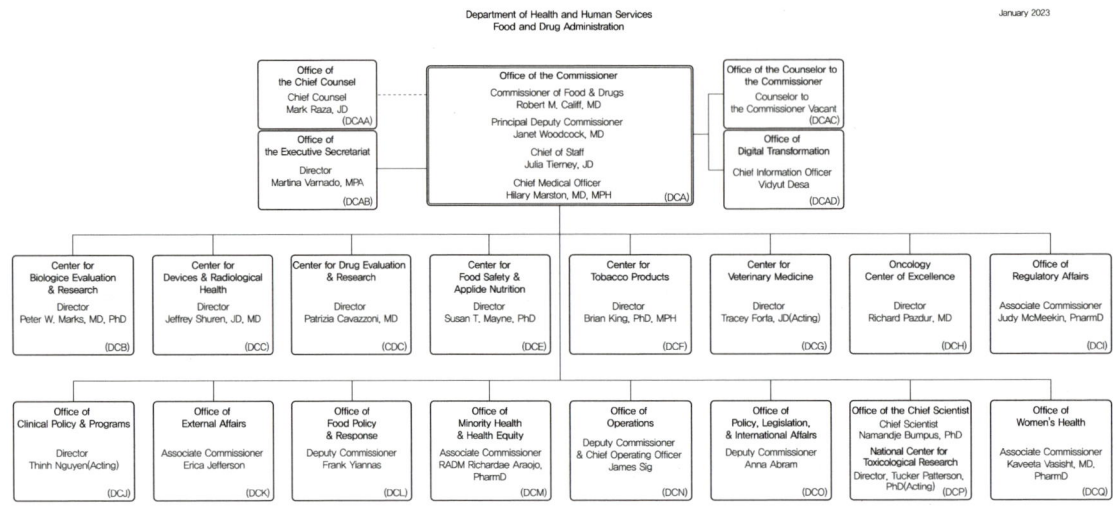

* 출처 : FDA 홈페이지 https://www.fda.gov/about-fda/fda-organization-charts/fda-overview-organization-chart
※ 2023년 1월 기준

┃그림 1-2┃ U.S. FDA 조직도

위 FDA 조직도는 국장실(Office of the Commissioner) 내 식품의약품 국장(Commissioner of Food and Drugs)에게 보고하는 FDA 조직 구조이다(7개의 센터, 9개의 사무국). 표준 관리 코드(D로 시작하는 영문자 시퀀스)는 사무실 구성 요소의 계층 구조 내에서 위에서 아래로, 왼쪽에서 오른쪽으로, 알파벳 순서에 맞춰 표시된다.

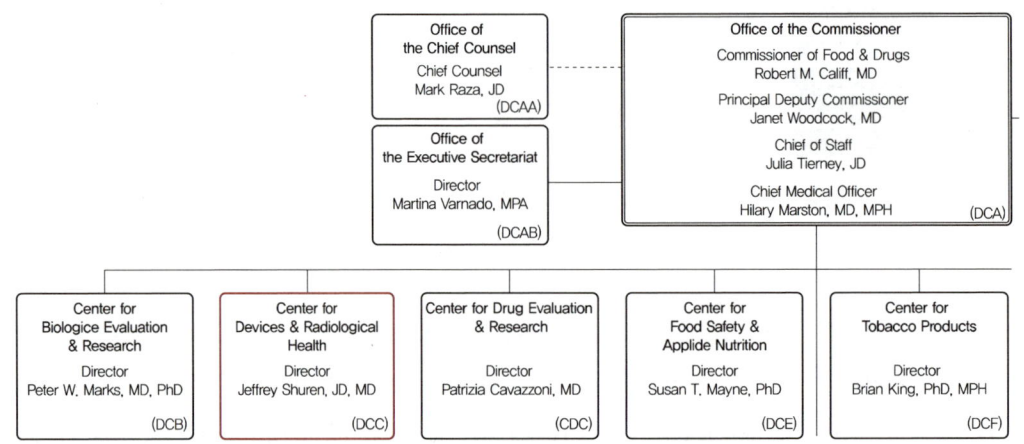

* 출처 : FDA 홈페이지, https://www.fda.gov/about-fda/fda-organization-charts/fda-overview-organization-chart
※ 2023년 1월 기준

┃그림 1-3┃ 의료기기 관련 U.S. FDA 주요 센터 조직

7개의 센터(Center)와 9개의 사무국(Office) 중 의료기기의 허가·평가 관련 업무는 기기 및 방사보건센터(CDRH, Center for Devices and Radiological Health)가 관할하고 있다.

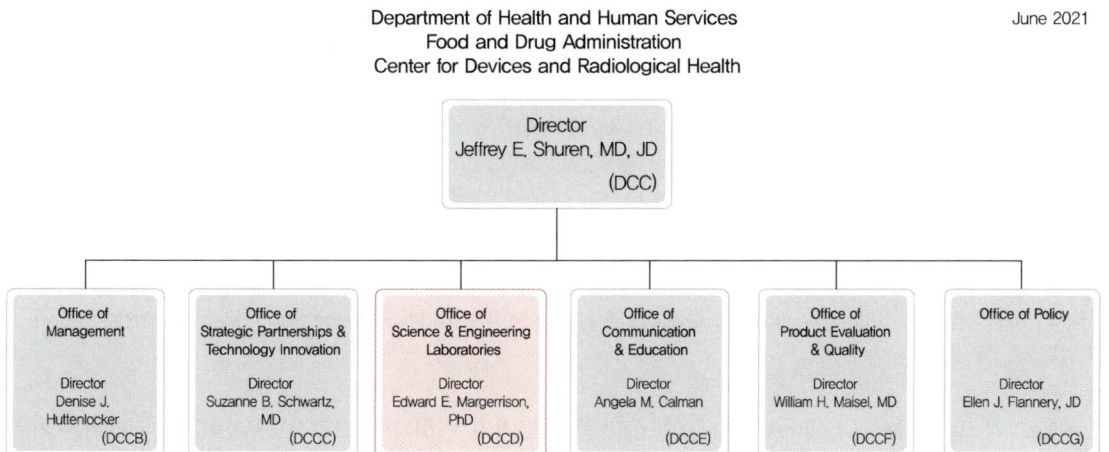

* 출처 : FDA 홈페이지, https://www.fda.gov/about-fda/fda-organization-charts/center-devices-and-radiological-health-organization-chart
※ 2021년 6월 기준

▎그림 1-4 ▎ U.S. 기기 및 방사보건센터(CDRH) 조직도

가) 의료기기 및 방사선보건센터(CDRH)의 사명(Mission)

The mission of the Center for Devices and Radiological Health(CDRH) is to protect and promote the public health. We assure that patients and providers have timely and continued access to safe, effective, and high-quality medical devices and safe radiation-emitting products. We provide consumers, patients, their caregivers, and providers with understandable and accessible science-based information about the products we oversee. We facilitate medical device innovation by advancing regulatory science, providing industry with predictable, consistent, transparent, and efficient regulatory pathways, and assuring consumer confidence in devices marketed in the U.S.

나) 의료기기 및 방사선보건센터(CDRH)의 비전(Vision)

Patients in the U.S. have access to high-quality, safe, and effective medical devices of public health importance first in the world. The U.S. is the world's leader in regulatory science, medical device innovation and manufacturing, and radiation-emitting product safety. U.S. post-market surveillance quickly identifies poorly performing devices, accurately characterizes real-world performance, and facilitates device approval or clearance. Devices are legally marketed in the U.S. and remain safe, effective, and of high-quality. Consumers, patients, their caregivers, and providers have access to understandable science-based information about medical devices and use this information to make health care decisions.

의료기기 및 방사선보건센터(CDRH)는 7개의 실(Office)로 구분된다.

<표 1-1> U.S. FDA 의료기기 및 방사선보건센터(CDRH) 조직도

Office of the Center Director	센터장실
Office of Communication and Education	커뮤니케이션 및 교육실
Office of Policy	정책실
Office of Product Evaluation and Quality	제품평가 및 품질 담당실
Office of Management	경영실
Office of Science and Engineering Laboratories	과학 및 엔지니어링 실험실
Office of Strategic Partnerships and Technology Innovation	전략적 파트너쉽 및 기술혁신실

* 출처 : FDA 홈페이지, https://www.fda.gov/about-fda/cdrh-offices/cdrh-management-directory-organization
※ 2023년 3월 기준

의료기기 및 방사선보건센터(CDRH)의 조직 중 의료기기 인허가와 직접적으로 연관되는 부서는 제품평가 및 품질담당실(OPEQ, Office of Product Evaluation and Quality)이며, 담당하고 있는 업무는 다음과 같다.

다) 제품평가 및 품질담당실(OPEQ, Office of Product Evaluation and Quality)
① 의료기기의 임상시험 또는 판매를 위해 다음과 같은 평가 또는 승인 프로그램을 운영한다.
㉮ 시판 전 신고(510(k), Premarket Notification)
㉯ 시판 전 승인(PMA, Premarket Approval Applications)
㉰ 인도주의적 기기 면제(HDE, Humanitarian Device Exemption)
㉱ 임상조사 기기 면제(IDE, Investigational Device Exemption)
㉲ 제품 개발 프로토콜(PDP, Product Development Protocol)
㉳ 신규제품(De Novo)
② 리콜, 검사 및 감사, 등록 및 등재, 규제 위반 혐의, 수입, 수출, 시판 전 허가 및 라벨링, 생물 연구 모니터링 프로그램을 통해 의료기기의 법률 준수 여부를 평가, 강화 및 보장함으로써 공중 보건을 보호하고 증진한다.
③ 계속 확장되는 글로벌 의료기기 시장에서 품질 문화를 육성한다.
④ 강력한 역학 프로그램과 의료기기보고서(MDR) 분석을 통해 의료기기가 시장에 출시된 후에도 지속적인 안전과 효과를 보장한다.
⑤ 방법론, 분석 및 임상 시험 인프라 개발을 촉진하여 의료기기의 안전성 및 효과 평가를 촉진한다.
⑥ 임상 실험실 커뮤니티(CLIA, Clinical Laboratory Improvement Amendments)를 지원하는 연방법(federal law)을 관리한다.
⑦ 방사 방출 비의료 제품을 규제한다.

⑧ Implement the Mammography Quality Program authorized by the Federal Mammography Quality Standards Act of 1992.

⑨ Set strategy and oversee device specific clinical evidence and analysis, and regulatory functions and programs activities to ensure quality end-to-end device evaluation, and the consistent interpretation and application of regulatory policy and guidance.

⑩ Ensure that these functions and program activities are aligned with the overall strategy and priorities of CDRH and the Food and Drug Administration(FDA).

나. 의료기기 정의

1) 의료기기의 정의

U.S. FDA에서 다루는 '의료기기'는 연방식품의약품화장품법(Federal Food, Drug and Cosmetic Act, 이하 FD&C법)의 Section 201(h)에서 정의하고 있다.

> (h) The term "device" (except when used in paragraph (n) of this section and in sections 301(i), 403(f), 502(c), and 602(c)) means an instrument, apparatus, implement, machine, contrivance, implant, in vitro reagent, or other similar or related article, including any component, part, or accessory, which is-
> (1) recognized in the official National Formulary, or the United States Pharmacopeia, or any supplement to them,
> (2) Intended for use in the diagnosis of disease or other conditions, or in the cure, mitigation, treatment, or prevention of disease, in man or other animals, or
> (3) intended to affect the structure or any function of the body of man or other animals, and which does not achieve its primary intended purposes through chemical action within or on the body of man or other animals and which is not dependent upon being metabolized for the achivement of its primary intended purposes.
>
> (h) '의료기기'(제301조 (i)항, 제403조 (f)항, 제502조 (c)항, 제602조 (c)항 및 이 조항의 (n)항에서 사용될 때는 제외)란 **기계, 기구, 도구, 장치, 삽입물, 체외 시약 또는 기타 유사하거나 관련된 물품으로 다음과 같은 모든 부속품 또는 액세서리**를 포함한다.
> (1) 공식 국가 처방서, 또는 미국 약전, 또는 그 모두에 관한 변경 문서에 기록된 것
> (2) **사용 목적이 인간 또는 기타 동물의 질병 또는 기타 상태의 진단, 치료, 경감 또는 예방인** 것
> (3) 인체 또는 동물의 체내 구조 또는 기능에 영향을 미치는 것으로서, **체내 화학작용을 통해 주요 목적을 이루지 않고 그 목적달성을 위해 신진대사에 영향을 받지 않는 것**

즉, 의료기기란 '인간의 질병을 치료, 치유, 예방, 완화, 진단하려는 의도를 가진 기구, 기계, 장치, 삽입물, 체외 시약'으로, 간단하게 혀를 누르는 기구나 체온계 등도 의료기기가 될 수 있으며, 첨단 로봇 외과기기도 해당된다.

U.S. FDA는 완제품뿐만 아니라 경우에 따라서는 부속품과 구성품(Accessories and Components)도 의료기기로 취급하고 있다. 즉, 한국의 「의료기기법」상 신고나 허가를 득하지 않고 사용 가능한 일부 부품이나 액세서리가 U.S. FDA에서는 의료기기로 판단될 수 있기 때문에 확인이 필요하다.

2) 체외진단 의료기기의 정의

체외진단 의료기기의 경우 U.S. FDA의 FD&C법 Section 210(h) 규정에 따라 의료기기로 분류된다. 이는 완제품뿐만 아니라 경우에 따라 부속품과 구성품의 경우에도 모두 의료기기로 취급되고 있다. 체외진단 의료기기는 미국연방규정집(21CFR) 809.3에서 다음과 같이 정의되어 있다.

> 21 CFR 809.3
> In vitro diagnostic products are those reagents, instruments, and systems intended for use in the diagnosis of disease or other conditions, including a determination of the state of health, in order to cure, mitigate, treat, or prevent disease or its sequelae. Such products are intended for use in the collection, preparation, and examination of specimens taken from the human body.
>
> 체외진단 제품은 질병의 치료, 경감, 처방 및 질병 또는 후유증의 예방을 목적으로 질병의 진단 또는 상태(건강상태의 판단 포함)를 진단하는 데 사용되는 모든 진단 시약, 기기와 시스템으로, **인체로부터 검체의 수집, 준비, 시험에 사용을 목적으로 하는 제품들이다.**

다. 등급분류

1) 의료기기의 등급분류

등급	내용
1등급 (Class Ⅰ)	• 인체에 건강과 안전에 심각한 위험을 주지 않는 비교적 단순한 기능의 용구 • (예) 의료용 고무장갑, 밴드, 수술용 칼, 수술용 카메라, 썬텐 부스, 수술용 브러시, 의료용 솜 등 • 일반규제(General Controls)에 따름 • 시판 전 신고(Premaket Notification 또는 510(k)) : 특정 제품에 한하기 때문에 미리 제품의 해당 여부 확인
2등급 (Class Ⅱ)	• Class Ⅰ보다 인체의 건강과 안전에 직접적인 영향을 끼칠 수 있는 의료기기들로 일반 통제검사 이외의 추가 요건을 충족시켜야 함(한국의 2등급 제품과 유사하게 대부분의 의료기기가 Class Ⅱ에 해당) • (예) 소프트 콘텍트렌즈 관리용, 의료용 Cement, 이식용 클립, 콘돔, 정형외과용 스테이플, 자동휠체어, 혈액이나 액체의 주입 펌프, 멸균제 등 • 일반규제(General Control) 및 특별규제(Special Controls)에 따름 • 시판 전 신고(Premaket Notification 또는 510(k)) : 예외의 품목도 있으므로 해당 제품의 확인 필요
3등급 (Class Ⅲ)	• 인체의 건강과 안전에 심각한 영향을 끼칠 수 있는 의료기기 • Class Ⅰ, Ⅱ의 일반 통제는 반드시 거쳐야 함은 물론 판매 전 승인(PMA) 절차를 통해 인허가(Class Ⅲ 제품은 일단 통지만으로도 미국시장에 진출할 수 있는 Class Ⅰ, Ⅱ(Ⅱ 중 일부) 제품과 달리 FDA의 승인을 받은 후에만 시장 진입이 가능) • (예) 이식용 심장벨브, 페이스메이커, 혈관확장용 풍선, 혈관수술용 레이저 동맥혈관접착제, 유방확대용 실리콘 등 • 일반규제(General Controls) 및 특별규제(Special Controls), 시판 전 승인(PMA, Premaket Approva)에 따름

| 그림 1-5 | U.S. FDA에서 정의하는 의료기기 등급분류

U.S. FDA는 모든 의료기기를 총 3등급(Class Ⅰ, Class Ⅱ, Class Ⅲ)으로 분류한다. 대부분의 국가에서 의료기기 등급을 규정할 때 사람에게 미치는 위해를 근간으로 등급을 결정하고 있으며, U.S. FDA

또한 위험도를 기반으로 1등급을 가장 낮은 등급으로, 3등급을 인체에 미치는 위해도가 큰 등급으로 분류하고 있다. 의료기기 등급에 대해서는 다음과 같이 간략히 정리할 수 있다.

FDA(Food and Drug Administration)는 약 1,700개의 서로 다른 일반 유형의 장치에 대한 분류를 설정하고 이를 패널이라고 하는 19개의 의료 전문 분야로 그룹화했다. 이러한 일반적인 유형의 장치 각각은 장치의 안전과 유효성을 보장하는 데 필요한 제어 수준에 따라 세 가지 규제 등급 중 하나에 할당된다.

① 체외진단용 의료기기 : 21 CFR Part 862-866
② 일반 의료기기 : 21 CFR Part 868-892

〈표 1-2〉 U.S. FDA 의료기기 분류 규정 찾는 방법

How to Locate Classification Regulations

	Medical Specialty	Regulation Citation(21CFR)
73	Anesthesiology	Part 868
74	Cardiovascular	Part 870
75	Chemistry	Part 862
76	Dental	Part 872
77	Ear, Nose, and Throat	Part 874
78	Gastroenterology and Urology	Part 876
79	General and Plastic Surgery	Part 878
80	General Hospital	Part 880
81	Hematology	Part 864
82	Immunology	Part 866
83	Microbiology	Part 866
84	Neurology	Part 882
85	Obstetrical and Gynecological	Part 884
86	Ophthalmic	Part 886
87	Orthopedic	Part 888
88	Pathology	Part 864
89	Physical Medicine	Part 890
90	Radiology	Part 892
91	Toxicology	Part 862

* 출처 : https://www.fda.gov/medical-devices/classify-your-medical-device/device-classification-panels

총 3등급으로 분류되는 의료기기는 등급별로 인허가 프로세스가 상이하며, 등급별로 다음과 같은 프로세스로 처리된다. 그리고 의료기기의 사용 목적(Intended Use)이 결정되면, 위험성과 유효성 확인을 위해 규제가 필요한 정도가 다음과 같이 구분된다.

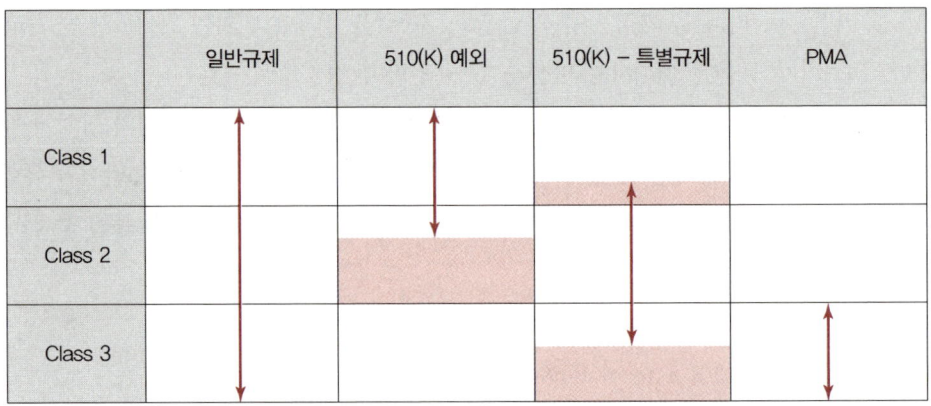

┃그림 1-6┃ 등급별 의료기기 시판 전 허가 제출 형태(Submission Type)

① 대부분의 Class Ⅰ=510(K) 예외
② 대부분의 Class Ⅱ=510(K)
③ 대부분의 Class Ⅲ=PMA

1등급 의료기기(Class Ⅰ)는 도표에 언급한 것과 같이 가장 낮은 위험도의 의료기기군으로 대부분 일반규제(General Control)만을 받는다. 다만, 일부 1등급 의료기기의 경우, Product Code에 따라 510(K)에 해당하기에 반드시 Product Code에 따른 제출형태(Submission Type)를 확인해야 한다.

1등급으로 분류되기 위해서는 첫째, 생명을 구하거나 유지시키는 용도로 쓰이지 않고 인간의 건강이 나빠지는 것을 예방하는 데 쓰이거나, 둘째, 과도하게 질병이나 상해의 위험을 갖지 않아야 한다. 예를 들면, 의료용 고무장갑, 밴드, 수술용 칼, 수술용 카메라, 거즈, 의료용 솜 등이 해당된다.

2등급 의료기기(Class Ⅱ)는 경미한 위험을 가지고 있는 의료기기로 대부분 일반 규제(General Controls)와 함께 510(k)에 따른 특별규제(Special Controls)가 요구된다. 예를 들면 소프트 콘택트렌즈, 이식용 클립, 콘돔, 이식용 척추교정용구, 정형외과용 스테이플, 자동 휠체어, 혈액이나 액체를 주입하는 펌프, 수술용 멸균 드레이프 등이 해당된다.

다만, 일부 2등급 의료기기의 경우, Product Code에 따라 510(k) 예외(Exempt)에 해당하기도 하므로 반드시 Product Code에 따른 제출 형태(Submission Type)를 확인해야 한다.

3등급 의료기기(Class Ⅲ)는 고위험군의 의료기기로 일반규제와 함께 시판 전 승인(PMA, Prearket Approval)를 획득해야 하는데, 시판 전 승인(PMA)은 제품 자체의 안전성과 성능의 효용성을 증명하는 허가 프로세스이다. 3등급 의료기기는 인간의 생명을 유지하거나 구하는 용도로 쓰이고, 질병이나 상해의 위험성이 높은 이식용 심장밸브, 혈관팽창용 풍선, 혈관수술용 레이저, 유방확대용 실리콘, 이식용 뇌촉진기 등이 해당된다.

다만, 일부 3등급 의료기기의 경우, Product Code에 따라 510(k)에 해당하기도 하므로 반드시 Product Code에 따른 제출 형태(Submission Type)를 확인해야 한다.

2) 체외진단 의료기기의 등급분류

체외진단 의료기기의 등급분류는 각 품목에 따라 이미 정해져 있으며 다음의 21 CFR에 등재되어 있다. 2등급 의료기기(Class Ⅱ)는 보통 진단, 모니터링 또는 치료 결정을 위한 제품이며, 혈당 모니터링, 프로트롬빌 시험, PSA 모니터링, 치료제 의약품 모니터용 제품 등이 해당된다.

3등급 의료기기(Class Ⅲ)는 그보다 위험도가 높은 감염성 질병 시험, 선별이나 예후 진단을 위한 새로운 혈청 암 마커에 사용되는 시험이나 혈액 관련 제제가 해당된다. Class Ⅲ 제품 중 혈액 선별용(Blood Donor Screening) 제품은 진단용(Diagnostic Device) 제품과 별도로 더욱 철저히 규제·관리된다. 또한, Blood License Application 과정을 통하여 별도로 CBER의 평가를 받아야 한다. 그 밖에 FDA에서는 신제품 허가서류를 제출하기 전 FDA와의 사전 회의(Pre-Submission)를 통해 허가를 위한 준비사항을 이해할 수 있도록 권장하고 있다.

〈표 1-3〉 등급별 체외진단기기 적용 규제

분류 체계	예시	제출형태
Class Ⅰ	• 알돌라아제 시험 시스템(Aldolase test system) • 아스코브르산 시험 시스템(Ascorbic acid test system) • 염색체 배양키트(Chromosome culture kit)	대부분 Class Ⅰ: 510(K) 예외
Class Ⅱ	• 헬리코박터 파일로리 검출 제품(Helicobacter pylori detection) • 혈당측정 제품(Portable glucose monitoring) • 헤르페스 바이러스 검출 제품(Herpes simplex virus type 1 and serological assays) • CFTR 유전자 변이 검출 시스템(CFTR gene mutation detection system) → 보통 진단, 모니터링, 치료법 결정(처방)을 위한 제품	대부분 ClassⅡ: 510(K)
Class Ⅲ	감염성 질병시험이나 선별, 예후 진단을 위한 새로운 혈청 암 마커에 사용되는 시험이나 혈액 관련 제제가 이에 해당. 혈액 선별용 제품은 진단용 제품과 별개로 관리	대부분 Class Ⅲ: PMA

일부 제품들은 Class와 상관없이 Product Code에 따라 제출 형태(Submission Type)가 상이할 수 있으니 Product Code에 기술된 제출형태(Submission Type)를 반드시 확인해야 한다.

3) 등급분류 방법

가) Product Code Database 검색

제품 관련 Regulation 번호로 검색(대분류 번호로 검색 후 소분류 번호 선별)

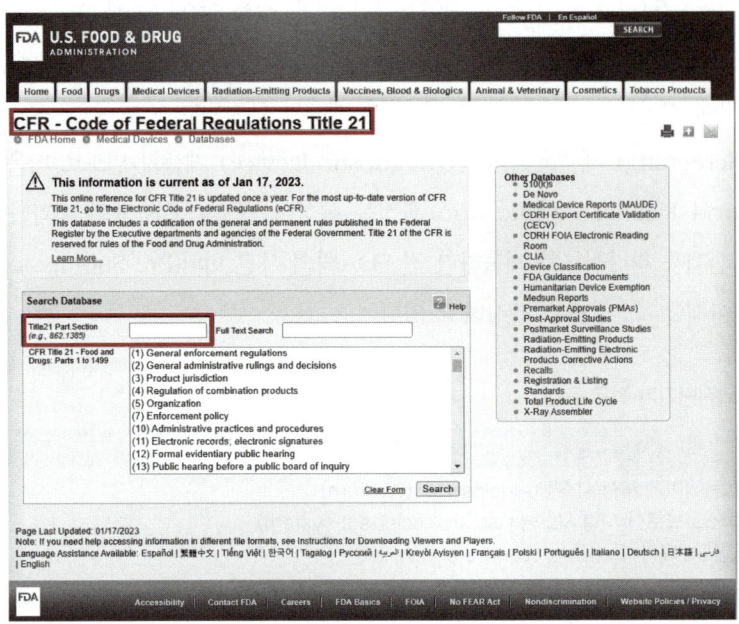

* 출처 : https://www.accessdata.fda.gov/scripts/cdrh/cfdocs/cfCFR/CFRSearch.cfm, 2023. 3.

┃그림 1-7┃ U.S. FDA Product Code 검색화면 예시

나) Classification Database 검색

선별한 Regulation 번호로 Classification database에서 검색

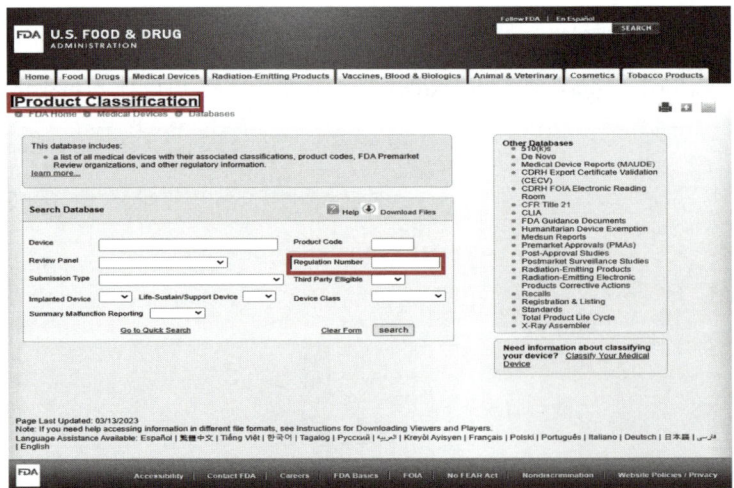

* 출처 : https://www.accessdata.fda.gov/scripts/cdrh/cfdocs/cfPCD/classification.cfm 2023. 3.

┃그림 1-8┃ U.S. FDA Classificatiion 검색 화면 예시

다) Product Code 확인

* 출처 : https://www.accessdata.fda.gov/scripts/cdrh/cfdocs/cfPCD/classification.cfm 2023. 3.

┃그림 1-9 ┃ U.S. FDA Product Code 확인 예시

라. 법령체계 및 관련 법률

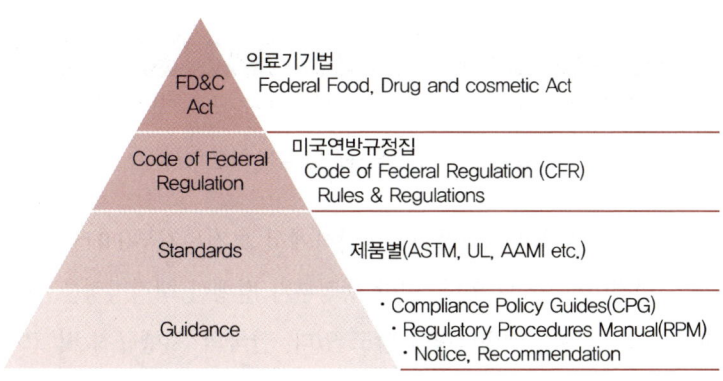

┃그림 1-10 ┃ 미국의 법령체계

미국 법령에는 FD&C, CFR, CPG 또는 RPM, Title 18 U.S.C 등이 있으며, 이를 준수하지 않거나 부적합한 경우 행정적·사법적 처벌이 가능하다.

행정 조치로는 Warning Letter, Civil Penalties, 가압류(Administration Detention), Section 305에 따른 소환청문(Citation Hearing)이 있다.

사법 조치로는 압류, 금지(Injunction), 벌금, 대배심(Grand Jury), 기소 등이 가해진다.

1) 연방식품의약품화장품법(FD&C Act, Federal Food, Drug&Cosmetic Act)

미국에서 의료기기는 연방식품의약품화장품법(Federal Food, Drug&Cosmetic Act)에 의해 식품, 의약품, 화장품 등과 함께 규제·관리되고 있는데, 이 법을 미국에서는 보통 'FD&C Act' 또는 'FFD&C Act'라 칭하고 있다.

2) 연방규정집(CFR, Code of Federal Regulations)

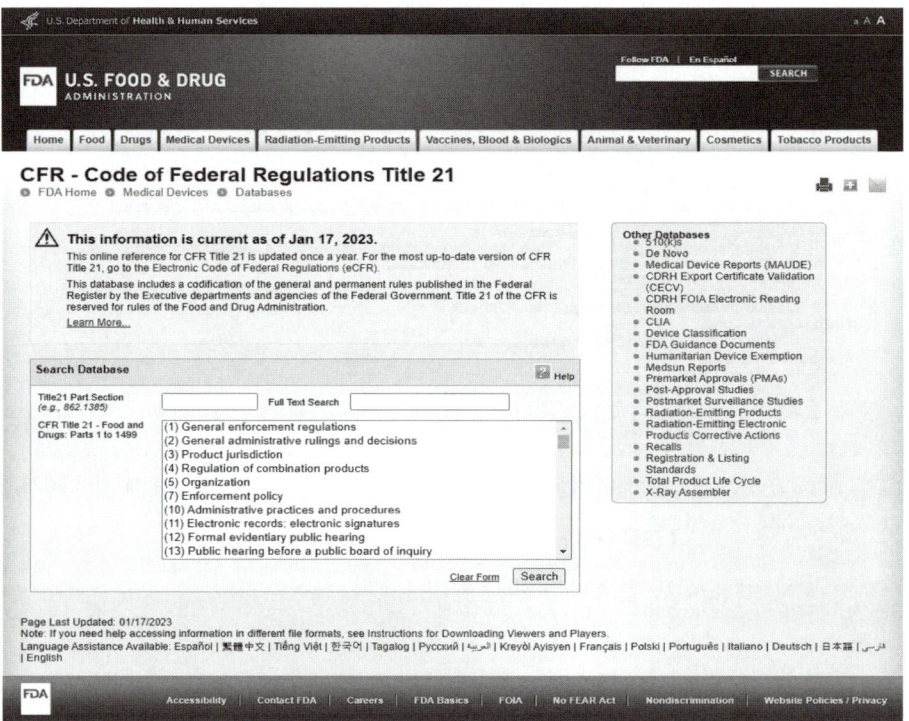

* 출처 : https://www.accessdata.fda.gov/scripts/cdrh/cfdocs/cfCFR/CFRSearch.cfm 2023. 3.

┃그림 1-11┃ 연방규정집 검색 화면 예시

미국 연방규정집(CFR)은 연방식품의약품화장품법하에서 보건복지부(HHS) 및 U.S. FDA가 제정하고 발간한 규정을 모은 법전이라 할 수 있다. 연방 행정부가 발행한 행정명령을 집대성한 것으로, 의료기기뿐만 아니라 여러 산업 분야의 행정명령을 담고 있다. 한국의 '시행규칙 및 고시'와 성격이 비슷한 규정이다. 의료기기를 포함한 의약품 분야는 'Title 21'로서 흔히 21 CFR XXX로 규정되고 있다.

의료기기와 관련된 해당 규정은 21 CFR Parts 800부터 1299이며, 그 규정들의 내용을 살펴보면 각 기기의 등급, 성능기준과 미국 내 시판을 위해 제조업체가 취해야 할 절차와 기준 등이 명시되어 있다.

3) 표준(Standard)

* 출처 : https://www.accessdata.fda.gov/scripts/cdrh/cfdocs/cfStandards/search.cfm 2023. 3.

┃그림 1-12┃ 지정규격 검색 화면 예시

표준의 개발과 사용은 U.S. FDA 설립 이후 필수 임무이다. 표준 설정 활동은 성능 특성의 개발, 테스트 방법, 제조 방법, 제품 규격, 프로토콜 준수 기준, 성분 규격, 표시, 다른 기술 또는 정책기준을 포함한다.

표준 프로그램은 1997년 FDA 현대화법(FDAMA)의 결과로 탄생하였다. CDRH가 수십 년간 의료기기 표준 개발에 참여했지만, 현대화법에서 그 과정을 공식화하였다.

4) GGP(Guidance Documents and Good Guidance Practice)

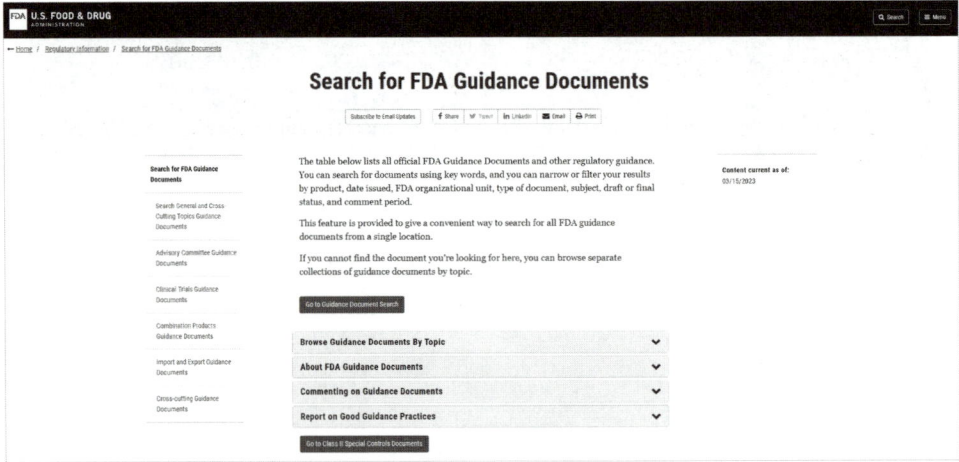

* 출처 : https://www.fda.gov/regulatory-information/search-fda-guidance-documents 2023. 3.

┃그림 1-13┃ U.S. FDA 가이던스 Database 검색화면 예시

하기와 같이, 주제별로 해당 가이던스를 열람할 수 있다.

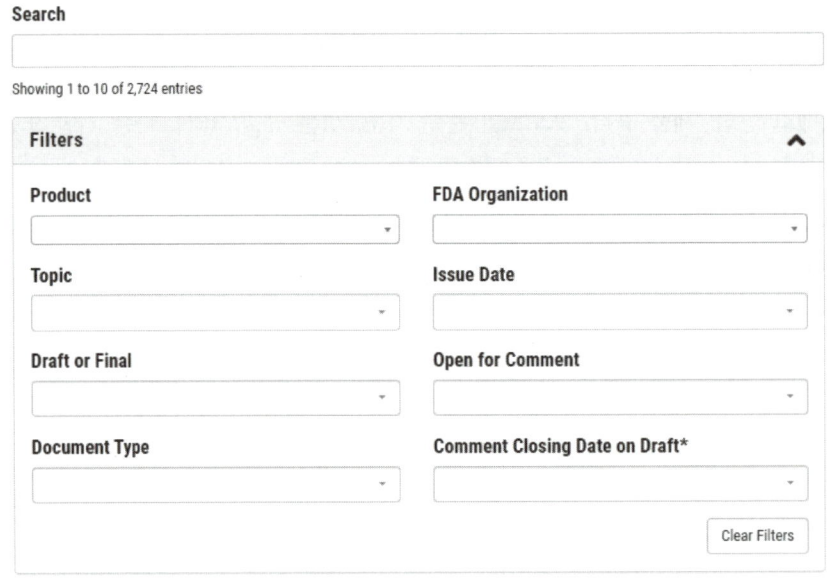

1.2 의료기기 인허가

U.S. FDA는 의료기기를 총 3등급으로 구분하여 Class Ⅰ, Ⅱ, Ⅲ가 있음을 언급하였다. 이번 장에서는 등급별 의료기기 인허가 절차에 대해 상세히 다루고자 한다.

U.S. FDA는 한국을 비롯하여 유럽, 일본 등과 같이 등급별로 의료기기 인허가 절차를 달리하고 있다. U.S. FDA의 의료기기 인허가 프로세스 및 관련 법령을 간단히 정리하면 다음과 같다.

〈표 1-4〉 U.S. FDA의 인허가 프로세스 개요

No.	단계	내용	관련규정
1	의료기기 시설 등록	• 모든 제조, 수입업자의 시설 등록 / 회계연도(FY) 기준으로 매년 갱신해야 함(Registration fee 납부) - 모든 의료기기 • 수입업자의 경우 미국 내 U.S. Agent를 등록해야 함	21 CFR Part 807
2	의료기기 목록 제출	• 제조, 수입하고자 하는 모든 의료기기의 제품 리스트 제출 / 회계연도(FY) 기준으로 매년 갱신해야 함(Registration fee 납부) - 모든 의료기기	21 CFR Part 807
3	시판 전 허가	• 시판 전 신고(510(k), Premarket Notification) – 특별관리 - 1등급 : 대부분 면제 - 2등급 : 대부분 적용 - 3등급 : 일부 품목 적용	21 CFR Part 807 Subpart E
		• 시판 전 승인(PMA, Premarket Approval) – 특별관리 - 주로 3등급 의료기기에 적용	21 CFR Part 814
		• 기타 사항 - 임상시험용 의료기기의 면제(Investigational Device Exemption) - 환자맞춤형 의료기기(Custom Device) - 수출용 의료기기(Export of unapproved devices)	21 CFR Part 812
4	시판 후 관리	• 시판 후 조사(Postmarketing Surveillance) – 특별관리 - 2·3등급 의료기기 중 FDA에서 지정하여 관리하는 의료기기	21 CFR Part 822
		• 의료기기 추적(Device Tracking) – 특별관리 - 2·3등급 의료기기 중 FDA에서 지정하여 관리하는 의료기기	21 CFR Part 821
		• 부작용 보고(Medical Device Reporting) – 일반관리 - 모든 의료기기	21 CFR Part 803
5	품질관리	• QSR(Quality System Regulation) 심사 - 대부분 1·2·3등급 의료기기 - Product Code에 따라 면제 대상 있음	21 CFR Part 820

본 장에서는 의료기기 등급에 관한 인허가 절차 중 일반규제(General Controls), 특별규제(Special Controls), 시판 전 신고(510(k), Premarket Notification) 및 시판 전 승인(PMA, Premarket Approval)의 절차와 차이점 등을 알아보고자 한다. 시판 전과 시판 후 관리 등의 프로세스를 알아보기 전에 U.S. FDA가 각 등급별 의료기기에 대해 어떤 규제를 법적으로 요구하고 있는지를 먼저 알아보기로 한다.

일반규제, 특별규제 및 시판 전 승인 절차는 U.S. FDA 홈페이지에서 상세히 소개하고 있다.

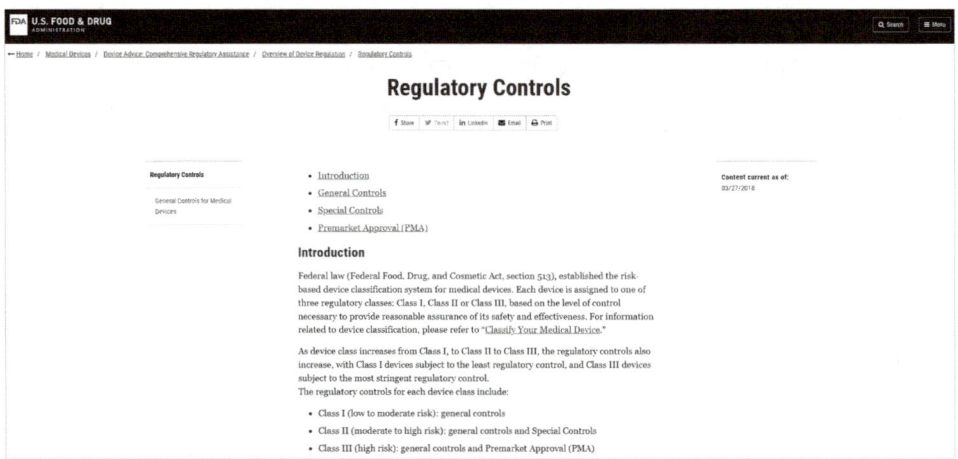

* 출처 : https://www.fda.gov/medical-devices/overview-device-regulation/regulatory-controls 2023. 3.

| 그림 1-14 | Regulatory Controls(일반규제, 특별규제 및 시판 전 승인 절차)

가. 법적 규제

앞서 소개한 U.S. FDA 웹사이트를 보면 법적 규제의 종류를 언급하고 있으며, 메뉴 중 개요(Introduction)를 통해 U.S. FDA에서 규제하고 있는 등급별 의료기기 절차를 소개하고 있다.

U.S. FDA의 의료기기 등급분류는 FD&C section 513에서 의료기기의 위해도를 기반으로 정립되었으며, 총 3등급으로 구분하여 Class Ⅰ, Class Ⅱ or Class Ⅲ로 명명한다.

의료기기 등급은 하위 등급인 Class Ⅰ을 '저위험도 의료기기(Low Risk)'로 지정하고 있으며, Class Ⅱ, Class Ⅲ(고위험도 의료기기, High Risk)로 높아질수록 위해도가 높고 법적 규제 또한 많아진다. Class Ⅰ 의료기기의 경우 최소한의 법적 규제를 받으며, 최상위 Class Ⅲ의 경우 강력한 규제를 받는다. 의료기기 등급별 규제 수준은 다음과 같이 결정하고 있다.

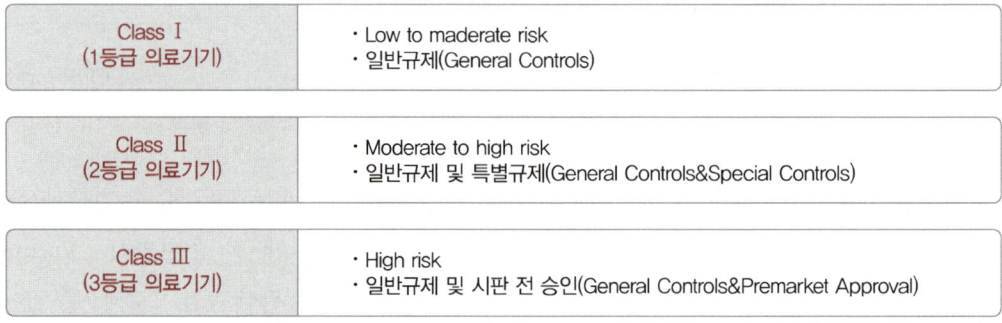

| 그림 1-15 | U.S. FDA의 의료기기 등급 분류와 규제

1) 일반규제(General Controls)

일반규제는 가장 기본적인 규제로 1976년 5월 28일 개정된 의료기기 개정법(Medical Device Amendments, 이하 개정법)에 의해 규제되었다.

일반규제는 모든 의료기기에 적용된다. 적용해야 하는 일반규제 사항은 해당 의료기기에 대한 등급분류 규정(Classification Regulation)에 명시되어 있다. 예를 들어, 수동칫솔의 등급분류 규정, 21 CFR 872.6855에 따르면 칫솔의 일반규제에 대한 제한점과 예외사항이 명시되어 있다.

> **참고** 의료기기에 대한 일반규제 사항
> https://www.fda.gov/medical-devices/overview-device-regulation/regulatory-controls#gen

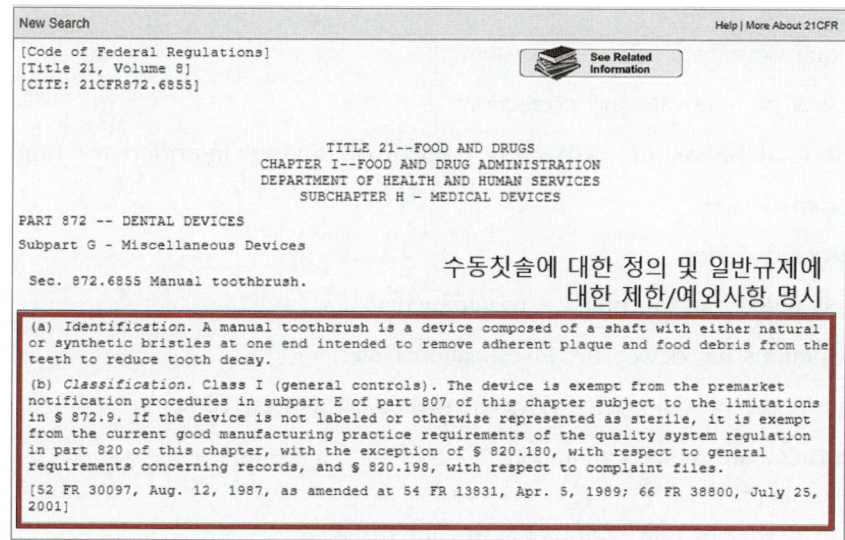

* 출처 : FDA 홈페이지, https://www.accessdata.fda.gov/scripts/cdrh/cfdocs/cfcfr/cfrsearch.cfm?fr=872.6855 2023. 3.

┃그림 1-16┃ 수동칫솔 규정(21 CFR 872.6855)

세부적으로 등급에 관계없이 모든 의료기기에 대해 적용되는 일반규제 사항으로는 다음과 같은 항목이 있다.

① 501 : Adulterated devices
② 502 : Misbranded devices
③ 510 : Registration of producers of devices
　㉮ Establishment registration and device listing
　㉯ Premarket Notification(510k)
　㉰ Reprocessed single-use devices
④ 516 : Banned devices

⑤ 518 : Notifications and other remedies
- ㉮ Notification
- ㉯ Repair
- ㉰ Replacement
- ㉱ Refund
- ㉲ Reimbursement
- ㉳ Mandatory recall

⑥ 519 : Records and reports on devices
- ㉮ Adverse event report
- ㉯ Device tracking
- ㉰ Unique device identification system
- ㉱ Reports of removals and corrections

⑦ 520 : General provisions respecting control of devices intended for human use
- ㉮ Custom device
- ㉯ Restricted device
- ㉰ Good manufacturing practice requirements
- ㉱ Exemptions for device for investigational use
- ㉲ Transitional provisions for devices considered as new drugs
- ㉳ Humanitarian device exemption

가) 부정불량 및 부정표시에 대한 요건(Adulteration/Misbranding)

의료기기는 부정불량이나 부정표시가 되면 안 된다. 이 두 가지는 법규 준수실(Office of Compliance)이 의료기기 업체에 서한을 발행하게 되는 위반 사항이다. 부정불량의 예는 U.S. FDA의 현행 품질시스템 규정(QSR)을 준수하지 않은 기기를 제조하는 것이다. 시판 전 신고(510(k)) 대상 기기가 심사를 받지 않고 시판하는 것도 해당된다. 의료기기 라벨링에 U.S. FDA가 허가하지 않았던 사용 목적을 표시하는 것(예: 처방전이 필요한 기기를 일반의약품으로 판매하는 것 등)이 부정표시이며, 이는 FD&C에 따라 금지되어 있다. 이는 의료기기 수입자는 물론 모든 완제품 제조자도 해당된다.

나) 시설 등록(Establishment Registration)

시설 등록은 미국 내뿐만 아니라 외국 제조업자에게도 해외 공장이나 시설을 등록하도록 의무화하고 있다. 또한, 미국 외 시설들은 미국 내에 거주하는 미국 대리인(U.S. Agent)을 지정해야 한다.

다) 의료기기 등록(Device Listing)

의료기기 제조업자는 미국 내에 유통되는 모든 기기를 등록해야 하며, 등록되지 않은 제품은 미국 통관 시 U.S. FDA 소속 수입국에 의해 통관이 거부되거나 압류될 수 있다.

라) 시판 전 신고(Premarket Notification, 510(k))

시판 전 신고(Premarket Notification, 510(k)) 대상이 되는 의료기기는 제품이 안전하고 효과적이라는 증거를 제시하기 위하여, 법적으로 이미 판매되고 있는 기허가 제품(Predicate Device)과의 동등성을 증명할 수 있는 판매 전 서류를 U.S. FDA에 제출해야 한다.

마) 금지기기(Banned Devices)

사람에게 사용을 목적으로 한 의료기기가 실질적인 위험을 초래할 수 있을 경우 당국은 해당 기기를 금지기기로 설정할 수 있다.

바) 통지 및 기타 구제 수단(Notification and Other Remedies)

구제수단으로는 통지, 수리, 교환, 환불, 상환, 강제 회수 등이 해당될 수 있다.

사) 기기에 대한 기록 및 보고(Records and Reports on Devices)

기록 및 보고에 대한 요구사항은 부작용 보고서, 기기의 추적, UDI(고유기기식별시스템), 기기의 제거 및 시정에 대한 보고서를 요구한다.

아) 품질시스템(Quality System)

모든 완제품 의료기기 제조자는 U.S. FDA의 품질시스템 규정, U.S. FDA의 현행 우수 의약품제조관리기준을 준수해야 한다고 요구한다.

자) 라벨링(Labeling)

일반관리에서는 모든 의료기기에 적절한 라벨 표시가 되어야 한다고 요구한다. 라벨링 규정에 따르면 라벨에는 제품 포장, 설명서나 광고 문구 등이 포함되어야 하며, 제품의 사용 방법, 효능, 주의사항 등의 설명이 영문으로 자세히 기재되어야 한다. 또한, 허위광고 및 과대광고는 금지된다. 품명, 모델명, 제조업자 및 수입업자의 성명, 주소를 기재해야 한다.

차) 의료기기 보고(MDR, Medical Device Reporting)

일반관리에서는 의료기기에 부작용이 있을 경우 모든 제조자, 사용기관 및 수입업자가 보고해야 한다고 요구하고 있다. 이는 U.S. FDA의 의료기기 보고 프로그램 또는 MDR이라고 알려져 있다.

2) 특별규제(Special Controls)

Class Ⅱ 제품은 Class Ⅰ 의료기기에 적용되는 일반규제만으로는 안전성과 유효성을 보증하기 어려워 이를 위해 특별관리가 함께 필요하다. 특별관리는 특별 라벨링 규정, 성능 기준과 사후감시를 포함한다.

① 성능 기준(Performance Standards)

② 사후감시(Postmarket Surveillance)

③ 환자 등록(Patient Registries)

④ 특별 라벨 요구사항(Special Labeling Requirements)

⑤ 사전 자료 요구사항(Premarket Data Requirements)

⑥ 가이드라인(Guidelines)

나. 시설 등록 및 의료기기 등재(Facility Registration and Device Listing)

U.S. FDA에서 요구하고 있는 시설 및 제품 등록에 대해서는 U.S. FDA 홈페이지를 통해 더 자세히 확인할 수 있다.

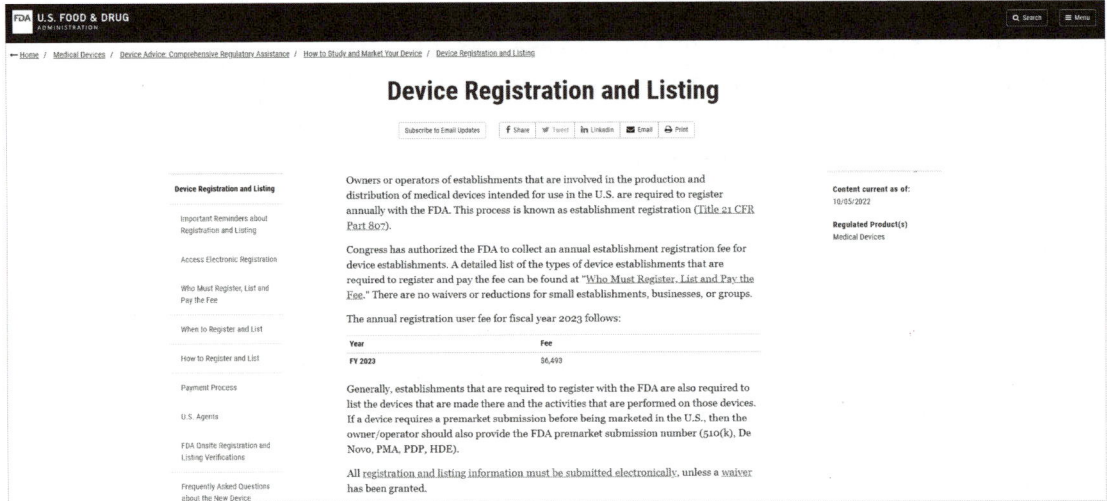

* 출처 : https://www.fda.gov/medical-devices/how-study-and-market-your-device/device-registration-and-listing 2023. 3.

┃그림 1-17┃ Device Registration and Listing(기기등록 및 등재)

U.S. FDA 웹사이트에서는 시설 등록 및 의료기기 등재에 대해 다음의 사항을 중점적으로 다루고 있다.

① 중요 사항(Important Reminders about Registration and Listing)

② 전자 등록(Access Electronic Registration)

③ 등록 대상(Who Must Register, List and Pay the Fee)

④ 등록 시기(When to Register and List)

⑤ 등록 방법(How to Register and List)

⑥ 결제 방법(Payment Process)

⑦ 대리인(U.S. Agents)

⑧ FDA 현장 등록 및 목록 확인(FDA Onsite Registration and Listing Verifications)
⑨ 자주 묻는 질문(FAQ about the New Device Registration and Listing Requirement)
⑩ 검색 방법(Search Registration and Listing)

세부 목차의 해당 링크에 대한 간략한 소개와 설명은 다음과 같다.

1) 기기 등록 및 등재(Device Registration and Listing)

의료기기 등록 및 등재는 2007년 9월 30일 이후부터 유료화되어 매년 비용(Fee)을 지불해야 하며, 2021년 시설 및 제품 등록 비용은 〈표 1-5〉와 같다.

〈표 1-5〉 Annual Registration User Fees

The annual registration user fee for fiscal year 2023 follows	
Year	FY 2023
Fee	$ 6,493

* 출처 : FDA 홈페이지, https://www.fda.gov/medical-devices/how-study-and-market-your-device/device-registration-and-listing 2023. 3.

시설 및 제품 등록 비용은 의료기기 시설 사용자 비용 납부 웹사이트(Device Facility User Fee website)에서 결재식별번호(PIN, Payment Identification Number)와 결재승인번호(PCN, Payment Confirmation Number)를 통해 진행된다.

시설 사용자 비용 납부 웹사이트 화면은 다음과 같다.

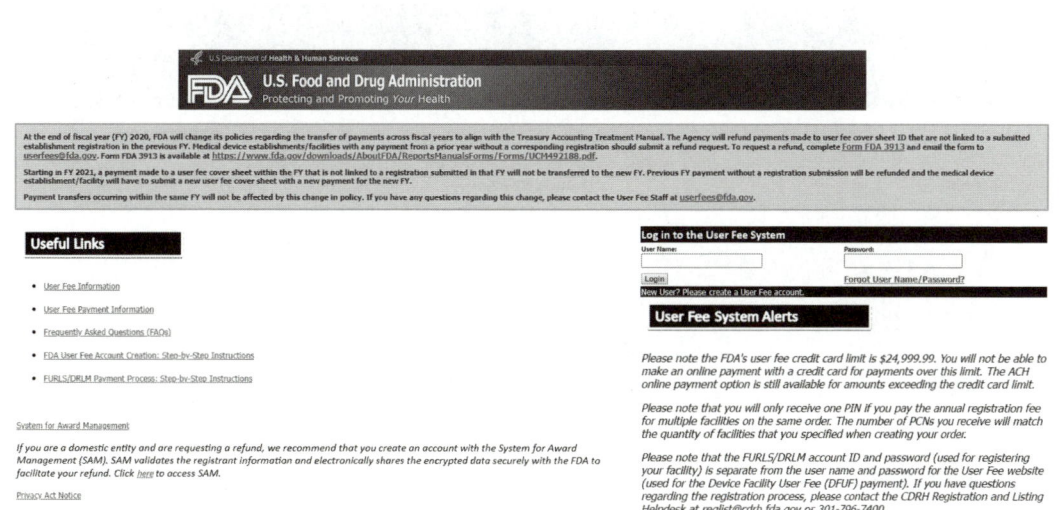

* 출처 : https://userfees.fda.gov/OA_HTML/furls.jsp?legalsel=2&ref 2023. 3.

┃그림 1-18┃ User Fee Website

2) 전자 등록(Access Electronic Registration)

의료기기 등록은 2007년 9월 30일부터 전자 제출이 의무화되었으며, 화면은 다음과 같다.

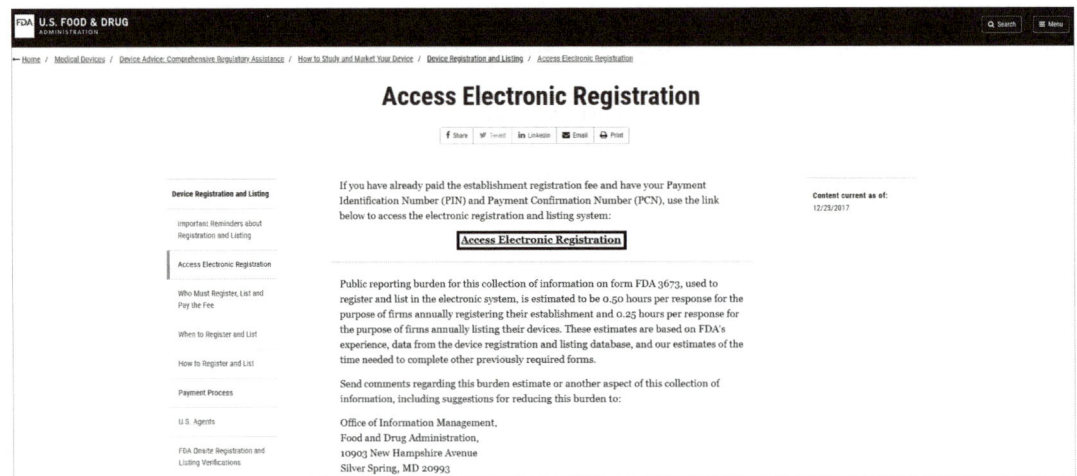

* 출처 : https://www.fda.gov/medical-devices/device-registration-and-listing/access-electronic-registration 2023. 3.

┃그림 1-19┃ Access Electronic Registration(전자 제출)

화면의 중앙(네모 박스)을 클릭하면 다음과 같은 새로운 창으로 이동하며 전자 제출 화면으로 넘어간다.

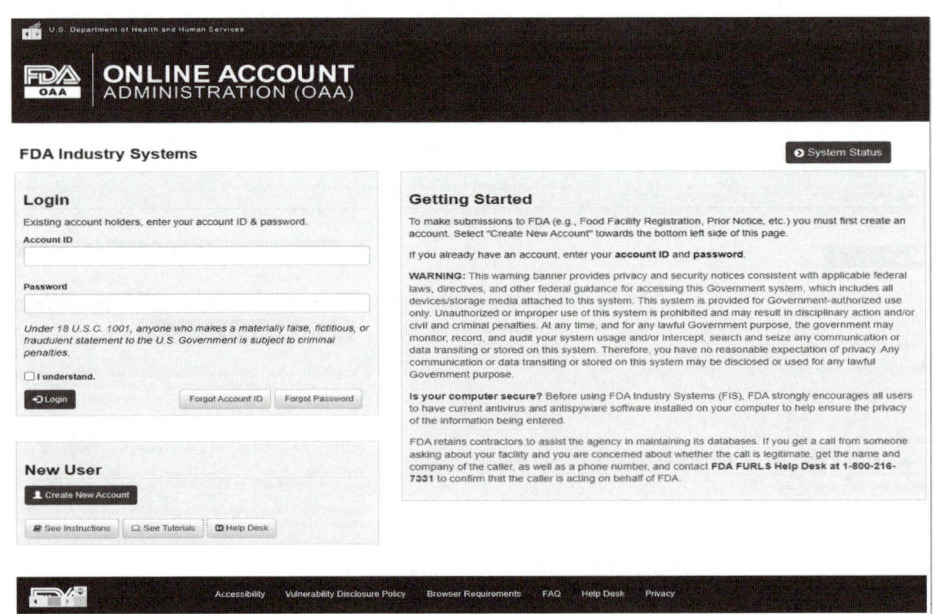

* 출처 : https://www.access.fda.gov/oaa/logonFlow.htm?execution=e2s1 2023. 3.

┃그림 1-20┃ Online Account Administration(전자 제출)

3) 등록 대상

U.S. FDA는 취급하는 품목의 등급에 따라 업종을 세분화하여 시설 등록을 받고 있지는 않으나 각 의료기기가 어떠한 역할을 하는지에 따라 그 기능을 매우 세분화하여 관리하고 있다. 등록 대상은 〈표 1-6〉과 같이 구분하고 있다.

〈표 1-6〉 미국 외(Foreign) 시설의 등록(Registration) 및 기기 등재(Listing) 대상

Establishment Type	Registration	Listing
Contract Manufacturer(including contract packagers) 위탁 포장자를 포함한 위탁 제조자	Yes	Yes
Contract Sterilizer 위탁 멸균자	Yes	Yes
Custom Device Manufacturers 환자 맞춤 기기 제조자	Yes	Yes
Device Being Investigated under IDE IDE에서 조사 중인 기기	NO	NO
Foreign Exporter of devices located in a foreign country 미국 외에 있는 기기의 해외 수출업자	Yes	Yes
Foreign Manufacturers(including Kit Assemblers) 키트 조립자를 포함한 해외 제조자	Yes	Yes
Maintains complaint files as required under 21 CFR 820.198 21 CFR 820.198에 기술된 고객불만 처리자	Yes	Yes
Manufacturer of accessories or components that are packaged or labeled for commercial distribution for health-related purposes to an end user 최종 사용자에게 건강 관련 목적으로 상업적 배포를 위해 포장 또는 라벨이 부착된 액세서리 또는 구성 요소 제조자	Yes	Yes
Manufacturer of components that are distributed only to a finished device manufacturer 완성된 기기 제조업체에만 배포되는 구성품 제조업체	NO	NO
Relabeler or Repackager 재표기자 또는 재포장자	Yes	Yes
Remanufacturer 재제조자	Yes	Yes
Reprocessor of Single-use Device 일회용 의료기기의 재처리자	Yes	Yes
Specification Developer 사양 개발자	Yes	Yes

* 출처 : https://www.fda.gov/medical-devices/device-registration-and-listing/who-must-register-list-and-pay-fee 2023. 3.

시설 등록은 시설을 필요로 하는 활동 시작 후 또는 미국으로의 기기 수입 전 30일 이내에 반드시 이루어져야 한다. 이러한 시설 등록(Registration) 시 해당 시설과 관련된 의료기기 등재(Listing)를 동시에 할 수 있다.

4) 등록 시기(When to Register and List)

시설 등록 및 기기 등재는 다음과 같이 세 가지 형태로 구분할 수 있다.

① 최초등록(Initial Registration) : 510(k) 혹은 PMA 허가를 받은 후, 또는 시판하기 최소한 30일 이내에 완료되어야 한다.

② 정기등록(Annual Registration) : 다가오는 일정상의 1년에 대해 매 10월부터 12월까지 연간 등록을 시행한다.

③ 변경등록(Update Registration and Listing Information) : 다음의 변경사항이 있을 경우 등록되어 있는 연도에는 자유롭게 변경 가능하다.

 ㉮ 새로운 의료기기 추가
 ㉯ 최초 목록에 대한 변경(㉱ 제조원 변경)
 ㉰ 최초 등록된 의료기기의 공급 중단에 따른 삭제

5) 미국 대리인(U.S. Agents)

미국 외 모든 제조자는 시설 및 제품 등록 시 'U.S. Agent'를 지정하고 관련 정보를 같이 등록해야 한다(21 CFR 807.40).

① 미국 대리인의 책임은 제한적이며 다음을 포함한다.

 ㉮ U.S. FDA와 미국 외 업체와의 의사소통 보조
 ㉯ 미국으로 수입되거나 수입될 해외기기에 관한 질문 응답
 ㉰ U.S. FDA가 미국 외 시설의 현장검사(Inspection) 일정 조율
 ㉱ U.S. FDA의 제공 정보나 서류 접수(U.S. FDA가 미국 외 업체에 직접 또는 신속하게 연락 할 수 없는 경우)

② 반면, 미국 대리인은 다음에 대한 책임은 없다.

 ㉮ 의료기기 보고(Medical Device Reporting, MDR/21 CFR 803)
 ㉯ 시판 전 신고 제출(510(k) Submission/21 CFR 807, Subpart E)

③ 미국 대리인 고려사항

 ㉮ U.S. FDA 근무 시간 연락 가능
 ㉯ U.S. FDA와의 의사소통 가능
 ㉰ U.S. FDA와 연락할 방법 소지(미국 내 주소, 전화번호, 팩스번호, 이메일)

미국 대리인 등록에 대한 상세한 내용은 U.S. FDA 홈페이지를 통해 확인할 수 있다.

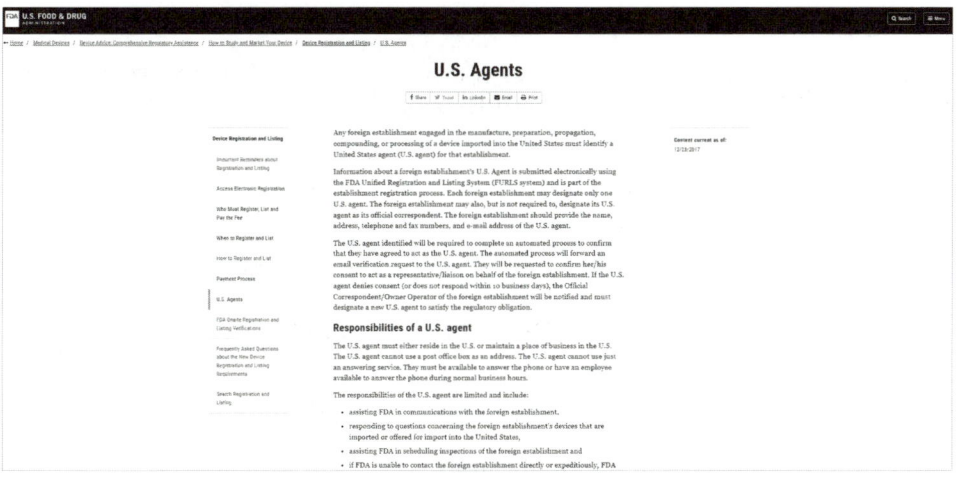

* 출처 : https://www.fda.gov/medical-devices/device-registration-and-listing/us-agents 2023. 3.

▌그림 1-21 ▌ U.S. Agents(미국 대리인 등록 및 책임에 관한 사항)

다. 시판 전 허가 프로세스

Product Code를 통해 의료기기 등급과 제출 형태(Submission Type)를 결정하고 나면 시판 전 허가를 위한 신청이 필요하다. 이를 위해서는 의료기기 등급에 따른 시판 전 허가 절차를 상세히 파악하여 대비해야 한다. 앞서 여러 번 언급하였듯 U.S. FDA에서 요구하는 의료기기 인허가에 대한 절차는 굉장히 까다롭지만, 우리나라를 비롯한 해외 선진국의 인허가 규제 사항과 크게 다르지 않다.

먼저, 미국 내에서 의료기기를 유통하기 전에 따라야 하는 사전 절차는 다음과 같다.

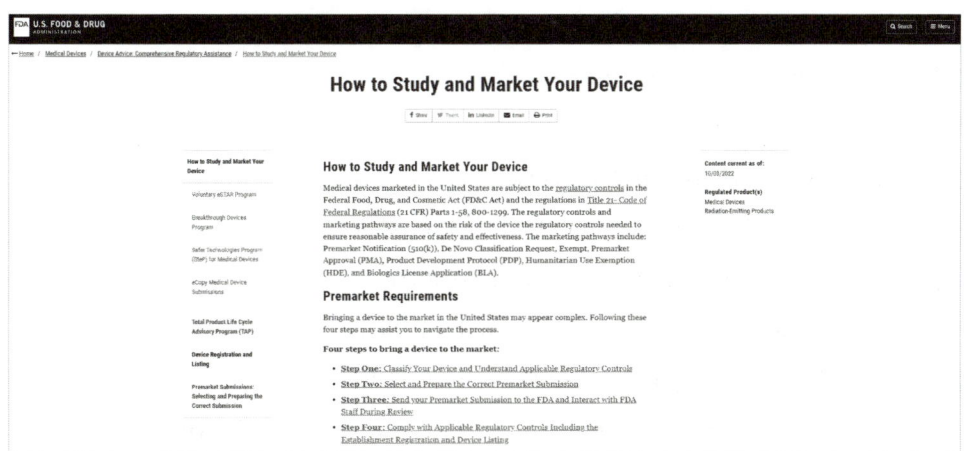

* 출처 : https://www.fda.gov/medical-devices/device-advice-comprehensive-regulatory-assistance/how-study-and-market-your-device 2023. 3.

▌그림 1-22 ▌ How to Study and Market Your Device

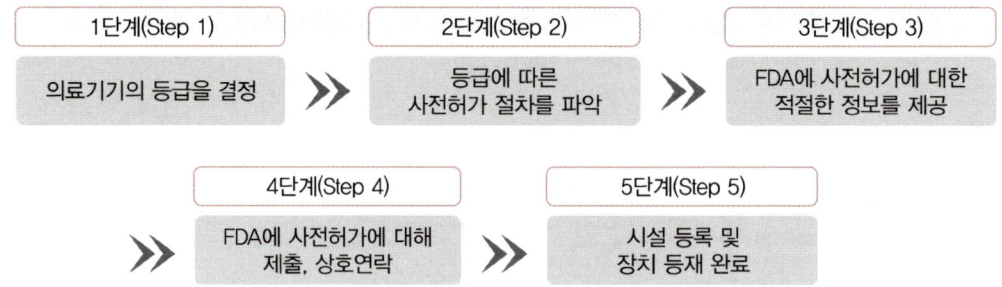

그림 1-23 시판 전 허가 진행절차

또한, U.S. FDA에서 규제하는 일반적인 시판 전 제도는 4가지로 구분하여 다음과 같이 진행된다.
① 시판 전 신고 : 510(k)(Premarket Notification)
② 시판 전 승인 : PMA(Premarket Approval)
③ 신규 제품 : De Novo(Evaluation of Automatic Class Ⅲ Designation)
④ 임상조사기기의 면제 : IDE(Investigation Device Exemption)

1) 시판 전 신고 : 510(k)(Premarket Notification)

일부 1등급 의료기기(Class Ⅰ)와 대부분의 2등급 의료기기(Class Ⅱ)는 510(k)를 요구한다. 따라서 510(k)에서 신청인은 필요에 따라 허가를 받고 유통하고자 하는 의료기기가 사용 목적, 기술적 특성, 성능검사에서 기존의 장비와 실질적으로 동등하다는 것을 증명해야 한다. 510(k)를 준비 및 심사하는 방법에 관한 내용은 장비의 권고 시판 전 고시(Device Advice Premarket Notification) (510(k))를 참고하도록 한다.

시판 전 신고(510(k)) 과정에는 다음과 같은 내용이 포함된다.
① 신청 절차(510(k) Submission Process)
② 신청 양식(510(k) Forms)
③ 신청 방법(510(k) Submission Methods)
④ 기허가 의료기기 검색 방법(How To Find A Predicate Device)
⑤ 특별 510(k)(How To Prepare A Special 510(k))
⑥ 기존 510(k)(How to Prepare a Traditional 510(k))
⑦ 간결 510(k)(How to Prepare an Abbreviated 510(k))
⑧ 기기 변경(Is a new 510(k) required for a modification to the device?)
⑨ 신청 비용(Premarket Notification Review Fees)
⑩ 고려사항(Special Considerations)

가) 시판 전 신고(510(k))의 개요

일반적으로 시판 전 신고(PMN, Premarket Notification) 또는 510(k) '오일공케이' 또는 '파이브텐케이'라고 한다.

510(k)는 시판 전 허가 과정이라는 것을 인지하는 것이 중요하다. 즉, 이는 승인(Approval)이 아니다. 특별한 양식은 없으나 포함되어야 할 내용과 포맷은 존재한다.

> A legally marketed device is a device that was legally marketed prior to May 28, 1976 (preamendments device), or a device which has been reclassified from Class III to Class II or I, a device which has been found SE through the 510(k) process, or a device that was granted marketing authorization via the De Novo classification process under section 513(f)(2) of the FD&C Act that is not exempt from premarket notification requirements. The legally marketed device(s) to which equivalence is drawn is commonly known as the "predicate."

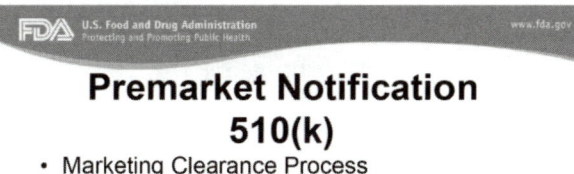

* 출처 : Bill Sutton(FDA), Overview of Regulatory Requirements : Medical Devices, 2011. 12.

┃그림 1-24┃ 시판 전 신고(510(k)) 개요

여기서 '시판된 기기와 본질적으로 동등하다는 것'은 이미 승인/판매되고 있는 기허가 의료기기(Predicate Device)와 동등하게 안전하고 효과적이라는 것을 의미한다. 국내 기기 규정에서 기허가 제품과 비교한 자료(본질적 동등품목 비교표)를 통해 기허가 제품과의 동등 여부를 판단하는 것과 유사하다. 이러한 본질적 동등성에 대한 U.S. FDA의 결정과정은 다음과 같다.

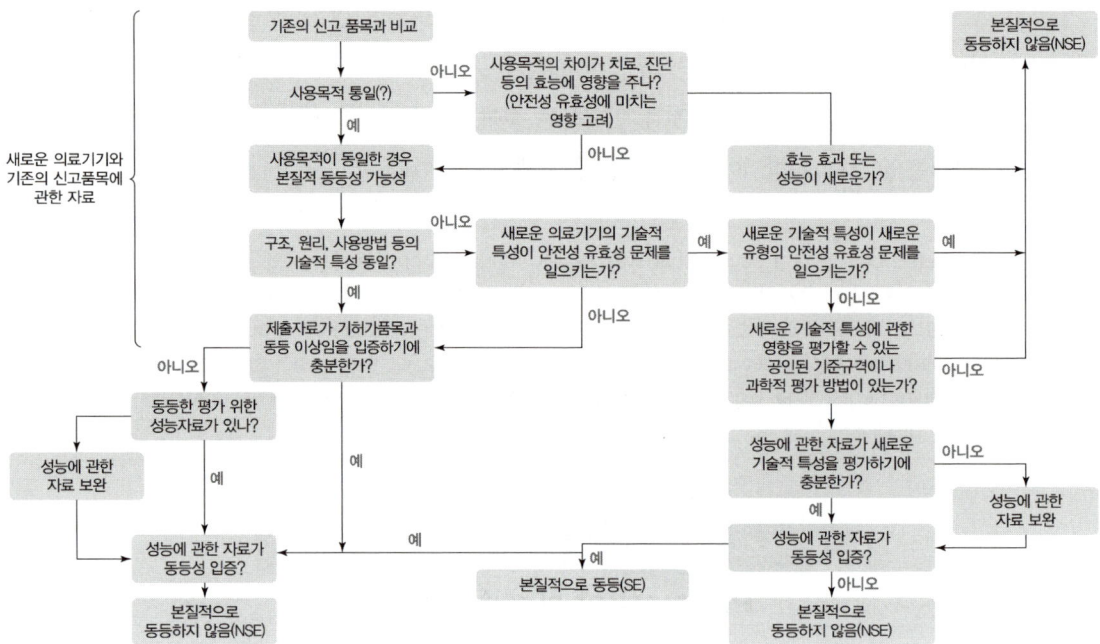

┃그림 1-25┃ 본질적 동등성(Substantial Equivalence) 결정과정

    그림과 같이 해당 의료기기가 510(k) 절차를 거친 기존의 기허가 제품과 비교하여 사용 목적, 구조, 원리, 사용 방법 등 기술적 특성이 같고, 기타 차이점이 안전성 및 성능의 유효성에 영향을 주는 위험이 없음을 자료로 입증할 수 있다면, 이 의료기기는 본질적 동등성을 가지는 제품으로 결정되고 시장의 유통이 허가된다.

A device is substantially equivalent if, in comparison to a predicate it :
① has the same intended use as the predicate ; **and**
② has the same technological characteristics as the predicate ; **or**
③ has the same intended use as the predicate ; **and**
④ has different technological characteristics and does not raise different questions of safety and effectiveness ; **and**
⑤ the information submitted to FDA demonstrates that the device is as safe and effective as the legally marketed device.

> **When is a 510(k) Required?**
>
> - Marketing for First Time, or
> - Significant Change to Existing Device that can affect safety and effectiveness (S&E).

* 출처 : Bill Sutton(FDA), Overview of Regulatory Requirements : Medical Devices, 2011. 12.

┃그림 1-26┃ 시판 전 신고(510(k)) 적용

(1) 시판 전 신고(510(k))가 필요한 경우
   ① 의료기기를 미국 내 시장에 처음 도입하려고 계획한 경우
   ② 현재 시판된 기기의 설계 변경이 발생했고, 그 변경이 안전성과 성능의 유효성에 유의한 영향을 미치는 경우

(2) 시판 전 신고(510(k)) 제출 대상
   ① 미국 시장에 의료기기를 도입하려는 미국 내 제조자
   ② 미국 시장에서 의료기기를 판매하려는 개발자
   ③ 표시사항의 변경이나 의료기기에 영향을 주는 작업을 하는 재포장/재표기자
   ④ 미국 시장에서 의료기기를 판매하고자 계획하는 미국 외 제조자나 그 대리인

나) 시판 전 신고(510(k)) 면제 대상

1997년 미국에서 U.S. FDA 및 현대화법(FDA and Modernization Act)이 통과되었다. 미국 의회는 모든 ClassⅠ 의료기기, 즉 위험도가 낮은 의료기기에 대해 면제할 권한을 U.S. FDA에 위임했다.

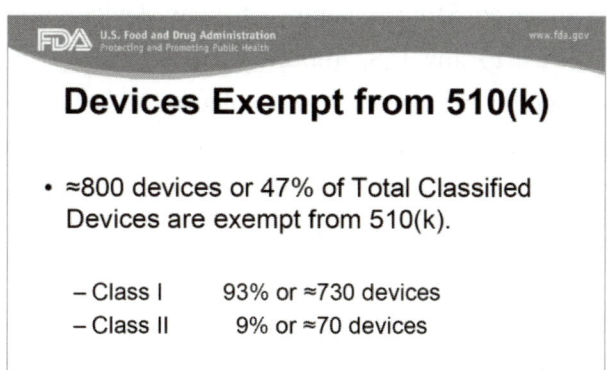

* 출처 : Bill Sutton(FDA), Overview of Regulatory Requirements : Medical Devices, 2011. 12.

┃그림 1-27┃ 시판 전 신고(510(k)) 면제 대상 의료기기 수

그러나 U.S. FDA가 모든 Class Ⅰ 의료기기를 510(k) 제외 대상으로 지정한 것은 아니다. 제외 대상이 아닌 의료기기에 대해 유보 의료기기(Reserve Devices)로 관리하고 있으며, 1등급 의료기기의 약 93%(730개 의료기기), 2등급 의료기기의 약 9%(70개 의료기기)가 그 대상이다.

다음의 경우에는 510(k)가 요구되지 않는다.

① You sell unfinished devices to another firm for further processing or sell components to be used in the assembling of devices by other firms. However, if your components are to be sold directly to end users as replacement parts, a 510(k) is required.

② Your device is not being marketed or commercially distributed. You do not need a 510(k) to develop, evaluate, or test a device. This includes clinical evaluation. Please note that if you perform clinical trials with your device, you are subject to the Investigational Device Exemption (IDE) regulation(21 CFR 812).

③ You distribute another firm's domestically manufactured device. You may place a label on the device, "Distributed by ABC Firm" or "Manufactured for ABC Firm,"(21 CFR 801.1) and sell it to end users without submission of a 510(k).

④ In most cases, if you are a repackager or a relabeler and the existing labeling or condition of the device is not significantly changed. The labeling should be consistent with the labeling submitted in the 510(k) with the same indications for use and warnings and contraindications.

⑤ Your device was legally in commercial distribution before May 28, 1976 and has not been significantly changed or modified in design, components, method of manufacture, or intended use. These devices are "grandfathered" and you have Preamendment Status documentation to prove this.

⑥ The device is made outside the U.S. and you are an importer of the foreign made medical device. A 510(k) is not required if a 510(k) has been submitted by the foreign manufacturer and received marketing clearance. Once the foreign manufacturer has received 510(k) clearance for the device, the foreign manufacturer may export his device to any U.S. importer.

⑦ Your device is exempted from 510(k) by regulation(21 CFR 862-892). That is, certain Class Ⅰ or Ⅱ devices can be marketed for the first time without having to submit a 510(k). A list of the Class Ⅰ and Ⅱ exempted devices can be found on Medical Device Exemptions 510(k) and GMP Requirements. However, if the device exceeds the limitations of exemptions in .9 of the device classification regulation chapters(e.g., 21 CFR 862.9, 21 CFR 864.9), such as the device has a different intended use or operates using a different fundamental scientific technology than a legally marketed device in that generic type of device, or the device is a reprocessed single-use device, then a 510(k) must be submitted to market the new device.

다) 510(k) 프로세스 종류

510(k) 프로세스는 크게 세 가지로 나뉜다.

① 새로 출시하는 의료기기에 적용하는 표준 프로세스인 전통(Traditional) 510(k)

② 새로 출시하는 의료기기가 U.S. FDA 지정 규격, 특별통제, U.S. FDA 가이던스를 충실히 따르는 경우 제출할 수 있는 약식(Abbreviated) 510(k).

③ 허가받은 제품의 설계 변경에 제출하는 특별(Special) 510(k)

510(k) 패러다임(New 510(k) Paradigm)의 Flow Chart를 단계적으로 따라가면서 선택하면 적용하고자 하는 510(k) 프로세스를 결정할 수 있다.

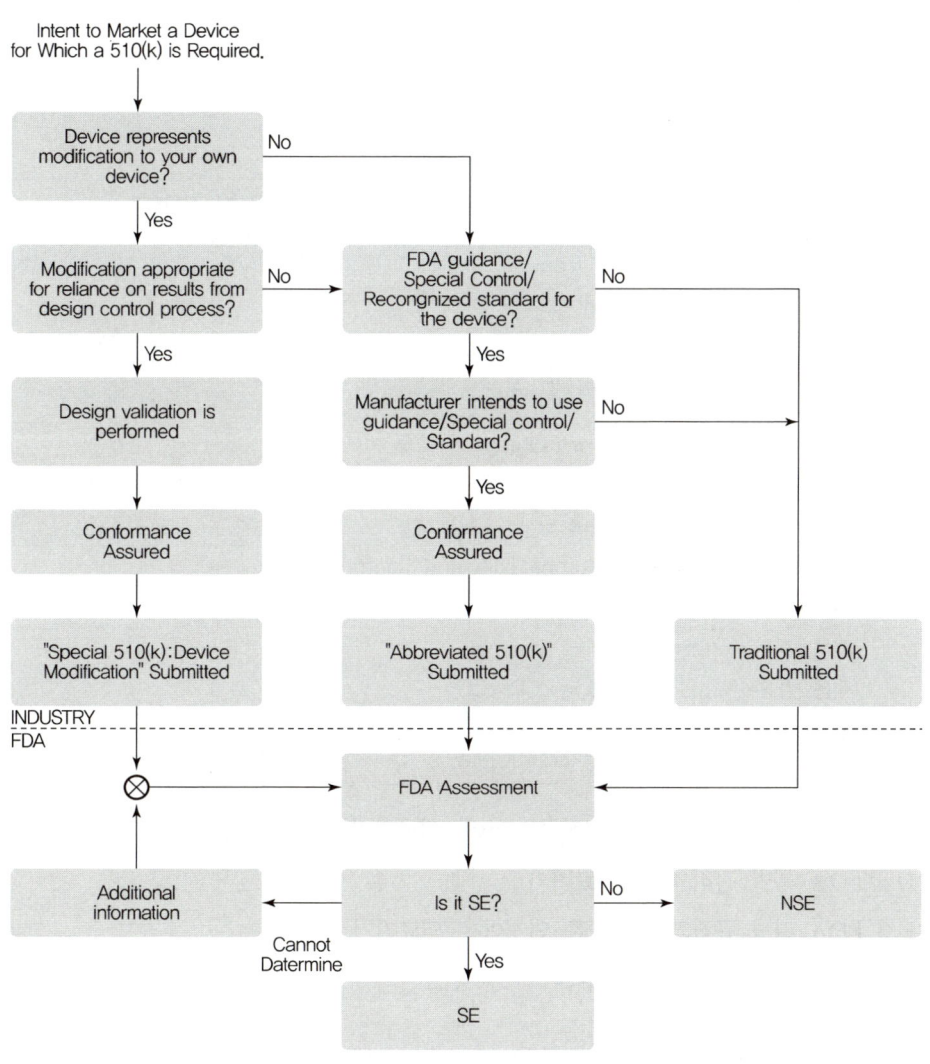

* 출처 : FDA, The New 510(k) Paradigm – Alternate Approaches to Demonstrating Substantial Equivalence in Premarket Notifications – Final Guidance, 1998. 3.

| 그림 1-28 | FDA 510(k) 패러다임

(1) 전통(Traditional) 510(k)

'신규(New)' 의료기기에 적용한다. 가장 일반적인 510(k)로 사용목적 및 기술과 관련된 모든 정보와 함께 본질적 동등성을 나타낼 수 있는 모든 시험자료를 제출해야 한다. 기본적인 제품문서의 리스트는 다음과 같다.

〈표 1-7〉 Traditional 510(k) Submission File 항목

No.	제출 문서 리스트
1	Medical Device User Fee Cover Sheet(Form FDA 3601)
2	CDRH Premarket Review Submission Cover Sheet(Form FDA 3514)
3	510(k) Cover Letter
4	Indications for Use Statement(Form FDA 3881)
5	510(k) Summary or 510(k) Statement
6	Truthful and Accuracy Statement
7	(3등급 510(K) 경우) Class Ⅲ Summary and Certification
8	(임상시험 정보 포함의 경우) Financial Certification or Disclosure Statement
9	Declarations of Conformity and Summary Reports(Form FDA 3654)
10	Executive Summary
11	Device Description
12	Substantial Equivalence Discussion
13	Proposed Labeling
14	(적용 시) Sterilization and Shelf Life
15	(적용 시) Biocompatibility
16	(적용 시) Software Document
17	(적용 시) Electromagnetic Compatibility and Electrical Safety
18	Performance Testing – Bench
19	(적용 시) Performance Testing – Animal
20	(적용 시) Performance Testing – Clinical

(2) 약식(Abbreviated) 510(k)

약식 510(K)는 다음에 해당하는 '신규(New)' 의료기기에 적용한다.

① U.S FDA 특별 관리 대상 의료기기
② U.S FDA 지정 규격의 부합성을 인정받은 의료기기
③ U.S FDA 특별 가이던스의 대상이 되는 의료기기

신청인은 제출한 문서가 현행 제공되는 FDA 가이던스, FDA 지정 규격, 특별규제에 적합함을 증명해야 한다. 심사자는 주로 해당 데이터의 요약문만 확인하는 경우가 많고, 90일보다 더 신속히 심사할 수 있다.

약식 신고에 있어 심사 절차 중 하나는 인정기준(Recognized Consensus Standard)에 대한 적합성 선언이다. 이러한 적합성 선언에 필요한 요소들은 다음과 같다.

① 공인된 기준 중 해당 제품에 적용되는 인정기준
② 각 인정기준에 대하여 모든 요구사항을 만족시킨다는 설명서
③ 각 인정기준 심사 시 그 기준을 해당 의료기기에 적용할 수 있는 방법
④ 각 인정기준에 대하여 해당 의료기기에 적용되지 않는 모든 요구사항
⑤ 적용할 수 있는 기준으로부터 발생하는 차이점에 대한 설명서
⑥ 기시험 의료기기와 시판 예정 의료기기 간의 차이에 대한 설명과 정당 근거
⑦ 해당 의료기기의 인정기준 충족에 관여된 모든 실험실 혹은 증명기관

(3) 특별(Special) 510(k)

510(k)를 통해 이미 허가받은 제품의 설계 변경이 발생했을 때 적용한다. 단, 사용 목적이나 동작 원리는 변경되지 않아야 한다. 21 CFR 807.81(a)(3)와 FDA 가이던스(Deciding When to Submit a 510(k) for a Change to an Existing Device)를 참고하여 510(k)의 제출 없이 제품의 설계 변경 적용이 가능한지에 대해 결정해야 한다. 즉, 제품의 안전과 성능에 영향을 미치는 중대한 변경이 아니라면 510(k)를 제출할 필요는 없다. 다음과 같은 의료기기의 변경은 특별 510(k) 제출이 필요하다.

① 에너지 형태(Energy type)
② 환경적 사양서(Environmental Specification)
③ 성능 사양서(Performance Specification)
④ 환자-사용자 간 인간공학(Ergonomics of the Patient-user Interface)
⑤ 치수 사양서(Dimension Specification)
⑥ 소프트웨어 또는 펌웨어(Software or Firmware)
⑦ 포장 또는 유효일자(Packaging or Expiration Dating)
⑧ 멸균 방법(Sterilization Method)
⑨ 구조재(Structural Material)
⑩ 제조 방법(Manufacturing Method)
⑪ 작동 조건 또는 사용 상태(Operating parameters or Conditions for use)
⑫ 환자 또는 사용자의 안전설비(Patient or User safety features)
⑬ 멸균 배리어 포장 재료(Sterile barrier Packaging material)

특별(Special) 510(k) 제출이 필요할 경우, 신청인은 FDA 품질시스템의 일부인 설계 변경 프로세스에 따라 적합성 관리(Conformance to Design Controls) 문서를 제출하고 특별 510(k)에 대한 적격성을 평가받을 수 있다. 이때 제출해야 되는 문서는 다음과 같으며, FDA는 특별 510(k) 문서를 30일 이내에 심사한다.

〈표 1-8〉 Special 510(k) Submission File 항목

No.	제출 문서 리스트
1	Medical Device User Fee Cover Sheet(Form FDA 3601)
2	CDRH Premarket Review Submission Cover Sheet(Form FDA 3514)-"Special 510(k) : Device Modification;"
3	510(k) Cover Letter
4	Indications for Use Statement(Form FDA 3881)
5	Declarations of Conformity and Summary Reports(Form FDA 3654)
6	변경된 제품(Modified device)의 설명 • 변경 사항 • 기존 허가받은 제품(Existed device, Cleared device)과의 비교 • 기타 라벨 및 변경 사항
7	설계관리(Design Control) 활동에 대한 요약
8	위험관리(Risk Management) 활동에 대한 요약 • 변경에 따른 위험분석 • 위험통제 • 위험기반 검증 및 유효성 확인
10	설계관리 활동에 대한 개별적 책임에 대한 선언

(4) 510(k) 제출 프로세스(510(k) Submission Process)

의료기기에 대한 시판 전 신고, 즉 510(k) 제출은 FDA의 CDRH(Center for Devices and Radiological Health)에서 검토하며, 특히 체외진단기기를 포함하여 의료기기는 제품평가 및 품질담당실(OPEQ)에서 검토한다.

(가) 접수 절차(Log-in and Acknowledgement Procedure)

Send Medical Device eSTAR and eCopy Premarket Submissions Online

October 3, 2022 - The FDA is announcing that you may now send electronic copy (eCopy) or electronic Submission Template And Resource(eSTAR) premarket submissions online through the CDRH Customer Collaboration Portal("CDRH Portal").

Building on the progress tracker for 510(k) submissions launched in 2021 and the trial process of electronic uploads launched in July 2022, the CDRH Portal now allows anyone to register for a CDRH Portal account to send CDRH eCopy or eSTAR premarket submissions online.

Starting October 1, 2023, all 510(k) submissions, unless exempted(as described in Section VI.A of the final guidance, Electronic Submission Template for Medical Device 510(k) Submissions), must be submitted as electronic submissions using eSTAR.

You can send an eSTAR or eCopy to submit your 510(k).

After you submit your 510(k) to the FDA, and when the FDA receives the 510(k) submission, it assigns the submission a unique control number. This number is commonly referred to as the "510(k) number," or "K number." The 510(k) number begins with the letter "K" followed by 6 digits. The first two digits designate the calendar year the submission was received; the last four digits represent the submission number for the year, starting with 0001 and increasing with each new submission.

For example : the first 510(k) submission for calendar year 2022 is K220001.

The FDA then conducts two verification checks to confirm that :

The proper user fee payment was received for the submission.

Note : the user fee amount to be paid is based on when the 510(k) is received by the FDA and not the date on which it was sent by the submitter.

A valid eSTAR or eCopy of the 510(k) submission was provided.

If the proper user fee has not been paid and/or a valid eSTAR or eCopy has not been provided, then the FDA will email a Hold Letter to the 510(k) submitter, usually within 7 days of receipt of the 510(k). The submitter then has 180 calendar days from the date of the Hold Letter to fully resolve the issues with the user fee or submission. If the issues are not resolved within 180 days, then the 510(k) is considered to be withdrawn and deleted from our review system, and the submitter will need to submit a new, complete 510(k) to pursue FDA marketing clearance.

If the proper user fee has been paid AND a valid eSTAR or eCopy has been provided, the FDA will email an Acknowledgment Letter to the contact person identified in the 510(k) submission. The Acknowledgement Letter identifies :

the date of receipt (this is the date that FDA received the 510(k) submission, the proper user fee payment, and valid eSTAR or eCopy); and

the 510(k) number assigned to the submission.

Note : The Acknowledgment Letter is NOT a marketing clearance letter. The 510(k) number identified in the Acknowledgement Letter should be referenced in all further correspondence with FDA regarding the 510(k). Failure to reference the 510(k) number may result in processing delays.

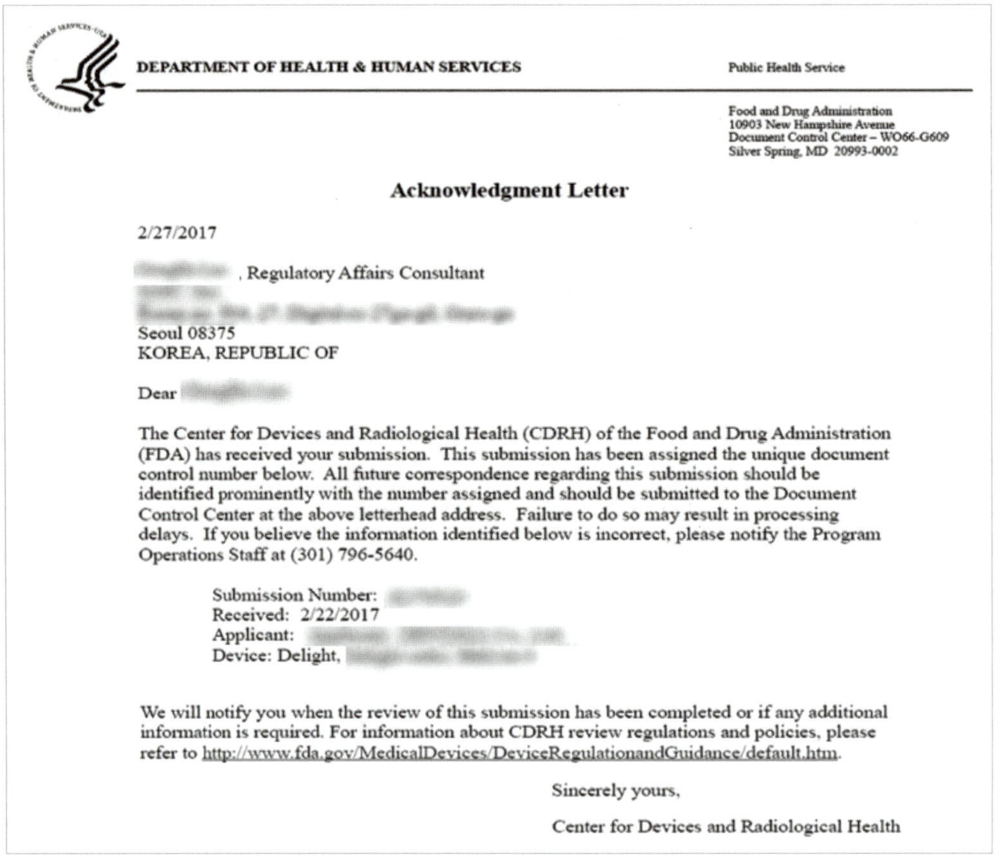

* 출처 : FDA 홈페이지, https://www.fda.gov, 2021. 1.

그림 1-29 U.S. FDA Acknowledgment letter 예시

(나) Format and Submission Acceptance Review

For eSTAR, given that an electronic submission properly prepared with an electronic submission template should represent a complete submission, eSTAR submissions are not anticipated to undergo a refuse to accept (RTA) process. However, FDA intends to employ a virus scanning and technical screening process for an eSTAR.

If the eSTAR submission is not complete when submitted, FDA will notify the submitter by email and identify the incomplete information, and the 510(k) will be placed and remain on hold until a complete replacement eSTAR is submitted to the FDA. If a replacement eSTAR is not received within 180 days of the date of technical screening deficiency notification, the FDA will consider the 510(k) to be withdrawn and the submission will be closed in the system.

For eCopy, the Lead Reviewer conducts the Acceptance Review using the appropriate Acceptance Checklist in FDA's Guidance titled Refuse to Accept Policy for 510(k)s.

After the Acknowledgement Letter is sent, the FDA routes the 510(k) to the appropriate OHT, based on the device type and medical specialty that is listed in the 510(k) submission.

Upon receipt in the Office, the 510(k) is assigned to the appropriate Division, and then assigned to a Lead Reviewer.

In the Acceptance Review, the Lead Reviewer determines whether the 510(k) submission meets the minimum threshold of acceptability and should be accepted for substantive review.

Within 15 days of the receipt of the submission, the submitter will receive an electronic notification of the Acceptance Review result, which will : identify the name and contact information of the FDA Lead Reviewer assigned to the 510(k); and indicate the status of the 510(k).

The Acceptance Review result will be one of the following :

the 510(k) was accepted for substantive review; or

the 510(k) was not accepted for review (i.e., considered refused to accept or RTA); or

the 510(k) is under substantive review because FDA did not complete the acceptance review within 15 calendar days.

A 510(k) not accepted for review is placed on RTA Hold. The submitter has 180 calendar days to fully address the deficiencies cited in the RTA Hold. If this is not done, the 510(k) is considered withdrawn and deleted from our review system. If the 510(k) is deleted, the 510(k) submitter will need to submit a new, complete 510(k) to pursue FDA marketing clearance for that device.

Once accepted, a 510(k) proceeds to the Substantive Review.

(다) 실질심사(Substantive Review)

검토 기간 동안 심사자는 제출된 510(k)의 문서 내용을 종합적으로 검토하며, 제출자와 실질적인 상호작용(Substantive Interaction)을 통해 의사소통을 수행한다. 이는 제출된 날로부터 60일간 진행되며, 전화 또는 이메일로 진행되고, 이 기간 동안 추가적인 정보(AI, Additional information)가 요구될 수 있다. 이때 검토자는 추가 정보 요청서(AI Request, Additional Information Request)를 발송한다. 이 경우 주의할 점은 AI Request가 제출자에게 발송되면 심사가 중단되며 180일 이내에 AI Request에 대응해야 하므로 기간을 잘 확인해야 한다는 것이다. 또한 180일 이내에 해당 자료를 제출하지 못하거나 대응하지 못하게 되는 경우 제출 철회로 간주되어 FDA 심사 시스템에서 삭제된다. 제출된 510(k)가 삭제된 경우 510(k)를 새로 접수하고 510(k) 문서를 다시 제출해야 한다.

(라) 결정통지서(510(k) Decision Letter)

정해진 기한 동안 심사가 이루어지면 심사 결과, 즉 해당 제품이 본질적으로 동등한지(SE, Substantially Equivalent), 동등하지 않은지(NSE, Not Substantially Equivalent)를 결정하는 결론에 도달한다.

심사가 완료되면 FDA는 510(k)의 Cover Letter에 제공된 이메일 주소로 제출자에게 결정통지서(Decision Letter)를 발송한다. 제출된 제품이 기허가 제품과 본질적으로 동등하다고 결정되면 FDA는 'SE Letter'를 사용 목적 선언서(Indications for Use Statement), 510(k) 요약서(510(k) Summary)와 함께 첨부하여 발송한다. 510(k)의 본질적 동등함(SE Decision)에 대한 결정은 '허가(Cleared)'로 간주하고, 510(k)의 본질적 동등함(SE Decision)에 대한 결정 이후 시판이 가능하다.

만약, 제출된 제품이 기허가 제품과 본질적으로 동등하지 않다고 결정되면 FDA는 'NSE Letter'를 부적합 사유와 함께 발송하고 심사를 종결한다. 이 경우 해당 신청자는 510(k)를 다시 작성하여 제출하거나, 관련법 513조(f)에 의한 등급분류 재조정 청원을 내거나, PMA로 신청해야 한다. 제조업자는 FDA로부터 SE Letter를 받을 때까지 해당 의료기기를 시판할 수 없다.

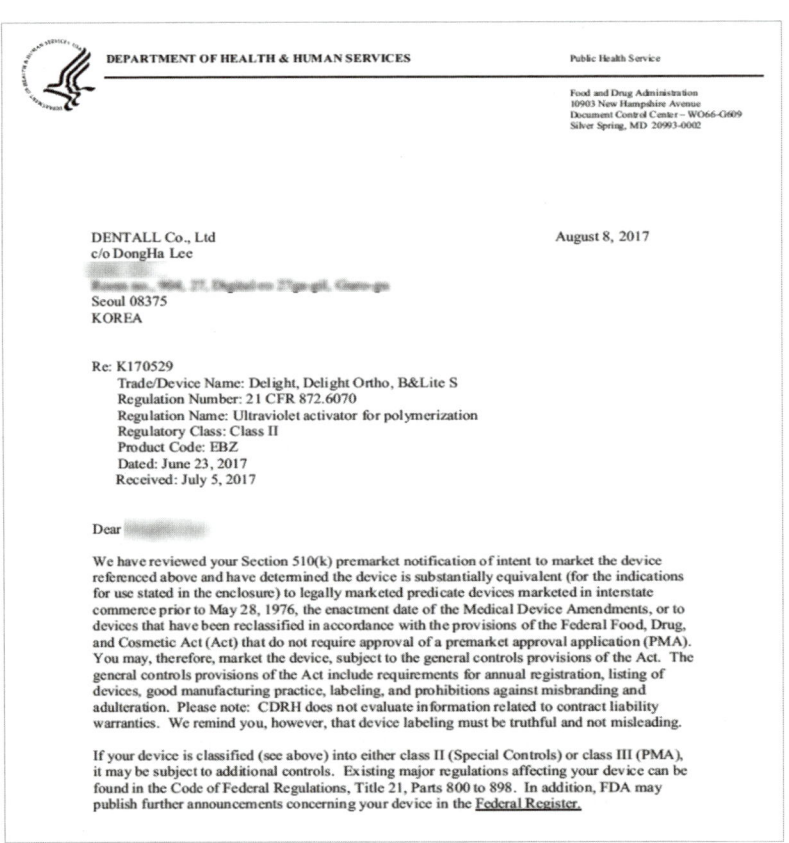

* 출처 : FDA 홈페이지, https://www.fda.gov, 2021. 1.

┃ 그림 1-30 ┃ U.S. FDA 510(k) 결정통지서 예시(SE letter)

(마) 처리기한(Timeline of Communication with 510(k) Applicants)

510(k) 제출 프로세스에 따른 처리기한은 다음과 같다.

Timeline of Communication with 510(k) Submitters

The FDA follows the MDUFA(Medical Device User Fee Amendments) performance goals for review of 510(k) submissions.

When you submit a 510(k) submission to CDRH for review, your official correspondent can monitor the FDA's progress online in a simple, concise format. For more information, see Send and Track Medical Device Premarket Submissions Online : CDRH Portal.

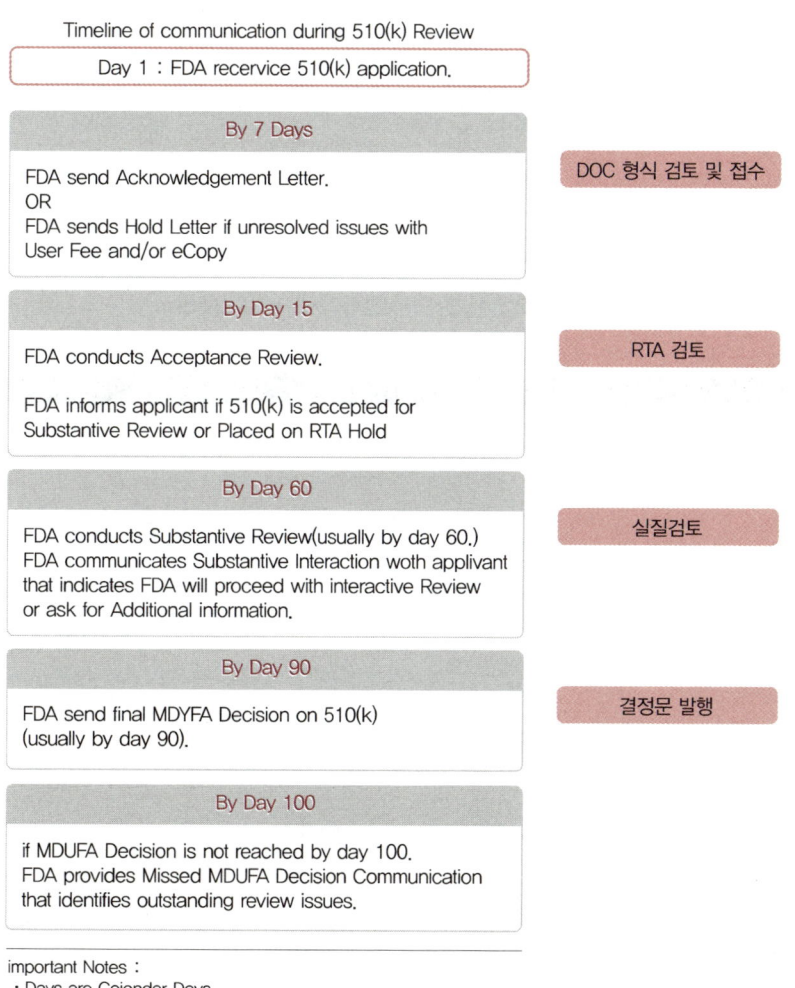

* 출처 : https://www.fda.gov/medical-devices/premarket-notification-510k/510k-submission-process#timeline 2023. 3.

┃그림 1-31┃ U.S. FDA 510(k) Timeline(처리기한)

U.S. FDA 양식(U.S. FDA Form) 및 시판 전 신고 양식(510(k) Forms) 등의 510(K) 제출문서에 필요한 서식은 다음과 같이 U.S. FDA 홈페이지에서 제공하고 있다.

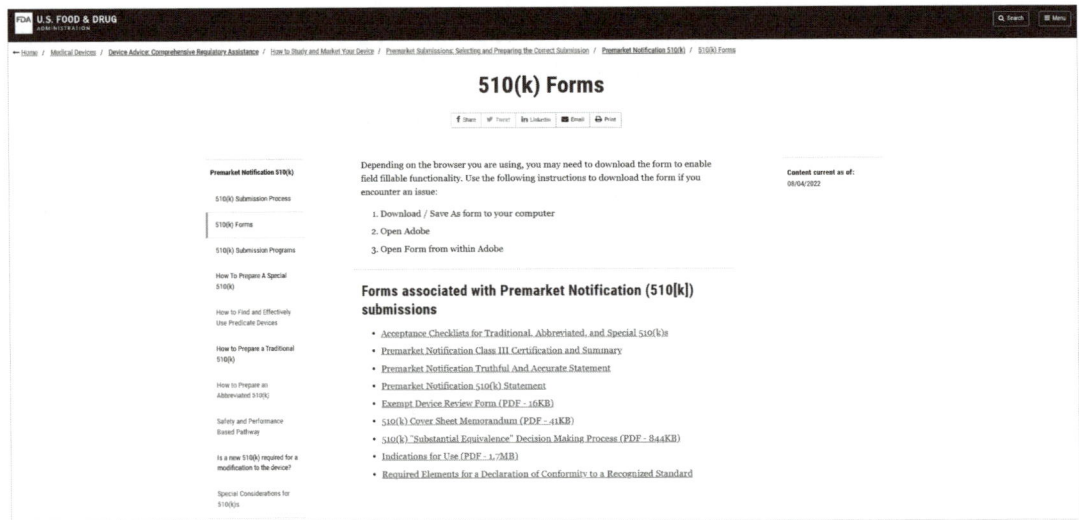

* 출처 : https://www.fda.gov/medical-devices/premarket-notification-510k/510k-forms 2023. 3.

┃그림 1-32┃ U.S. FDA 홈페이지-510(K) Form

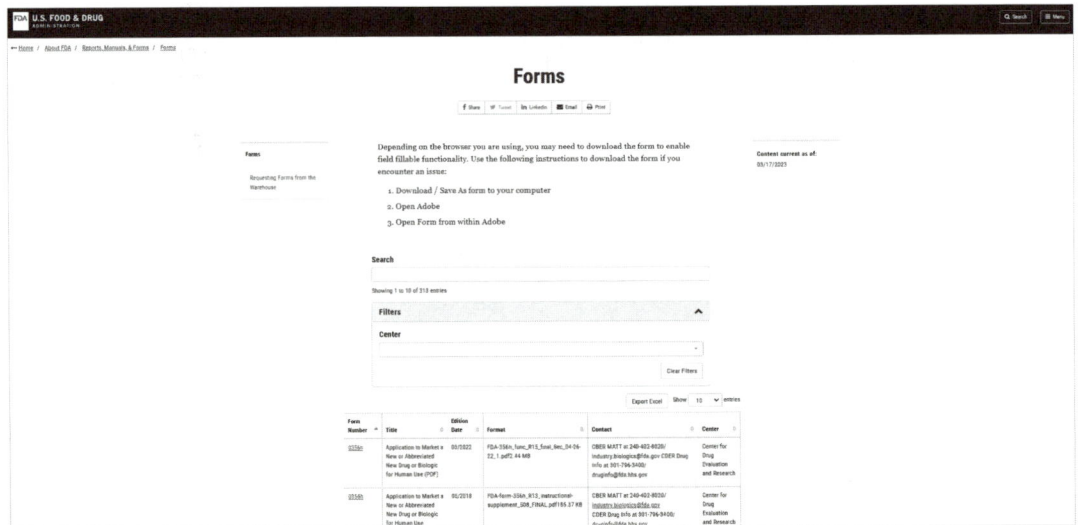

* 출처 : https://www.fda.gov/about-fda/reports-manuals-forms/forms 2023. 3.

┃그림 1-33┃ FDA 웹사이트-FDA Form

라) 시판 전 신고 제출 방법(510(k) Submission Methods)
  ① U.S. FDA에 직접 제출(Direct Submission)
    신청자는 U.S. FDA에 510(k) 제출서류를 직접 제출하고 FDA 510(k) 제출 프로세스에 따른 검토를 받는다.
  ② 제3자 심사 프로그램(Third Party Program)
    신청자는 510(k) 제출 서류를 FDA로부터 510(k) 심사 자격을 받은 제3자 기관에 제출하고, Third Party Program에 따라 검토받는다. 제3자 기관은 510(k) 제출 서류를 검토 후 검토보고서를 작성하고 FDA에 제출한다. FDA는 제3자 기관이 제출한 검토보고서를 보고 본질적 동등성을 최종 결정한다. Product Code에 따라 제3자 심사기관이 달리 정해져 있다.

마) 비교 대상 제품을 효과적으로 찾는 방법(How to Find and Effectively Use Predicate Devices)
  ① 기허가 의료기기(Predicate Device)
    기허가 의료기기(Predicate Device)란 1976년 5월 28일 이전(의료기기 관련법의 개정 전) 미국에서 합법적으로 시판되었거나, 시판 전 신고(510(k)) 절차를 통해 본질적 동등성을 인정받은 의료기기를 일컫는다. 신규제품의 510(k) 진행 시, 기허가 의료기기(Predicate Device)는 본질적 동등성의 비교 대상이 된다.
  ② 기허가 제품 검색 방법
    기허가 의료기기는 FDA 510(k) Database에서 검색한다. 검색 시 유용한 정보는 다음과 같다.
    ㉮ names of similar devices - traded name under which the device is marketed;
    ㉯ manufacturer(s) of the similar device(s);
    ㉰ marketing status, i.e., preamendments or postamendments device;
    ㉱ 510(k) numbers for postamendments devices;
    ㉲ classification information, i.e., product codes, classifying regulations, etc., for your device.

* 출처 : https://www.accessdata.fda.gov/scripts/cdrh/cfdocs/cfPMN/pmn.cfm 2023. 3.

| 그림 1-34 | FDA 510(k) Database

효과적으로 기허가 제품에 대한 정보를 얻는 방법은 FDA 웹사이트를 확인하는 것이다.

> **참고** https://www.fda.gov/medical-devices/device-advice-comprehensive-regulatory-assistance/how-study-and-market-your-device

바) 510(k) 심사 수수료(Premarket Notification(510(k)) Review Fees)

2002년 10월 26일에 의료기기 수수료 및 현대화법(MDUFA, Medical Device User Fee and Modernization Act)이 제정되었고, FDA는 의료기기 시판 전 신고 510(k) 심사에 대한 수수료를 부과하게 되었다. 신청 수수료는 정통, 약식 및 특별 510(k)에 적용된다.

소기업(Small Business)에 해당하는 기업은 감소된 비용을 적용받을 수 있다. 소기업이란 계열사를 포함하여 가장 최근의 과세연도 매출액이 1억 달러 미만인 기업으로 정의된다. 또한 소기업이 매출액 3천만 달러 이하인 경우 첫 번째 시판 전 신청/보고서 수수료 면제 대상이다. 첫 번째 시판 전 신청/보고서는 FDA가 사업체 또는 그 계열사로부터 받은 첫 번째 PMA, BLA, PDP, PMR로 정의된다.

심사 수수료는 510(K) 문서 제출 전 지불해야 한다. 만약 신청인이 모든 비용을 내지 않았다면, FDA는 제출이 완벽하지 않다고 고려하여 그 신청을 허용하지 않는다. FY 2021에 대해 510(k) 제출 비용은 다음과 같다.

User Fees for FY2023

Annual Establishment Registration Fee: $6,493

All establishments must pay the establishment registration fee. There are no waivers or reductions for small establishments, businesses, or groups.

Other fees for Fiscal Year 2023 (October 1, 2022 through September 30, 2023) are:

Application Type	Standard Fee	Small Business Fee†
510(k)	$19,870	$4,967
513(g)	$5,961	$2,980
PMA, PDP, PMR, BLA	$441,547	$110,387
De Novo Classification Request	$132,464	$33,116
Panel-track Supplement	$353,238	$88,309
180-Day Supplement	$66,232	$16,558
Real-Time Supplement	$30,908	$7,727
BLA Efficacy Supplement	$441,547	$110,387
30-Day Notice	$7,065	$3,532
Annual Fee for Periodic Reporting on a Class III device (PMAs, PDPs, and PMRs)	$15,454	$3,864

* 출처 : https://www.fda.gov/industry/fda-user-fee-programs/medical-device-user-fee-amendments-mdufa 2023. 3.

| 그림 1-35 | U.S. FDA 2023 회계연도 510(k) 심사 수수료

사) 기타 특별 고려사항(Special Considerations)

생물학 제제의 510(k)나, 협의가 필요한 생체적합성 평가(Biocompatibility), 3등급(Class Ⅲ Certification and Summary), 복합의료기기(Combination Products), 설계관리(Design Control), 체외진단의료기기(In Vitro Diagnostic Devices), 키트제품(Kits), 방사선 방출기기(Radiation Emitting Products), 소프트웨어(Software), 살균제(Sterilants and High Level Disinfectants), 무균(Sterility) 등의 의료기기와 관련하여 다른 부서와 협업으로 진행하거나 필수 요구사항 및 관련 규정을 반드시 확인해야 한다.

예를 들어 첫 번째로 설명되는 생물학 제제에 관한 510(k)의 경우 CBER(Center for Biologics, Evaluation, and Research)에서 심사한다. 이는 한국의 의료기기 인허가 프로세스 중 의약품 등이 함께 조합으로 구성되거나 생물학 제제인 경우 '의료기기 담당자'의 단독심사가 아닌 '의약품 심사국'과의 협업 심사를 통해 인허가가 진행되는 것과 유사하다고 할 수 있다.

보다 자세한 사항은 다음 링크를 통해 확인할 수 있다.

> 참고 https://www.fda.gov/medical-devices/premarket-notification-510k/special-considerations-510ks

2) 시판 전 승인(PMA, Premarket Approval)

대부분의 3등급 의료기기(Class Ⅲ)는 PMA를 요구한다. PMA는 시판 전 심사의 가장 엄중한 종류이다. 신청인은 신청제품의 합당한 안전성의 보장과 장비의 사용 목적에 대한 유효성을 증명할 수 있는 타당하고 객관적이며 과학적인 근거를 제공해야 한다.

PMA를 준비 및 심사하는 방법에 관한 내용은 장비의 권고 시판 전 승인(PMA, Device Advice Premarket Approval)을 참고하도록 한다.

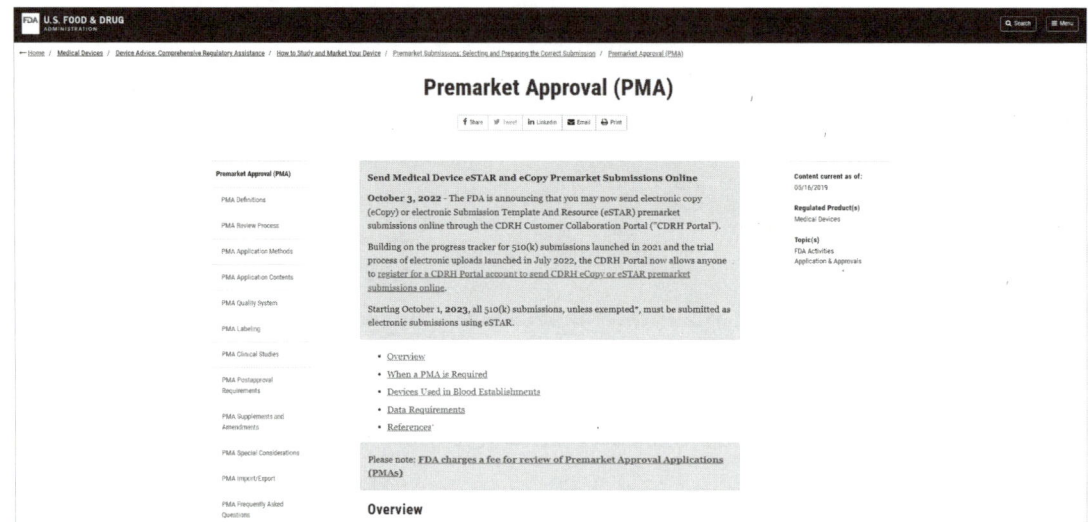

* 출처 : https://www.fda.gov/medical-devices/premarket-submissions/premarket-approval-pma 2023. 3.

┃그림 1-36┃ U.S. FDA 웹사이트 – PMA(Premarket Approval)

가) 개요

앞서 PMA에 대해 위험도가 높은 대부분 3등급 의료기기에 적용되고 있음을 언급했다. 시판 전 승인 대상이 되는 제품은 다음과 같다.

〈표 1-9〉 시판 전 승인 대상 제품의 예시

No.	대상 제품
1	규정에 따라 PMA가 요구되는 의료기기(대부분의 3등급 제품)
2	신기술 의료기기(기허가제품과 본질적 동등성을 평가하기 힘든 제품)
3	새로운 제품(본질적 동등성에 대한 기준이 없는 경우에 해당)

미국 연방규정집의 규정이나 분류에 따라 PMA가 요구되는 경우에는 PMA를 적용해야 한다. 또한 신기술 의료기기나 새로운(기존 제품과 다른 새로운 사용목적 또는 새로운 동작원리 등) 의료기기인 경우, 해당 기기와 관련된 안전성 및 유효성에 대해 본질적 동등성을 평가할 수 없기에 PMA로 분류된다.

PMA의 목적은 유효한 과학적 증거를 통해 신규 의료기기가 합리적으로 안전하고 효과적이라는 것을 FDA에서 검토하고 시판을 승인하는 것이다. 510(k) 절차와는 다르게 기허가 의료기기(Predicate Device)와의 본질적 동등성(Substantial Equalization) 평가가 아닌 신청 제품 자체의 안전과 성능의 유효성 평가로 이루어진다.

PMA와 관련된 U.S. FDA의 법령 및 가이드라인은 다음과 같으며, 전문 내용은 FDA 웹사이트에서 확인할 수 있다.

- FD&C Act section 513 and section 515
- 21 CFR Part 814
- Device Advice on PMA

> 참고 www.accessdata.fda.gov/scripts/cdrh/cfdocs/cfcfr/CFRsearch.cfm?CFRPart=814

나) PMA 신청 시 자료에 대한 요건

시판 전 승인 심사에 요구되는 자료는 아주 복잡하며, 요구 수준도 높다. 이때 제출되는 자료는 신청 제품의 안전성과 유효성을 입증할 수 있어야 한다. 따라서 이러한 자료들에는 시판 전 승인 신청에 대한 행정적 요소는 물론이고, 입증하고자 하는 바에 대한 수준 높은 과학적 기술이 필수적이다.

제출 자료가 불완전하거나 정확성과 일치성에서 미흡함이 발견되는 경우 시판 전 승인 신청이 지연되거나 심지어 거절될 수 있다. 따라서 제조자들은 신청 자료를 FDA에 송부하기 전에 관련 신청 자료가 요구사항에 맞게 구성된 양식에 따라 과학적으로 완전하게 구비되었는지, 또한 주장하고자 하는 바를 논리적으로 설명하고 있는지 등을 보증할 수 있는 품질시스템에 대한 내부감사를 실시해야 한다.

시판 전 승인 신청 자료의 기술적 부분은 FDA가 해당 신청을 승인 혹은 불승인할지를 결정하게 하는 자료와 관련 정보를 담고 있는 부분이다. 이는 대부분 비임상연구 자료와 임상연구 자료로 구분된다.

비임상연구 자료는 미생물, 독성, 면역, 생체적합성, 스트레스, 마모, 사용 기간, 기타 실험실 시험 혹은 동물 시험 자료를 말한다. 이러한 안전성에 대한 평가를 위한 비임상 자료는 반드시 21 CFR Part 58(Good Laboratory Practice for Nonclinical Laboratory Studies)에 적합해야 한다. 비임상연구 항목은 신청 기기에 해당되는 지침서 및 표준을 참조해서 선별한다. 또한 사전 제출 프로그램(Pre-Submission)을 통해 FDA의 의견을 구할 수도 있다.

임상시험 자료는 임상시험의 계획, 안전성·유효성 평가 데이터, 부작용 및 합병증, 의료기기 탈락과 대체, 환자 정보, 환자의 불만사항, 모든 개별 피험자에 대한 결과표, 통계분석에 대한 결과표 및 임상연구로부터 얻은 기타 여러 정보를 모두 포함해야 한다. 이러한 임상시험은 IDE(임상시험용 의료기기의 면제, Investigational Device Exemption)하에서 실시되어야 한다.

다) PMA 심사 절차(PMA Review Process)

　시판 전 승인 신청서류는 아주 복잡한 단계를 거친다. 이 심사는 서류심사와 제조시설 및 임상시험 실시 기관에 대한 현장 감사를 포함하여 CDRH의 여러 부서가 참여하고, 의료기기에 대한 안전성 및 유효성, 제조시설에 대한 확인, 임상시험 실시에 대한 적합성 등 모든 것을 확인한다.

(1) PMA 심사 4단계
　① 수락 및 제출 검토(Acceptance and filing reviews) : 정적이고 제한적인 과학적 검토(접수 후 45일 이내)
　② 심층 검토 단계(In-depth review)
　　㉮ 심도 있는 과학적, 규제적 검토 그리고 품질시스템에 대한 검토(접수 후 180일 이내)
　　㉯ 신청자는 100일 이내에 심사 진행에 대해 FDA와 Meeting 가능
　③ 패널 검토 단계(Panel review) : 자문위원회의 검토 및 권고. 실질 심사 단계에서 필요한 경우 수행
　④ FDA 결정 단계(FDA Decision) : 최종 심의, 문서 및 FDA 결정 통지

(2) PMA 심사 절차
　① 신청 파일에 대한 제출 검토(Filing review)
　② 신청 파일에 대한 통계 검토(Statistical review for filing)
　③ 품질시스템 규정의 적합성에 대한 제조 정보의 심사(Review of manufacturing information for compliance with the Quality System regulation)
　④ 시판 전 승인(PMA) 신청에 관한 서류 접수의 결정(PMA filing decision)
　⑤ 100일 전후로 갖는 중간회의(Day-100 Meeting)
　⑥ 품질시스템(GMP) 감사(Quality System Inspection)
　⑦ BIMO(Bioresearch Monitoring) 감사(임상연구 데이터에 대한 감사)(Bioresearch Monitoring (BIMO) Audit)
　⑧ 다음 분야에 대한 실질적 심사의 조정 및 완료(Substantive review coordination and completion in areas)
　　㉮ Preparation of FDA Summary of Safety and Effectiveness Data(SSED)
　　㉯ Nonclinical Studies [Microbiological, Toxicological, Immunological, Biocompatibility, Shelf Life, Analytical(for IVDs), Animal, Engineering(Stress, Wear, Fatigue, etc.)]
　　㉰ Clinical Studies
　　㉱ Panel Meeting Decision and Mailing(if panel meeting is appropriate)
　　㉲ Panel Date(if appropriate)
　　㉳ Transcripts Received, Reviewed and Placed in Administrative

㉕ Record
㉖ QS/GMP Clearance
㉗ Final Response for GMP/BIMO
㉘ Final Decision Memo
㉙ Approval Package
㉚ Approval Order, SSED, Final Draft Labeling

* 출처 : https://www.fda.gov/medical-devices/premarket-approval-pma/pma-review-process#steps

(3) PMA 심사 기간

PMA 심사 기간은 모든 문서가 접수된 날로부터 180일이며, 심사 결과는 다음과 같이 네 가지로 구분됨

① 승인 결정(An Approval Order under 814.44(d)) : PMA 최종 승인 결정
② 승인 가능(An Approvable Letter under 814.44(e)) : 조건부 승인 가능 레터 발행(해당 조건을 충족할 때 승인 가능).
③ 승인 불가능(A Not Approvable Letter under 814.44(f)) : 부적합 사항으로 승인 불가능을 나타내는 레터 발행. 신청자는 부적합 사항에 대해 수정하거나 재심에 대한 탄원서 제출 또는 PMA 철회를 할 수 있음
④ 승인거부(An Order Denying Approval under 814.45) : PMA 신청에 대한 최종 승인 거부 결정

(4) PMA 심사 절차에 따라 승인된 의료기기가 시판된 후 FDA에서 일반적으로 요구하는 사항

① 기기의 판매, 유통, 사용의 제한
② 사용 목적에 맞는 기기의 안전성, 유효성 및 신뢰성에 대한 지속적인 평가와 보고
③ 제한적 기기의 광고 또는 표시사항의 내용에 치료의 대안적인 방식과 기기의 사용과 관련한 위험 및 이익에 있어, 환자에게 제공되는 정보를 포함하는 기기의 안전하고 유효한 사용을 위한 중요한 경고·손상·주의에 대한 명백한 표시
④ 공중보건 보호를 위해 필요한 경우, 제조자가 환자를 추적하기 위해 필요한 정보를 FDA에 제출 가능하도록 한 기록의 유지
⑤ 공중보건 보호를 위해 필요한 경우, 기기의 확인 코드나 표시 기재사항, 임플란트 제품의 경우 환자에게 부여된 카드 포함
⑥ 기관과 조직에 대한 기록의 유지, 기기의 지속적인 안전성 및 유효성의 보증에 대한 정당성이 있는지 여부의 결정을 확인할 수 있도록 파일로 기록하고 이러한 파일을 색인화하여 관리
⑦ 요건에 따른 보고서의 주기적인 제출
⑧ 기기의 배치(Batch)별 시험

⑨ 기기의 안전성 및 유효성의 정당한 보증이나 지속적으로 정당한 보증을 제공하기 위해 필요한, FDA에 의해 결정된 일부 다른 요구사항

⑩ 기기에 대한 의료기기 추적 요구사항

라) 시판 전 승인 심사비(PMA Review Fees)

심사비는 신청인이 권리 포기 또는 면제의 자격이 있지 않는 한 공시된 비용에 대해 지불해야 한다. 중소기업은 비용을 적게 지불할 수 있다. 지불은 PMA 신청 전 완료해야 한다. 2023년도(~2023. 9. 30.까지 적용) PMA 심사비는 다음과 같다.

User Fees for FY2023

Annual Establishment Registration Fee: $6,493

All establishments must pay the establishment registration fee. There are no waivers or reductions for small establishments, businesses, or groups.

Other fees for Fiscal Year 2023 (October 1, 2022 through September 30, 2023) are:

Application Type	Standard Fee	Small Business Fee†
510(k)	$19,870	$4,967
513(g)	$5,961	$2,980
PMA, PDP, PMR, BLA	$441,547	$110,387
De Novo Classification Request	$132,464	$33,116
Panel-track Supplement	$353,238	$88,309
180-Day Supplement	$66,232	$16,558
Real-Time Supplement	$30,908	$7,727
BLA Efficacy Supplement	$441,547	$110,387
30-Day Notice	$7,065	$3,532
Annual Fee for Periodic Reporting on a Class III device (PMAs, PDPs, and PMRs)	$15,454	$3,864

* 출처 : https://www.fda.gov/industry/fda-user-fee-programs/medical-device-user-fee-amendments-mdufa 2023. 3.

| 그림 1-37 | U.S. FDA 2023 회계연도 PMA 심사비

마) PMA 신청 형태(PMA Application Types)

PMA 신청 형태는 기존 시판 전 승인(Traditional PMA), 중간 또는 모듈형 시판 전 승인(Modular PMA), 간소화된 시판 전 승인(Streamlined PMA)의 3가지 형태로 구분하고 있으며, 개발 중인 의료기기나 인도주의에 입각한 장치(HDE)는 별도의 절차가 있기 때문에 이를 따라야 한다.

(1) 전통 시판 전 승인(Traditional PMA)

가장 일반적인 PMA 신청으로 FDA에서 요구하는 모든 심사 자료를 제출해야 한다. 여기에는 장치에 대한 설명이나 사용 목적, 비임상 또는 임상 자료, 제조 방법이나 라벨링 등 모든 자료가 포함된다.

(2) 중간 또는 모듈형 시판 전 승인(Modular PMA)

모듈형 PMA의 경우 별도의 조합으로 구분된 '모듈' 자료를 심사하는 것을 말한다. 이 모듈 자료는 전임상, 임상, 제조에 관련된 자료일 수도 있으며, 임상시험의 초기 단계 제품에 권장되는 방법이다.

(3) Traditional PMA

A PMA application involves many volumes of material to be submitted to FDA. The volumes include device description and intended use, nonclinical and clinical studies, case report forms, manufacturing methods, labeling, etc. In the traditional PMA method, the complete PMA application is submitted to FDA at once. This method is generally used if the device has already undergone clinical testing and has been approved in a country with established medical device regulations. FDA has established methods of early collaboration with the sponsor allowing devices to brought to market as early as possible. These methods include the Modular PMA and the Product Development Protocol and are discussed below.

(4) Modular PMA

In a Modular PMA the complete contents of a PMA are broken down into well-delineated components(or module) and each component is submitted to FDA as soon as the applicant has completed the module, compiling a complete PMA over time. The PMA is viewed as a compilation of sections or "modules," such as preclinical, clinical, manufacturing, that together become a complete application. This method is recommended for products that are in early stages of clinical study. This method is not appropriate when the applicant is very close to being ready to submit a PMA or when the device design is in a state of flux or likely to change.

The process begins with a PMA Shell which lays out the plan for submission of the modules. The shell is an outline of modules and identifies information necessary to support the filing and approval of a specific Class Ⅲ product through a combined IDE-PMA process. The review team will work with applicants to develop a customized shell for each specific product that includes module contents and suggested timelines. It is developed individually with the manufacturer for a specific device.

FDA reviews each module separately as soon as it is received allowing manufacturers to receive timely feedback during the review process. This may allow more rapid closure when the last components are submitted because much of the review work will have already been done.

Additional information on the Modular PMA process can be found in the following documents :

바) 시판 전 승인 신청 서류 내용(PMA Application Contents)

FDA로 시판 전 승인 신청 서류를 제출할 때 공식적인 '신청서' 개념의 양식은 별도로 제공되지 않는다. 다만, 제출 서류의 내용에 있어 최소한 갖추어야 하는 세부 콘텐츠는 명시되어 있다.

① PMA 신청 서류 제출 시 요구사항(Required Elements)
  ㉮ 신청자에 대한 정보(이름 및 주소 등)
  ㉯ A table of contents that specifies the volume and page number for each item referred to in the table.
   - The PMA must include separate sections on nonclinical laboratory studies and on clinical investigations involving human subjects.
   - Trade secret or confidential commercial or financial information must be included in all copies of the PMA. The applicant must identify in at least one copy any information that they believe to be trade secret or confidential commercial or financial information.
  ㉰ A summary section in sufficient detail to provide a general understanding of the data and information in the application. Tip : The summary section should contain brief statements of major points found elsewhere in the PMA and should be approximately 10 to 15 pages in length.
  ㉱ 장치 설명 자료(Device Description)
  ㉲ 대체적인 방법 또는 절차(Alternative Practices and Procedures) : 진단, 예방, 치료, 또는 장치가 의도하는 질환 및 증상을 완화시키기 위한 임의의 다른 방법 또는 절차에 대해 설명
  ㉳ 판매 이력(Marketing History) : 본 장치가 미국 또는 다른 국가에서 사용되거나 판매되고 있는 내용
  ㉴ 연구 내용 요약(Summary of studies)
  ㉵ 연구 내용 및 연구에서 도출된 결론 : 장치의 성능이나 기능에 대한 연구, 비임상 또는 임상 자료 등을 포함
  ㉶ 기타 자료 등
  ㉷ (Omissions)
  ㉸ (Updates)
  ㉹ (Color additive)
  ㉺ 문서의 제안 양식 : 일정한 양식을 제공하고 있지는 않으나, 용지의 여백이나 인덱스 등 참고를 위한 내용 제안

② 시판 전 승인 신청 시 표지 및 커버 레터

제출 서류 중 '표지'에 해당하는 Cover sheet의 경우 FDA 심사에 영향을 주는 문서는 아니지만, 미국을 비롯한 대부분의 서양 국가에서는 공문서를 제출할 때 Cover sheet을 함께 제출하고 있다. 커버 레터의 경우 제출하고자 하는 문서가 어떤 종류의 PMA인지 명확히 기재할 필요가 있으며, 신청자의 위임 대표(Authorized Representative) 및 연락 가능한 이메일 또는 연락처 등을 명기한다.

③ 안전성 및 유효성 자료에 대한 요약(Summary of Safety and Effectiveness Data)
  ㉮ 일반 정보 : 장치의 이름 및 상품명, 신청자의 이름과 주소 등
  ㉯ 사용 목적, 장치에 대한 설명, 주의 및 경고 등에 관한 내용
  ㉰ 대체적인 절차 및 방법
  ㉱ 판매 이력
  ㉲ 발생 가능한 부작용 등에 관한 내용
  ㉳ 전 임상 연구에 대한 요약 : 실험실 연구 및 동물 또는 별도의 연구 등에 관한 내용
  ㉴ 임상 연구에 대한 요약 : 연구 설계 및 환자 평가, 인구통계학적 데이터 및 분석/결과, 장치의 고장 및 대체에 대한 내용
  ㉵ 연구를 통해 도출된 결론 : 위험 및 이익 분석, 안전성 및 유효성에 대한 자료

④ 통계자료 및 시판 전 승인 검토에 대한 체크리스트

사) 시판 전 승인 라벨링(PMA Labeling)

해당 의료기기 모든 라벨의 사본은 PMA 자료로서 FDA에 제출해야 한다. 라벨은 21 CFR 8011(라벨링) 또는 21 CFR 8092(인간의 사용을 위한 체외진단 제품)의 요구사항을 준수해야 한다. 라벨은 일반적인 제품명, 수량, 용량 및 제조자의 이름 및 주소를 포함한다. 또한 라벨은 사용 방법과 사용의 제한, 적응증(사용 목적), 효과, 사용주기 및 관리 기간, 관련된 모든 위험, 부작용 및 주의사항 등에 관한 정보를 포함할 수 있다. FA&C법의 201(M)은 라벨에 포함될 수 있는 광고성 정보에 대한 지침을 제공한다.

아) 시판 전 승인에 대한 기타 특별 조항(PMA Special Considerations)
  ① Biocompatibility
  ② Combination Products
  ③ Electromagnetic Compatibility
  ④ Environmental Impact Considerations
  ⑤ Expiration Dating
  ⑥ In Vitro Diagnostic(IVD) Products
  ⑦ Master Files

⑧ Radiation Emitting Products
⑨ Software
⑩ Standards
⑪ Sterility

* 출처 : https://www.fda.gov/medical-devices/premarket-approval-pma/pma-special-considerations

자) 시판 전 허가에 대한 데이터베이스 운영(PMA Database)

PMA 데이터베이스는 하기의 다양한 주제를 통해 검색이 가능하며, 분류명, 신청자, PMA 번호 및 모델명, 상품명 등 다양한 기준으로 검색할 수 있다.

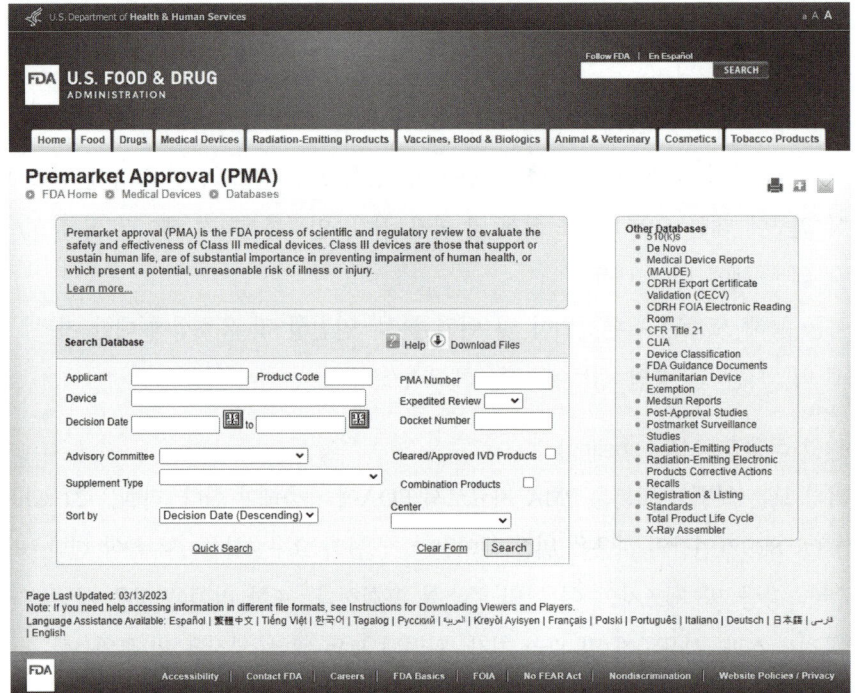

* 출처 : https://www.accessdata.fda.gov/scripts/cdrh/cfdocs/cfPMA/pma.cfm, 2023. 3.

┃그림 1-38┃ PMA Database

3) De Novo

재심사는 특정 기준을 충족하는 경우에 비교 가능한 기허가 제품이 없더라도 1등급 또는 2등급으로 분류할 수 있는 근거를 제공한다. 재심사에 관한 요구사항, 준비 및 심사 방법에 관한 내용은 다음의 방침에 언급되어 있다.

① FD&C Act의 513(f)(2) 부분
② 자동 3급 자격의 평가(재평가 방법)

4) 예외조항 적용 의료기기

가) 인도주의 의료기기 면제(HDE, Humanitarian Device Exemption)

HDE는 드문 질병 또는 질환을 가진 환자에게 유익하도록 만들어진 3등급 기기의 규제 통로를 제공한다. HDE에 적합한 장비가 되기 위해서는 신청인이 FDA의 희귀의약품 개발부의 신청서를 통해 승인되는 HUD(인도주의적 기기의 사용) 자격을 획득해야 한다. HUD 요청 방법에 관한 내용은 Designating Humanitarian Use Device(HUD 자격)을 참조하도록 한다.

나) 임상조사기기 면제(IDE, Investigational device exemption)

① IDE 조항의 목적

시판 전 허가(PMA 신청 또는 510(k))를 받기 전, 기기의 임상학적 안전 및 성능의 유효성 자료 확보를 위해 임상시험을 목적으로 해당 의료기기를 사용하도록 허가하기 위함이다.

② IDE 절차

모든 임상시험 대상 의료기기에 대하여 IDE 규정을 따라야 하는지, 아니면 면제되는지를 판단하여야 한다. 만일 해당되는 경우 해당 위험의 심각성 정도에 따라 심각한 정도의 위험(SR, Significant Risk)과 심각하지 않은 위험(NSR, Non Significant Risk)으로 구분된다. 이를 통하여 모든 요구사항(Full Requirement)을 따라야 하는지, 또는 약식 요구사항(Abbreviated Requirement)을 따라야 하는지 여부를 결정해야 한다.

FDA가 미승인 의료기기를 고찰하는 방법은 FDA가 이를 두 가지 카테고리 중 하나로 표현하는 것이다. 중대한 위험을 갖고 있는 의료기기(Significant-Risk Devices) 또는 중대한 위험을 갖고 있지 않은 의료기기(Non-Significant-Risk Devices)로 구분된다.

중대한 위험을 갖고 있는 의료기기(Significant-Risk Devices)의 경우, 신청인이나 연구 의뢰자는 그 연구를 시작하기 전에 반드시 FDA로부터 IDE 승인을 받아야 한다. 하지만 중대한 위험을 갖고 있지 않은 의료기기(Non-Significant-Risk Devices)라고 간주되는 경우, FDA로부터 IDE 승인을 받을 필요는 없지만, FDA의 약식 요구사항을 적용받아야 한다. 그 이유는 해당 연구가 임상시험심사위원회(IRB)의 감독을 필요로 하고, 기본적으로 임상시험심사위원회(IRB)는 FDA를 대리하여 해당 연구를 감독하는 역할을 하며, 피험자의 동의도 반드시 받아야 하기 때문이다.

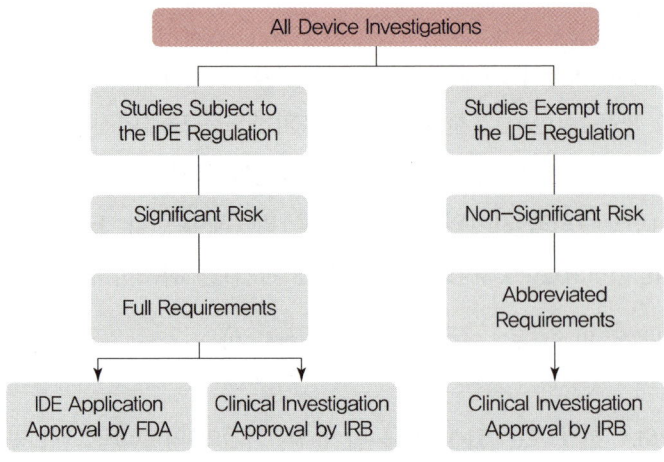

그림 1-39 IDE의 개요 흐름도

③ 관련 규정

㉮ 21 CFR 812 : Investigational Device Exemptions
㉯ 21 CFR 50 : Protection of Human Subjects and Informed Consent
㉰ 21 CFR 56 : Institutional Review Boards
㉱ 21 CFR 54 : Financial Disclosure by Clinical Investigators
㉲ 21 CFR 801 : Labeling
㉳ 21 CFR 820 Subpart C : Design Controls of the Quality System Regulation

다) 체외진단(IVD) 의료기기에 대한 예외 조항

체외진단(IVD) 의료기기의 시험을 위해 IDE가 필요하면, 중대한 위험과 중대하지 않은 위험의 원칙과 동일하게 적용된다. 체외진단(IVD) 의료기기의 시험을 위해 환자를 선택하거나 배정하는 경우에는 일반적으로 치료적 특성에 따라 선택하거나 배정해야 한다. 만약 다른 시험군을 배정하기 위해 IVD 시험 결과를 사용하면 심각한 위험 또는 심각하지 않은 위험의 결과를 초래할 수 있다.

IVD 시험 결과가 그 시험에서의 환자 관리에 영향을 미치지 않는 경우, 상관관계 연구(Correlation Studies)는 IDE에 대한 필요성으로부터 일반적으로 면제된다. 허가된 또는 승인된 용도 외의 임상시험에 사용되는 장비, 일회용품, 소프트웨어, 절차 또는 알고리즘의 결합을 포함한 체외진단검사는 FDA에 의해 임상시험용 의료기기로 간주된다. 그러나 임상시험용 의료기기일지라도 IDE를 의미하는 것은 아니다.

동반진단(Companion Diagnostics)은 IDE 및 임상시험허가신청(IND)과 모두 관련이 있다. 시험의 뢰자는 이들 제품과 함께 IDE를 CDRH 또는 IND에 의료기기 평가 정보를 기재하고 의약품평가센터(CDER) 또는 생물의약품평가센터(CBER)에 제출할 수 있다. 하지만 두 곳 모두에 신청할 필요는 없다. 동반진단에 해당될 경우 CDER이나 CBER에서 CDRH와 협의할 것이다.

임상실험개선수정법(CLIA)과 관련하여 사람을 대상으로 한 검사를 통해 보고된 결과는 CLIA에 따라야 한다. CLIA는 임상시험기준(Clinical Laboratory Practice)을 규제한다. 반면에 FD&C법은 임상시험에 사용된 의료기기를 규제한다. 환자특이적 임상시험 체외진단 자료, 예를 들어 시험을 위해 피험자를 선정하거나 피험자의 임상관리를 배정 또는 변경하는 데 사용하고 보고하는 자료는 CLIA을 준수하여 준비되어야 한다.

라. FDA 의료기기 규제 정리

미국 의료기기 규제제도의 각 규제항목에 따른 등급별 적용 현황을 정리하면 다음 표와 같다.

〈표 1-10〉 미국의 규제제도

구분	규제 항목	관련 규정	규제 사항	적용 등급
시판 전 허가	510(K) 예외	-	일반규제	Class 1 : 대부분 적용 Class 2 : 일부 적용
	510(K)	21 CFR Part 807 Subpart E	일반규제 특별규제	Class 1 : 일부 적용 Class 2 : 대부분 적용 Class 3 : 일부 적용
	PMA	21 CFR Part 814	일반규제	Class 3 : 대부분 적용
시판 후 관리	시판 후 조사	21 CFR Part 822	특별규제	Class 2, 3 중 FDA에서 지정한 의료기기
	의료기기 추적	21 CFR Part 821	특별규제	Class 2, 3 중 FDA에서 지정한 의료기기
	부작용 보고	21 CFR Part 803	일반규제	모든 의료기기
품질관리	GMP/QSR	21 CFR Part 820	일반규제	Class 1 : 대부분 적용 Class 2 : 대부분 적용 Class 3 : 모두 적용
기본사항	의료기기 시설 등록	21 CFR Part 807	일반규제	모든 의료기기
	의료기기 제품 등록	21 CFR Part 807	일반규제	모든 의료기기
	의료기기 표시사항	21 CFR Part 801	일반규제	모든 의료기기

2 미국 의료기기 품질관리

2.1 품질관리경영시스템(GMP, Good Manufacturing Practices)

제조업체는 자사 제품이 적용 기준(요구사항) 및 규격을 일관성 있게 충족하고 있는지를 확인하는 데 도움이 되는 품질시스템을 마련하여 준수해야 한다. FDA 규제 대상 제품(식품, 의약품, 생물의약품 및 의료기기)에 대한 품질시스템은 현행우수제조관리기준(cGMP, current Good Manufacturing Practices)으로 알려져 있다. Part 820(21 CFR part 820)에서 의료기기에 대한 cGMP 요구사항은 연방식품의약품 화장품법(이하 '법')의 Section 520(f)에 의해 맨 처음 허가되었다. 법의 Section 520(f)에 따라 FDA는 의료기기에 대한 cGMP 요구사항을 마련하여 1978년 7월 21일자의 연방관보에 최종 규정을 발표하였다(43 FR 31 508). 이 규정은 1978년 12월 18일에 발효되었다.

1990년 FDA는 의료기기안전법(Safe Medical Devices Act)에 의해 허가된 설계 관리(Design Control)를 추가하기 위해 cGMP 규정의 개정에 착수했다. 또한 FDA는 cGMP 규정이 적용되는 국제 기준들, 주로 ISO 표준들((ISO) 9001 : 1994 '품질시스템-설계, 개발, 생산, 설치 및 부가 서비스에 대한 품질보증 모델'과 당시 ISO/CD 13485의 위원회 초안(CD) 개정본 '품질시스템-의료기기-ISO 9001의 보충 기준')에 포함된 품질시스템에 대한 요구사항과 가능한 정도까지 일치하는 것이 국민과 의료기기 업계에 유익할 것이라고 판단했다.

1996년 10월 7일에는 part 820 개정본이 발표되었고(61 FR 52602), 1997년 6월 1일에 발효되었다. 개정된 규정의 이력 및 국제표준들과 GHTE와의 국제 조화에 대한 추가 정보는 품질시스템 규정(QSR, Quality System Regulation)의 전문(52,602~52,654page)(61 FR 52602)을 참조하면 된다.

가. 품질시스템 규정(QSR, Quality System Regulation)의 개요

QSR은 1998년 6월 이후에 일부 Class I 의료기기를 제외한 대부분의 의료기기에 대해 cGMP (Current Good Manufacturing Practice)를 적용하기 위해 마련된 미국 품질시스템 규정이다. 이는 미국 FDA에서 주관하며, 1978년판 GMP에서 1996년판 cGMP와 QSR로 개정되었다. ISO 9000/EN46000 Series 규격을 수용하여 유럽과 미국, 일본, 오스트레일리아 등의 의료기기 품질규격과 조화를 추구하였다. 1997년 6월 1일부터 규격이 적용되었으며, 1998년 6월 이후 강제 적용되었다.

QSR에서 공포된 현재의 cGMP 요건은 FD&C법의 520조(인간 용도의 의료기기 규제에 관한 일반 규정)에 의거하여 선포되었다. 미국에서 상업적으로 판매하려는 의료기기의 설계와 생산을 위한 품질시스템을 국내외 제조업자들도 구비할 것을 요구한다.

이 규정은 의료기기에 대한 다양한 시방서와 조정이 갖추어져야 한다고 규정하고 있다. 즉, 해당 기기는 이 시방서에 적합하도록 품질시스템 내에서 설계되어야 한다. 기기는 제대로 설치·조사·점검되어야 한다. 품질 데이터는 품질에 관련한 문제들을 밝히고 풀기 위해 분석되어야 하며, 불만사항들이 처리되어야 한다.

따라서 품질시스템 규정은 의료기기가 해당 사용 용도에 대해 안전하고 효과적이라는 것을 증명하는 것을 도와준다. FDA는 의료기기 문제 데이터를 모니터하고 기기의 작동과 품질시스템 규정(QSR)의 요건들을 준수하는지를 결정하기 위해 기기 개발자와 제조업자의 기록을 조사한다.

품질시스템 규정(QSR)은 21 CFR Part 820에 있다. 이 규정은 품질관리, 조직, 기기 설계, 구조, 장비, 구매와 부품의 처리, 생산과 공정규제, 포장과 표시 규제, 기기 심사, 배급, 설치, 불만사항 처리, 점검, 기록 등을 포함한다. 서문에서는 품질시스템 규정을 개발하면서 모은 시민의 의견과 FDA 위원들의 의견 해결에 대해 설명하고 있다.

제조업자들은 품질시스템을 개발할 때, 특정 제품과 작동에 적용할 수 있는 품질시스템 규정(QSR)의 조항들을 적용해야 한다. 또한 제조업자들은 안전성과 효능을 보장할 수 있는 모든 종류의 기기에 대한 요건을 탄력적으로 수립하고 품질시스템 요건에 맞는 기기의 설계, 생산, 유통을 위한 방법과 절차를 구축해야 할 책임이 있다.

FDA는 품질시스템 규정(QSR) 내에서 구성요소를 수립할 특정한 방법을 규정하지 않았고, 품질시스템이 기기의 설계, 생산, 유통을 포함하는 필수적 요소를 규명해야 한다. 품질시스템 규정은 기기와 생산 과정의 넓은 범위를 포함하기 때문에 상세한 품질시스템 요소들에서 얼마간의 여지를 허락할 수 있다. 몇몇의 품질 구성요소들의 필요성이나 정도를 결정하는 일과 개별 공정 및 기기에 맞춰진 특정 절차를 개발하고 실행하는 일이 제조업자들에게 남아 있는 과제이다.

대부분의 경우에 품질목적을 달성하기 위한 최선의 방법을 결정하는 일은 제조업자의 몫이다. 그러나 몇몇 경우에 품질시스템 규정(QSR)은 문서화된 절차나 지시사항 등 특정 종류의 사용 방법을 지정해야 한다. 이는 책자 또는 전자적 문서 형태로 배포된다.

품질시스템을 수립한 후 제조업자는 그것을 유지 및 개선해야 한다. 각 제조업자 들은 제품을 향상시키고 변화시키는 과정에서 품질시스템이 여전히 적절하다는 것을 확인해야 한다. 이는 변경사항 규제 및 날마다 이루어지는 운행 준수를 통하거나, 혹은 품질시스템의 정기적 감사를 통해 얻을 수 있다. 감사관은 회사의 품질시스템 요소들을 파악한 후 각 구성요소가 어떻게 기능을 잘할 수 있는지를 결정하고 품질시스템 규정(QSR) 요건의 관점에서 회사의 품질 요구사항에 대한 적절성을 판단해야 한다.

일부 제품의 시설들은 품질시스템 규정(QSR) 요건에서 면제될 수 있다. 그러나 품질시스템 규정(QSR) 요건에서 면제되더라도 완성 제품에 대한 불만사항 신고와 같은 사후관리 책임과 기록에 대한 일반 요건은 유지하여 품질관리에 대한 책무를 다해야 한다.

품질시스템 규정(QSR)은 의료기기 제조자가 우수품질보증 프로그램(GMP)을 준수하기 위한 규정이다. 그 프로그램이 하는 일은 일단 FDA가 그 기기 시판을 허가하면, 허가한 사양에 대해 기기가 일관성 있게 제조되고 있음을 보증하기 위함이다.

나. FDA 품질시스템 요구사항

FDA의 품질시스템 요구사항은 21 CFR 820(QSR, Quality System Regulation)을 통해 규정되어 있으며, 의료기기에 대해 설계 단계부터 제조 및 생산, 판매에 이르기까지 전반적으로 다루는 품질시스템 규정(QSR)은 까다롭다. FDA는 의료기기 설계, 개발 및 제조를 FDA만의 자발적인 국제 품질기준, 특히 20가지 ISO 9000 품질 요소와 조화시키기 위해 FDA만의 품질시스템 요구사항인 QSR을 적용한다고 할 수 있는데, 그 규정을 살펴보면 큰 맥락에서는 ISO 13485의 규정과 유사하다고 할 수 있다.

다음은 21 CFR 820에서 다루는 FDA의 품질시스템 규정에 대한 목차이다. 목차를 살펴보면 ISO 13485의 규정과 유사함을 알 수 있다.

FDA의 품질시스템 규정 목차

Subpart A - 일반 조항
Section
820.1 적용 범위
820.3 용어의 정의
820.5 품질 시스템

Subpart B - 품질 시스템 요구사항
820.20 경영 책임
822.22 품질 감사
820.25 인원

Subpart C - 설계 관리
820.30 설계 관리

Subpart D - 문서 관리
820.40 문서 관리

Subpart E - 구매 관리
820.50 구매 관리

Subpart F - 식별 및 추적성
820.60 식별
820.65 추적성

Subpart G - 생산 및 공정 관리
820.70 생산 및 공정 관리
820.72 조사, 측정 및 시험장비
820.75 프로세스 유효성 평가

Subpart H - 수락 활동
820.80 입고, 공정간 및 최종 의료기기 수락
820.86 수락 상태

Subpart I - 부적합품
820.90 부적합품

Subpart J - 시정 및 예방 조치
820.100 시정 및 예방 조치

Subpart K - 라벨링 및 포장 관리
820.120 의료기기 라벨링
820.130 의료기기 포장

Subpart L - 취급, 보관, 유통, 및 설치
820.140 취급
820.150 보관
820.160 유통
820.170 설치

Subpart M - 기록
820.180 일반 요구사항
820.181 DMR(의료기기 제품표준서)
820.184 DHR(의료기기 이력 기록)
820.186 품질시스템 기록
820.198 불만 파일

Subpart N - 서비스
820.200 서비스

Subpart O - 통계적 기법
820.250 통계적 기법

21 CFR 820은 FDA medical device database-21 CFR에서 확인 가능하다.

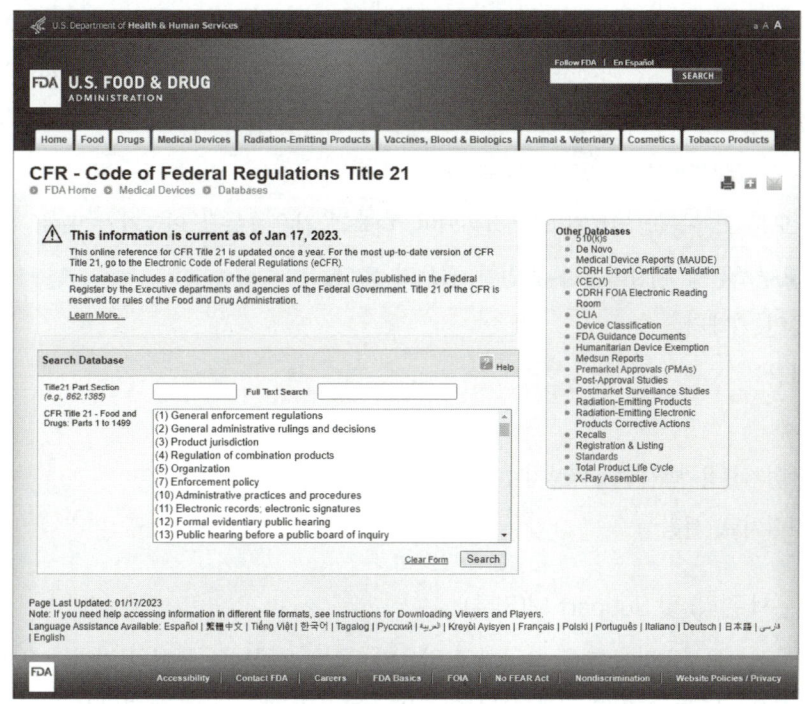

* 출처 : https://www.accessdata.fda.gov/scripts/cdrh/cfdocs/cfCFR/CFRSearch.cfm, 2023. 1.

┃그림 1-40┃ 21 CFR Database

1) Subpart A(일반조항) : 품질시스템의 적용 범위

본 규정에서 다루어지는 범위(Scope)는 '인간에 사용되도록 만들어진 모든 완제품에 사용되는 방법, 설비 및 관리, 설계, 제조, 포장, 라벨링, 저장, 설치 및 서비스를 다룬다(21 CFR 820 Subpart A 820.1 Scope)'라고 정하고 있다.

2) Subpart B(품질시스템 요구사항)

Subpart B에서 FDA의 품질시스템 규정(QSR)은 품질에 대한 경영진의 약속과 품질 방침을 회사의 FDA 규제 대상 의료기기 제조에 관련된 모든 수준을 직원들이 이해하고 시행·유지하도록 하겠다는 경영진의 품질방침을 확립하도록 요구한다.

또한 경영진은 FDA 규제 대상 의료기기가 FDA의 QSR과 의료기기 시방서에 따라 설계 및 생산되도록 보장하기 위해 적절한 조직 구조를 확립하고 유지할 의무가 있다. 이 양식은 회사의 경영진이 이러한 요구사항을 준수하는지 확인하기 위해 사용하는 수단이다.

3) Subpart C(설계 관리)

Subpart C에서는 설계 관리에 대해서 요구하고 있다. FDA는 1984년 이래로 장비 리콜의 주요 원인 중 하나가 설계 관리의 부족 때문이라고 판단하였으며, 이에 따라 GMP 규정에 생산 이전 장비의 설계 관리를 포함하는 권한을 FDA가 가지게 되었다.

설계 관리 요건은 개념 자체가 개발 및 타당성 검토에 적용하도록 의도된 것은 아니다. FDA는 제조업체가 설계 관리에 대한 요건을 이행하도록 수립한 프로세스, 방법, 절차들을 평가하게 된다. 이는 예를 들어 제조업체가 어디서 연구가 종료되고 설계의 개발이 시작되었는지 FDA 조사원에게 명확하게 설계 프로세스의 흐름을 문서화하는 작업이 요구된다.

설계 관리는 모든 2, 3등급 의료기기에 적용되며, 다음과 같은 1등급 의료기기 또한 적용되므로 제품이 설계 관리 요구조건에 해당하는지 확인할 필요가 있다.

① 기관지 흡인 카테터
② 외과용 장갑
③ 압박보호대
④ 수동식 근접치료용 방사선조사장치
⑤ 방사선 원격치료 선원

4) Subpart D(문서 관리) 및 Subpart M(기록)

Subpart D에서는 문서관리에 대해 요구하고 있으며, 모든 요구되는 문서의 관리를 위한 절차를 수립하고 유지해야 함을 규정하고 있다. 이는 문서의 검토 승인 및 배포에 대해 타당성 검토를 위한 인원을 지명하고 발행 전에 승인해야 하며, 지정된 장소에서만 이용 가능하게 해야 함을 의미한다. 또한, 의도되지 않은 사용을 막기 위해 모든 효력이 상실된 문서는 폐기해야 한다.

변경이 생기게 되는 경우 최초 검토 및 승인한 인원과 동일한 기능/조직에서 변경 사항을 검토하고 승인해야 하며, 승인된 변경 사항을 관련 인원들에게 통보해야 한다.

모든 관련 기록은 업체 등록서류 혹은 이용 가능한 곳에서 유지되어야 하며, FDA 직원이 기록을 쉽게 검토하고 복사할 수 있도록 해야 한다. 기록은 읽기 쉬우며 훼손을 최소화하고 분실을 막기 위해 보관되어 있다는 것을 보장해야 함을 요구하고 있다.

5) Subpart E(구매 관리)

Subpart E에서는 구매 관리에 대한 요구사항을 제시하고 있으며, 각 제조자는 구매하거나 제공받은 모든 제품 및 서비스가 요구사항에 적합하다는 것을 보장하기 위한 절차를 수립하고 유지하여야 함을 규정하고 있다. 본 조항은 부적합 또는 부적절하거나 규격의 구성품, 재료, 부속품, 기타 제품 및 서비스도 부적합한 의료기기를 만들지 않게 하기 위한 목적이 있다.

6) Subpart F(식별 및 추적성)

Subpart F에서는 식별과 추적성에 대해 규정하고 있으며, 각 제조자는 혼입을 방지하기 위해 입고, 생산, 배포 및 설치의 모든 단계에서 제품을 식별하기 위한 절차를 수립하고 유지하여야 함을 규정하고 있다. 제조자에게 제품 식별을 위한 절차를 만들고 유지하라고 요구하는 것은 모든 단계에서 혼입을 방지하기 위한 것이다. 또한 이 요구사항의 목적은 부적절하거나 승인되지 않은 제품의 사용과 용납할 수 없는 제품의 시판을 방지하는 것이다.

식별성에 대해서는 체내에 외과적으로 식립되거나 생명을 보조 또는 유지하기 위한 의료기기 및 라벨링에 제시된 사용설명서에 따라서 적절히 사용되었더라도 고장이 사용자에게 심각한 상해를 초래할 것으로 예측할 수 있는 의료기기의 각 제조자는 최종 의료기기의 각 단위, 로트(Lot) 또는 배치(Batch) 및 적절한 경우 구성품을 관리번호로 식별하기 위한 절차를 수립하고 유지해야 하며 그 절차는 시정조치를 용이하게 해야 하고, 문서화되어야 함을 규정하고 있다.

7) Subpart G(생산 및 공정 관리)

Subpart G에서 요구하는 생산 및 공정관리는 의료기기가 사양에 적합함을 보장하기 위한 생산 프로세스를 개발, 수행, 관리 및 모니터링하는 데 목적이 있으며, 다음을 포함한 문서화된 프로세스 관리를 수립하고 유지하도록 요구하고 있다.

① 문서화된 지침서, 표준 운영절차서(SOPs) 및 방법
② 프로세스 변수, 구성품의 특성 및 기기 특성의 모니터링·관리

8) Subpart H(수락 활동)

Subpart H에서 요구하는 수락 활동에서는 제조자가 수락 활동을 위한 절차를 수립하고 유지해야 하며, 이는 검사, 시험, 또는 기타 검증 활동을 포함한다. 예를 들어 입고 수락 활동은 입고되는 제품의 수락을 위한 절차를 수립하고 유지해야 하며, 입고 제품은 검사, 시험되어야 하거나 또는 규정된 요구사항에 부합함이 검증되어야 한다. 또한, 수락 및 거부는 문서화되어야 한다.

9) Subpart I(부적합품)

Subpart I에서 요구하는 부적합품의 관리는 제조자가 규정된 요구사항에 부합하지 않는 제품을 관리하기 위한 절차를 수립하고 유지해야 하며, 부적합품의 식별, 문서화, 평가, 격리 및 처분에 대하여 기술해야 함을 규정하고 있다.

10) Subpart J(시정 및 예방 조치)

Subpart J에서 요구하는 '시정 및 예방조치'는 설계 관리와 더불어 FDA 규정 중 까다롭기로 유명한데, FDA에서는 지속적인 품질 개선의 개념을 포함하도록 하고 있으며, 가장 중요한 개념이 '시정 및 예방조치'라고 판단하고 있다. 본 규정에서 제조자는 시정 및 예방 조치를 실행하기 위한 절차를 수립하고 유지해야 함을 규정하고 있으며, 세부적인 내용은 다음과 같다.

① 부적합품 또는 기타 품질 문제의 현존하는 그리고 잠재적인 원인을 식별하기 위하여 프로세스, 업무 활동, 특채, 품질감사 보고서, 품질 기록, 서비스 기록, 불만, 반품 및 기타 품질 데이터의 출처를 분석하고, 해당하는 경우 반복되는 품질문제를 탐지하기 위하여 적절한 통계적 기법을 사용

② 제품, 프로세스 및 품질시스템에 관련된 부적합의 원인을 조사
③ 부적합품 및 기타 품질 문제를 시정하고 재발을 방지하기 위해 필요한 조치를 파악
④ 조치가 효과적이며, 최종 의료기기에 악영향을 미치지 않는다는 것을 보장하기 위하여 시정 및 예방 조치를 검증하고 유효성을 평가
⑤ 식별된 품질문제를 시정하고 예방하기 위하여 필요한 방법 및 절차상 변경을 실행하고 기록
⑥ 품질문제 또는 부적합품에 관련된 정보가 제품의 품질보증과 문제의 예방에 직접적으로 책임이 있는 인원들에게 전파됨을 보장
⑦ 시정 및 예방 조치와 아울러 식별된 품질 문제에 관련된 정보를 경영검토를 위하여 제출

시정 및 예방조치는 추가적으로 21 CFR 806 규정을 함께 적용하여 관리할 수 있는데, 이는 건강 위험을 줄이고 FD&C법의 위반 행위를 교정하기 위해 의료기기 시정 또는 제거 조치를 보고하도록 하는 내용을 포함하고 있다.

11) Subpart K(라벨링 및 포장 관리)

FDA는 의료기기 제조자가 모든 라벨링 활동을 철저히 관리할 것을 요구한다. 전체 과정에서 지정된 책임자가 라벨링을 관리해야 한다는 것을 의미한다. 이러한 활동에서 FDA의 목표는 사용자와 환자가 각 의료기기의 의도된 용도, 명칭, 경고 및 금기사항에 대해 정확하고 완전한 정보를 얻도록 보장하는 것이다. 추가적으로 다음과 같은 규정 내용도 확인할 필요가 있다.

① 일반 기기를 위한 21 CFR 801
② 조사용 기기를 위한 21 CFR 812.5
③ 전기제품용 성능 기준 21 CFR Part 1010

12) Subpart L(취급, 보관, 유통 및 설치)

Subpart L에서 다루고 있는 취급 등에 대한 규정에서는 제조자가 취급 동안에 제품의 혼입, 손상, 열화, 오염 또는 기타 부정적 영향이 발생하지 않도록 보장하기 위한 절차를 수립하고 유지해야 하며, 의료기기의 포장과 운송 용기가 모든 '취급' 단계 중에 각 의료기기의 '열화 또는 손상'을 방지하도록 설계하기를 요구하고 있다.

설치가 요구되는 의료기기의 각 제조자는 적절한 설치 및 검사 지침을, 그리고 해당하는 경우 시험 절차를 수립하고 유지해야 한다. 지침 및 절차는 그 의료기기가 설치 후에 의도된 기능을 수행할 수 있도록 적절한 설치를 보증하는 지시 사항을 포함하여야 한다.

여기서 언급하는 제조자는 지침 및 절차를 의료기기와 함께 배포하거나 아니면 의료기기를 설치하는 사람이 이용할 수 있도록 해야 한다. 설치 법규와 관련하여 FDA의 목적은 제조자의 시방서에 따라 설치를 정확히 실시 및 검증하고 설치 정보를 수집하여 분석하며 의료기기 설계, 제조, 라벨링 및 포장 문제의 교정을 지원하도록 보장하는 것이다.

13) Subpart N(서비스)

서비스가 필요한 의료기기에 대해 FDA는 제조자가 서비스 활동을 관리하고 서비스가 시방서를 충족함을 검증하기 위해 절차서와 설명서를 작성하고 유지하도록 요구하고 있다.

다. 품질시스템 규정(QSR) 적용의 면제

미국 FDA는 기본적으로 모든 의료기기의 제조자가 품질시스템 규정을 준수하여 자신이 제조하는 의료기기의 안전성 및 유효성을 보증하도록 하고 있다. 그러나 특정 제품에 대해서는 품질시스템 규정의 적용을 면제하고 있다. 그러나 규정을 면제받는다 해도 최종 제품을 생산하는 제조자의 경우, 기록에 대한 일반적 요건과 고객불만 처리와 같은 사후관리는 면제되지 않는다. 또한 멸균제품도 이 규정에 대한 면제에서 제외된다. QSR 적용에 대해 면제가 가능한 예시는 다음과 같다.

QSR에 대한 면제가 가능한 상황
- FDA가 해당 기기에 면제를 결정하여 연방관보(Federal Register)에 게재한 경우
- 면제를 위한 시민청원(Citizen's Petition)에 따라 면제 명령 시행이 가능한 경우
- FDA의 분류 과정에 따라 기기가 면제되어 연방관보에 게재된 경우
- 해당 기기가 임상시험용 인공수정체이고, 임상시험용 기기의 요건에 적합한 경우
- 정책 준칙에 따라 FDA는 기기 자체는 GMP 면제대상이 아니지만 기기의 몇몇 세부 형태에 대해 요건을 면제할 수 있음

┃그림 1-41┃ QSR에 대한 면제가 가능한 상황

또한 현재 미국에서 관리되고 있는 의료기기의 전체 코드 목록 약 5,885품목에서 어떠한 제품이 GMP 적용을 면제받는지에 대하여 구체적으로 제시하고 있다.

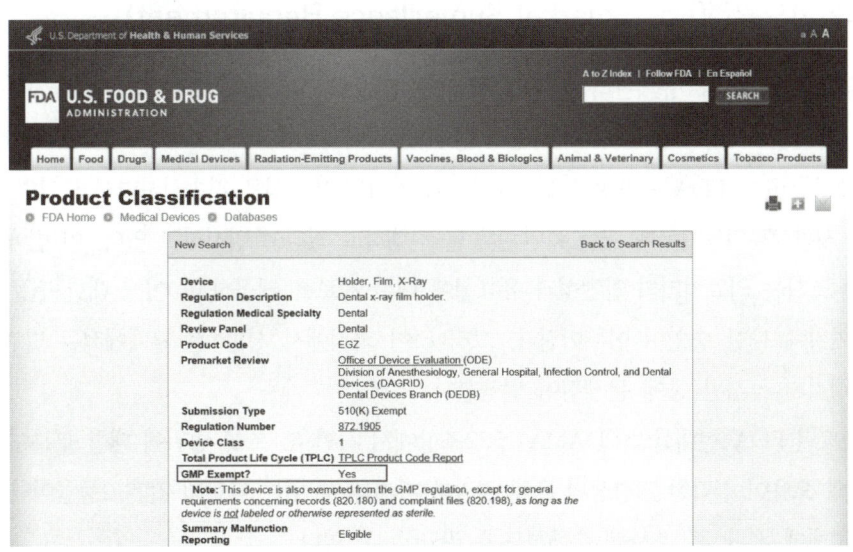

* 출처 : https://www.accessdata.fda.gov/scripts/cdrh/cfdocs/cfPCD/classification.cfm?id=1217

┃그림 1-42┃ GMP 예외(예시) - 치과용 X-ray 홀더

라. FDA와 유럽(CE Marking) 심사의 차이점

유럽 CE와 미국 FDA 심사의 차이점은 매우 크다. 유럽 CE는 판매 전 사전 승인 시스템이어서 CE를 부착하기 위해서는 사전에 유럽 제3자 인증기관인 NB(Notify Body)로부터 EN ISO 13485 품질시스템 인증을 획득해야 한다. 반면 미국 FDA의 경우, 제품에 따라 시설 및 제품등록만으로(대부분 1등급) 또는 FDA 510(k) 획득만으로(대부분 2등급) 의료기기 판매가 가능하고, 제조자는 스스로 미국 품질시스템 규정(QSR, 21 CFR 820)에 맞는 품질시스템을 구축하고 운영 및 유지해야 할 의무가 있다. 즉, 미국은 사후 감사 시스템의 성격이 강하다.

유럽 CE 심사의 경우, 품질시스템 심사는 매년 이루어지지만 제조자 신청에 따라 심사 준비 및 심사 일정의 조정이 가능하다. 품질시스템 심사 시 발생한 부적합에 대해서는 짧은 시간 안에 시정 및 예방조치를 통하여 보완이 가능하며, 심사 시 Major 부적합 사항이 발생되지 않는 한 제품 판매에는 큰 영향을 받지 않고 있고, 인증기관의 심사관도 제조사와 우호적인 협력관계를 유지하고 있다.

반면 미국 FDA QSR 심사의 경우, FDA의 통보에 의해 품질시스템 심사가 이루어진다. 따라서 품질시스템에 관한 활동과 기록을 평상시에 하고 있지 않다면 심사 준비에 어려움을 겪게 된다. 심사 시 중대한 부적합 사항이 발생할 경우 경고장(Warning Letter)을 발행할 수 있으며, 부적합 사항 등급에 따라 통관, 판매금지, 리콜(Recall) 등의 조치가 발생될 수 있다.

그렇기 때문에 미국 FDA 허가를 받는 제조사는 단지 제품의 승인에만 주력할 것이 아니라, QSR에 따라 품질시스템 구축 및 유지에도 많은 시간과 노력을 기울여 향후 발생할 수 있는 문제점들을 사전에 예방해야 한다.

2.2 시판 후 사후관리(Post-market Surveillance Requirement)

미국의 의료기기 시판 후 규제관리는 FDA 현대화법(FDAMA) 522조항에 의한 시판 후 조사 프로그램, 승인 후 조건연구, 부작용 보고, 추적관리 등이 있다.

FD&C법에 의거하여 FDA는 안전하고 유효한 의료기기의 유용성을 지속시키면서 국민의 건강을 보호하기 위하여, 시판 후 의료기기에 대한 확인 활동을 진행하고 있다고 명시하고 있다. 이 법에서 규정하고 있는 시판 전 조사는 의료기기의 안전성과 유효성에 대한 정보를 제공하고, 이에 대한 전문적인 검토에 의하여 의료기기에 대한 승인이 이루어진다. 그러나 이 과정에서 시판 전 단계에서는 발견할 수 없는 문제점들이 생기거나 시판 중에 문제점이 발생한다.

따라서 1997년 FDA 현대화법(FDAMA) 522조항에서 시판 후 조사 범위에 대한 부분이 개정되었는데, 의료기기의 오용이 심각한 건강상의 유해 결과를 가져올 수 있는 다음과 같은 2등급이나 3등급 의료기기의 제조업체에 시판 후 조사를 수행하도록 권고할 수 있다.

① a class Ⅱ or class Ⅲ device for which failure of the device would be reasonably likely to have a serious adverse health consequence(section 522(a)(1)(A)(i) of the FD&C Act);

② a class II or class III device expected to have significant use in pediatric populations (section 522(a)(1)(A)(II) of the FD&C Act);
③ 1년 이상 인체에 이식되는 의료기기
④ 의료기기 사용자 시설 외에서 사용될 생명 유지를 위한 기기

* 출처 : https://www.fda.gov/media/81015/download

즉, 2등급과 3등급 의료기기 중 1년 이상 몸 안에 이식되거나, 사용자 시설 이외에 의료기관이 아닌 시설에서 환자의 생명을 유지하는 데 사용되는 의료기기에 중대한 문제가 생겼다고 판단되는 경우, FDA는 해당 의료기기에 대한 책임을 지고 있는 제조업체에게 시판 후 조사를 요구할 수 있다.

FDA의 시판 후 조사 명령을 받은 제조업체는 FDA에 의해 사전 검토된 계획서에 따라 조사를 실시하고 그 결과를 분석하여 FDA에 보고해야 한다.

시판 후 문제점은 부작용 보고 분석, 회수 또는 조정 활동, 다른 정부기관에서 발행한 보고서 혹은 안전성 정보 보고 등을 포함한 다양한 근거 자료 및 데이터를 기반으로 확인되어야 한다.

특정 의료기기 또는 의료기기의 형태에 대한 시판 후 조사의 전략을 세울 때 고려되어야 하는 몇 가지 조건이 있다. FDA의 일반적인 접근법은 설정 목표와 설정된 목표에 도달하기 위해 필요한 정보, 그리고 그 정보를 얻기 위해 적합한 근거와 국민 건강의 문제점을 해결하기 위해 필요한 행위들을 입증하기 위해 센터 내 전문 심사 그룹을 소집하여 검토한다. 시판 후 조사는 FDA가 이러한 정보를 얻기 위해 사용할 수 있는 하나의 도구라고 할 수 있다.

이번 장에서는 앞서 언급한 시판 후 관리방안에 대해서 어떠한 규제들이 있는지, 그리고 FDA에서는 어떻게 관리하고 업체에 시판 후 관리와 관련한 정보를 전달하고 있는지 등을 웹사이트에 대한 소개와 함께 설명하고자 한다.

의료기기 제조업체뿐 아니라 의료기기의 유통에 관여하는 다른 회사들도 의료 기기가 시판된 이후에는 특정 요구사항과 규정을 준수해야 한다. 추적시스템, 의료기기 고장, 중증의 부상 또는 사망에 대한 보고, 그리고 의료기기의 생산 및 유통 시설의 등록과 같은 것이 포함된다. 시판 후 요구사항에는 법의 Section 522에 따라 요구되는 시판 후 감시 연구(Postmarket Surveillance Studies)뿐 아니라 PMA 승인 시점에 요구된 승인 후 연구(Post-Approval Studies), 인도적 의료기기의 적용 면제(HDE, Humanitarian Device Exemption), 제품 개발 프로토콜(PDP, Product Development Protocol) 신청도 포함된다.

가. 시판 후 사후관리 요구사항

① 회수, 시정 및 수거(Recalls, Corrections and Removals)
② 의료기기 추적(Medical Device Tracking)
③ 시판 후 연구(522 Postmarket Surveillance Studies)

④ 시판 후 승인(Post-Approval Studies)
⑤ 제3자 심사(Third-Party Inspection)

1) 제조업체, 수입업체, 사용시설에 대한 강제보고 요구사항(Mandatory Reporting Requirements : Manufacturers, Importers and Device User Facilities)

미국 의료기기 부작용 보고 제도인 MDR은 FDA와 제조자에게 의료기기와 관련된 중요한 유해 작용을 확인하게 해주는 수단을 제공하며, 적절한 시점에 문제가 발견되고 수정될 수 있도록 해준다. 이러한 미국의 MDR 제도는 1990년 안전한 의료기기법(Safe Medical Device Act)의 보고 의무와 1992년 개정된 의료기기법(Medical Device amendment)에 의해 실행되었으며, 이 제도의 최종 규정과 안내서들은 1995년 이후 발표되었다. 현재 21 CFR 803에서 규정하고 있다.

이는 FDA 또는 제조업자(수입업자)가 문제를 감지하고 제때에 보완하여 의료기기에 관한 중대한 사고를 밝히고 조사하는 방법이며, FDA는 제조업자 및 수입업자가 시판한 기기가 다음에 해당하는 경우 항시 이에 대해 보고할 것을 규정하고 있다.

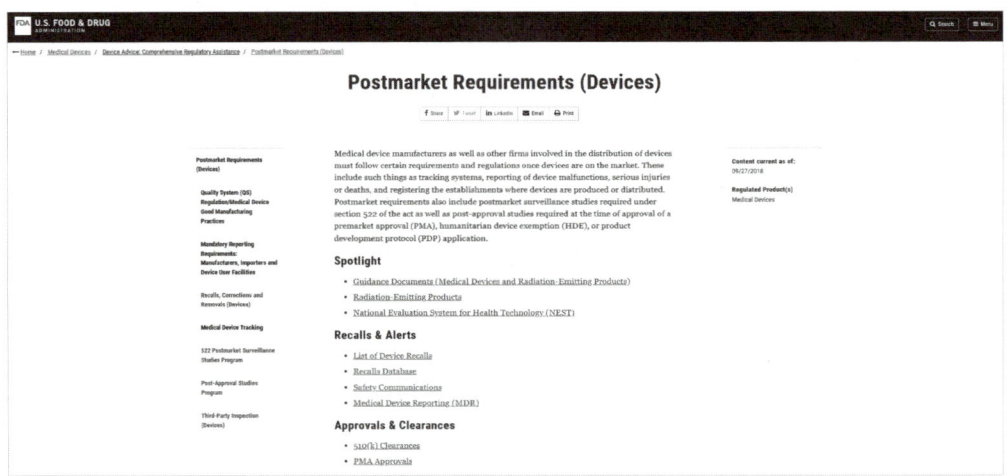

* 출처 : https://www.fda.gov/medical-devices/device-advice-comprehensive-regulatory-assistance/postmarket-requirements-devices 2023. 3.

| 그림 1-43 | FDA 홈페이지 – 시판 후 요구사항

의료기기로 인한 상해, 추가적인 증상, 가장 심각하게 사망을 일으키거나 그 원인이 될 수 있는 때이거나, 오작동이 재발생한 경우에는 반드시 FDA에 보고해야 한다. 이 경우 30일 이내에 FDA에서 규정하고 있는 서식(Form FDA 3500A)을 통해 제출해야 한다. 보고의 대상은 제조자, 사용자 시설, 그리고 의료기기 수입자이다.

2014년 2월 13일 FDA는 전자 의료기기 보고(eMDR)에 관한 최종 규정을 발표하였다. 이 규정은 제조업체와 수입업체들이 FDA가 보고 처리, 검토 및 보관할 수 있는 전자 형식으로 MDR을 FDA에

제출하도록 요구하고 있다. 사용자 시설(예 병원 등)에서도 eMDR 보고서를 제출할 수 있으며 최종 규칙에 따라 사용자 시설에서는 MDR보고서를 서면으로도 제출할 수 있다.

하지만 제조업자와 수입업자는 2015년 8월 13일부터 모든 MDR보고서를 전자 방식으로 제출하기 시작하였다. 만약 제조업체 또는 수입업체가 2015년 8월 13일 이전에 MDR서면 보고를 계속하기 위해 전자보고 면제를 요청하고 면제를 받았을 경우를 제외하고 모든 제조업체와 수입업체는 MDR보고서를 전자 방식으로 제출해야 한다.

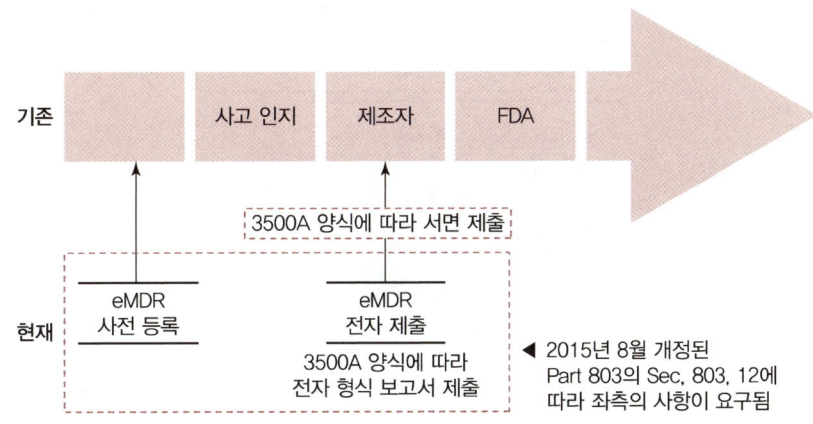

┃그림 1-44┃ eMDR 적용에 따른 MDR 보고서 제출 Process의 변경

eMDR Reporting Process는 다음의 두 가지 프로세스 중 하나를 적용할 수 있다.

Low-Volume Submitters를 적용한 방식과 High-Volume Submitters를 적용하는 방법이다. Low-Volume Submitters는 eSubmitter를 통하여 MEdWatch 3500A 전자 제출 zip 파일을 만든 다음 Web Trader 인터넷 사이트에 로그인하여 파일을 제출하는 방법이고, High-Volume Submitters는 자신의 AS2 게이트웨이 시스템을 사용하여 전자적으로 MDR을 제출하는 방법이다. 즉 자체적으로 게이트웨이를 갖추고 있지 않을 경우가 대부분이므로 일반적으로 Low-Volume Submitters를 이용한다.

eMDR Program을 활용하는 방법은 아래 링크를 참조한다.

> **참고** https://www.fda.gov/medical-devices/mandatory-reporting-requirements-manufacturers-importers-and-device-user-facilities/emdr-electronic-medical-device-reporting

MDR 보고 프로그램은 모든 유해 사고와 제품의 문제점 보고 시스템 중 하나다. 이 시스템은 'Medwatch'으로 명명되어 1993년 6월 6일 시작되었다. Medwatch 프로그램은 단일 보고 양식과 다양한 FDA 규정에 의해 요구되는 모든 유해 사고와 제품의 문제점 보고 정보를 통합한다. 이 프로그램은 자발적인 요소와 강제적 요소들 모두를 포함한다.

Medwatch 프로그램은 보고해야 하는 사항이 코드화되어 있으며, 부작용, 기기 등을 분류하고 해당하는 코드로 보고함에 따라 모호한 부분을 없애고, 컴퓨터에 의한 처리를 가능케 하고 있다. 실제로 Medwatch 프로그램은 종이 서식이 아닌 인터넷으로 신청하는 프로그램이다.

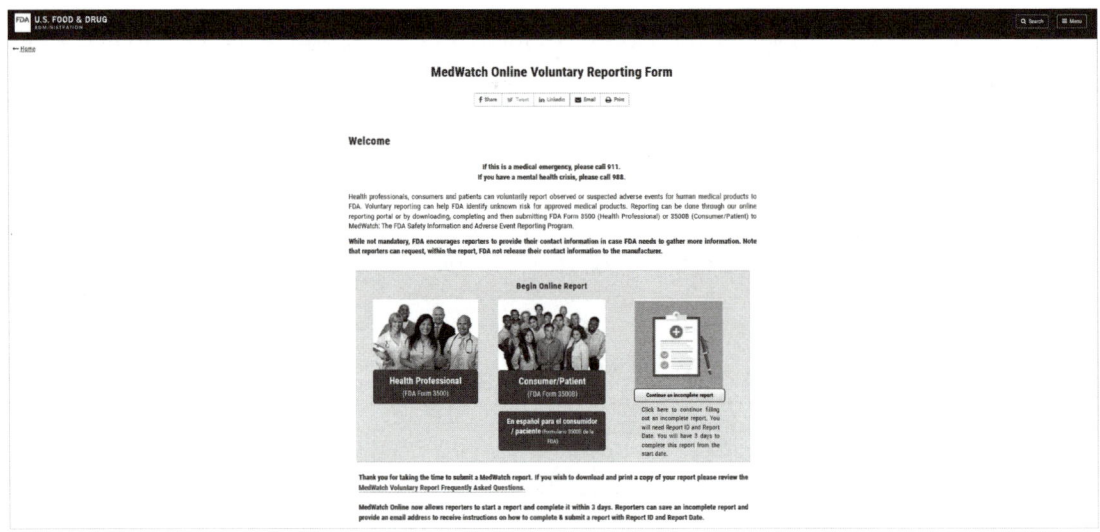

* 출처 : https://www.accessdata.fda.gov/scripts/medwatch/index.cfm?action=reporting.home, 2023. 3.

┃ 그림 1-45 ┃ U.S. FDA 홈페이지 – Medwatch

또한, 의료기기 부작용 보고는 별도의 링크를 통해 관리되고 있다. 의료기기 홈페이지 중 회수와 알림(Recalls&Alerts)을 통해서도 쉽고 빠르게 접근할 수 있다.

유럽과 마찬가지로 온라인으로 부작용 및 안전성 관련 정보를 수집하고 있다. 해당 온라인 웹사이트는 MedWatch로, 접속하면 아래와 같이 확인할 수 있다. 또한, 업체의 참여를 독려하기 위한 모바일 애플리케이션을 제공하고 있다.

① iTunes Store : MedWatcher App Download
② Google Play Store : MedWatcher App Download
③ Complete the MedWatch Online Reporting Form

2) 회수, 시정 및 수거(Recalls, Corrections and Removals(Devices))

의료기기에 있어 부작용이란 '의료기기를 사용하는 과정 또는 사용 후에 발생하는 의도하지 않은 결과'로 제품의 고유한 부작용일 수도 있으며, 새롭게 발생한 부작용이 될 수도 있다. 이때 FDA에서는 리콜이나 시정 및 수거 등을 통해 이를 제거해야 함을 규정하고 있다.

회수(Recalls)는 해로운 혹은 잠재적 해를 가진 제품들이 시장에서 철수될 때, 혹은 제품의 안전한 사용을 위한 추가적 정보가 필요할 때 철수되는 과정을 말한다. 이때 회수는 FDA가 시행할 수도 있고, 제조업자가 자발적으로 시행할 수도 있다. 자발적 또는 FDA에 의한 의무적 회수(리콜 명령)에 대한 사항은 다음 CFR을 통해 명확히 확인할 수 있다.

① 자발적 회수(Voluntary Recalls) - 21 CFR 7

② 의무적 회수(Mandatory Device Recalls) - 21 CFR 810

또한 시정 및 수거(Corrections and Removals)를 위해 21 CFR 806을 적용하여 제조업자 및 수입업자는 취해진 시정 및 수거조치에 대해 FDA에 보고해야 한다.

3) 의료기기 추적(Medical Device Tracking)

1990년 의료기기 안전법(SMDA, Safe Medical Devices Act)은 의료기기에 대한 FDA의 시판 후 규정을 강화하기 위해 FD&C법을 수정했다. 두 가지의 시판 후 활동은 시판 후 감시 연구와 의료기기 추적 등이다. 비록 시판 후 감시나 추적에 대한 의료기기의 기준이 비슷하고 중복된다 할지라도, 의미는 분명하게 두 가지이다. 시판 후 감시는 최초 판매 후의 초기 경고 시스템이다. 반면에 추적은 잠재적으로 심각성이 있는 기기의 위치를 유통이나 사용자의 측면에서 파악하기 위한 시스템이다.

먼저, FDA는 2등급 또는 3등급 기기의 제조업자에게 의료기기를 환자 단계까지 추적하는 프로그램을 실행하도록 명령할 재량권이 있다. 다음과 같은 장치에 대해 FDA는 추적 요구를 하게 되며, 다음과 같은 장치 중 2~3등급 의료기기가 이에 해당한다.

① 심각한 건강상의 유해 결과를 가져올 수 있는 기기의 고장

② 1년 이상 인체에 이식되는 기기의 고장

③ 의료기기 사용자 시설 외에서 사용될 생명 유지를 위한 기기의 고장

추적되는 의료기기를 사용하는 환자들은 추적을 위한 그들의 이름, 주소, 사회보험번호 또는 다른 신분상의 정보를 밝히는 것을 거부할 수 있다.

현재 FDA에서 무조건 추적관리가 요구되는 기기의 목록은 다음과 같으며, 이식형 의료기기와 의료기관이 아닌 다른 장소에서 사용되는 의료기기로 분류하고 있다.

FDA 추적관리대상 의료기기 목록은 Medical Device Tracking - Guidance for Industry and Food and Drug Administration Staff에서 확인 가능하며, 하기 링크에서 확인할 수 있다.

> 참고 https://www.fda.gov/regulatory-information/search-fda-guidance-documents/medical-device-tracking

4) 시판 후 감시 연구(Postmarket Surveillance Studies)

FDA는 제조업자들에게 2등급과 3등급 기기들의 안전과 효능에 대한 자료를 수집하기 위해 시판 후 감시연구를 진행하도록 명령할 수 있다. 즉, 시판 후 연구는 FDA가 510(k) 허가를 받았거나 PMA 승인이 된 기기에 대해 안전성 또는 효과성 데이터를 수집할 수 있는 수단이며, 2등급 혹은 3등급 기기에 적용되어 다음 사항을 감시하게 된다.

시판 후 연구의 첫 번째 유형은 승인 후 연구이다. 승인 후 연구는 PMA에 대한 승인 조건으로서 요구되는 연구이다. PMA에는 실제로 1건 이상의 승인 후 연구가 있을 수 있고 임상 및 비임상 연구가 둘 다 포함될 수 있다. 일반적으로, 승인 후 연구는 승인된 기기에 대해 장기 안전성 또는 효과성 데이터를 수집하려는 의도를 가진 임상연구이다.

두 번째 유형인 Section 522 시판 후 감시 연구는 510(k)가 허가되거나 PMA가 승인된 후 언제든지 FDA가 권한을 부여하는 연구이다.

① 심각한 건강상의 유해 결과를 가져올 수 있는 기기의 고장
② 1년 이상 인체에 이식되는 기기의 고장
③ 의료기기 사용자 시설 외에서 사용될 생명 유지를 위한 기기의 고장

제조업자들은 FDA로부터 시판 후 감시연구를 진행하라는 명령을 받은 후 30일 내에, 허가를 위한 필수감시계획서를 제출해야 한다. FDA는 36개월까지 동안 연구를 명령할 수 있다. 그 이상의 기간은 제조업자와 FDA 상호 간에 합의되어야 한다. 제조업자가 제안한 계획서를 받은 후, FDA는 감시연구를 위해 참여하는 연구원의 자격이나 계획서가 국민건강을 보호하기 위해 필요한 정보, 유용한 자료를 수집할 것인지를 결정하기 위해 60일간의 시간을 갖는다.

2008년 5월, 522 시판 후 감시 프로그램에 대한 감독 책임이 의료기기방사선보건 센터(CDRH)의 감시 생물계측부(OSB)의 전염병과(DEPI)로 이전되었다. DEPI에서는 522 프로그램을 계속 구축하고 있다. 522 시판 후 감시 연구 프로그램에는 설계, 추적, 감독 및 연방식품의약품 화장품법의 Section 522에 따라 위임된 연구에 대한 심사 책임이 포함되어 있다. 이 프로그램은 잘 설계된 522 시판 후 감시(PS, Postmarket Surveillance) 연구가 효과적이고 효율적이며 최소 부담 방식으로 수행되는지를 확인하는 데 도움을 준다. CDRH는 자동화된 내부 추적 시스템을 구축하고, 연구계획서의 연구 일정을 토대로 522 PS 연구에 대한 보고 현황을 확인한다. 이 시스템은 모든 522 시판 후 조치 사항들(Post-Market Commitments)이 적시에 충족되는 것을 보장하기 위한 CDRH의 노력을 보여주는 것이다.

이외에도 CDRH는 공개적으로 이용할 수 있는 웹페이지를 구축하여, 각각의 522 PS 연구의 진행 상태에 대해 이해관계자들이 알 수 있도록 하고 있다. 웹페이지에는 각 연구에 대한 일반 정보뿐 아니라 전반적인 연구 현황(연구계획서 일정 및 데이터 적합성을 토대로 함)과 신청인의 각 제출서류에 대한 보고 현황에 대해서도 나와 있다.

5) 승인 후 연구(PAS, Post-Approval Studies)

2005년 1월, 승인 후 연구에 대한 감독 책임이 CDRH의 OSB에서 DEPI로 이전되었다. CDRH 승인 후 연구 프로그램(Post-Approval Studies Program)에는 설계, 추적, 감독 및 PMA 신청, 또는 인도적 의료기기의 적용 면제(HDE, Humanitarian Device Exemption) 신청의 승인 조건으로

위임된 연구에 대한 심사 책임이 포함되어 있다. 이 프로그램은 잘 설계된 승인 후 연구(PAS)가 효과적이고 효율적이며 최소 부담 방식으로 수행되는지를 확인하는 데 도움을 준다.

6) 제3자 심사(Third-Party Inspection(Devices))

앞서 1, 2장을 통해 시판 전 허가절차에 대해 언급하였다. 다시 정리하면 의료기기의 등급 분류에 따라 1등급과 2등급 기기 중 일부 510(k) 제외 기기의 경우 510(k) 승인 단계를 거치지 않고 허가 절차가 진행되며, 제외 대상이 아닌 1·2등급 의료기기에 대해서는 510(k) 또는 시판 전 신고를 진행하며, 상대적으로 고위험군인 3등급 의료기기의 경우 시판 전 승인 절차를 거치게 된다.

시판 전 신고 510(k)는 상업적으로 판매하고자 하는 대상 의료기기에 대해 FDA에 제출하는 신청서로서 그 목적은 시판 예정인 의료기기가 미국 시장에서 과거에 또는 현재에 합법적으로 시판되고 있는 의료기기와의 본질적 동등성(SE)을 검증하는 절차로 언급하였다.

또한 본질적 동등성을 비교하는 것은 미국 내에서 기허가된 제품에 대해 동일한 용도, 기술적 특성 등을 비교하여 신청한 의료기기가 본질적 동등성을 가진 것으로 판정되면 FDA는 SE Letter(시판승인서)를 제조업체로 발송하며, 이후 시판이 가능하다. 그렇지 않은 경우 'NSE(Not-Substantially Equivalent) Letter'를 제조업자에게 발송하며, 제조업자는 510(k)를 작성하여 재심사를 받거나 PMA를 신청하여 허가절차를 진행하게 된다.

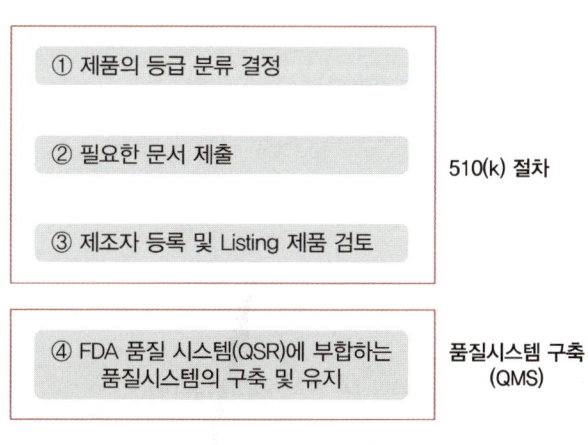

그림 1-46 미국 내 의료기기 제품의 시장 진입 과정

이러한 510(k) 진행 과정에 있어, 미국은 FDA pilot에 따라 'FDA Modernization Act of 1997 (FDAMA)'에 의해 Accredited Persons Program을 통해 예비 검토를 진행하고 있다. Accredited Persons Program의 목적은 미국 내 의료기기 판매 및 유통을 위한 FDA 허가 과정인 510(k) process에 대한 주요 검토 과정을 'Accredited Persons'를 통해 가능하도록 한 것이다.

Accredited Persons Program에서는 사전 검토가 가능토록 제3자 심사기관을 'Accredited Persons'로 지정하였으며, 하기 그림과 같이 제조/수입업체가 FDA로 직접 심사를 신청하거나 제3자 심사기관을 통해 신청할 수 있는 두 가지 방법을 통해 허가 절차를 진행하게 된다.

앞서 언급한 바와 같이 Accredited Persons Program(현재 TPRP, Third Party Review Program)에 따라, FDA는 대상 의료기기를 위한 510(k)의 주요 검토를 수행할 수 있는 권한을 갖는 제3자 기관을 지정하였으며, Accredited Person을 통하지 않기를 원하는 510(k) 제출자는 FDA로 바로 510(k)를 제출하는 허가 절차를 거치게 된다. Accredited Person을 통해 510(k) 예비검토를 진행하는 경우 FDA를 통해 직접 허가를 진행하는 것보다 빠른 진행이 가능하다. Accredited Person을 통해 심사한 510(k)는 FD&C 법 Section 523에 의거하여 FDA에 의해 30일 이내 심사 대상이 된다.

제3자 심사기관인 Accredited Persons는 FD&C 법 Section 523의 기준에 의거한다. FDA의 TPRP는 TPR의 510(k) 심사에 있어서 높은 질적 수준을 유지하고 일반 대중에 미치는 위험을 최소화하기 위한 여러 장치를 갖추고 있다. 예를 들어 모든 Class Ⅲ 의료기기와 영구적으로 이식되거나 생명 유지 또는 생명 지원을 목적으로 하거나 FD&C 법에 따라 임상 데이터가 필요한 일부 Class Ⅱ 의료기기는 이 프로그램의 대상에서 제외된다.

제3자 심사기관에 대한 지정은 FDA 법률 내에서 TPRB(Third Party Recognition Board)에 의해 평가되며, 다음과 같은 기준으로 평가된다(Federal Register on April 28, 2003(68 FR 22400)을 통해 법률화되어 있음).

① 행정상 정보(Administrative information)
② 이해 상충의 방지(Prevention of conflict of interest)
③ 기술적 적격성(Technical Competence)
④ 자원(Resources)
⑤ 기밀성(Confidentiality)
⑥ 계약(Contractors)
⑦ 지원자의 품질시스템(Quality System of the Applicant)
⑧ 인증서/동의서(Certification/Agreement Statement)

2015년 7월 기준, 510(k) 리뷰가 가능한 Accredited Persons는 총 7개 기관(BSI HEALTHCARE 외 6개 기관), 제3자 심사(Third party inspection)가 가능한 심사 기관은 14개 기관(SGS United Kingdom Limited 외 13개 기관)이 등록되어 있다.

> 다목적 감사 프로그램의 시행(pMAP, the pilot Multipurpose Audit Program)

미국 FDA의 의료기기 인허가 과정에서 가장 눈여겨볼 만한 내용 중 하나가 바로 '다목적 감사 프로그램(이하 pMAP)'의 시행에 있다. pMAP는 미국 FDA와 캐나다 HC(Health Canada) 사이의 의료기기에 대한 규제 협력을 위한 수단으로, 의료기기 산업을 비롯하여 미국과 캐나다 규제 당국 및 심사 조직을 위한 이점으로 이어지고 있으며, 이러한 혜택은 FDA와 HC가 의료기기 산업 분야에 더 나은 서비스를 가능하게 하고 산업 분야의 규제에 대한 부담을 감소시킴으로써 더 많은 서비스를 제공하는 것으로 평가되고 있다. 또한 미국 FDA와 캐나다 HC는 이러한 다목적 심사/감사를 통해 규제 부담을 최소화하는 한편 의료기기 산업체와 심사 관련 기관으로서는 더 나은 심사 및 감사 지식을 획득할 수 있는 기회로 활용하고 있다.

다음은 FDA와 캐나다 HC 간의 다목적 심사 시 프로세스에 대해 정리한 것이다.

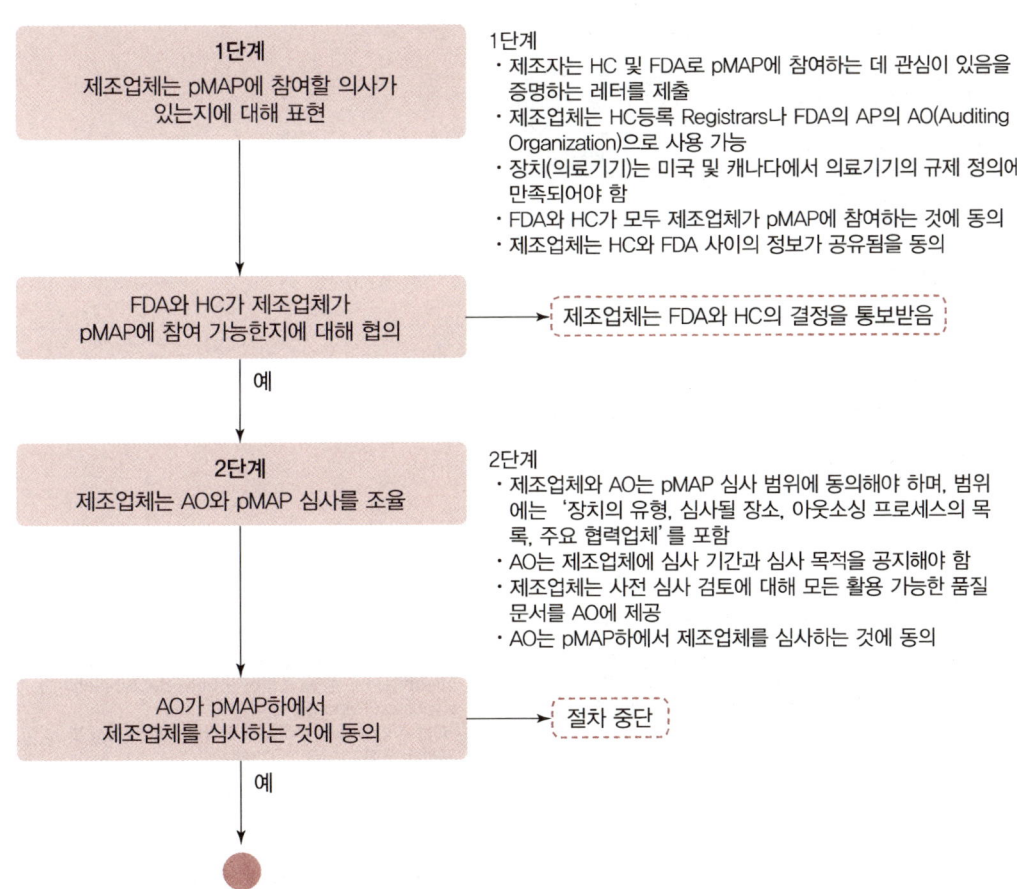

| 그림 1-47 | 미국 FDA와 캐나다 HC 간의 pMAP 프로세스(1~2단계)

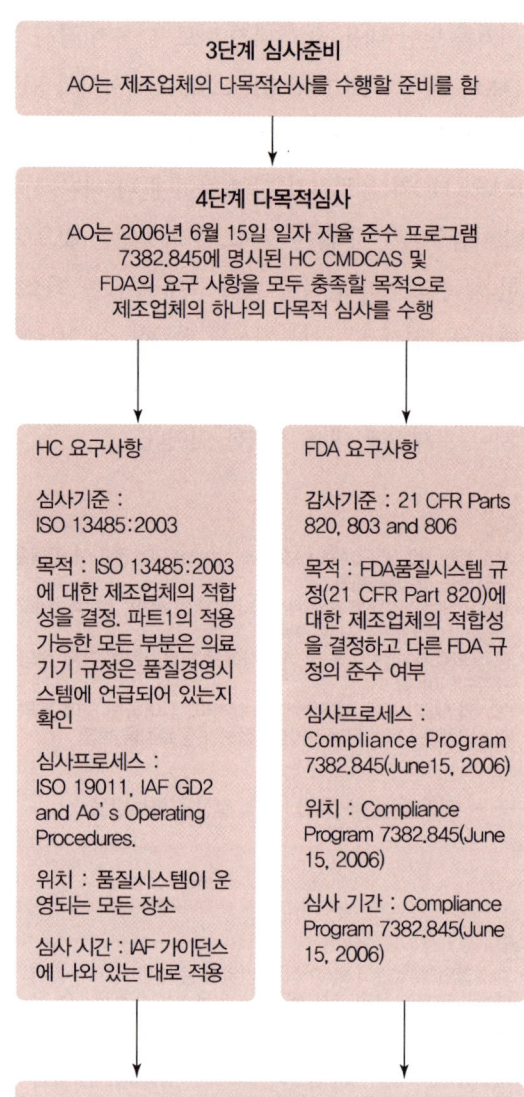

그림 1-48 미국 FDA와 캐나다 HC 간의 pMAP 프로세스(3~5단계)

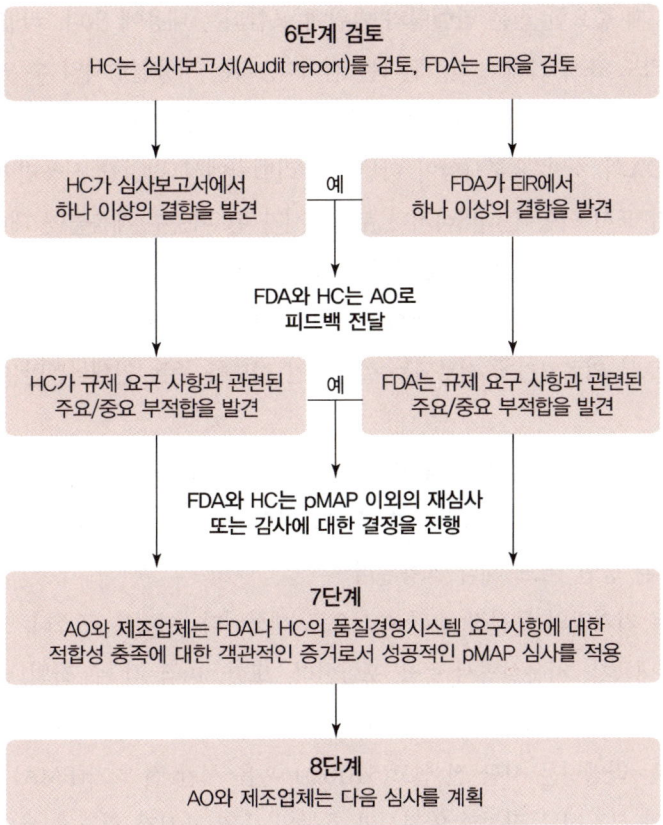

그림 1-49 미국 FDA와 캐나다 HC 간의 pMAP 프로세스(6~8단계)

여기서 pMAP은 미국 FDA와 캐나다 HC의 규제사항에 대해 합동으로 심사를 진행하는 것이므로, 의료기기에 대해 결과적으로는 FDA 규제와 HC에서 요구하는 품질시스템을 모두 갖춰야 한다고 볼 수 있다. 이에 대해 미국 FDA는 단독 심사 프로그램(Single Audit Program), 즉 하나의 품질시스템(예 ISO 13485 등)을 미국 FDA에서 요구하는 품질시스템으로 인정하기 위한 자발적 감사 보고서 제출 파일럿 프로그램(ISO 13485 Voluntary Audit Report Submission Pilot Program)을 시범 운영하여 확립하려 하고 있다.

7) 라벨링(Labeling)

표시 기재사항(Labeling)과 관련하여 의료기기와 체외진단용 기기의 표시 기재사항은 두 가지의 미국 연방법의 지배를 받는다.

① 공정포장표시법(FPLA)
② 연방식품의약품화장품법(FD&C)

라벨링을 이해하는 데 중요한 점은 라벨링의 범위에 포함되는 내용에 있다. 라벨링이 실제로 그 기기와 연관된 어떤 것이라도 표시 기재로 간주된다는 점이다. 이는 사용설명서일 수 있고, 광고 및 홍보 자료일 수 있다. FDA는 그 모든 것을 시판 신청서에서 보고자 한다. 면제되지 않는 한, 그리고 언급된 것이 기기에 대한 FDA의 처방 요구사항이 아닌 한, 라벨링에서 적절한 사용법이 제공되어야 한다.

FD&C법은 FDA가 표시 사항이 미비하거나 부정표시가 된 비준수 제품들에 대해 처분을 내릴 때 근거가 되는 중심법이다. FD&C법의 201조에서는 라벨과 라벨링을 구분하여 용어를 규정하고 별도로 적용하고 있다. 어떤 조항에서는 의료기기의 라벨에 적용하고, 다른 조항들은 라벨링과 관련이 있다. 라벨링은 매우 넓은 개념으로서 의료기기에 첨부되는 설명적인 정보를 주는 인쇄물뿐만 아니라 의료기기의 라벨들을 말한다.

FD&C법은 라벨을 '어떤 물품의 용기 위에 직접 쓰이거나 인쇄된 혹은 그려진 표시'라고 규정한다. 이 표시 기재사항의 정의는 한 기기가 미국 각 주(州) 간의 판매 시 선적 후, 혹은 선적을 위해 배달된 후 판매를 위해 보류된 동안 어느 때나 적용된다.

'첨부된'이란 용어는 기기와의 물질적 관련 이상으로 해석된다. 이것은 포스터, 꼬리표, 팸플릿, 회보, 소책자, 브로슈어, 안내책자, 사용설명서 등을 포함한다. 또한, 미국 각 주 간의 판매 시 선적 후 또는 선적을 위해 배달된 후의 기기들과 함께 동반되는 표시 기재사항에 포함된다.

기기의 라벨 및/또는 라벨링은 시판 전 신고(510(k)) 혹은 시판 전 허가(PMA) 제출 시 심사되고 의료기기의 사용설명서와 본질적 동질성과 안전성과 효능의 증명 표시가 엄격히 심사된다. 표시 기재사항 규정 준수에 대한 확인은 시설의 GMP 감시(Inspection) 같은 시판 후 활동 시 시행된다.

표시 기재사항은 21 CFR 801편에 있는 FDA 규정에 맞지 않는다면, 이 기기는 부정표시로 간주된다. 다음은 부정표시의 예이다.

① 허가되지 않은 용도를 위한 판매 촉진을 위해 표시 기재를 틀리게 하거나 잘못 표시하였다.
② 포장지의 표시 기재사항에 제조업자, 포장업자, 유통자의 이름, 회사 장소, 무게, 치수, 수량 계산 측면에서 내용물의 양에 대한 정확한 언급이 빠져 있다.
③ 요구되는 표시가 기기의 다른 표시와 비교해 눈에 띄지 않거나 명확하게 언급되어 있지 않다.
④ 이 표시 기재에 어떤 병리학상의 조건에서의 사용에 대한 경고를 포함한 사용에 관한 적절한 지시사항이 빠져 있고, 혹은 건강에 해로운 어린이들의 사용 등에 대한 해로운 복용량, 방식, 복용 기간에 관한 경고 등이 빠져 있다.
⑤ 표시 기재사항에 처방되거나 추천된 혹은 제안된 횟수나 기간으로 복용하거나 음용할 때 건강상에 위험이 있을 수 있다.
⑥ 706조에 규정된 색소 첨가물 조항에 따르지 않았다.

나. 체외진단용 의료기기의 품질관리 요구사항

1) 체외진단 제품의 표시사항 규정(Labelling Requirements)

제조자는 PMN이나 PMA를 받기 전 21 CFR 809에 따른 라벨링 규정에 따라 준비하여야 한다.

2) 임상평가

임상 검체는 일반적으로 50~90%를 미국에서 수행하는 것이 원칙이다.

3) 품질시스템 요구사항(GMP, QSR)

체외진단 제품에 대한 GMP 요구사항은 의료기기 품질시스템 요구사항인 QSR(Quality System Regulation)을 따른다. 연구개발, 제조, 포장, 라벨링, 보관, 설치 및 부가서비스 활동에 대한 품질시스템을 수립해야 한다.

2.3 법적 요구사항 및 관련규정

의료기기 제조자(등)에 적용되는 품질시스템의 운영과 관련된 가장 기본이 되는 FDA 규정은 다음과 같다.

- 21CFR Part 820   Quality System Regulation
- 21CFR Part 801, 809, 812   Medical Device Labeling
- 21CFR Part 803   Medical Device Reporting
- 21CFR Part 806   Reports of Corrections and Removals
- 21CFR Part 821   Tracking Requirements
- 21CFR Part 7   Subpart C Recall
- 21CFR Part 11   Electronic Records, Electronic Signatures

가. 품질시스템 규정

21 CFR 820 의료기기 품질시스템 규정(QSR, Quality System Regulation)

FDA 품질시스템 규정은 가장 기본이 되는 규정이다. 품질시스템 규정에서는 설계, 구매, 제조, 포장, 라벨링, 보관, 설치 및 사후관리에 관련된 요구사항을 포함한다.

이 규정은 의료기기 제조업체가 품질시스템 운영 항목을 제시하고 있다.

기존 1978년판 GMP는 주로 설비 및 공정 위주의 9개 Subpart로 구성되어 있었으나 ISO 13485 품질시스템 규정 등을 대폭 반영하여 1996년에는 총 14개의 Subpart로 재구성되었다.

나. 라벨링

> CFR, Title 21, Part 801, 809, 812 라벨링(LABELING)

라벨링 규정은 의료기기의 라벨링에 대한 FDA의 책임과 권한을 규정한다. 라벨링에는 의료기기 자체 혹은 용기나 포장재에 붙어 있거나 기기와 함께 동봉된 모든 라벨과 그 외의 서명, 인쇄 또는 그래픽 자료, 그리고 광고지와 제조자 또는 그 대표자의 구두 또는 서면 진술이 포함된다. 라벨링 규정에서 다루고 있는 세부 조항은 다음과 같다.

① Subpart A : General Labeling Provisions
② Subpart C : Labeling Requirements for Over-the-Counter Devices
③ Subpart D : Exemptions From Adequate Directions for Use
④ Subpart E : Other Exemptions
⑤ Subpart H : Special Requirements for Specific Devices

앞서 언급하였듯이, 라벨링의 범위는 굉장히 포괄적이고 어떤 표시 형태의 라벨이든 라벨링으로 보고 있기 때문에, 모든 제품에 대해 자세한 확인이 요구된다. 라벨링이 언급된 관련 법령은 다음과 같으며, FDA Guidance #G91-1&89-4203은 라벨링에 대한 가이드라인이다.

① 21 CFR 801 : 일반 의료기기의 라벨링
② 21 CFR 809 : 체외진단용 의료기기의 라벨링
③ 21 CFR 812 : 임상시험용 의료기기의 적용 면제

다. 의료기기 보고

> 21 CFR 803 의료기기 보고(MEDICAL DEVICE REPORTING)

의료기기 보고에 대해 21 CFR 803은 제조자와 사용자 및 유통업자에게 의료기기의 사고를 보고하고 시장에서 시정 또는 수거를 요구할 FDA의 책임과 권한을 규정하고 있다. 세부 규정은 다음과 같다.

① Subpart A : General Provisions
② Subpart B : Generally Applicable Requirements for Individual Adverse
③ Subpart C : User Facility Reporting Requirements
④ Subpart D : Importer Reporting Requirements
⑤ Subpart E : Manufacturer Reporting Requirements

라. 의료기기 시정 및 수거의 보고에 대한 규정

21 CFR 806 의료기기 ; 시정 및 수거의 보고(MEDICAL DEVICES; REPORTS OF CORRECTIONS AND REMOVALS)

의료기기법 1990(SMDA)의 시정 및 수거 보고와 관련된 FDA의 책임과 권한을 규정한다. FDA는 제조자, 수입업체 및 판매업체에 의료기기에 의한 위험을 줄이기 위해 또는 건강에 대한 위협이 될 수 있는 의료기기에 의한 법률 위반을 구제하기 위해 모든 시정 또는 수거를 FDA에 신속하게 보고하도록 요구함으로써 이 책임과 권한을 시행한다. 시정과 수거 보고 규정은 1998년 5월 17일 발효되었고, 세부 규정은 다음과 같다.

① Subpart A : General Provisions
  ㉮ 806.1 : Scope.
  ㉯ 806.2 : Definitions.
② Subpart B : Reports and Records
  ㉮ 806.10 : Reports of corrections and removals.
  ㉯ 806.20 : Records of corrections and removals not required to be reported.
  ㉰ 806.30 : FDA access to records.
  ㉱ 806.40 : Public availability of reports.

마. 의료기기 추적 요구사항

21 CFR 821 의료기기 추적 요구사항(MEDICAL DEVICE TRACKING REQUIREMENTS)

영구적으로 이식되거나 생명을 유지시켜주는, 또는 보조하는 의료기기는 FDA가 지정하는 그 외의 의료기기에 대한 FDA의 책임과 권한을 규정한다.

FDA 현대화법(Food and Drug Administration Modernization Act, FDAMA) 1997은 의무적인 추적 요구사항을 없애고 다음과 같은 Class Ⅱ 및 Class Ⅲ 의료기기에 대한 추적만을 요구하도록 FDA의 자유재량권을 제한하였다.

추적의료기기
- 의료기기에 고장이 발생하여 건강에 심각한 악영향을 끼칠 가능성
- 이식 기간이 1년을 초과하여 사용하도록 의도
- 생명 유지 혹은 생명 보조하며 의료기기 사용자가 시설 밖에서 사용하도록 의도

세부 규정은 다음과 같다.
① Subpart A : General Provisions
② Subpart B : Tracking Requirements

③ Subpart C : Additional Requirements and Responsibilities
④ Subpart D : Records and Inspections

바. 리콜 관련 규정

- 미국연방법규집(CFR), Title 21, Part 7 시행 정책 중 Subpart C(리콜)
  Subpart C – Recalls(Including Product Corrections) – Guidance on Policy, Procedures, and Industry Responsibilities)

고장, 결함 혹은 불순물이 있거나, 라벨링이 잘못된 의료기기의 리콜을 요구할 수 있는 FDA의 책임과 권한을 규정한다. FDA의 평가에 근거해서 이 규정은 FDA에게 다양한 리콜 조치를 통해 시장에서 퇴출시켜야 한다고 판단되는 의료기기를 퇴출시킬 수 있는 상당한 권한을 부여한다. Part 7에서 다루고 있는 세부 항목은 다음과 같다.

① 7.40 : Recall policy
② 7.41 : Health hazard evaluation and recall classification
③ 7.42 : Recall strategy
④ 7.45 : Food and Drug Administration-requested recall
⑤ 7.46 : Firm-initiated recall
⑥ 7.49 : Recall communications
⑦ 7.50 : Public notification of recall
⑧ 7.53 : Recall status reports
⑨ 7.55 : Termination of a recall
⑩ 7.59 : General industry guidance

사. 전자기록

CFR, Title 21, Part 11 – 전자기록 ; 전자서명(ELECTRONIC RECORDS; ELECTRONIC SIGNATURES)

전자기록의 사용과 전자 및 서명에 대한 FDA의 기준 및 권한을 규정한다. FDA는 전자기록의 사용이 신뢰할 수 있고 확실하며 일반적인 종이 기록 및 종이에 쓴 서명과 동등하도록 요구한다. 업체는 하드웨어 및 소프트웨어 관리를 포함한 모든 컴퓨터 시스템과 Part 11에 따라 유지하는 문서를 즉시 제공해서 FDA 조사를 받아야 한다. Part 11에서 다루고 있는 내용은 다음과 같다.

① Subpart A : General Provisions
② Subpart B : Electronic Records
③ Subpart C : Electronic Signatures

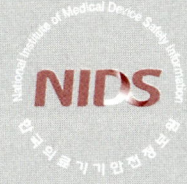

제 2 장

유럽 의료기기 허가 및 관리제도

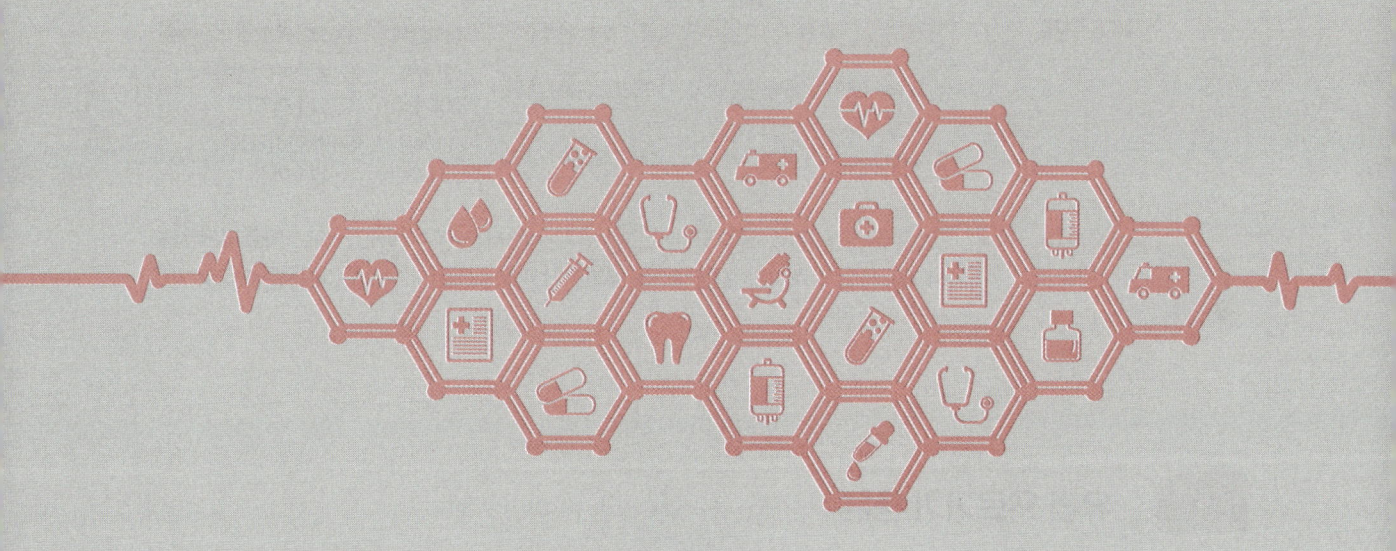

1. 유럽 의료기기 총론
2. 유럽 의료기기 인증·허가
3. 유럽 의료기기 품질관리

02 유럽 의료기기 허가 및 관리제도

학습목표 → 유럽 의료기기 규정 2017/745 (EU) Medical Device Regulation에 따른 유럽 의료기기 품질 경영시스템을 실무에 적용하고, 유럽에 수출하는 의료기기 제조업체가 갖춰야 할 규제 요구사항과 품질경영시스템을 수립하고 적용할 수 있다.

NCS 연계 →

목차	분류 번호	능력단위	능력단위 요소	수준
1. 유럽 의료기기 제품인증 절차	1903090201_15v1	인허가 정보수집	국가별 인허가절차 입수하기	5
2. 유럽 의료기기 품질관리	1903090201_15v1	인허가 정보수집	국가별 인허가절차 입수하기	5

핵심 용어 → CE, 인증, 기술문서, 품질경영시스템, 규제, 제3자 인증기관(NB), 유럽 의료기기 지침(MDD), 유럽 의료기기 규정(MDR), 체외진단용 의료기기 지침(IVDD), 능동 이식형 의료기기 지침(AIMDD)

1 유럽 의료기기 총론

 유럽 의료기기 시장은 미주지역에 이어 세계 2번째 규모를 점유하고 있으며, 2020년 489억 달러에서 2025년까지 614억 달러까지 연간 4.7%의 성장률을 보일 것으로 예상된다. 이는 유럽의 고령화, 첨단기술기반의 의료산업 인적·물적 자산과 혁신 의료기기 개발의 정부지원이 시장의 성장을 이끄는 주요 요인이다(market research report, 2020.).

 유럽 의료기기 시장은 흔히 독일, 네덜란드, 영국, 프랑스 등 서유럽과 체코, 크로아티아, 폴란드 등 중앙·동유럽의 시장규모는 큰 차이를 보이는 특징이 있지만, EU 기금의 지속적인 투자와 공공의료시스템 개편을 중심으로 균형적인 성장세를 기록하고 있다(Global Market Report 18-001). 특히 유럽 인구가 전 세계 인구의 약 8%대임을 감안했을 때, 현재 의료기기 시장 점유율과 성장세는 눈여겨 볼 필요가 있다.

 한편 유럽연합은 의료기기 규제체계 개편을 위한 논의를 토대로 1990년대에 제정한 의료기기지침(Directive)에서 2017년에 개정안이 공포된 규정(Regulation)의 적용 시점을 마주하고 있으며, 회원국이었던 영국의 브렉시트 탈퇴에 따른 인증

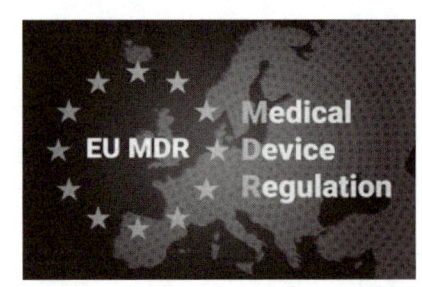

규제 및 유통의 변화 등에 직면하고 있기에 이에 대한 충분한 내용 숙지가 필요하다.

본 단원에서는 유럽연합의 Medical Device Regulation(MDR) 기반 의료기기 관리체계, 인증·허가 및 품질관리에 주요 초점을 두어 설명하고자 한다.

1.1 의료기기의 정의와 의료기기법

가. 규제 당국

1) 유럽연합(EU, European Union)

유럽연합 회원국은 1957년 유럽 경제 공동체(EEC)를 시초로 하여 유럽연합(EU)에 가입한 국가들을 가리킨다. 현재 유럽연합에는 27개 국가가 가입되어 있다. 1957년 벨기에, 네덜란드, 룩셈부르크, 서독, 이탈리아, 프랑스 6개국에 의해 결성되었으며 7차례에 걸친 확장을 통해 현재에 이르고 있다.

유럽연합의 확장 과정은 때때로 유럽 통합화와 관련이 있다. 그러나 이 용어는 유럽 기구 내부 권력의 점차적인 중앙집중화를 각국의 중앙 정부가 허용함으로써 유럽연합 회원국 간의 협력 강화와 관련하여 사용된다.

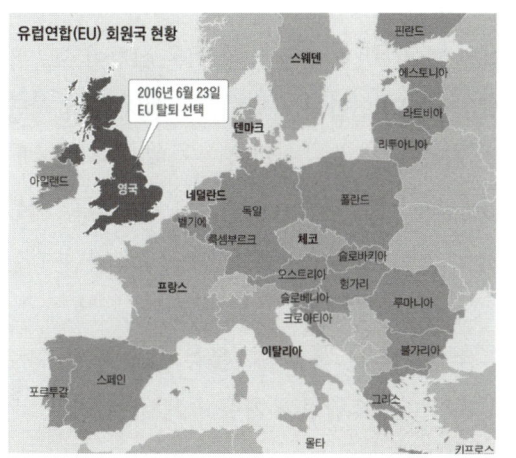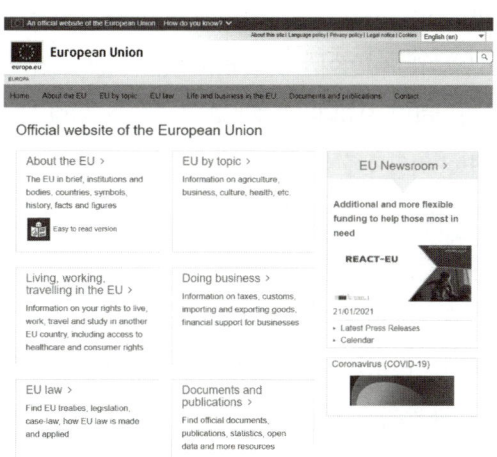

* 출처 : https://ec.europa.eu/info/index_en, 2021. 1.

┃그림 2-1┃ 유럽연합 및 홈페이지

유럽연합 회원국으로 가입하는 것이 승인되기 이전에 각 국가는 일반적으로 코펜하겐 기준이라고 알려진 경제적, 정치적 기준을 만족시켜야 한다. 이것은 기본적으로 요구된다. 가입 후보국은 비종교적이고 자유와 제도가 조화되는 민주적인 정부 구조를 가져야 되고 헌법의 규정을 존중해야 한다. 마스트리흐트 조약에 따라 유럽연합의 확장은 각 회원국의 동의뿐만 아니라 유럽 의회의 승인을 받아야 한다는 조건부로 결정된다.

가) 유럽연합 가입 국가

　1957년 초대 회원국은 네덜란드, 서독, 룩셈부르크, 벨기에, 이탈리아, 프랑스 총 여섯 국가이다. 이후 1973년에는 그린란드를 제외한 덴마크, 아일랜드, 영국, 1981년에는 그리스, 1986년에는 스페인, 포르투갈, 1990년에는 독일이 통일되어 인구와 영토 면에서 더욱 커졌다. 1995년에는 스웨덴, 오스트리아, 핀란드, 2004년 5월 1일에는 라트비아, 리투아니아, 몰타, 슬로바키아, 슬로베니아, 에스토니아, 체코, 키프로스, 폴란드, 헝가리가 가입했으며, 2007년 1월 1일에는 루마니아, 불가리아가 가입했다. 최근인 2013년 7월 1일에 크로아티아가 28번째 회원국이 되었다.

　또한, 유럽은 아니지만 몇몇 유럽연합 회원국의 속령도 유럽연합의 일부이다. 즉, 스페인의 카나리아 제도(아프리카), 세우타와 멜리야(아프리카), 포르투갈의 아조레스 제도와 마데이라 제도(아프리카), 프랑스의 과들루프(서인도 제도), 레위니옹(아프리카), 마르티니크(서인도 제도), 프랑스령 기아나(남아메리카) 등이다.

나) 회원국이 아닌 유럽 국가

　스위스는 유럽에서 가장 부유한 국가로 손꼽혀 최상의 조건을 갖추고 있으나, 스위스 정부는 지금까지 오랫동안 중립 정책을 고수하고 있다. 이 중립 정책을 확고하게 지키기 위해 유럽의 한가운데 있음에도 불구하고 아직까지 유럽연합에 가입하지 않았다.

　노르웨이는 어업이 주요 산업이며, 어업으로 큰 수익을 벌어들여 아쉬울 것이 없는 상황이므로 유럽연합에 가입하면 오히려 손해라고 판단하고 있다. 노르웨이가 유럽연합에 가입하면 어업 수익의 상당량을 유럽연합 회원국에 분배해야 하는 규정 때문에 가입을 꺼리는 것이다. 게다가 노르웨이는 과거에 같은 어업 대국이었던 포르투갈과 스페인이 유럽연합에 가입하면서 어업 관련 수익의 상당량이 다른 회원국으로 스며드는 것을 직접 목격했으므로, 노르웨이 정부가 스스로 입장을 바꾸지 않는 이상 가입이 실현될 가능성은 희박하다.

　하지만, 노르웨이가 유럽연합에 가입되어 있지 않은 주된 이유는 석유라고 볼수 있다. 유럽 연해에서 석유가 채굴되는 유일한 국가가 노르웨이인데, 국민투표를 통해 유럽연합 가입이 저지되었지만, 해마다 유럽연합으로 천문학적인 금액의 회원 부담금을 꾸준히 지불하고 있어 유럽연합의 입장으로서는 준 유럽연합의 대우를 하지 않으면 안 되는 상황으로 해석된다.

　일부 유럽의 소국들도 이 연합에 가입되어 있지 않으며, 안도라, 리히텐슈타인, 모나코, 산마리노, 바티칸 시국, 보스니아 헤르체고비나 등도 유럽 국가이지만 아직까지 비회원국이다. 벨라루스, 우크라이나의 경우 독립국가연합 회원국인데, 유럽연합에 가입하기 위해 이 기구에서 탈퇴할 조짐을 보이고 있으나 확실하지는 않은 상황이다. 러시아가 속해 있는 이 기구에 가입되어 있는 이상 유럽연합에는 중복으로 가입할 수 없기 때문이다. 러시아는 이 두 나라의 탈퇴를 반대하고 있지만, 2014년에 우크라이나가 독립국가연합으로부터 탈퇴한다고 선언했다.

최근엔 영국(United Kingdom)이 2020년 1월 31일부로 탈퇴하였으며, 이에 따라 국제 의료기기 시장에 적잖은 여파가 있을 것으로 사료된다. 영국이 EU를 탈퇴했기 때문에 더 이상 EU 회원국이 아니므로 기존에 영국에서 선임됐던 대리인·책임자는 EU법에서 인정하는 대리인·책임자로서의 자격을 상실하게 되고, 현재 영국 내에서 EU법상 수입자 자격을 가지고 EU 지역에 의료기기를 공급하고 있는 당사자도 영국의 EU 탈퇴와 함께 그 자격을 잃게 됐다. 또한 의료기기의 유럽인증기관 (Notified body)의 영국 이탈이 불가피하며, 이는 의료기기 시장에도 큰 영향을 미칠 것으로 주목된다.

2) 유럽연합 집행위원회(EC, European Commission)

유럽연합 집행위원회는 유럽 통합과 관련된 조약을 수호하고 유럽연합의 행정부 역할을 담당한다. 유럽연합 관련 각종 정책을 입안하고 유럽연합의 이익을 수호하는 유럽 통합의 중심 기구이다. 집행위원단은 회원국별 1명으로, 임기 5년의 집행위원장 1명과 26명의 집행위원으로 구성된다. 집행위원은 각 회원국 정부에 의해 지명되어 유럽의회, 집행위원단을 통해 승인 여부를 결정한 뒤, EU정상회의의 이중다수결 방식으로 최종 임명한다.

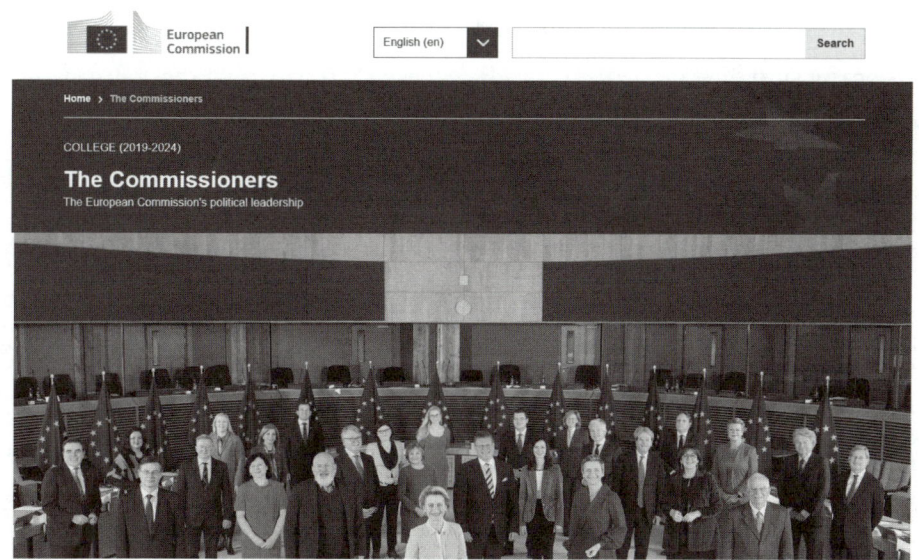

* 출처 : https://ec.europa.eu/info/index_en, 2021. 1.

▌그림 2-2 ▌ 유럽연합 집행위원회 홈페이지

3) 관련 기관

가) 유럽표준화기구(the European Committee for Standardization(Comite European de Normalisation))

유럽표준화기구는 1985년 발표된 기술적 적합과 규격에 대한 새로운 접근(New Approach) 지침과 1989년 공포된 검사 및 인증에 관한 총괄적 접근 지침에 따라 탄생한 CE Marking 추진을 위하여 유럽규격을 제정하고 관리하는 주요 기관이다.

나) 유럽표준화위원회(European Committee for Standardizatin(Comité Européen de Normalisation))

유럽표준화위원회는 전자기술 분야(CENELEC)와 전기통신 분야(ETSI)를 제외한 유럽의 모든 표준 분야를 취급하고 있다.
① 설립 : 1961년 유럽연합과 유럽자유무역연합에 의해 설립
② 목적 : 유럽 내 무역 촉진
③ 활동
㉮ 유럽 지역의 제조자와 시장 요구에 따라 제품 및 시험 방법 등에 관한 유럽 규격 제정
㉯ 유럽 각국의 표준 기관과의 협력 도모
㉰ 유럽 내의 표준화 이행을 통한 기술적 장벽 제거로 상품과 서비스 교역 촉진
㉱ 적합성 평가를 위한 유럽 시스템과 적합성 평가시험 결과에 대한 상호 인정 절차 개발
㉲ 유럽 규격에 적합한 제품에 대한 CEN 마크 인증

다) 유럽전기기술표준화위원회(CENELEC, Comit Europ en de Normalisation Electro-technique)
① 설립 : 1973년 1월 1일
② 목적 : 회원국의 전기 관련 규정 제정에 관한 조정, 통일
③ 활동 : CEN과 유사
④ 부속 : 유럽전자부품위원회(CECC), 전자부품품질보증위원회(ECQAC)

4) 유럽 각국의 규제기관

유럽 각국은 유럽의 의회에서 통과된 법률을 토대로 유럽 내 자국의 법규와 의료기기 지침(MDD, Medical Device Directive) 그리고 규정(MDR, Medical Device Regulation) 등을 통해 규제하며, 자국 내 규제기관, 제조자(Manufacturer) 및 제3자 인증기관(Notified body)의 책임과 권한을 규정하고 있다. 유럽의 경우 각 국가가 독립적인 권한을 갖고 있기 때문에, 유럽 의회에서 결정된 사항을 토대로 자국 내 법률 또한 준수해야 할 의무가 있으며, 의료기기 법률로 일컬어지는 MDR/MDD와 자국 내 규제기관에서 발행한 가이드라인 등을 통해 인증기관의 요건과 심사원의 자격 요건 등을 규정하고 있다.

유럽연합에 소속된 국가에 의료기기 제품을 판매하기 위해서는 CE 마킹이 법적으로 요구된다. CE 마킹은 제조자가 모든 적용 가능한 MDR 또는 MDD의 요구사항을 만족시키고 있음을 선언하고 있다고 판단한다. 따라서 MDR 또는 MDD에서는 CE 마킹을 부착한 의료기기가 유럽 내에서 자유롭게 유통될 수 있도록 자국의 법규를 적용하고 있다. 이러한 내용들이 MDR 또는 MDD에 규정되어 있으며, 2021년 5월 26일부로 기존의 MDD 의료기기 지침은 폐지되고, 새로운 MDR 규정이 강제적용되기 때문에 이에 대해 의료기기 시장의 유럽 진출과 관련된 규제 강화에 귀추가 주목된다.

유럽 각국의 경우 모든 등급에 대해 제3자 인증기관(NB, Notified Body)이 심사 및 인증을 수행하고 있어 각 보건당국의 관리·감독이 까다롭다. 따라서 유럽 각국의 보건당국은 NB가 심사의 공정성을 확보하도록 많은 가이드라인을 제시하고 있고, NB는 정책 및 가이드라인을 준수하여 심사의 효율성과

공정성을 확보하고 있다.

유럽 내 의료기기 관련 법규체계와 규제당국 및 NB를 비롯한 심사 및 의료기기 관리체계에 대한 상하관계를 도식화하면 다음과 같다.

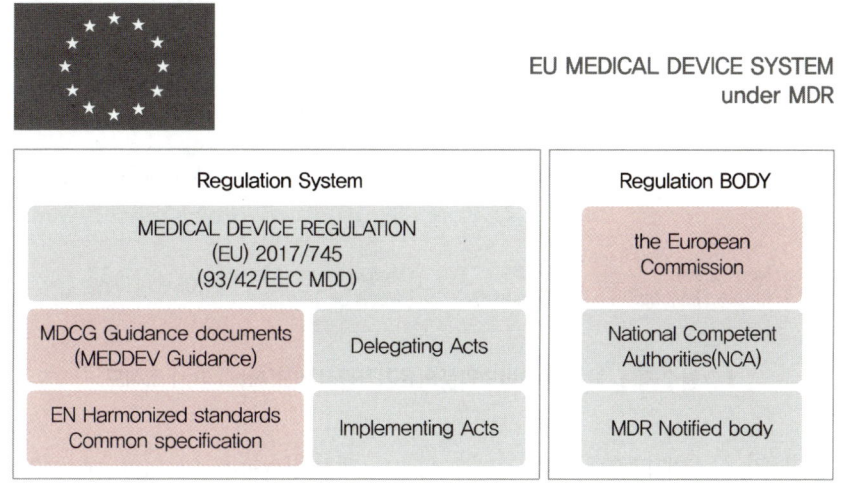

| 그림 2-3 | 유럽 내 규제당국, 제3자 심사기관 및 제조/수입업체 관계도

유럽의 경우 제3자 심사기관(NB)이 오랫동안 운영되고 있다. NB의 원활한 운영과 자체 심사 품질 등의 확보를 꾀하고, 나아가 의료기기 산업 전반의 품질 향상을 위해 DNV GL, BSI, TUV SUD, DEKRA, TUV REINLAND, SZUTEST 등이 주축이 되어 Team-NB를 조직하여 활동하고 있으며, 유럽 각국은 NBOG(Notified Body Operations Group)를 구성하여 의료기기 분야에서 NB의 성과(Performance) 등을 규제·관리·감독하고 있다.

가) 독일(Germany) : 유럽회원가입국

독일 연방은 16개의 주로 이루어져 있으며, 연방정부와 주정부 간에 업무를 분담하고 있다. 연방정부는 법률을 제정하고 의료기기 감시시스템을 총괄하며, 주정부는 제조자 등록, 의료기기 감시시스템, 시판 후 조사, 제3자 인증기관(NB)의 지정 및 감독 등 실질적인 의료기기에 대한 관리감독을 수행하고 있다.

독일의 경우 연방보건성 산하의 독립기관으로 '연방의약품의료기기관리처(BfArM, Bundesinstitut fur Arzneimittel und Medizinprodukte)'가 의료기기와 의약품의 관리·감독을 수행하고 있다. BfArM은 여러 부서로 구분되며, Division 9를 통해 능동의료기기, 체외진단의료기기를 포함한 모든 의료기기의 관리·감독을 관할하고 있다. 다음은 독일의 연방의약품의료기기관리처(BfArM)의 부서 조직도를 나타낸 것이다.

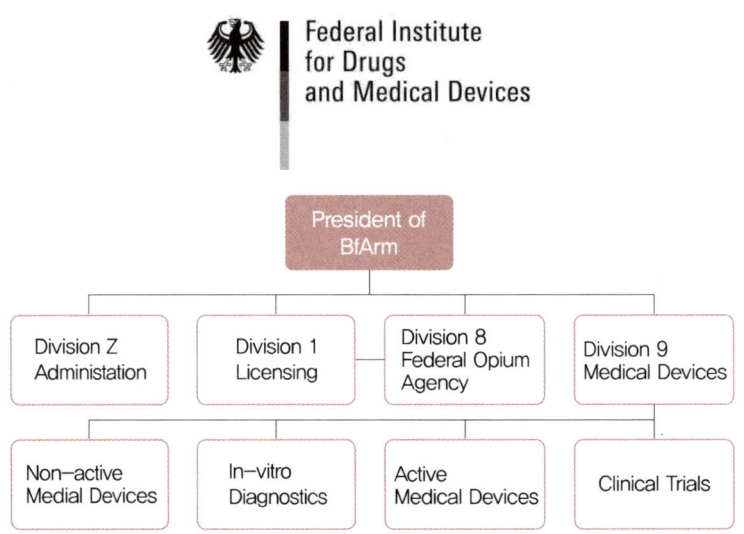

| 그림 2-4 | 독일의 연방의약품의료기기관리처(BfArM) 부서 조직도

BfArM은 우리나라 식품의약품안전처의 기능을 하는 규제기관(competentaut hority)이다. 규제시스템은 다음과 같이 설명할 수 있다.

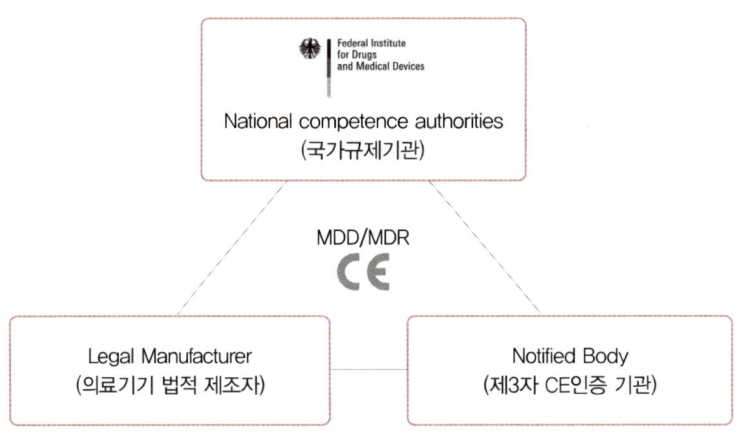

| 그림 2-5 | 유럽 내 의료기기 규제시스템(BfArM = 독일 보건성)

나) 노르웨이(Norway) : 유럽자유무역협정국

노르웨이는 국가기관인 노르웨이 보건성(Ministry of Health and Care Services)의 산하 기관인 의약품건강관리제품규제청(NoMA, Norwegian Medicines Agency)을 통해 의약품과 의료기기의 관리를 수행한다.

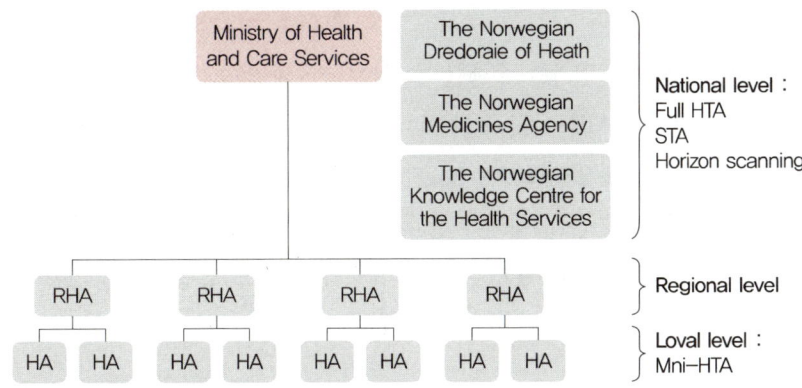

| 그림 2-6 | 노르웨이 보건성(Ministry of Health and Care Services)의 주요 기관 및 관리체계

앞서 언급한 바와 같이 EU 회원국인 노르웨이 또한 총 3등급으로 규제하며, 모든 등급의 인증을 NB로 명명되는 제3자 인증기관이 수행하고 이를 자국 내 규제기관인 MoMA가 지정·관리·감독하고 있다.

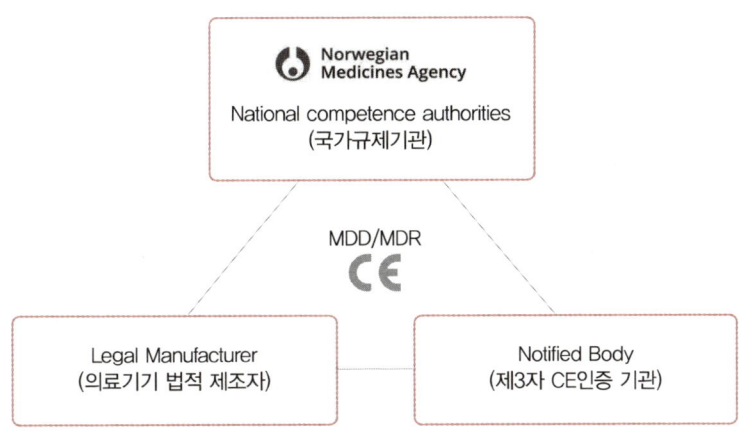

| 그림 2-7 | 유럽 내 의료기기 규제시스템(NoMA = 노르웨이 보건성)

유럽 내 의료기기 규제시스템에서 알 수 있듯이, 노르웨이 보건성은 제조자(Manufacturer), 제3자 인증기관(NB), 국가 내 규제기관(Competent Authority)에 대한 책임과 권한을 부여하고 있다. 제조자는 의료기기의 개발과 함께 설계, 제조, 적합성 평가와 필수 요구사항을 만족하는 것을 증명해야 한다. 또한 노르웨이 내 유통 및 판매를 목적으로 하는 경우 역내 대리인(Authorized Representative)을 반드시 지정해야 하며, NB를 통해 앞서 언급한 등급분류 및 적합성 평가절차를 통해 CE Marking이 부여되어야만 유통이 가능하다.

인증기관은 공정하고 독립적으로 운영되어야 한다. 적합성 평가를 수행할 수 있는 자격이 부여된 심사원을 통해 의료기기의 적합성 평가를 제공하고 EC 인증서를 발행해야 하며, 이에 대한 사후심사(Surveillance)를 수행해야 한다.

유럽 내 MDD에 대한 적합성 평가를 수행할 수 있는 제3자 인증기관(NB)의 수는 50개(2023. 3. 기준)로 지정·관리되고 있으며, MDD 및 AIMDD가 통합된 새로운 규정인 MDR에 대해서는 38개의 기관이 MDR 심사 자격을 가지고 있다(2023. 3. 기준). MDR로 전환 또는 신규 인증을 받기 위해서는 MDR 지정 NB기관에 적합성 평가를 진행해야 한다. 독일과 이탈리아 내에는 10개의 기관이, 노르웨이 내에는 1개의 기관(2023. 3. 기준)이 MDR로 등록되어 있다. 이를 유럽연합 홈페이지를 통해 다음과 같이 공개하고 있으며, NB에 대한 인증 범위를 함께 공개하고 있다.

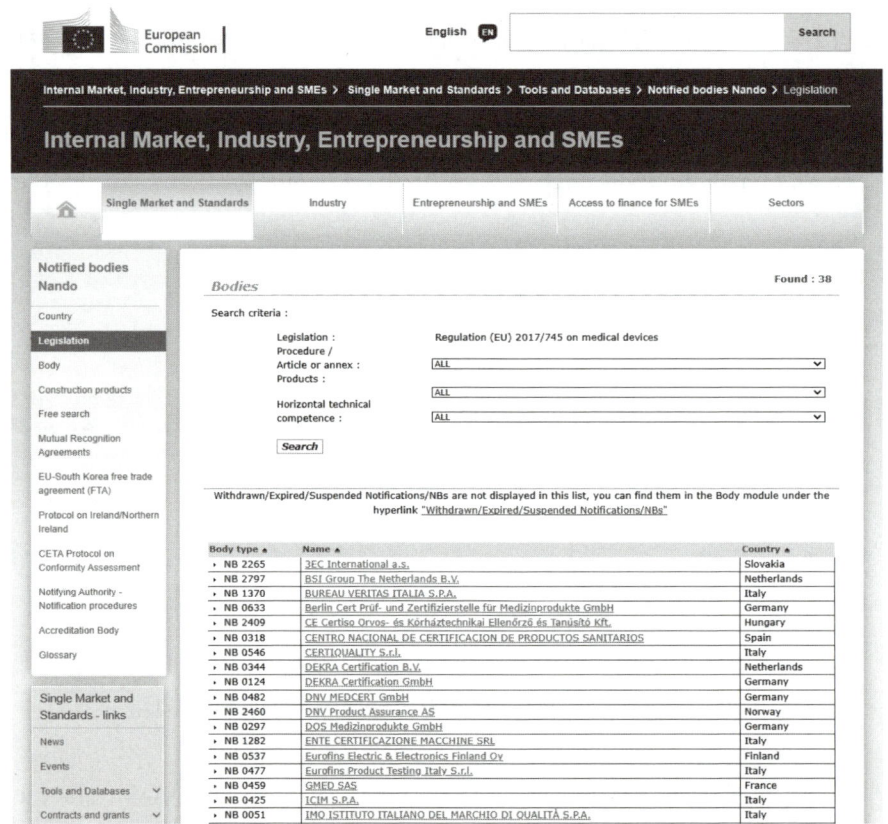

* 출처 : 유럽위원회 홈페이지, https://ec.europa.eu/growth/tools-databases/nando

그림 2-8 유럽위원회에서 지정한 제3자 인증기관 목록 및 심사범위(예시)

5) 인증기관협회(Team-NB)

가) Team - NB의 개요

Team-NB는 유럽 의료기기 인증기관협회(인증기관 협의체)를 의미한다. 이 조직은 비영리기관이며, 협회의 회원사는 세 가지 의료기기 지침의 일부 또는 전부에 대한 인증기관이다(90/385/EEC; 93/42/EEC; 98/79/EC). 이 조직의 목표는 다음과 같다.

Team-NB의 주요 목적은 인증기관 간의 투명성과 의사소통을 추구, 가이드라인, 규정 및 새로운 표준과 같은 규제 분야에서 정보를 지원하는 것이다. 제품의 품질, 안전성, 효능을 보장하기 위해 강력한 표준 프레임워크를 기반으로 의료기기 시장의 혁신과 기술 개발을 촉진하는 데 그 목적이 있으며, 새로운 지침과 규제 프로세스에 영향을 미치는 적극적인 임무 수행 및 정기회의 참석, 특정 이슈 참여 등의 활동을 한다.

① 상세하고 사용하기 쉬운 의사록
② NB-Med 회의 참석 및 가이드라인 재/개정
③ 유럽위원회의 인정 기관과 산업계 대표와의 관계 수립
④ MDCG 회의 참여 허용
⑤ NBOG와 대화를 위한 방법 수립
⑥ 다른 미디어와 다른 공급 방법에 의한 라벨, 사용설명서 및 화면 정보, 사용설명서 제공에 대한 언어 요구사항에 따른 정보 수집
⑦ 고급 치료약품에 대한 유럽의회(EU Parliament)와 이사회의 규정 및 2001/83/EC 개정, 규제 개안의 청원
⑧ 인증기관의 독일 협회와의 연락
⑨ 이 분야의 파워포인트 프리젠테이션
⑩ 저렴한 수수료를 통한 GMDN 접근

유럽위원회에서 제공하는 가이드라인은 의료기기 지침의 관련 부속서에 따라 적합성 평가 절차에 참여하는 제조업체 및 인증기관에 의한, 그리고 공중보건의 책임을 지는 규제기관의 일반적인 접근을 촉진하기 위해 마련되었다. 'MEDDEVs'로 통칭되는 가이던스를 아래의 사이트를 통해 공지하고 준수하도록 하고 있으며, Medical Device Coordination Group(MDCG)은 MDR과 IVDR 규정의 이행을 지원하기 위한 가이던스를 발간하고 있다.

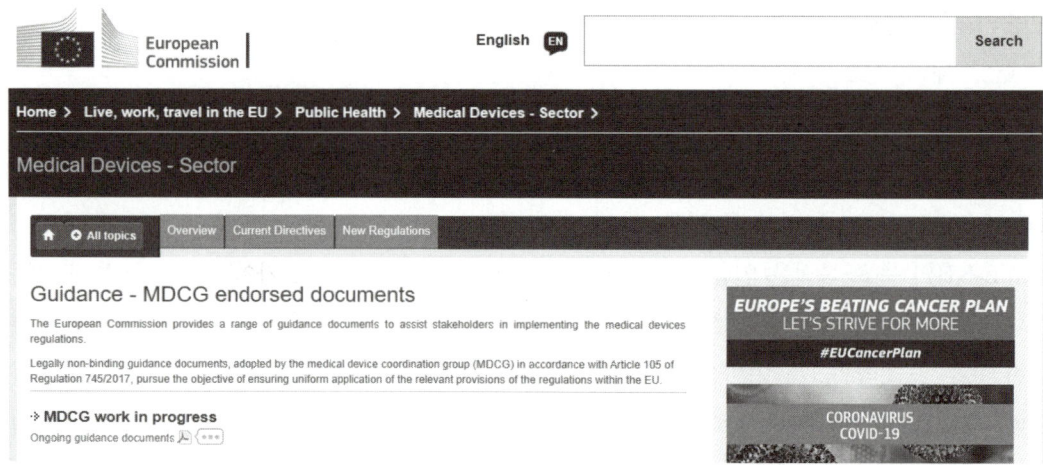

* 출처 : 유럽연합 홈페이지, https://ec.europa.eu/health/md_sector/new_regulations/guidance_en, 2021. 1.

| 그림 2-9 | 유럽 집행위원회에서 제공하는 가이드라인

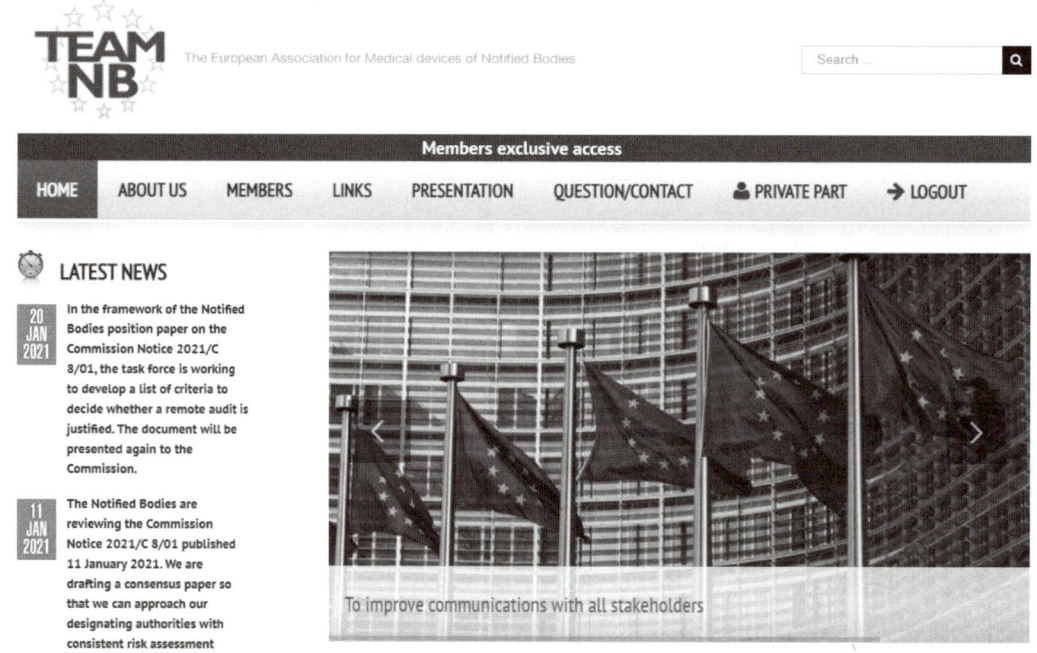

* 출처 : https://www.team-nb.org/, 2021. 1.

| 그림 2-10 | 인증기관 협의체 홈페이지

나) Team - NB 회원

유럽 인증기관 협의체에는 DNV GL, TUV, BSI, SZUTEST 등 약 34개 인증기관이 참여하고 있다 (2023. 3. 기준).

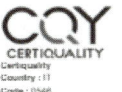

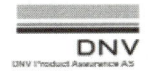

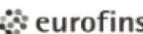

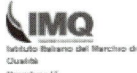

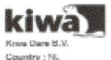
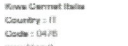
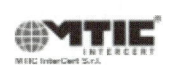
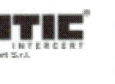
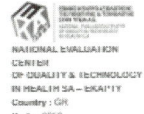

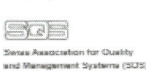

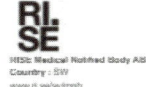
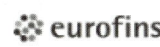

* 출처 : 인증기관 협의체 홈페이지 https://www.team-nb.org/members/ 2023. 3.

┃그림 2-11┃ 인증기관 협의체 회원사 리스트

나. 의료기기의 정의

MDR에서는 의료기기에 대한 정의와 범위가 확대되었다. 의료기기에 대한 정의는 제2조제1항에서 정의하고 있으며 기존 MDD에서는 적용되지 않았던 체외진단용의료기기에 대한 정의가 MDR에 포함되었다. 또한 정의에 '의료기기의 세척, 소독, 멸균을 위해 의도된 제품용 제품' 또한 의료기기로 간주되는 것으로 그 범위가 확대되었다.

'의료기기'의 정의는 제조자가 아래의 목적으로 인간에게 사용하도록 의도하여 단독 혹은 조합으로 사용되는 기기, 장치, 설비, 소프트웨어, 재료 또는 물질들이며, 특히 제조자가 진단이나 치료의 목적으로 사용하도록 의도한 소프트웨어와 이들의 적절한 활용에 필요한 소프트웨어를 포함한다.

① 질병의 진단, 예방, 감시, 치료 또는 경감
② 상해 또는 장애의 진단, 감시, 치료, 경감 또는 보정
③ 해부 또는 생리적 과정의 조사, 대체 또는 개조
④ 임신 관리

그리고 약리적, 면역적 또는 신진대사적 수단에 의해 인체 내부 또는 인체상에 의도한 주요 작용을 성취하지는 않지만, 그런 수단에 의해 그 기능상의 도움을 받을 수 있는 것을 포함한다. 또한 의료기기와 관련된 용어의 정의 중 '액세서리'가 의미하는 것은 하나의 기기는 아니지만 기기의 제조자가 의도한 사용에 따라 함께 사용되도록 그 제조자가 특별히 의도한 물체이다.

다. 등급분류

MDR 의료기기의 등급분류는 대상 의료기기의 위험도에 따라 총 3개 등급(Class Ⅰ, Ⅱ, Ⅲ)으로 대분류하며 MDR Annex Ⅷ에서는 사용 기간, 삽입 여부, 삽입 방법, 재사용 여부, 사용 부위 등에 따라 총 22개의 규칙으로 등급이 분류된다. MDR 의료기기의 등급분류의 세부 정보는 MDCG 2021-24 Guidance on classification of medical devices 가이던스를 참조할 수 있다.

제조업체는 새로운 적합성 평가 절차(conformity assessment routes)를 제품에 적용하기 위해 Chapter Ⅴ(Article 51)와 부속서 Ⅷ(Annex Ⅷ)의 MDR 의료기기 등급분류(classification)를 통해 의료기기의 등급을 확인하여야 한다. 기존의 MDD 부속서 Ⅸ에서 의료기기의 등급분류 기준에 대해 규정하고 있었으며 일부 내용이 추가되면서 18개의 규칙에서 22개의 규칙으로 확대되었다.

기존에 MDD에서는 하기와 같이 3가지의 의료기기 분류로서 등급분류 규칙을 규정하고 특정 기기나 제품, 장치에 대해서는 특별규칙을 적용하였다. 개정된 MDR에서도 이와 동일하게 3가지 의료기기에 대해 등급분류를 규정하고 있으나 특별규칙에 대한 내용이 추가되었고, AIMD(능동형 이식 의료기기)의 내용이 추가되었다. 또한 기존의 3가지 분류로 규정되던 의료기기의 등급분류 규칙을 명확히 함으로써 일부 의료기기는 상향조정되는 등의 변경사항이 있다. 예를 들어 척추(척수) 등과 직접적으로 접촉하여 삽입되는 정형용 임플란트나 나노물질을 포함하는 의료기기, 능동 이식형 의료기기 및 그 악세서리 등은

3등급으로 관리되어야 한다.

의료기기 고시 MDD의 등급분류 규칙	의료기기 규정 MDR의 등급분류 규칙
✓ Rule 1-4 : Non-invasiver devide ✓ Rule 5-8 : Invasive device ✓ Rule 9-12 : Active devices ✓ Rule 133-18 : Special rules	✓ Rule 1-4 : Non-invasive device ✓ Rule 5-8 : Invasive device ✓ Rule 9-13 : Active devices ✓ Rule 14-22 : Special rules

| 그림 2-12 | 의료기기 등급분류 규칙

등급분류는 기존 4등급의 분류체계를 유지한다. 그리고 의료기기의 사용 기간(일시적/단기적/장기적으로 구분), 삽입 여부(비삽입, 체공삽입, 외과적인 삽입, 이식 등), 재사용 여부와 중앙신경계&순환기계에 사용되는지 등을 고려하여 등급분류 원칙이 결정된다.

사용 기간	일시적(60분 이내), 단기간(30일 이내), 장기간(30일 이상) 사용되는 것인지
삽입용구 여부	체공삽입(Body orifices), 외과적 삽입(Surgically invasive), 이식(Transplantation)의 목적으로 사용되는 기기 여부
재사용 여부	재사용 가능한 외과용 기구인지 여부
사용 부위	중앙순환기계통(Central circulatory system), 중앙신경계통(Central nervous system)

| 그림 2-13 | MEDDEV 2.4/1 의료기기 분류기준 1

즉, 유럽은 의료기기를 비삽입 의료기기, 삽입 의료기기, 능동 의료기기 등 총 3가지 형태로 구분하고, 이에 대해 13개의 기본규칙과 특별규칙 9개를 포함하여 총 22개의 규칙을 통해 의료기기 등급을 규정하고 있다. 이는 한국 MFDS 및 미국 FDA에서 의료기기별 등급을 지정해둔 것과는 상이한 점이다. 품목에 대한 의료기기의 명칭 및 등급을 제조사가 결정하도록 하고 있는 것이다. 따라서 MDR Annex Ⅷ 및 MDCG 2021-24에 따른 등급분류 및 적합성 평가를 진행해야 한다. 추가적으로 제조자는 규제당국 및 NB기관과의 등급분류에 관한 의견 불일치가 있을시 MDCG에 등급분류에 대한 분류검토를 상정할 수 있으며, 소프트웨어 및 체외진단의료기기에 대한 분류기준도 관련 가이던스(MDCG 2020-16 Rev.2)를 참고할 수 있다.

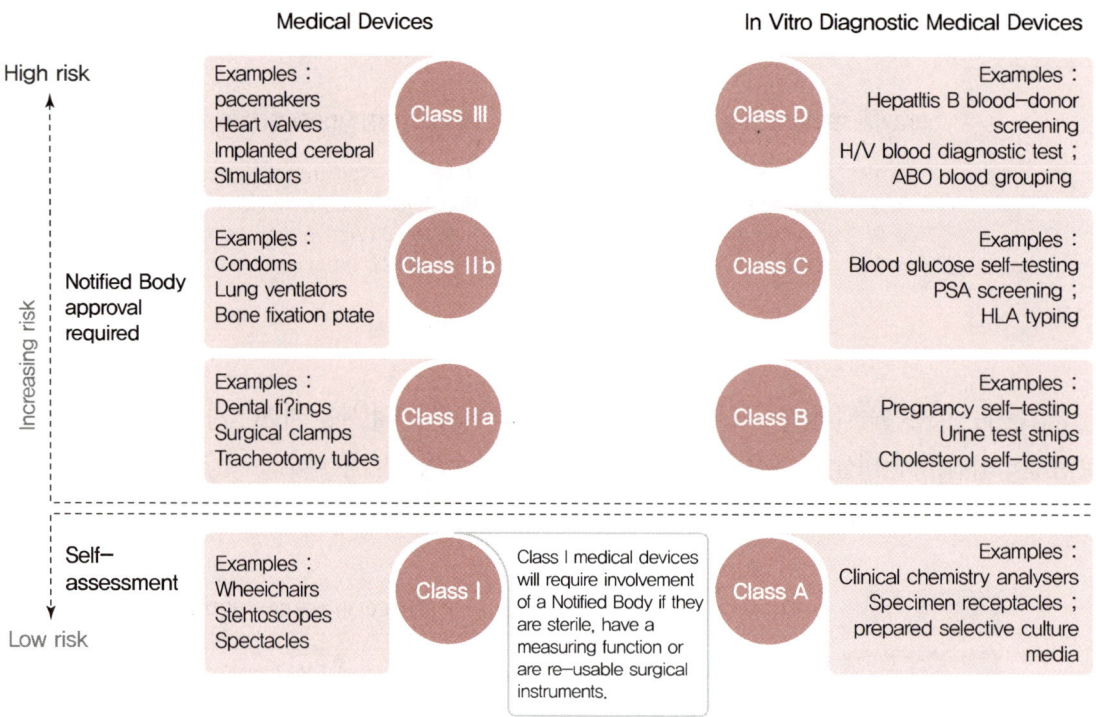

| 그림 2-14 | MHRA Interactive Guide : classification of devices

⟨표 2-1⟩ MDCG 의료기기 등급분류 가이드라인 제정 현황

문서명	참조번호	발간일
Qualification and classification of software – Regulation (EU) 2017/745 and Regulation(EU) 2017/746	MDCG 2019-11	2019. 10.
Guidance on Classification Rules for in vitro Diagnostic Medical Devices under Regulation(EU) 2017/746	MDCG 2020-16	2020. 3.
Guidance on classification of medical devices	MDCG 2021-24	2021. 10.
Guidance on borderline between medical devices and medicinal products under Regulation(EU) 2017/745 on medical devices	MDCG 2022-5	2022. 4.

EU MDR의 주요 변경 사항 중 하나는 기기 분류 요구 사항의 변경이며, 해당 의료기기 분류가 변경되면 제조업체의 요구사항 및 인증기관과 상호작용하는 방식, 시기에도 영향을 미친다. 이 모든 것은 유럽에서 의료기기의 CE 인증을 획득하는 데 영향을 미칠 수 있으므로 각별한 주의가 필요하다.

의료기기의 등급은 제품의 의도된 사용목적, 위험, 사용 기간, 침습 여부를 종합적으로 고려하여 의료기기 MDR 규정의 부속서 ANNEX Ⅷ 및 가이던스에 따라 분류해야 한다. 적용되는 규칙이 여러 가지인 경우에는 가장 높은 등급을 기준으로 한다.

〈표 2-2〉 의료기기에 관한 의회 MDR 규정 ANNEX Ⅷ

REGULATIONS
REGULATION (EU) 2017/745 OF THE EUROPEAN PARLIAMENT AND OF THE COUNCIL of 5 April 2017 on medical devices, amending Directive 2001/83/EC, Regulation (EC) No 178/2002 and Regulation (EC) No 1223/2009 and repealing Council Directives 90/385/EEC and 93/42/EEC
(Text with EEA relevance)

※ 부속서 8 등급분류 규칙

제1장 등급 분류 규칙을 위한 특수 정의

1. 사용기간
   1.1. '일시적'은 통상 60분 이하의 기간 동안 연속 사용하도록 의도된 것을 의미한다.
   1.2. '단기적'은 통상 60분~30일의 기간 동안 연속 사용하도록 의도된 것을 의미한다.
   1.3. '장기적'은 통상 30일 이상의 기간 동안 연속 사용하도록 의도된 것을 의미한다.

2. 삽입기기 및 능동 기기
   2.1. '인체의 개구부'는 안구의 외피, 또는 소공과 같이 영구적인 인공 구멍 등을 포함한 모든 자연적인 개구부를 의미한다.
   2.2. '외과적 삽입 기기'는 다음의 기기를 의미한다.
      (a) 외과적 수술의 도움이나 또는 외과적 수술 과정에서, 점막을 포함하여 인체의 표피를 통해 체내로 침투하는 모든 삽입 기기
      (b) 인체의 개구부가 아닌 부위를 뚫고 들어가는 기기
   2.3. '재사용 외과기구'는 다른 능동 기기에 연결되지 않고, 절단, 천공, 톱질, 긁어내기, 벗기기, 묶기, 끌어내기, 결합시키기 또는 유사한 시술에서 외과적 사용을 목적으로 하고, 제조자에 의해 적절한 세척, 소독 및 멸균과 같은 절차를 수행한 후에 재사용하도록 의도된 기구를 의미한다.
   2.4. '능동 치료기기'는 단독으로 사용되든 다른 기기와 병용하여 사용되든 간에 질병, 상처 또는 장애의 치료 또는 완화의 관점에서 생물학적 기능이나 구조를 지지, 변형, 교체 또는 복구하는 능동 기기를 의미한다.
   2.5. '능동 진단 및 감시 기기'는 단독으로 사용되든 다른 기기와 병용하여 사용되든 간에 생리학적 상태, 건강 상태, 질병 또는 선천적 변형을 검출, 진단, 모니터링 또는 치료하는 데 필요한 정보를 제공하는 능동 기기를 의미한다.
   2.6. '중앙순환계'는 다음의 혈관을 의미한다. 폐동맥, 상행 대동맥, 대동맥궁, 분기대동맥으로 이어지는 하행 대동맥, 관상동맥, 총경동맥, 외경동맥, 내경동맥, 대뇌동맥, 완두동맥, 심장정맥, 폐정맥, 상대정맥, 하대정맥
   2.7. '중추신경계'는 뇌, 뇌척수막, 척수를 의미한다.
   2.8. '상처 난 피부나 점막'은 병리학적 변화나 질병 또는 상처에 따른 변화를 보여주는 피부 또는 점막의 부위를 의미한다.

제2장 실행 규칙

3.1. 등급분류 규칙의 적용은 기기의 의도된 목적에 따른다.
3.2. 만약 해당 기기가 다른 기기와 조합하여 사용하도록 의도된 경우, 등급분류 규칙은 각각의 기기에 별도로 적용되어야 한다. 의료기기 및 부속서 16에 나열된 제품을 위한 액세서리는 그것이 함께 사용되는 기기와 별개로 그 자체로서 분류된다.
3.3. 기기를 구동시키거나 기기의 사용에 영향을 미치는 소프트웨어는 기기와 같은 등급으로 분류되어야 한다. 소프트웨어가 다른 기기와 독립적인 경우 그 자체로서 분류되어야 한다.
3.4. 기기가 인체의 특정 부분에만 전적으로 사용되거나 주로 사용되도록 의도되지 않았다면 그것은 규정된 용도 중 가장 중요한 용도에 근거하여 판단하고 분류해야 한다.
3.5. 기기의 의도된 사용 목적에 근거하여 동일한 기기에 여러 가지의 규칙, 또는 동일한 규칙 안에서 여러 가지의 하위규칙이 적용되는 경우, 더 높은 위험등급으로 귀결되는 가장 엄격한 규칙 그리고 하위규칙을 적용해야 한다.

3.6. 제1절에 언급된 기간을 계산할 때, 연속 사용은 다음을 의미하여야 한다.
 (a) 시술 중에 일시적으로 사용을 중단하거나 세척 또는 소독과 같은 목적으로 일시적으로 분리하는 것과 상관없이, 동일한 기기의 전체 사용기간을 의미한다. 기기의 사용 중단이나 분리가 일시적인지의 여부는 사용을 중단하거나 기기를 분리한 시간 전, 후의 사용시간과 비교해서 확정해야 한다.
 (b) 제조자가 동일한 종류의 다른 기기로 즉시 교체 하도록 계획한 기기의 누적 사용
3.7. 기기가 그 자체로 해당 질병이나 상태에 대한 진단을 제공하거나 진단을 위한 결정적인 정보를 제공하는 경우 직접적인 진단이 가능한 것으로 간주된다.

4. 비삽입 기기
4.1. 규칙 1 아래에 기술된 규칙 중 하나에 적용되지 않는다면, 모든 비삽입 기기는 I등급으로 분류된다.
4.2. 규칙 2 최종적으로 인체에 주입, 투여 또는 투입할 목적으로 혈액이나 체액, 세포 또는 조직, 액체 또는 가스의 통로가 되거나 이들을 저장할 것을 의도한 모든 비삽입 기기는 IIa등급으로 분류된다.
 - IIa등급이나 IIb등급 또는 III등급 능동 기기에 연결될 수도 있다면, 또는 혈액주머니를 제외하고 혈액이나 다른 체액에 통로를 제공하거나 저장하도록 의도되었거나 장기, 장기의 일부 또는 인체 세포 및 조직을 저장하도록 의도되었다면. 혈액 주머니는 IIb등급으로 분류된다. 다른 모든 경우 그러한 기기는 모두 I등급으로 분류된다.
4.3. 규칙 3 인체에 이식 또는 투여를 목적으로 인간조직이나 세포, 혈액, 기타 체액 또는 기타 액체의 생물학적 또는 화학적 조성의 변경을 의도한 모든 비삽입 기기는 IIb등급으로 분류된다. 만약 기기가 이용되도록 의도된 처리가 여과, 원심분리 또는 가스나 열의 교환으로 구성되어 있다면 이들 기기는 IIa등급으로 분류된다.
 인체로부터 떼어낸 인간 세포나 조직 또는 기관과 체외에서 직접 접촉하여 사용될 것을 의도하거나 인체로 이식 또는 투여되기 전에 체외에서 인간의 배아에서 이용될 것을 의도한 물질 또는 물질 혼합물로 구성된 비삽입 기기는 III등급으로 분류된다.
4.4. 규칙 4 상처 난 피부 또는 점막과 접촉하게 되는 모든 비삽입 기기는 다음과 같이 분류된다.
 - 압박하거나 삼출액을 흡수하는 물리적 차단막으로 사용하도록 의도된 경우 I등급
 - 진피 또는 점막이 파괴되고 이차 유착에 의해서만 치유될 수 있는 피부 상처를 위해 주로 사용하는 것을 의도한 것은 IIb등급
 - 주로 상처 난 피부 또는 점막의 미세 환경을 관리하는 것을 의도한 기기는 IIa등급
 - 기타 모든 경우는 IIa등급
 이 규칙은 상처 난 점막에 직접 접촉하는 침습 기기에도 적용된다.

5. 삽입 기기
5.1. 규칙 5 외과적 삽입 기기 이외에, 능동 기기에 연결되는 것을 목적으로 하지 않거나 I등급으로 분류되는 능동 기기에 연결되는 것을 목적으로 하는, 인체의 개구부에 관한 모든 삽입 기기는 다음과 같이 분류된다.
 - 일시적으로 사용하도록 의도된 경우 I등급
 - 단기적으로 사용하도록 의도된 경우는 IIa등급. 단, 구강에서 인두까지, 이도에서 고막까지, 또는 비강에 사용되도록 의도되었다면 I등급으로 분류된다.
 - 장기적으로 사용하도록 의도된 경우는 IIb등급. 단, 구강에서 인두까지, 이도에서 고막까지, 또는 비강에 사용되고, 점막에 흡수되기가 쉽지 않은 경우 IIa 등급으로 분류된다.
 외과적 삽입 기기가 아니고, IIa등급이나 IIb등급 또 는 III등급 기기에 연결되는 것을 목적으로 하는, 인체의 개구부에 관한 모든 삽입 기기는 IIa등급으로 분류된다.
5.2. 규칙 6 일시적으로 사용하도록 계획된 모든 외과적 삽입 기기는 다음을 제외하고, IIa등급으로 분류된다.
 - 신체의 심장이나 중앙 순환계와 직접 접촉하여 심장의 결손이나 중앙순환계의 결손을 관리, 진단, 감시 또는 교정하도록 특별히 의도한 경우 III등급으로 분류된다.
 - 재사용 가능 외과기구인 경우 I등급으로 분류된다.
 - 특별히 심장이나 중앙순환계 또는 중추신경계와 직접 접촉하여 사용하도록 의도된 경우 III등급으로 분류된다.
 - 이온화 방사선의 형태로 에너지를 공급하도록 의도된 경우 IIb등급으로 분류된다.
 - 생물학적 효과가 있거나 전체적으로 또는 대부분 흡수되는 경우 IIb등급으로 분류된다.

– 전달 시스템을 통해서 의약품을 투여하도록 계획 되고, 적용 방법을 고려할 때 그러한 의약품의 투여가 잠재적으로 위험한 방식으로 이루어지는 경우 Ⅱb등급으로 분류된다.

5.3. 규칙 7 단기적 사용을 의도한 모든 외과적 삽입 기기는 다음의 경우를 제외하고, Ⅱa등급으로 분류된다.
– 신체의 심장이나 중앙 순환계와 직접 접촉하여 심장의 결손이나 중앙순환계의 결손을 관리, 진단, 감시 또는 교정하도록 특별히 의도한 경우 Ⅲ등급으로 분류된다.
– 심장이나 중앙순환계 또는 중추신경계와 직접 접촉하여 사용하도록 특별히 의도한 경우 Ⅲ등급으로 분류된다.
– 이온화 방사선의 형태로 에너지를 공급하도록 의도된 경우 Ⅱb등급으로 분류된다.
– 생물학적 효과가 있거나 전체적으로 또는 대부분 흡수되는 경우 Ⅲ등급으로 분류된다.
– 기기를 치아에 장치하는 경우를 제외하고, 체내에서 화학적 변화를 겪는 것을 의도한 경우 Ⅱb등급으로 분류된다.
– 약물을 투여하는 것을 목적으로 하는 경우 Ⅱb등급으로 분류된다.

5.4. 규칙 8 모든 이식용 기기와 장기 사용 외과적 삽입 기기는 다음의 경우를 제외하고, Ⅱb등급으로 분류된다.
– 치아에 장치하도록 의도된 경우 Ⅱa등급으로 분류된다.
– 심장, 중앙순환계 또는 중추 신경계와 직접 접촉 하여 사용하도록 의도된 경우 Ⅲ등급으로 분류된다.
– 생물학적 효과가 있거나 전체적으로 또는 대부분 흡수되는 경우 Ⅲ등급으로 분류된다.
– 기기를 치아에 장치하는 경우를 제외하고, 체내에서 화학적 변화를 겪는 것을 의도한 기기는 Ⅲ등급으로 분류된다.
– 의약품을 투여하는 것을 의도한 기기는 Ⅲ등급으로 분류된다.
– 능동 이식 기기 또는 그 기기의 액세서리인 경우 Ⅲ등급으로 분류된다.
– 유방 삽입물 또는 외과용 메쉬인 경우는 Ⅲ등급으로 분류된다.
– 전체 및 부분 관절치환술에 사용되는 기기는 Ⅲ등급으로 분류된다. 단, 나사, 쐐기, 플레이트 및 기구와 같은 보조부품은 제외된다.
– 척수디스크 치환용 이식물 또는 척주와 접촉하게 되는 이식 기기인 경우 Ⅲ등급으로 분류된다. 단, 나사, 쐐기, 플레이트 및 기구는 제외된다.

6. 능동 기기
6.1. 규칙 9 에너지를 투입 또는 교환하도록 의도된 모든 능동 치료 기기는 Ⅱa등급으로 분류된다. 단, 에너지의 성질, 밀도 및 적용 부위를 고려하여, 잠재적으로 위험한 방식으로 인체로 에너지를 투입하거나 인체와 에너지를 교환할 수 있는 특성을 가진 기기는 Ⅱb등급으로 분류 된다.
– Ⅱb등급 능동 치료기기의 성능을 제어하거나 모니터링 하도록 의도되었거나 그러한 기기의 성능에 직접적으로 영향을 미치도록 의도된 모든 능동 기기는 Ⅱb등급으로 분류된다.
– 치료 목적의 이온화 방사를 하는 기기를 제어하거나 감시하거나 그 기기의 성능에 직접적으로 영향을 미치는 기기를 포함하여 치료 목적의 이온화 방사를 하는 모든 능동 기기는 Ⅱb등급으로 분류된다.
– 능동 이식 기기의 성능을 제어하거나 모니터링 하거나 직접적인 영향을 미치도록 의도된 모든 능동 기기는 Ⅲ등급으로 분류된다.

6.2. 규칙 10 능동 진단 및 감시 기기는 Ⅱa등급으로 분류된다.
– 가시 스펙트럼에서, 인체에 흡수되는 에너지를 공급하도록 의도된 경우. 단 환자의 신체를 비추도 록 의도된 기기는 Ⅰ등급으로 분류된다.
– 방사선의약품의 체내 분포를 영상화하도록 의도된 경우
– 필수적인 생리적 과정을 직접 진단 또는 감시할 수 있도록 의도된 경우. 단, 예를 들어 심장활동량, 호흡, 중추신경계의 활동성 등과 같이 변화가 일어나면 환자에게 즉각적인 위험을 초래할 수 있는 필수적인 생리적 매개변수를 감시하도록 특별히 의도하였거나 즉각적인 위험에 있는 환자를 임상적 환경에서 진단하도록 특별히 의도된 기기는 Ⅱb등급으로 분류된다.
– 이온화 방사선을 방출하고 중재적 방사선용 기기를 포함하여 진단 또는 치료 영상 의학을 위해 사용되도록 의도된 기기와 그러한 기기를 제어 또는 모니터링하거나 또는 그러한 기기의 성능에 직접적으로 영향을 미치도록 의도한 능동 기기는 Ⅱb등급으로 분류된다.

6.3. 규칙 11 진단 또는 치료의 목적을 가지고 결정을 내릴 때 사용되는 정보를 제공하도록 의도된 소프트웨어는 Ⅱa등급으로 분류된다. 단, 그러한 결정이 다음을 초래할 수 있다면 달리 분류된다.

- 죽음이나 사람의 건강 상태에 있어서 되돌릴 수 없는 악화를 초래한다면 Ⅲ등급으로 분류된다.
- 사람의 건강 상태의 심각한 악화 또는 수술적 개입을 초래한다면 Ⅱb등급으로 분류된다.
- 생리학적 과정을 감시하는 것을 의도한 소프트웨어는 Ⅱa등급으로 분류된다. 단, 그러한 파라미터 변동의 성격이 환자에게 즉각적인 위험을 초래할 수도 있는 필수적인 생리학적 파라미터를 모니터링하도록 의도된 경우에는 Ⅱb등급으로 분류된다.
- 기타 모든 소프트웨어는 Ⅰ등급으로 분류된다.

6.4. 규칙 12 의약품이나 체액 또는 기타 물질을 인체로 투여 그리고/또는 인체로부터 제거하도록 의도된 모든 능동 기기는 Ⅱa등급으로 분류된다. 단, 관련 물질의 성질, 관련 신체부위, 적용 방법을 고려하여 잠재적으로 위험한 방식으로 이루어지는 경우에는 Ⅱb등급으로 분류된다.

6.5. 규칙 13 모든 다른 능동 기기는 Ⅰ등급으로 분류된다.

7. 특별 규칙

7.1. 규칙 14 지침 2001/83/EC의 제1조 10항에서 정의된 것과 같이 인체의 혈액이나 혈장에서 파생된 의약품을 포함하여 만약 별도로 사용된다면 지침 2001/83/EC의 제1조제2항에서 규정한 의약품으로 간주할 수 있으며, 해당 기기의 작용에 보조적인 작용을 하는 물질을 필수적인 부분으로 포함하는 모든 기기는 Ⅲ등급으로 분류된다.

7.2. 규칙 15 피임에 사용되거나 성적으로 전염되는 질병의 전달을 예방하기 위해 사용되는 모든 기기는 Ⅱb등급으로 분류된다. 단, 이식되거나 장기 삽입되는 기기인 경우는 Ⅲ등급으로 분류된다.

7.3. 규칙 16 특별히 콘택트렌즈의 소독, 세척, 헹굼 또는 적절할 경우, 수화에 사용하도록 계획된 모든 기기는 Ⅱb등급으로 분류된다.
- 특별히 의료기기의 소독 또는 멸균을 위해 사용하도록 의도된 기기는 Ⅱa등급으로 분류된다. 단, 처리의 마지막으로서 침습 기기의 소독을 위해 특별히 사용하도록 의도된 소독액이나 세척소독인 경우는 Ⅱb등급으로 분류된다.
- 이 규칙은 콘택트렌즈 이외의 기기를 물리적인 작용만으로 세척하도록 계획된 기기에 적용되지 않는다.

7.4. 규칙 17 특별히 X선 방사에 의해서 촬영된 진단영상을 기록하는 용도로 의도된 기기는 Ⅱa등급으로 분류된다.

7.5. 규칙 18 생존 불가능하거나 생존 불가능하게 만든 인간 또는 동물 유래 조직이나 세포, 또는 그것의 파생물질을 이용해 제조된 모든 기기는, 그러한 기기가 온전한 피부에만 접촉하도록 의도되고, 생존 불가능하거나 생존 불가능하게 만든 동물 유래 조직이나 세포, 또는 그것의 파생물질을 이용해 제조된 기기인 경우를 제외하고 Ⅲ등급으로 분류된다.

7.6. 규칙 19 나노물질을 포함하거나 나노물질로 구성된 모든 기기는 다음과 같이 분류된다.
- 만약 높거나 중간 정도의 내부 노출 가능성이 있다면 Ⅲ등급
- 만약 낮은 내부 노출 가능성이 있다면 Ⅱb등급
- 만약 무시할 정도의 내부 노출 가능성이 있다면 Ⅱa등급

7.7. 규칙 20 외과적 삽입 기기가 아니며 흡입으로 의약품을 전달하도록 의도된 모든 삽입기기는 Ⅱa등급으로 분류된다. 단, 그들의 동작 모드가 전달되는 의약품의 효능 및 안전에 치명적인 영향을 미치거나 이들이 생명을 위협하는 상태를 치료하도록 의도되었다면 이들은 Ⅱb등급으로 분류된다.

7.8. 규칙 21 인체의 개구부를 통해 투여되거나 피부에 적용되도록 의도하였고 인체로 흡수되거나 국소적으로 분배되는 물질 또는 물질의 결합물로 구성된 기기는 다음과 같이 분류된다.
- 만약 그 물질 또는 그들의 신진대사 산물이 의도된 목적을 달성하기 위해 인체에 의해 온 몸으로 흡수된다면 Ⅲ등급
- 만약 그 의도된 목적을 위 또는 그보다 아래의 위장관에서 달성하고 그 물질 또는 그들의 신진대사 산물이 인체에 의해 온 몸으로 흡수된다면 Ⅲ등급
- 만약 피부에 적용되거나 또는 만약 그들이 비강이나 구강에서 인두까지 적용되고 그 의도한 목적을 그러한 체강에서 달성한다면 Ⅱa등급
- 다른 모든 경우에는 Ⅱb등급

7.9. 규칙 22 폐회로 시스템이나 자동 외부 제세동기와 같이, 환자 관리가 기기에 의해 상당히 결정되는 진단 기능을 통합 또는 필수 요소로 가지고 있는 능동 치료 기기는 Ⅲ등급으로 분류된다.

라. 법령 체계 및 관련 법규

1) 유럽 내 의료기기법의 역사

1985년 이전에는 각 나라별 요구사항이 달랐다. 독일의 경우 의료기기의 안전성 시험을 요구하는 GS mark를 요구했고, 영국의 경우 제조회사의 품질에 대한 요구 사항인 MRS 제도로 관리하는 등 다양했다. 1985년 이후부터는 'New Approach'하에서 기술과 규격의 조화를 추구하게 되었으며, 다음과 같은 내용을 골자로 하고 있다.

① 필수 요구사항의 사용 요구
② 모든 지침에 적용하는 일반적 개념
③ 모듈에 근거한 적합성 평가 절차
④ 상세한 기술적 개정을 포함한 조화 규격
⑤ 유럽 내 CE 부착 상품의 자유로운 유통

1986년에 단일 유럽법규지침을 유럽의회에서 제정하여 유럽 규제의 법적 구속력을 부여했으며, 각 국가별 언어로 변경하고 규제기관과 인증기관 선임을 위한 법적 요구사항도 수립했다. 또한 필수 요구사항을 명시한 부속서 1이 포함되었고, 회원국 내의 무제한 유통을 허용하는 규제 준수를 추구하게 되었다.

2) 유럽 의료기기 법령 체계

의료기기의 안전과 성능에 관한 규칙은 1990년대 유럽연합에서 새로운 접근 방식에 따라 조화되었다. 핵심적인 법적 틀은 3가지 지침으로 구성된다. 능동 이식형 의료기기에 대한 지침(90/385/EEC), 의료기기 지침(93/42/EEC) 및 체외진단의료기기 지침(98/79/EC). 이 지침들은 인간의 건강과 안전 및 단일 시장의 좋은 기능을 높은 수준으로 보호하고 보장하는 것을 목표로 하고 있다. 이 세 가지 지침은 최근 기술적으로 개정된 지침(2007/47/EC)을 포함한 여러 수정 및 구현 지침을 통해 보충되었다. 또한, 법적 구속력 없는 MEDDEV, 합의문 및 해석 문서는 유럽연합 내에서 지침 관련 규정의 동일한 적용을 보장하는 목적을 추구한다.

가) EC 법령 체계

유럽연합의 정책 결정 과정은 정책의 유형에 따라 매우 다양하다. 가장 일반적인 형태는 유럽의 집행위원회를 통해 제안된 EU 규범(규정, 지침, 결정 등)을 이사회 및 유럽의회에서 관련 EU 기관과 협의, 협조, 공동 결정, 동의 절차를 통해 입법화하는 것이다.

예산 및 역외국가와의 협정 체결 절차 등 일부 분야는 관련 EU 규범에 정해진 절차에 따라 정책 결정이 이루어진다. 집행위원회와 유럽의회의 참여가 제한적인 경우는 외교 안보나 내무부 등 정부 간 협력이 긴밀히 요구되는 경우 보통 비규범적 절차 및 합의 등을 통해 정책 결정이 이루어지고 있다. 여기서는 유럽연합에서 규정하고 있는 주요 규범들을 다루고자 한다.

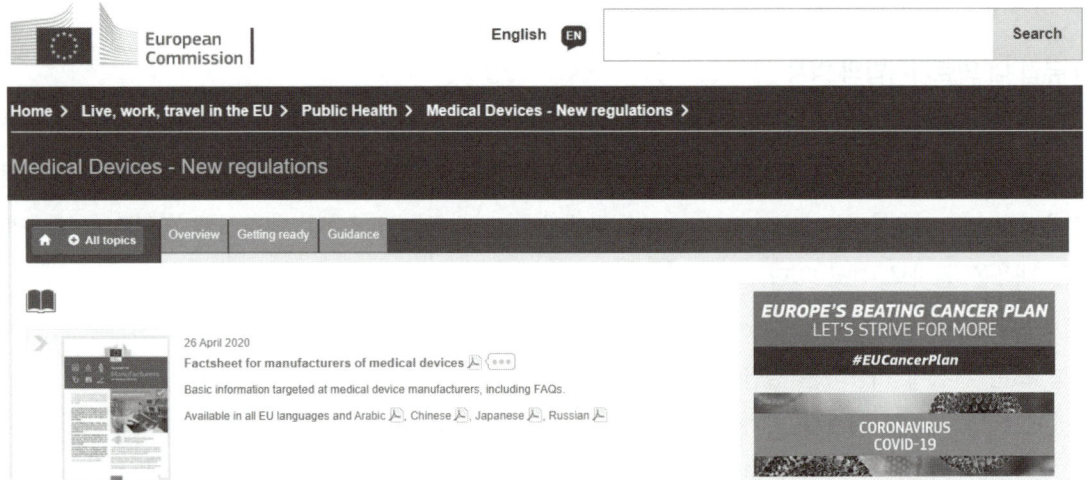

* 출처 : 유럽연합 홈페이지, https://ec.europa.eu/health/md_newregulations/publications_en. 2021. 1.

┃그림 2-15┃ 유럽 의료기기 법령 체계

유럽의 입법 행위 종류는 구속력의 정도 및 성격에 따라 다음과 같이 구분할 수 있다. 여기서 다루는 규범의 종류가 유럽 내의 모든 규범은 아니지만, 의료기기 지침을 이해하는 데는 도움이 될 것이다.

① 조약(Treaty) : 우리가 흔히 알고 있는 '조약'이며, 국가 간의 권리와 의무를 국가 간의 합의에 따라 법적 구속을 받도록 규정하는 것이다. Roma 조약(Treaty of Rome), Paris 조약, EU 창설 조약 등이 해당하며, EU의 1차적 법원을 형성하고 있다.

② 규정(Regulation) : 유럽연합 내에서 일반적으로 적용되며, 모든 회원국 내에서 직접 적용(EU 전체에 적용)되고 전부 구속력이 있다. 따라서 제정됨과 동시에 회원국 국내법 질서의 일부를 형성하며, 회원국 각 국가의 국내법에 우선하는 효력을 가진다.

③ 지침(Directive) : 지침 역시 구속력을 가지지만 규정과 같이 전부 구속력이 있는 것이 아니라 단지 달성된 결과에 대해서만 구속력이 있으며, 형식과 방법의 선택은 회원국 당국에 일임하고 있다는 점이 규정과 다르다. CE 마킹과 관련된 대부분의 법이 이에 해당한다.

④ 결정(Decisions) : 회원국, 개인, 법인 등 특정 사안에 관계된 협의의 대상에 대하여 작위, 부작위를 요구하거나 특정한 권리와 의무를 부여하는 공동체의 규범이다. 결정이 전달된 특정 회원국이나 특정 당사자에게 적용된다는 점에서 '규정'과 다르고, 실현 방안이 회원국에 위임되지 않고 직접 적용된다는 점에서 '지침'과 상이하다. 예를 들어 경쟁 정책을 집행하거나, 특정 집단에 대해 EU 기금을 교부 또는 전달하거나, 역외국에 대해 반덤핑 조치 등을 시행할 때 적용된다.

⑤ 권고 및 의견(Recommendations and Opinions) : 권고는 회원국들의 국내 법률을 조정하기 위한 간접 행동 수단이며, 의견은 주어진 문제에 대한 견해의 표시다.

이들 모두는 구속력을 가지지 않으나 유럽 사법재판소 등에서 인용되는 경우가 있다. 또한 이사회와 집행위원회는 공동정책의 목표를 제시하거나 특정 사안에 대해 의견을 제시하는 권고나 의견을 발표할 수 있다.

EC 조약 제189조에 따라 조약을 제외한 규정, 지침, 결정, 권고 및 의견 5가지는 'EU의 규범'으로 정해져 있다. 규정·지침·결정은 법적 구속력이 있는 데 반해, 권고·의견은 구속력이 없는 것이 특징이며, 이사회와 유럽의회는 구속력은 없으나 해당 분야에서 자신들의 정치적 입장을 천명하는 결의안(resolution)을 제시할 수 있다. 결의안이나 의견은 관보(Official Journal of European Communities)에 공포된다. 예를 들어 의료기기 지침인 93/42/EEC를 살펴보면 'Directive(지침)'으로서 관보에 게시된 내용이 지침의 첫 장에 다음과 같이 표시되어 있다.

```
This document is meant purely as a documentation tool and the institutions do not assume any liability for its contents

►B ↓                COUNCIL DIRECTIVE 93/42/EEC
                          of 14 June 1993
                      concerning medical devices
                      (OJ L 169, 12.7.1993, p.1)

Amended by:
                                                              Official Journal
                                                    No      page         date

►M1 ↓  DIRECTIVE 98/79/EC OF THE EUROPEAN PARLIAMENT AND OF THE   L 331    1         7.12.1998
       COUNCIL of 27 October 1998
►M2 ↓  DIRECTIVE 2000/70/EC OF THE EUROPEAN PARLIAMENT AND OF THE L 313    22        13.12.2000
       COUNCIL of 16 November 2000
►M3 ↓  DIRECTIVE 2001/104/EC OF THE EUROPEAN PARLIAMENT AND OF THE L 6     50        10.1.2002
       COUNCIL Text with EEA relevance of 7 December 2001
►M4 ↓  REGULATION (EC) No 1882/2003 OF THE EUROPEAN PARLIAMENT AND L 284   1         31.10.2003
       OF THE COUNCIL of 29 September 2003
►M5 ↓  DIRECTIVE 2007/47/EC OF THE EUROPEAN PARLIAMENT AND OF THE  L 247   21        21.9.2007
       COUNCIL Text with EEA relevance of 5 September 2007
```

* 출처 : 유럽연합 법령정보 홈페이지, https://eur-lex.europa.eu/legal-content/EN/TXT/?uri=CELEX : 01993L0042-20071011, 2021. 1.

그림 2-16 관보에 공표된 의료기기 지침(예시)

3) 의료기기 관련 주요 유럽 지침 및 규정

본 내용에서는 지침(Directive)에서 규정(Regulation)으로 상향되어 전환하는 시기이므로, 1990년대부터 의료기기의 주요 규범이었던 지침은 간략화하고, 신규 규정의 취지 및 구조는 상세하게 다루고자 한다. EU 내 주요 법규는 유럽 정상회의, 유럽의회, 유럽집행위원회의 상호작용으로 도출된다.

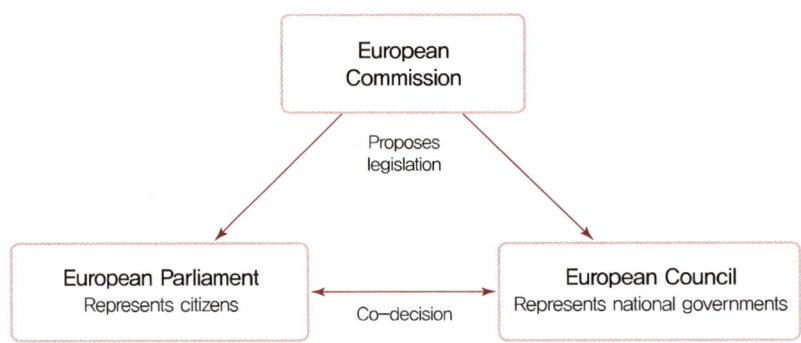

* 출처 : Bovill New York Briefing1, 2021. 1.

그림 2-17 EU Regulatory Structure

가) 의료기기 지침(93/42/EEC에서 2007/47/EC로)

1993년도에 42번째로 EC/EEC에서 제정한 지침을 의미하며, 대부분의 의료기기가 이 지침에 적용된다. 동 지침은 2007년에 개정(2007/47/EC)되었고, 유럽연합의 CE 마킹 관련 의료기기 지침이 2007년에 개정된 후 준비 기간을 거쳐 2010년 3월 21일부터 개정판에 따라 시행되고 있다.

Medical devices

Directive 93/42/EEC

Short name:	**Medical devices**
Base:	**Council Directive 93/42/EEC** of 14 June 1993 concerning medical devices OJ L 169 of 12 July 1993
Modification:	• Directive 93/68/EEC [CE Marking] • Directive 98/79/EC of the European Parliament and of the Council of 27 October 1998 on in vitro diagnostic medical devices • Directive 2000/70/EC of the European Parliament and of the Council of 16 November 2000 amending Council Directive 93/42/EEC as regards medical devices incorporating stable derivates of human blood or human plasma • Directive 2001/104/EC of the European Parliament and of the Council of 7 December 2001 amending Council Directive 93/42/EEC concerning medical devices • Directive 2007/47/EC of the European Parliament and of the Council of 5 September 2007 amending Council Directive 90/385/EEC on the approximation of the laws of the Member States relating to active implantable medical devices, Council Directive 93/42/EEC concerning medical devices and Directive 98/8/EC concerning the placing of biocidal products on the market
Directive repealed:	76/764/EEC (repealed as from 1 January 1995)
Guide for application:	• Guidance on CE marking for professionals • Guidelines related to medical devices directives

* 출처 : https://ec.europa.eu/growth/single-market/european-standards/harmonised-standards/medical-devices_en, 2020. 1.

┃그림 2-18┃ 유럽의회에서 지정한 의료기기에 대한 사항

나) 능동 이식형 의료기기 지침(90/385/EEC)

능동 이식형 의료기기(AIMDD, Active Implantable Medical Devices Directive)는 Council Directive 90/385/EEC로 명명되는 본 지침을 따라야 한다. 이 지침은 1990년도에 제정되었고, 1995년 1월부터 의무 사항으로 적용되고 있다. 따라서 유럽연합 영내에 능동 이식형 의료기기를 판매하고자 할 경우 CE 마크 부착이 필수적이다.

Active implantable medical devices

Directive 90/385/EEC

Short name:	Active Implantable Medical Devices
Base:	Council Directive 90/385/EEC of 20 June 1990 on the approximation of the laws of the Member States relating to active implantable medical devices OJ No L 189 of 20 July 1990
Modification:	• Council Directive 93/42/EEC of 14 June 1993 concerning medical devices • Directive 93/68/EEC [CE Marking] • Directive 2007/47/EC of the European Parliament and of the Council of 5 September 2007 amending Council Directive 90/385/EEC on the approximation of the laws of the Member States relating to active implantable medical devices, Council Directive 93/42/EEC concerning medical devices and Directive 98/8/EC concerning the placing of biocidal products on the market
Directives repealed:	76/117/EEC 79/196/EEC (as at last amended by Directive 90/487/EEC) 82/130/EEC
Guide for application:	• Guidance on CE marking for professionals • Guidelines related to medical devices directives

* 출처 : https://ec.europa.eu/growth/single-market/european-standards/harmonised-standards/implantable-medical-devices_nn, 2020. 1.

┃그림 2-19┃ 유럽의회에서 지정한 능동 이식형 의료기기에 대한 사항

AIMDD란 전체적 혹은 부분적으로 외과적이거나 의료적으로 인체 혹은 자연 개구부로 삽입되며 시술 후에 남아 있게 되는 능동 의료기기에 적용되는 지침이다. 능동 이식형 의료기기는 배터리로 작동되는 이식형 심장박동기, 이식형 약물 공급펌프 등이 있다.

다) 체외진단용 의료기기 지침(98/79/EC)

체외진단용 의료기기(IVD or IVDD. In Vitro Diagnostic Medical Devices, 이하) 지침(98/79/EC)은 1998년 12월 7일 제정되어 2000년 6월부터 3년 반의 유예기간을 정하고, 2003년 12월 7일부터 적용되었다. 유럽 시장에 진출하는 모든 체외진단용 의료기기는 본 지침에 의거한 적합성을 제시하는 CE 마크를 의무적으로 부착해야 한다.

In vitro diagnostic medical devices

Directive 98/79/EC

Short name:	**In vitro diagnostic medical devices**
Base:	Directive 98/79/EC of the European Parliament and of the Council of 27 October 1998 on in vitro diagnostic medical devices OJ L 331 of 7 December 1998
Modification:	[-]
Guide for application:	• Guidance on CE marking for professionals • Guidelines related to medical devices directives
European Commission contact point:	Directorate-General for Health and Food Safety Medical devices Email Webpage on medical devices directives
For information about the content and availability of European standards, please contact the European Standardisation Organisations.	

* 출처 : https://ec.europa.eu/growth/single-market/european-standards/harmonised-standards/iv-diagnostic-medical-devices_nn, 2021. 1.

┃그림 2-20┃ 유럽의회에서 지정한 체외진단 의료기기에 대한 사항

체외진단용 의료기기란 시약, 시약 제품, 캘리브레이터나 관리 물질, 키트, 기기, 장치, 장비나 시스템으로 질병의 진단, 생리학적 상태와 치료 과정의 상태를 감시하기 위하여 인체로부터 채취된 검체(조직, 혈액, 소변 등)의 시험에 사용 되도록 의도된 의료기기이다.

라) 유럽 의료기기 관련 규정

(1) 의료기기 지침의 개정 배경

　　기존 의료기기 지침(93/42/EEC) 및 능동 이식형 의료기기 지침(90/385/EEC)을 대체하기 위하여 2012년 9월 26일 의료기기 지침 개정안이 간행되었다. 2012년 10월 이 개정안에 관하여 유럽국가들 간의 협상이 진행되었다. 유럽국가 간에 법적 구속력을 갖기 위해서는 EC 위원회 및 EC 의회의 입법 절차를 마쳤으며, 비로소 현재 발표된 2017/745 EU Medical Device Regulation 최종본은 유럽위원회 홈페이지를 통해 확인할 수 있다.

　　이러한 새로운 유럽의 의료기기 규정 MDR은 2012~2013년 유럽을 강타했던 PIP사의 유방보형물 스캔들이 방아쇠 역할을 한 것으로 해석할 수 있다. 인증기관의 CE 마킹 획득 후, 사후관리 제도의 허점을 이용하여 제조사가 임의적으로 의료용 유방성형용 실리콘을 의료용이 아닌 다른 목적의 실리콘으로 원자재를 대체했고, 유럽 전역에 수천 명에서 수만 명의 유방암 환자가 발생되는 초유의 사태가 발행되었다. 이에 따라 유럽위원회는 MDD 지침을 새로운 규정으로 대체하는 작업을 진행했으며, 이에 대한 결과물로서 현재 2017년에 발간된 MDR을 기준으로 2021년 5월 26일 이후에 강제 시행하게 되었다.

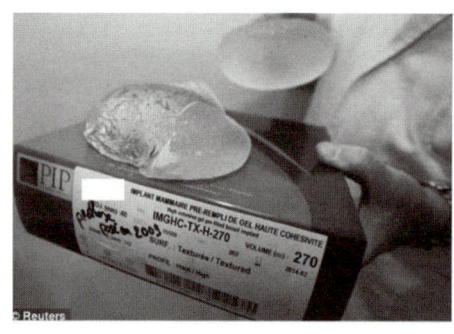
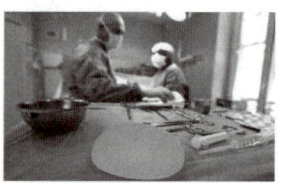
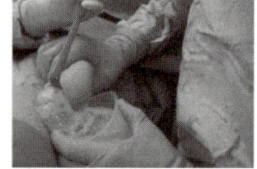

| 그림 2-21 | PIP사의 유방 보형물 스캔들

(2) 유럽 의료기기 규정(2017/745 MDR)의 주요 변경 내용

　　MDR의 주요 개정 내용은 다음과 같다.

① 미용 목적의 보형물 및 유전자시험 등을 포함하는 등 해당 지침의 적용 범위가 보다 광범위해지고 명확해짐

② 공급체계관리 요구사항의 강화(Supply chain control)

③ MDR 필수 준수 대상에 법적 제조자, 유럽 대리인 이외의 경제 운영자(Economic operator)를 포함

④ 의료기기 품목분류코드의 세분화(MDA, MDN, MDT, MDS CODE 분류)
⑤ 인증기관의 보건당국과 유럽위원회의 합동감사(JOINT AUDIT)에 따른 의료기기 품목분류별 심사 자격 획득
⑥ 1등급 중 인증기관의 심사대상 의료기기의 범주 추가(1r 등급)
⑦ 국가별 규제기관에 의한 인증기관의 감독이 강화되었으며, 미통보 공장심사를 포함하여 제조자를 평가하는 인증기관에 보다 많은 권한이 부여됨
⑧ 진단 서비스 및 인터넷 판매 등에 적용할 수 있는 제조업체, 수입업체 및 판매업체에 대한 책임과 권한을 명확히 하였으며, 유럽 시장에서 이용 가능한 제품에 대한 포괄적인 정보를 제공할 수 있도록 'Eudamed' 데이터베이스가 확대
⑨ 또한 안전 문제로 인한 회수 등에 신속하고 효과적으로 대응하기 위하여 의료기기의 추적성이 강화되고, 의료기기의 평가를 지원하기 위한 임상자료에 대한 요구사항이 보다 강화됨
⑩ 라벨 규정을 포함하여 4가지 위험등급, 건강 및 안전 요구사항에 따라 의료기기 등급분류 규칙이 개정되고 국제 가이드라인이 유럽 법규에 통합됨
⑪ 고위험 의료기기의 임상시험요구사항 강화
⑫ 모든 등급의 임상평가 프로세스 및 동등의료기기 평가 요구사항 강화
⑬ Basic UDI-DI 체계에 따른 DI, PI 필수 적용
⑭ 환자에게 식립된 임플란트의 정보 파악을 위한 임플란트 카드 요구사항 수립
⑮ 임플란트를 포함한 고위험 등급의 제품에 대한 인증기관의 기술문서 전수심사 요건 강화
⑯ 사후관리 제도개선(PMS, PMCF, PSUR, SSCP 등)
⑰ 공통사양 발간에 따른 의료기기 적합성평가 적용
⑱ 법적 제조자, 유럽 영내 대리인, 경제 운영자의 Single registration number(SRN)의 필수 부여에 따른 규제기관 모니터링 강화
⑲ 유럽 회원 가입국 보건당국들의 직접 감시 활동 강화
⑳ 법적 제조자, 유럽 영내 대리인, 경제 운영자의 의무사항 강화
㉑ 의료기기 MDR 적합성 평가 절차의 변경
㉒ 등급분류 기준 강화와 고위험 의료기기 판단 기준의 강화

현재 지침은(Directive) 제2017/745호 Regulation(MDR)으로 개정 및 발행되어 2020년 5월 26일까지 전환 및 신규 적용 준비 기간이었으나 European Parliament(유럽 의회)가 COVID-19 Pandemic으로 인하여 2021년 5월 26일로 적용기간을 연장하였으며, MDD인증서는 중요 변경이 없을 시 2024년 5월까지 유효하며, 기존 MDD인증서는 폐기된다. 2024년 5월까지 마켓에 제품이 출시되어 있다면 2025년 5월까지 판매 가능하나 이후는 판매도 금지된다. 따라서 MDD 인증이 만료되기 전에 MDR 인증 전환을 해야 한다. 하지만 2024년 5월 26일에 종료될 MDR 전환 기간 내에 의료기기를 인증할 수

있는 MDR 인증 기간의 부족 및 제조업체의 대비 수준이 부족함을 통감하였고, 이에 2022년 6월 EPSCO 보건위원회에서 MDR 및 IVDR 이행의 심각한 문제를 강조한 EU 보건부 장관들의 요구사항에 따라 EU 위원회에서는 MDR 전환 기간 연장을 제안하게 되었다. MDR 전환 기간 연장은 유럽 의회 및 이사회 승인 후 2023년 3월 20일 EU Official Journal에 게재되고 즉시 발효·적용되었다. 의료기기 등급에 따른 MDR 강제 적용 유예기간 정보는 다음과 같다.

① Class Ⅱb implant, Class Ⅲ : 2027. 12. 31.(단, sutures, staples, dental fillings, dental braces, tooth crowns, screws, wedges, plates, wires, pins, clips and connectors 품목은 제외)
② Class Is, Im, Ⅱa, Ⅱb Non-implant : 2028. 12. 31.
③ Class Ⅰ : 2028. 12. 31.

단, 유예기간 연장을 적용받기 위해서는 기기 및 품질경영시스템이 아래의 조건을 준수해야 한다.
① MDD 사후심사를 통한 MDD 적합성 유지
② 기기 설계 및 사용 목적에 중대한 변경이 없어야 함
③ 기기는 환자, 사용자 또는 다른 사람의 건강 또는 안전에 허용할 수 없는 위험을 나타내지 않아야 함
④ 2024년 5월 26일까지 MDR의 QMS 요구사항(Article 10(9))을 반영해야 함
⑤ 2024년 5월 26일까지 MDR 신청 완료, 2024년 9월 26일까지 MDR 계약서 서명을 완료해야 함

연장된 유예기간을 확인하여 유예기간 내에 MDR 전환이 완료되어야 지속적인 CE 인증 유지가 가능하다. 더불어, 위의 강화되거나 변경된 MDR 주요 요구사항이 반영된 제도를 운영하려면 NB의 재평가 및 재자격 선언, 공통사양(common specification), EUDAMED, UDI 체계, MEDDEV 가이드를 대체할 목적으로 현재 지속적으로 발행되고 있는 MDCG 가이드라인 등의 지속적인 모니터링 및 지정 NB와의 소통이 중요한 시점이라 할 수 있다.

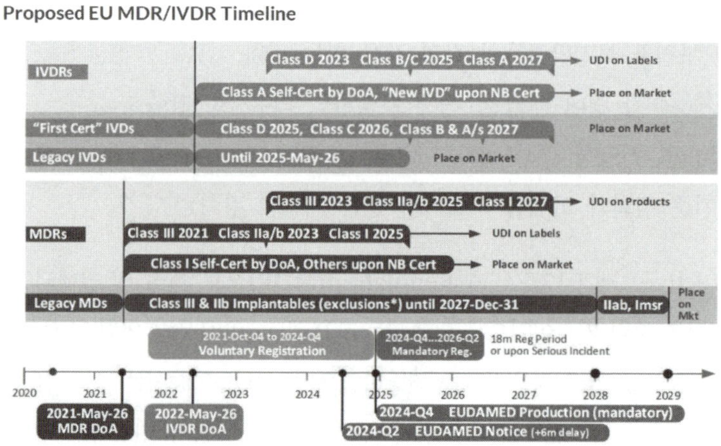

* 출처 : https://www.reedtech.com/knowledge-center/eu-proposal-to-extend-legacy-medical-device-transition/, 2023. 3.

그림 2-22 MDR 전환 기간 연장을 적용한 유럽 의료기기 규정 적용 시기

- 2012년 9월 유럽위원회(EC)의 의료기기 규정 개정 계획 발표
- 2013년 10월 유럽위원회 개정안 제안 및 유럽의회의 개정안 찬성 투표
- 2014년 4월 유럽의회 개정법안 첫 번째 리딩 진행
- 2015년 9월 새로운 의료기기 규정(안) 발간
- 2015년 10월 유럽 자문위원회 동의
- 2015년 10월 유럽 자문위원회, 의회, 위원회 3자협의(Trilogue) 시작
- 2016년 5월 10차 회의로 종료 및 합의 도달
- 2016년 6월 유럽의회 환경보건식품안전위원회 통과
- 2017년 5월 법안 개정 완료(발효 시 개정법 유예기간은 일반 의료기기 3년, 체외진단 의료기기 5년)
- 2021년 5월 유럽 의료기기 규정(MDR) 강제 적용
- 2023년 01월 유럽위원회에서 MDR 및 IVDR 전환 기간 연장 제안
- 2023년 02월 유럽의회 승인
- 2023년 03월 유럽의회 및 이사회 승인 후 EU Official Journal 게재

지난 2016년 6월 최종적으로 나온 개정안은 유럽의회에서 만장일치로 통과되었으며, 유럽 각국의 번역 작업까지 모두 종료된 상태이다. 2021년 5월 26일을 기준으로 유럽의 새로운 의료기기 규정은 강제 적용되었다.

본 MDR 규정은 유럽 의료기기 의회 지침(MDD 93/42/EEC)과 능동의료기기 의회 지침(AIMDD 90/385/EEC)을 통합하여 하나로 만들고 모든 유럽 국가에서 통용될 수 있는 규정으로 완성하였다. 개정안의 Chapter I에서는 본 규정의 적용 범위를 규정하고 있으며, 별도의 규정으로 적용되는 체외진단용 의료기기, 의약품, 일부 미용제품, 인체 유래 제품 일부, 미생물/박테리아/진균 등을 포함하는 제품, 음식 등은 본 규정으로 규제되지 않음을 명시하고 있다(EU MDR 2017/745 최종본 발췌).

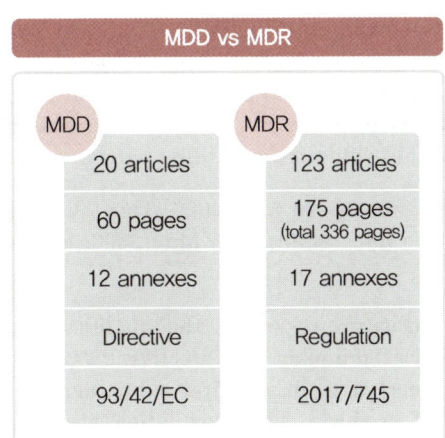 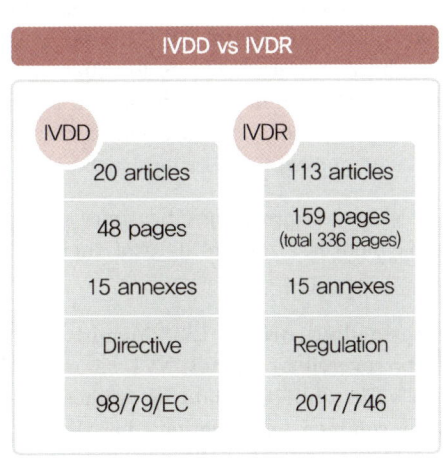

* 출처 : 한국에스지에스, 의료기기 GMP 심사 결과보고서 및 교육 프로그램 개선 연구, 식품의약품안전처, 2017.

그림 2-23 유럽 MDD vs MDR, IVDD vs IVDR 비교

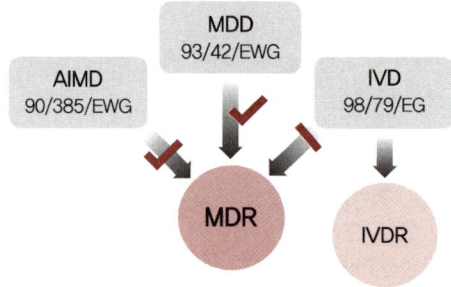

* 출처 : https://johner-institute.com/articles/regulatory-affairs/medical-device-regulation, 2021. 1.

그림 2-24 MDR과 IVDR의 범주

REGULATIONS
REGULATION (EU) 2017/745 OF THE EUROPEAN PARLIAMENT AND OF THE COUNCIL of 5 April 2017 on medical devices, amending Directive 2001/83/EC, Regulation (EC) No 178/2002 and Regulation (EC) No 1223/2009 and repealing Council Directives 90/385/EEC and 93/42/EEC

Chapter I Scope and definitions
Article 1 Subject matter and Scope

1. This Regulation lays down rules concerning the placing on the market, making available on the market or putting into service of medical devices for human use and accessories for such devices in the Union. This Regulation also applies to clinical investigations concerning such medical devices and accessories conducted in the Union.

2. This Regulation shall also apply, as from the date of application of common specifications adopted pursuant to Article 9, to the groups of products without an intended medical purpose that are listed in Annex XVI, taking into account the state of the art, and in particular existing harmonized standards for analogous devices with a medical purpose, based on similar technology. The common specifications for each of the groups of products listed in Annex XVI shall address, at least, application of risk management as set out in Annex I for the group of products in question and, where necessary, clinical evaluation regarding safety.

The necessary common specifications shall be adopted by 26 May 2020. They shall apply as from six months after the date of their entry into force or from 26 May 2020, whichever is the latest.

Notwithstanding Article 122, Member States' measures regarding the qualification of the products covered by Annex XVI as medical devices pursuant to Directive 93/42/EEC shall remain valid until the date of application, as referred to in the first subparagraph, of the relevant common specifications for that group of products. This Regulation also applies to clinical investigations conducted in the Union concerning the products referred to in the first subparagraph.

3. Devices with both a medical and a non-medical intended purpose shall fulfil cumulatively the requirements applicable to devices with an intended medical purpose and those applicable to devices without an intended medical purpose.

규정의 주요 개정 사항에는 이전 의료기기 지침으로 규정하지 않았던 다수의 내용이 추가되었다. 개정안의 목차는 다음과 같이 10개의 Chapter와 17개의 Annexes로 이루어져 있다.

〈표 2-3〉 유럽 MDR 개정안 목차

10 Chapters

Chapter I SCOPE AND DEFINITIONS
Chapter II MAKING AVAILABLE ON THE MARKET AND PUTTING INTO SERVICE OF DEVICES, OBLIGATIONS OF ECONOMIC OPERATORS, REPROCESSING, CE MARKING, FREE MOVEMENT
Chapter III IDENTIFICATION AND TRACEABILITY OF DEVICES, REGISTRATION OF DEVICES AND OF ECONOMIC OPERATORS, SUMMARY OF SAFETY AND CLINICAL PERFORMANCE, EUROPEAN DATABASE ON MEDICAL DEVICES
Chapter IV NOTIFIED BODIES
Chapter V CLASSIFICATION AND CONFORMITY ASSESSMENT
Chapter VI CLINICAL EVALUATION AND CLINICAL INVESTIGATIONS
Chapter VII POST-MARKET SURVEILLANCE, VIGILANCE AND MARKET SURVEILLANCE
Chapter VIII COOPERATION BETWEEN MEMBER STATES, MEDICAL DEVICE COORDINATION GROUP, EXPERT LABORATORIES, EXPERT PANELS AND DEVICE REGISTERS
Chapter IX CONFIDENTIALITY, DATA PROTECTION, FUNDING AND PENALTIES
Chapter X FINAL PROVISIONS

17 Annexes

Annex I General safety and performance requirements
Annex II Technical Documentation
Annex III Technical documentation on post-market surveillance
Annex IV EU declaration of conformity
Annex V CE marking of conformity
Annex VI Information to be submitted upon the registration of devices and economic operators in accordance with Articles 29(4) and 31; core data elements to be provided to the UDI database together with the UDI-DI in accordance with Articles 28 and 29;and the UDI system
Annex VII Requirements to be met by notified bodies
Annex VIII Classification rules
Annex IX Conformity assessment based on a quality management system and assessment of the technical documentation
Annex X Conformity assessment based on type examination
Annex XI Conformity assessment based on product conformity verification
Annex XII Certificates issued by a notified body
Annex XIII Procedure for custom-made devices
Annex XIV Clinical evaluation and post-market clinical follow-up
Annex XV Clinical investigations
Annex XVI List of groups of products without an intended medical purpose referred to in Article 1(2)
Annex XVII Correlation table

(가) 인증기관(NBs) 심사 관리 강화

　본 개정안을 통해 제조업체가 준수해야 하는 의무사항도 강화되었으나 제조업체의 제품과 품질시스템을 인증하는 인증기관의 관리·감독 또한 강화되었다. 개정안의 Chapter Ⅳ에서 인증기관의 의무와 요구사항, 계약사항 및 평가, 절차 등을 다루고 있다. 인증기관의 지정에 대한 조건이 더욱 강화되었으며, 유럽 내 회원국들로 구성(Three Member State and Commission)되는 심사팀을 통해 합동심사(Joint audit)를 받아야 한다(2023. 3. 현재 기준 38개의 인증기관 지정).

Chapter Ⅳ Notified bodies

Article 35 Authorities responsible for notified bodies
Article 36 Requirements relating to notified bodies
Article 37 Subsidiaries and subcontracting
Article 38 Application by a conformity assessment bodies for designation
Article 39 Assessment of the application
Article 40 Nomination of experts for joint assessment of applications for notification
Article 41 Language requirements
Article 42 Designation and notification procedure
Article 43 Identification number and list of notified bodies
Article 44 Monitoring and re-assessment of notified bodies
Article 45 Review of notified body assessment of technical documentation and clinical evaluation documentation
Article 46 Changes to designations and notifications
Article 47 Challenge to the competence of notified bodies
Article 48 Peer review and exchange of experience between authorities responsible for notified bodies
Article 49 Coordination of notified bodies
Article 50 List of standard fees

(나) 일회용 의료기기(SUD) 지정 및 라벨링을 통한 일회용 또는 재사용 의료기기

　이번 개정안은 일회용 의료기기의 경우 라벨링을 통해 일회용 또는 재사용 횟수에 관해 정확한 정보를 제공하도록 규정했다.

ANNEX Ⅰ
GENERAL SAFETY AND PERFORMANCE REQUIREMENTS

CHAPTER Ⅲ REQUIREMENTS REGARDING THE INFORMATION SUPPLIED WITH THE DEVICE

23. Label and instructions for use
23.1. General requirements regarding the information supplied by the manufacturer Each device shall be accompanied by the information needed to identify the device and its manufacturer, and by any safety and performance information relevant to the user, or any other person, as appropriate. Such information may appear on the device itself, on the packaging or in the instructions for use, and shall, if the manufacturer has a website, be made available and kept up to date on the website, taking into account the following :

ANNEX VI

Information to be submitted upon the registration of devices and economic operators in accordance with Articles 29(4) and 31; core data elements to be provided to the UDI database together with the UDI-DI in accordance with Articles 28 and 29;and the UDI system

PART A INFORMATION TO BE SUBMITTED UPON THE REGISTRATION OF DEVICES AND ECONOMIC OPERATORS IN ACCORDANCE WITH ARTICLES 29(4) AND 31

Manufacturers or, when applicable, authorized representatives, and, when applicable, importers shall submit the information referred to in Section 1 and shall ensure that the information on their devices referred to in Section 2 is complete, correct and updated by the relevant party.

(다) 의료기기의 등급분류(Classification Rules)에 대한 정의

개정안에서는 Annex VIII를 통해 기존의 의료기기 의회 지침에 언급되지 않았던 의료기기의 등급분류 원칙을 규정하고 있으며, 기존의 비침습 의료기기(Non-Invasive Device), 침습적 의료기기(Invasive Device), 능동 의료기기(Active Device)와 특별규칙 외에 인체조직 여부, 능동 이식용 의료기기(Active Implantable Device), 소프트웨어, 나노물질(Nano Material) 등의 새로운 개념이 등급분류 원칙에 추가되었다. 의료기기 등급분류는 MDCG 2021-24 Guidance on classification of medical devices를 참고할 수 있다.

ANNEX VIII 등급분류 기준(주요 변경 사항)

2.3. 'Reusable surgical instrument' means an instrument intended for surgical use in cutting, drilling, sawing, scratching, scraping, clamping, retracting, clipping or similar procedures, without a connection to an active device and which is intended by the manufacturer to be reused after appropriate procedures such as cleaning, disinfection and sterilization have been carried out.

2.4. 'Active therapeutic device' means any active device used, whether alone or in combination with other devices, to support, modify, replace or restore biological functions or structures with a view to treatment or alleviation of an illness, injury or disability. 2.5. 'Active device intended for diagnosis and monitoring' means any active device used, whether alone or in combination with other devices, to supply information for detecting, diagnosing, monitoring or treating physiological conditions, states of health, illnesses or congenital deformities.

2.8. 'Injured skin or mucous membrane' means an area of skin or a mucous membrane presenting a pathological change or change following disease or a wound.

3.3. Software, which drives a device or influences the use of a device, shall fall within the same class as the device. If the software is independent of any other device, it shall be classified in its own right.

#1~#4 non-invasive device
#5~#8 invasive device
#9~#13 active device
#13~#22 special rules

(라) 이식 가능한 의료기기 제조사들은 해당 기기에 관한 모든 정보를 담은 카드를 의료기관에 제공
 (임플란트 카드)

제조업체는 환자에게 삽입되는 형태로 제공되는 의료기기의 정보에 대한 인식을 가능하게 하는 (UDI 포함) 정보 및 경고, 주의사항 등에 대한 정보, 장치의 예상 수명에 관한 정보와 필요한 후속조치 등 장치에 대한 모든 정보를 포함하는 임플란트 카드를 제공해야 함을 규정하고 있다.

의료기기 임플란트 카드는 MDCG 2019-8 v2 Guidance document implant card on the application of Article 18 Regulation(EU) 2017/745 on medical devices, MDCG 2021-11 Guidance on Implant Card-Device types를 참고할 수 있다.

Article 18 Implant card and information to be supplied to the patient with an implanted device

1. The manufacturer of an implantable device shall provide together with the device the following :
(a) information allowing the identification of the device, including the device name, serial number, lot number, the UDI, the device model, as well as the name, address and the website of the manufacturer;
(b) any warnings, precautions or measures to be taken by the patient or a healthcare professional with regard to reciprocal interference with reasonably foreseeable external influences, medical examinations or environmental conditions;
(c) any information about the expected lifetime of the device and any necessary follow-up;
(d) any other information to ensure safe use of the device by the patient, including the information in point (u) of Section 23.4 of Annex I.

(마) 부적격(Non-Compliance) 의료기기 제조 및 판매에 대한 각 회원국의 처리제도 마련

사용자 또는 다른 사람의 건강이나 안전에 위해가 되는 장치에 대해서 규제당국이 자국 영토에 국한하지 않고 조치를 취할 수 있도록 하는 근거를 마련하고 규정하였다.

Article 95
Procedure for dealing with devices presenting an unacceptable risk to health and safety

1. Where, having performed an evaluation pursuant to Article 94, the competent authorities find that the device presents an unacceptable risk to the health or safety of patients, users or other persons, or to other aspects of the protection of public health, they shall without delay require the manufacturer of the devices concerned, its authorized representative and all other relevant economic operators to take all appropriate and duly justified corrective action to bring the device into compliance with the requirements of this Regulation relating to the risk presented by the device and, in a manner that is proportionate to the nature of the risk, to restrict the making available of the device on the market, to subject the making available of the device to specific requirements, to withdraw the device from the market, or to recall it, within a reasonable period that is clearly defined and communicated to the relevant economic operator.

2. The competent authorities shall, without delay, notify the Commission, the other Member States and, where a certificate has been issued in accordance with Article 56 for the device concerned, the notified body that issued that certificate, of the results of the evaluation and of the actions which they have required the economic operators to take, by means of the electronic system referred to in Article 100.

3. The economic operators as referred to in paragraph 1 shall, without delay, ensure that all appropriate corrective action is taken throughout the Union in respect of all the devices concerned that they have made available on the market.

4. Where the economic operator as referred to in paragraph 1 does not take adequate corrective action within the period referred to in paragraph 1, the competent authorities shall take all appropriate measures to prohibit or restrict the making available of the device on their national market, to withdraw the device from that market or to recall it. The competent authorities shall notify the Commission, the other Member States and the notified body referred to in paragraph 2 of this Article, without delay, of those measures, by means of the electronic system referred to in Article 100.

5. The notification referred to in paragraph 4 shall include all available details, in particular the data necessary for the identification and tracing of the non-compliant device, the origin of the device, the nature of and the reasons for the non-compliance alleged and the risk involved, the nature and duration of the national measures taken and the arguments put forward by the relevant economic operator.

6. Member States other than the Member State initiating the procedure shall, without delay, inform the Commission and the other Member States, by means of the electronic system referred to in Article 100, of any additional relevant information at their disposal relating to the non-compliance of the device concerned and of any measures adopted by them in relation to the device concerned. In the event of disagreement with the notified national measure, they shall, without delay, inform the Commission and the other Member States of their objections, by means of the electronic system referred to in Article 100.

7. Where, within two months of receipt of the notification referred to in paragraph 4, no objection has been raised by either a Member State or the Commission in respect of any measures taken by a Member State, those measures shall be deemed to be justified. 5.5.2017 L 117/79 Official Journal of the European Union EN In that case, all Member States shall ensure that corresponding appropriate restrictive or prohibitive measures, including withdrawing, recalling or limiting the availability of the device on their national market, are taken without delay in respect of the device concerned.

(바) 의료기기 추적의무 도입(의료기기 고유식별코드(UDI, Unique Device Identification))

주문제작(Custom-made) 제품, 연구용 의료기기 이외에 시장에 출시되는 의료 기기에는 의료기기 고유식별코드(UDI)를 반드시 적용해야 하며, 해당 식별코드를 통해 의료기기를 식별하여 안전관리를 강화하도록 규정했다. 의료기기 고유식별코드는 아래 제시된 관련 MDCG 가이던스를 참고할 수 있다.

문서명	참조번호	발간일
Q&A on the Unique Device Identification system under Regulation (EU) 2017/745 and Regulation (EU)	MDCG 2022-7	2022. 5.
Guidance note integration of the UDI within an organisation's quality management system	MDCG 2021-19	2021. 7.
The status of Appendixes E-I of IMDRF N48 under the EU regulatory framework for medical devices	MDCG 2021-10	2021. 6.

문서명	참조번호	발간일
MDCG Position Paper on the Implementation of UDI requirements for contact lenses, spectacle frames, spectacle lenses&ready readers	MDCG 2021-09	2021. 5.
Guidance on basic UDI-DI and changes to UDI-DI	MDCG 2018-1 rev.4	2021. 4.
MDCG Position Paper on UDI assignment for Spectacle lenses&Ready readers	MDCG 2020-18	2020. 12.
Guidance on application of UDI rules to device-part of products referred to in article 1(8), 1(9) and 1(10) of Regulation 745/2017	MDCG 2019-2	2019. 2.
MDCG guiding principles for issuing entities rules on basic UDI-DI	MDCG 2019-1	2019. 1.
Provisional considerations regarding language issues associated with the UDI database	MDCG 2018-7	2018. 10.
Clarifications of UDI related responsibilities in relation to article 16	MDCG 2018-6	2018. 10.
UDI assignment to medical device software	MDCG 2018-5	2018. 10.
Definitions/descriptions and formats of the UDI core elements for systems or procedure packs	MDCG 2018-4	2018. 10.
Guidance on UDI for systems and procedure packs	MDCG 2018-3 rev.1	2020. 6.

Chapter Ⅲ
Identification and traceability of devices, registration of devices and of economic operators, summary of safety and clinical performance, European databank on medical devices

Article 27 Unique Device Identification system
1. The Unique Device Identification system('UDI system') described in Part C of Annex VI shall allow the identification and facilitate the traceability of devices, other than custom-made and investigational devices, and shall consist of the following :
   (a) production of a UDI that comprises the following : (i) a UDI device identifier('UDI-DI') specific to a manufacturer and a device, providing access to the information laid down in Part B of Annex VI; (Ⅱ) a UDI production identifier('UDI-PI') that identifies the unit of device production and if applicable the packaged devices, as specified in Part C of Annex VI;
   (b) placing of the UDI on the label of the device or on its packaging;
   (c) storage of the UDI by economic operators, health institutions and healthcare professionals, in accordance with the conditions laid down in paragraphs 8 and 9 of this Article respectively;
   (d) establishment of an electronic system for Unique Device Identification('UDI database') in accordance with Article 28.

2. The Commission shall, by means of implementing acts, designate one or several entities to operate a system for assignment of UDIs pursuant to this Regulation('issuing entity'). That entity or those entities shall satisfy all of the following criteria :
   (a) the entity is an organisation with legal personality;
   (b) its system for the assignment of UDIs is adequate to identify a device throughout its distribution and use in accordance with the requirements of this Regulation;
   (c) its system for the assignment of UDIs conforms to the relevant international standards;
   (d) the entity gives access to its system for the assignment of UDIs to all interested users in accordance with a set of predetermined and transparent terms and conditions;

> (e) the entity undertakes to do the following :
>   (i) operate its system for the assignment of UDIs for at least 10 years after its designation;
>   (ii) make available to the Commission and to the Member States, upon request, information concerning its system for the assignment of UDIs;
>   (iii) remain in compliance with the criteria for designation and the terms of designation.
>
> When designating issuing entities, the Commission shall endeavour to ensure that UDI carriers, as defined in Part C of Annex VI, are universally readable regardless of the system used by the issuing entity, with a view to minimising financial and administrative burdens for economic operators and health institutions.

(사) 유럽의료기기 명명체계(EMDN, European Medical Device Nomenclature)

유럽 집행위원회는 의료 기기 조정 그룹(MDCG, Medical Device Coordination Group 1)에서 이미 수립한 기준과 요구 사항에 따라 이탈리아 의료기기 명명법(CND, Classificazione Nazionale Dispositivi medici)을 기준으로 EMDN 코드를 만들기로 결정했다. 현재 EMDN 최초 버전 발행을 위해 CND 코드 특별 개정이 진행 중이며, 의료기기 제조업자들이 사용할 수 있도록 이후 EUDAMED에 통합될 예정이다. EMDN은 저작권 없이 누구든지 완전한 내용에 접근하여 사용할 수 있다. 유럽의료기기 명명체계는 아래 제시된 관련 MDCG가이던스를 참고할 수 있다.

문서명	참조번호	발간일
FAQ on the European Medical Device Nomenclature (EMDN)	MDCG 2022-7	2022. 5.
Future EU medical device nomenclature Description of requirements	MDCG 2018-2	2018. 3.

(아) 유럽의료기기 데이터베이스(EUDAMED)

개정 MDR에서는 UDI data뿐 아니라 정기 안전 업데이트 보고서(periodic safety update report)와 같은 시장 출시 후 데이터(post market data) 또한 EU database system인 EUDAMED에 제출되어야 함을 규정하고 있다. 유럽의료기기 데이터베이스는 아래 제시된 관련 MDCG 가이던스를 참고할 수 있다.

문서명	참조번호	발간일
Guidance on harmonised administrative practices and alternative technical solutions until Eudamed is fully functional(for Regulation (EU) 2017/746 on in vitro diagnostic medical devices)	MDCG 2022-12	2022. 7.
Questions and answers on obligations and related rules for the registration in EUDAMED of actors other than manufacturers, authorised representatives and importers subject to the obligations of Article 31 MDR and Article 28 IVDR	MDCG 2021-13 rev.1	2021. 7.
Guidance on harmonised administrative practices and alternative technical solutions until EUDAMED is fully functional	MDCG 2021-1 rev.1	2021. 5.

문서명	참조번호	발간일
MDCG Position Paper on the use of the EUDAMED actor registration module and of the Single Registration Number (SRN) in the Member States	MDCG 2020-15	2020. 8.
Registration of legacy devices in EUDAMED	MDCG 2019-5	2019. 4.
Timelines for registration of device data elements in EUDAMED	MDCG 2019-4	2019. 4.

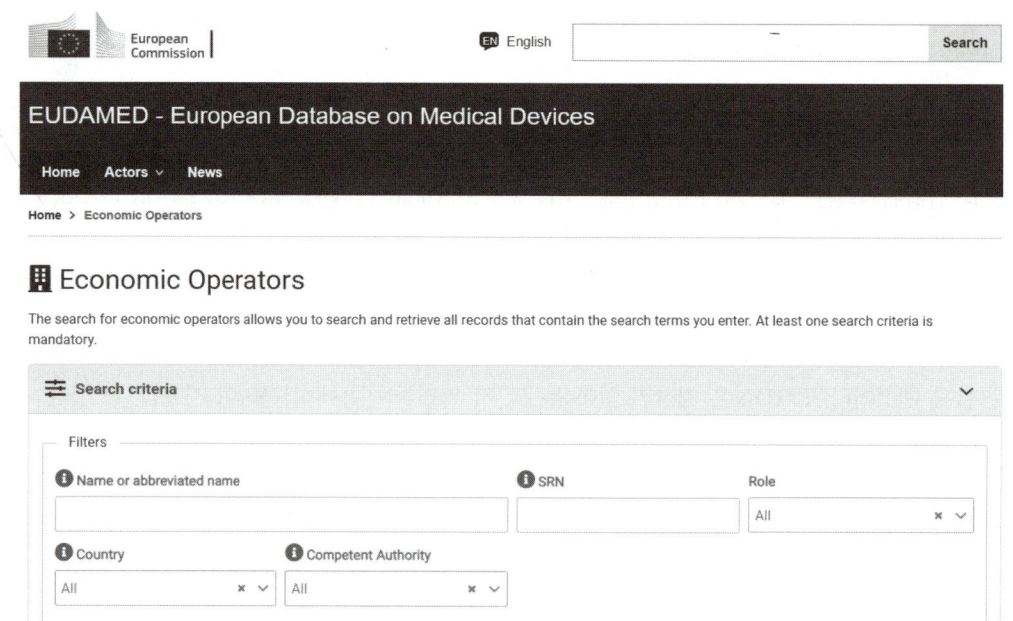

* 출처 : https://ec.europa.eu/tools/eudamed/#/screen/search-eo, 2021. 1.

그림 2-25 EUDAMED 데이터베이스

(3) 유럽 체외진단용의료기기 규정(2017/746 IVDR)의 주요 변경 내용

2022년 5월 26일부터 적용되고 있는 IVDR의 주요 개정 내용을 간략히 살펴보면 다음과 같다.

① 제품 범주 확대

IVDR에 포함되는 IVD 의료기기 범위는 단일 보건 기관 내에서 사용하도록 제조된 고위험 의료기기는 물론 진단 서비스(인터넷 기반 포함), 유전자 검사 및 특정 질병에 대한 환자의 소인이나 치료에 대한 민감성 정보를 제공하는 검사를 포함하도록 대폭 확장될 것이다.

② 기기 재분류

IVDR에는 GHTF(Global Harmonization Task Force)와 일치하는 체외 기기에 대한 분류 체계가 도입된다. 위험 등급은 위험도가 낮은 A등급부터 환자와 대중에게 가장 큰 위험을 초래하는 D등급까지 다양하다. 규정은 목록이 아닌 위험 수준에 따라 IVD 기기가 적절히 분류되도록 특정 규칙을 제공한다.

③ 인증기관 참여 확대

IVDR의 위험 분류 체계 적용 시, A등급 의료기기를 제외한 모든 의료기기에 대한 인증에 있어 인증기관의 참여가 필요할 수 있다. 결과적으로 모든 IVD 기기의 15% 미만이 인증기관의 검토 대상인 현재와 대조적으로 70% 이상이 검토 대상이 될 것이다. 동시에 IVDR에 따라 인증기관 지정 및 점검에 대한 요구사항이 상당히 엄격해질 것으로 예상된다.

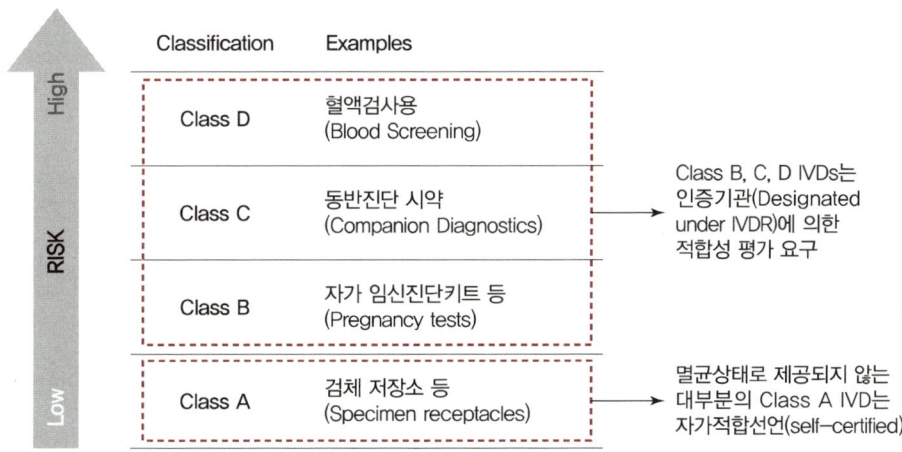

* 출처 : 한국에스지에스, 의료기기 GMP 심사 결과보고서 및 교육 프로그램 개선 연구, 식품의약품안전처, 2017.

┃그림 2-26 ┃ IVDR 등급 분류

2 유럽 의료기기 인증·허가

2.1 법적 요구사항 및 관련 규정

가. Medical device Regulation(MDR, 2017/745)

제조자는 유럽연합 내에서 의료기기를 판매하기 위해서는 2021년 5월 26일부터 강제 적용된 MDR의 123개 조항 및 17개의 부속서를 준수하여 적합성평가를 진행하여야 한다. 이는 국내 의료기기법과 유사한 법률로 파악할 수 있으며, 기존 MDD 및 AIMDD의 통합 버전이자 상위 법규인 MDR은 유럽연합 회원국의 이행법임을 매개하지 않고 직접 적용되는 법적 효력을 가진다. 의료기기 등급 및 분류 조정, 임상시험 및 사후관리의 강화 부분이 주요 변경 사항이며, 기존 발급된 MDD/AIMDD인증서는 2024년 5월 26일에 무효화된다.

나. In vitro Diagnostic Regulation(IVDR, 2017/746)

제조자는 유럽연합 내에서 체외진단의료기기를 판매하기 위해서는 현재 European Parliament(유럽의회)의 공식 연기가 없었던 2022년 5월 26일부터 강제적용 예정된 IVDR의 113개 조항 및 15개의 부속서를 준수하여 적합성평가를 진행하여야 한다. 이는 국내 체외진단의료기기법과 유사한 법률로 파악할 수 있으며, 해당 법규 또한 유럽연합 내에서 직접 적용되는 법적 효력을 가진다. 등급분류규칙(Annex Ⅷ)이 중대하게 변경되었으며 이에 따른 적합성평가 절차의 변동에 따라 인증기관 승인 대상이 확대됨이 주요 변경사항이다. IVDD 인증서 또한 2024년 5월 26일에 무효화된다.

다. Standard

유럽 규격에는 3가지 종류가 있으며 EN 규격의 경우 의무 적용이 필요하고, 국내 공통기준규격 및 개별규격과 유사한 개념으로 파악할 수 있다.

① 유럽규격(EN, European Standards) : 회원국들이 의무적으로 수행해야 하는 규격으로, 회원국 규격 간의 상이점은 인정하지 않는다.
② 조화문서(HD, Harmonization document) : 회원국들이 의무적으로 수행해야 하는 규격이지만 적용상 회원국 간의 상이점은 인정한다.
③ 유럽예비규격(ENV, European Pre standards) : 즉시 수행할 의무는 없지만 표준 방향을 설정하기 위한 목적으로 발행한다.

라. Guidance

의료기기 관련 법규 내의 규정 및 부속서 등에서 제조자, NB(심사기관), 규제당국 등이 준수 및 수행해야 하는 일반적인 접근 과정을 증진시키는 데 도움을 주는 보다 상세한 가이드라인이자 지침이다. MDD/IVDD법규하에 MEDDEVs로 명칭되는 가이던스를 발간하였으나, MDR/IVDR에서는 MDCG 가이던스로 발간 및 작업 중에 있으며, 상충되는 가이던스가 있을 시 MDCG 가이던스가 우선한다. 이는 국내에서 발간되는 가이드라인, 민원인안내서/공무원지침서 등과 유사한 개념으로 파악할 수 있다.

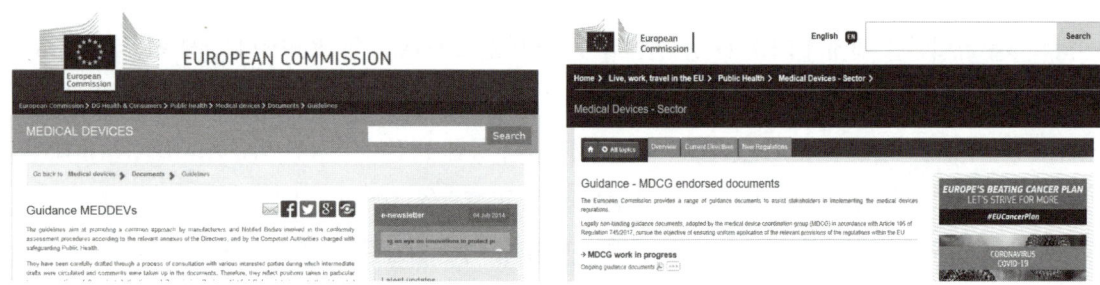

* 출처 : https://ec.europa.eu/health/md_sector/new_regulations/guidance_en, 2021. 1.

| 그림 2-27 | 유럽 집행위원회의 MEDDEVs 및 MDCG 가이던스

마. CE 마킹

CE 마크는 제품이 해당 EC 지침의 요구사항을 충족한다는 제조업체의 선언이며, CE 마크는 유럽 경제 지역에서 자유로운 시판 가능성을 상징한다. MDR CE 마크를 취득하기 위해서는 ISO 13485 규격에서 규정하는 품질 시스템을 수립·운영해야 하며, MDR에서 요구하는 제품 기술 및 품질시스템 사항을 반드시 만족시켜야 한다. CE 마크가 없는 제품은 유럽 시장 반입 및 판매를 할 수 없으며, 위반 시에는 국가별로 차이가 있지만 벌금, 제품 회수 및 징역형을 받을 수 있다. 마크는 제품에 부착하는 것이 원칙이며, 포장, 인증서, 사용설명서(IFU, Instructions For Use)에 삽입한다. CE 로고와 함께 적합성 평가 절차에 포함된 인증기관의 4자리 식별 번호로 구성된다.

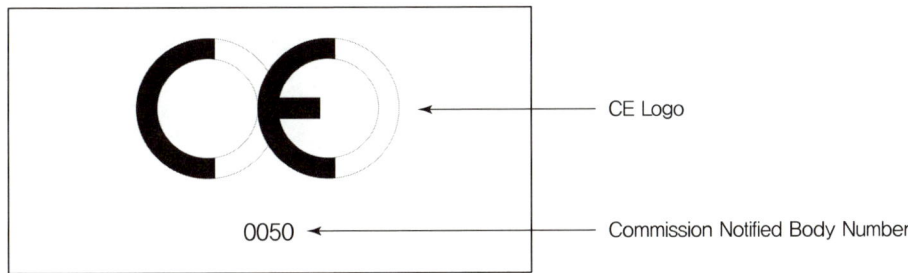

* 출처 : https://www.mshoper.com/, 2021. 1.

그림 2-28 CE 인증 마크

> **MDR CE 마크 취득을 위한 검토 사항**
> - 의료기기 규정(MDR)에서 정의하는 의료기기 범위에 포함되는지를 확인한다.
> - 의료기기 지침(MDR) 부속서 8에서 규정하는 7가지 범주(Class Ⅰ, Is, Im, Ir, Ⅱa, Ⅱb, Ⅲ) 중 어느 범주에 속하는지를 확인한다.
> - CE 마크 사용을 위한 적합성 평가 절차를 선택해야 한다.

바. 전문가위원회

MDR로 전환되면서, 전문가위원회의 활동 및 역할이 다수 추가되었다. 이는 의료기기 적합성평가에 대한 강화 및 지원의 양면성을 지니고 있으므로 적절한 이해가 필요하다. 기존의 MDD에서는 규정되어 있지 않았으나 개정 MDR에서는 고위험도 의료기기나 의약품 등을 투여하거나 제거하는 등의 의료기기에 대해서 인증기관은 전문가 패널(expert panels)에 자문을 요청하고 이러한 과정을 통해 인증되는 의료기기는 규제당국으로 통보하도록 하고 있다. 아울러, 의료기기 조정그룹(MDCG)은 의료기기 제품에 대한 자문뿐 아니라 인증기관의 지정 및 관리감독, UDI와 EUDAMED 등 MDR에서 규정되는 대부분의 규제 부분에 협력자로서 역할을 수행한다. MDCG의 주요 역할은 다음과 같다.

① NB의 지정 및 감사
② 특정 적합성 평가 절차의 검토에 기여

③ 위원회 의견 조언 및 지침 개발에 기여

④ 일반 안전 및 성능평가의 요구사항 적용

⑤ 임상평가 연구, Vigilance 및 시장 감시의 조정에 대하여 각 국가의 규제당국을 지원

⑥ 의료기기 분류 검토 및 결정 등

전문가위원회	
명칭	**역할**
의료기기자문위원회 (MDAC, Medical Device Advisory Committee)	산업계 대표들로 구성, 고위험 의료기기 심사를 위한 전문가 위원회
의료기기조정그룹 (MDCG, Medical Device Coordination Group)	EU 회원국 대표단 구성 위원회, NB 자격 승인
의료기기평가위원회 (ACMD, Assessment Committee for Medical Devices)	고위험 의료기기 관련 임상자료 사례별 평가

* 출처 : 한국법제연구원, EU의 의료기기 법제에 관한 분석. 2017.

❙ 그림 2-29 ❙

사. EUDAMED

MDR에서는 UDI data뿐 아니라 정기 안전 업데이트 보고서(periodic safety update report)와 같은 시장 출시 후 데이터(post market data) 또한 EU database system인 EUDAMED에 제출되어야 함을 규정하고 있다. 특히 의료기기의 사용자들에게도 이러한 정보들이 제공될 수 있도록 요구하고 있다. 이는 국내 의료기기 전자민원창구 및 FDA의 510K, PMA Database와 유사한 개념으로 파악할 수 있다.

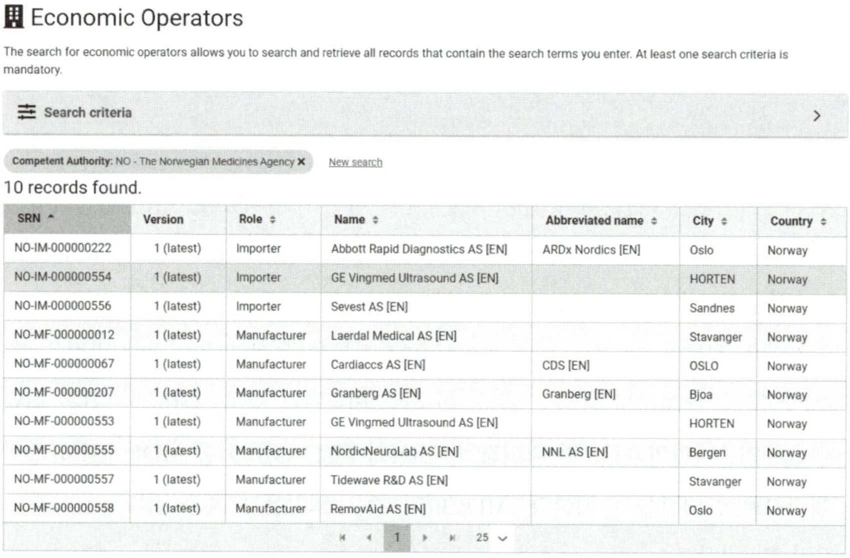

SRN	Version	Role	Name	Abbreviated name	City	Country
NO-IM-000000222	1 (latest)	Importer	Abbott Rapid Diagnostics AS [EN]	ARDx Nordics [EN]	Oslo	Norway
NO-IM-000000554	1 (latest)	Importer	GE Vingmed Ultrasound AS [EN]		HORTEN	Norway
NO-IM-000000556	1 (latest)	Importer	Sevest AS [EN]		Sandnes	Norway
NO-MF-000000012	1 (latest)	Manufacturer	Laerdal Medical AS [EN]		Stavanger	Norway
NO-MF-000000067	1 (latest)	Manufacturer	Cardiaccs AS [EN]	CDS [EN]	OSLO	Norway
NO-MF-000000207	1 (latest)	Manufacturer	Granberg AS [EN]	Granberg [EN]	Bjoa	Norway
NO-MF-000000553	1 (latest)	Manufacturer	GE Vingmed Ultrasound AS [EN]		HORTEN	Norway
NO-MF-000000555	1 (latest)	Manufacturer	NordicNeuroLab AS [EN]	NNL AS [EN]	Bergen	Norway
NO-MF-000000557	1 (latest)	Manufacturer	Tidewave R&D AS [EN]		Stavanger	Norway
NO-MF-000000558	1 (latest)	Manufacturer	RemovAid AS [EN]		Oslo	Norway

* 출처 : https://ec.europa.eu/tools/eudamed/#/screen/home, 2021. 1.

❙ 그림 2-30 ❙ EUDAMED Economic Operators 검색화면

아. EU Representative Agreement

유럽연합에서는 의료기기의 제조자가 회원국 내에 설립되어 있지 않은 경우 권한을 가진 단독 대표자를 지명해야 한다. 대리인은 단순히 의료기기를 제조하는 제조자들을 대신하여 유럽 내에서 발생하는 사항에 대한 연락 창구 역할만을 대행하는 것이 아니며, 제조자의 CE 마킹 이후 관할 규제당국에 의료기기 제품 등록 및 유럽 의료기기 시장에 판매된 이력 관리에 대한 정보를 지속적으로 모니터링하여야 한다.

2.2 적합성평가(Conformity Assessment) 및 기술문서 개요

가. 주요 용어에 대한 이해

〈표 2-4〉 Conformity Assessment 주요 용어

구분	용어	설명
1	General Safety and Performance Requirements(GSPR)	일반 안전 및 성능 요구사항
2	Technical documentation(TD)/Technical Construction File(TCF)	기술문서
3	DESIGN DOSSIER	설계문서
4	UDI-DI	Device Identification(기기식별)
5	UDI-PI	Product Identification(생산식별기호)
6	Implant Card	이식카드
7	Summary of safety and clinical performance(SSCP)	안전 및 임상성능 요약서
8	Single Registration Number(SRN)	제조업체, 공인대리인, 수입업체가 부여받는 단일등록번호. EUDAMED에 활용
9	Common Specifications	공통기술사양. 적용 규격이 없거나 불완전한 품목에 적용
10	Post Market Surveillance(PMSR)	시판 후 감시 보고서
11	Post Market Clinical Follow-up(PMCF)	시판 후 임상 후속조치
12	Periodic safety update reports(PSUR)	정기 안전 업데이트 보고서
13	Risk management plan/report	위험관리 계획서/위험관리 보고서
14	Clinical Evaluation/Clinical Investigation	임상평가/임상조사
15	Clinical Evaluation Plan/Report	임상평가 계획서/임상평가 보고서
16	Declaration of Conformity(DoC)/Certification of Conformity(CoC)	자가 적합선언서/기관 적합인증서

나. 적합성평가(Conformity Assessment)의 주요 프로세스

적합성평가의 주요 절차는 해당하는 품목의 등급 및 분류에 따라 사전관리 및 사후관리에 대한 준비 서류의 편차가 많다. 이는 국내 의료기기 등급에 따른 신고·인증·허가 프로세스 및 요건이 다른 점과 유사한 맥락으로 이해할 수 있다. 적합성평가의 주요 절차를 간략하게나마 요약하면 다음과 같다.

품질관리시스템 하에서 개발된 제품과 관련된 위험 및 성능평가 기준이 기술된 각종 규격을 파악하는 것으로 시작한다. 이를 통해 필수요건에 대한 적합성 및 사용상의 위험관리를 위한 기술적인 대응을 문서화

한다. 품목분류 및 등급에 따라 성능시험 및 임상시험을 통해 해당 제품에 대한 안전성 및 유효성을 확보한다. 이에 따라 확보된 데이터를 기반으로 Technical Construction File을 작성하여 CE 심사를 진행 후 적합 선언을 실시한다. 규제당국에 접수가 완료되면 CE 마크를 부착하고 판매하며, 사후관리를 수행한다. MDR에서는 고위험등급에 대한 임상평가 및 사후관리가 강화되었으므로 이에 대한 충분한 대응이 필요하다.

〈표 2-5〉 Conformity Assessment 주요 절차

순서	수행절차
1	설계 개발 수행(ISO 13485 : 2016. 7.3항)
2	MDR 및 부속서를 통해 의료기기 해당 여부 및 분류 확정에 따른 적합 절차 구분
3	Test 수행을 위한 준비 - 시료, 문서 등 risk management, s/w validation, usability, user manual, label…
4	성능시험 및 임상평가 수행 safety, EMC. performance, biocompatibility, 임상조사 등
5	CE TCF(TD)작성
6	CE 심사 및 인증서 발행
7	DoC/CoC
8	규제당국 신고 및 등록번호 부여
9	CE 마크 부착 및 판매
10	사후관리/갱신심사 등

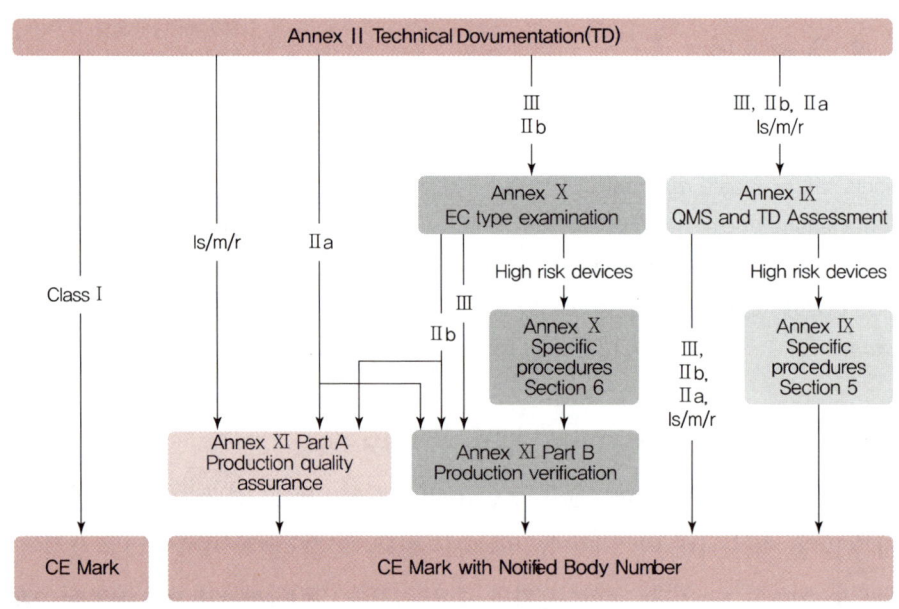

* 출처 : https://www.confinis.com/confinis/conformity-assessment-procedures-and-premarket-scrutiny-under-eu-mdr/, 2021. 1.

┃그림 2-31┃ 의료기기 분류 및 등급에 따른 적합성평가 절차도

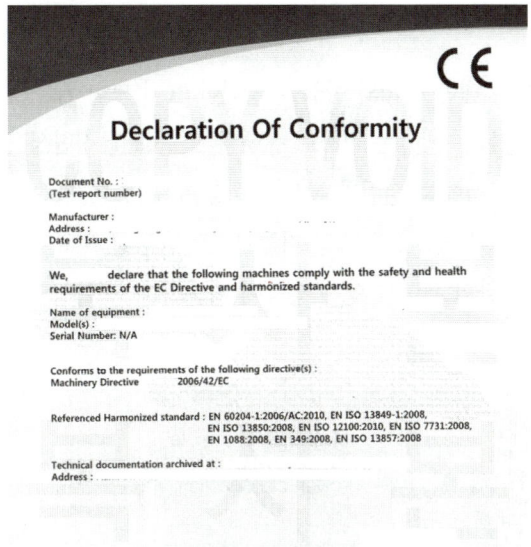
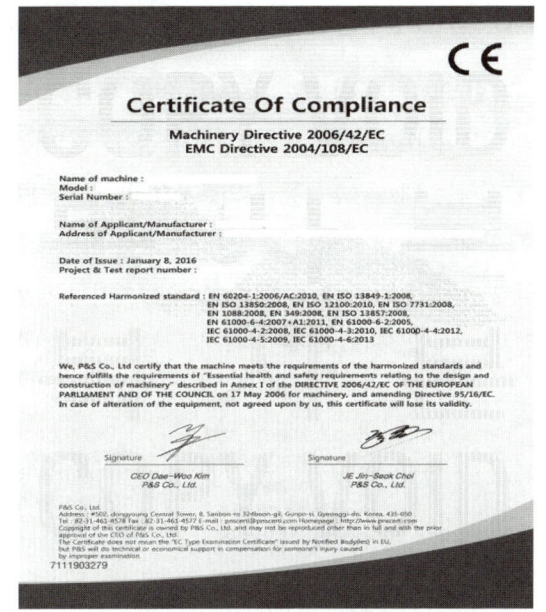

| 그림 2-32 | 적합성선언서 및 적합인증서

다. Tedical Device TCF(Technical Construction File, 기술문서)

제조자는 제품의 위험관리가 실제적으로 이루어지고 있음을 허가 당국에 증명하여야 하며 이때 증명하는 서류를 기술문서라고 한다. 이는 해당 제품의 안전성 및 성능 등 품질에 관한 자료로서 원자재, 구조, 사용 목적, 사용 방법, 작용 원리, 사용 시 주의사항, 시험 규격 등이 포함된 문서를 지칭한다. 단, 하기의 Annex Ⅱ의 기술문서 목차에 따른 세부 자료는 심사기관별 그리고 제조업체의 제품과 등급에 따라 다양하게 작성될 수 있다.

〈표 2-6〉 MDR 기술문서 작성항목

구분	항목
1	기기의 종류 및 부속품을 포함한 기기의 설명 및 사양
2	제조자가 제공하는 정보
3	설계 및 제조 정보
4	일반 및 안전 성능 요구사항(GSPR)
5	이익-위험 분석 및 위험관리
6	제품 검증 및 유효성 확인

2.3 의료기기 등급별 적합성평가 절차(Conformity Assessment Routes)

　유럽 의료기기 인증을 위해서는 앞서 언급한 의료기기에 대한 정의와 등급을 확인하고(이 또한 제조자의 의무이다) 이에 맞는 적합성평가 절차를 선택하여 인증을 수행하는 절차로 진행된다. 등급별 적합성평가 절차는 Class Ⅰ(1등급 의료기기)의 경우 대부분 자가적합성 선언과 MDR 규정 준수에 대해 준비 후 판매(유럽 내 각국의 보건당국에 등록)하도록 되어 있으며, 멸균 및 측정 기능이 있는 1등급 의료기기와 2~3등급(Class Ⅱa, Ⅱb, Ⅲ) 의료기기의 경우 인증기관의 관여를 통해 인증이 가능하다. 적합성평가 절차는 제52조~60조 및 부속서를 통해 상세히 규정하고 있다.

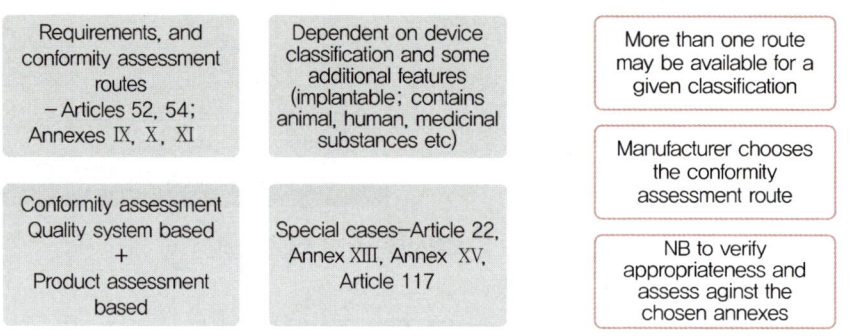

* 출처 : BSI, Medical Device Regulation (EU 2017/745) -Conformity Assessment Routes, 2019.

그림 2-33 적합성평가 절차

가. Class Ⅰ

　Class Is/Im/Ir 등급은 NB심사가 필요하다.

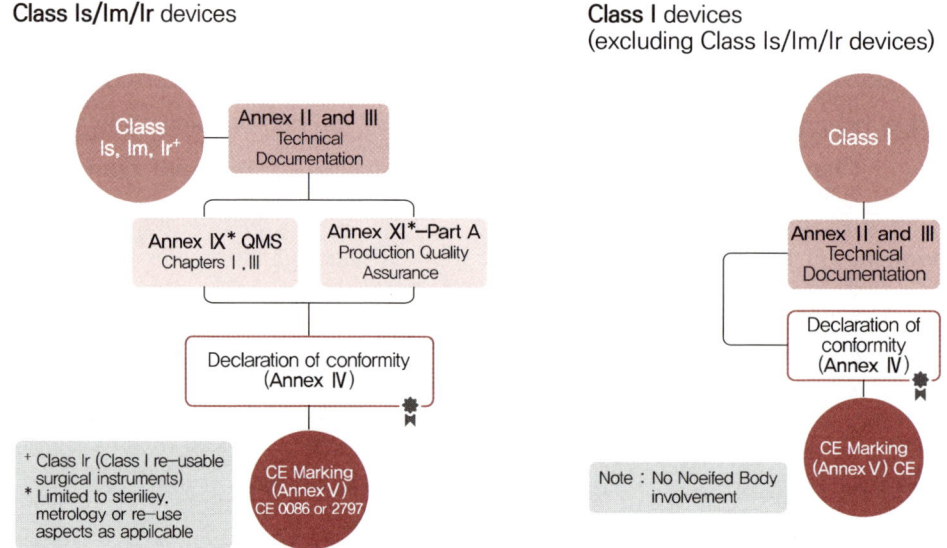

* 출처 : BSI, Medical Device Regulation(EU 2017/745) -Conformity Assessment Routes, 2019.

그림 2-34 Class Ⅰ 등급 의료기기의 적합성평가 절차

나. Class II

1) Class IIa

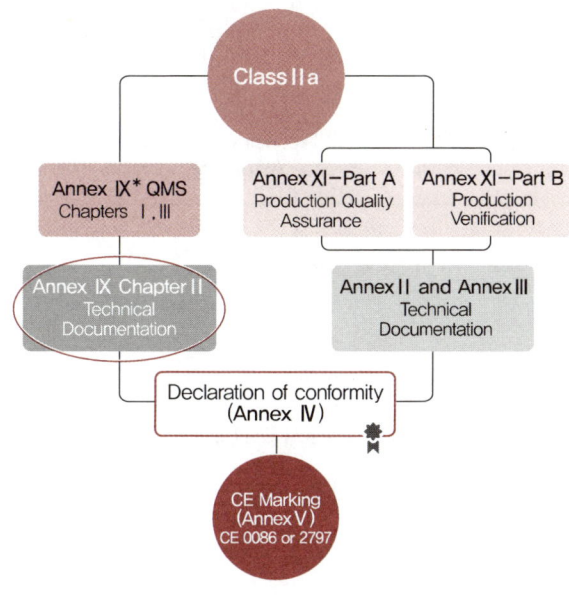

* 출처 : BSI, Medical Device Regulation(EU 2017/745) -Conformity Assessment Routes, 2019.

│그림 2-35│ Class IIa등급 의료기기의 적합성평가 절차

2) Class IIb

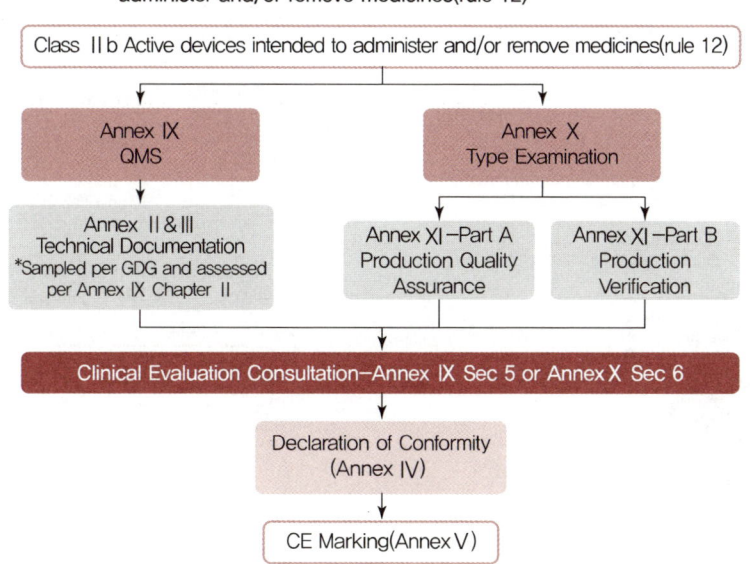

* 출처 : 한국에스지에스, 의료기기 GMP 심사 결과보고서 및 교육 프로그램 개선 연구. 식품의약품안전처, 2017.

│그림 2-36│ Class IIb 능동형 의료기기에 대한 적합성평가 절차

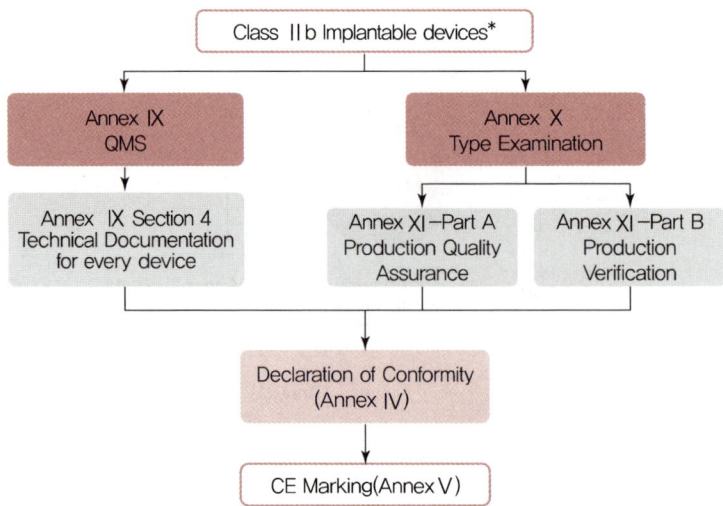

* 출처 : 한국에스지에스, 의료기기 GMP 심사 결과보고서 및 교육 프로그램 개선 연구. 식품의약품안전처, 2017.

| 그림 2-37 | Class Ⅱb 삽입형 의료기기에 대한 적합성평가 절차

다. Class Ⅲ

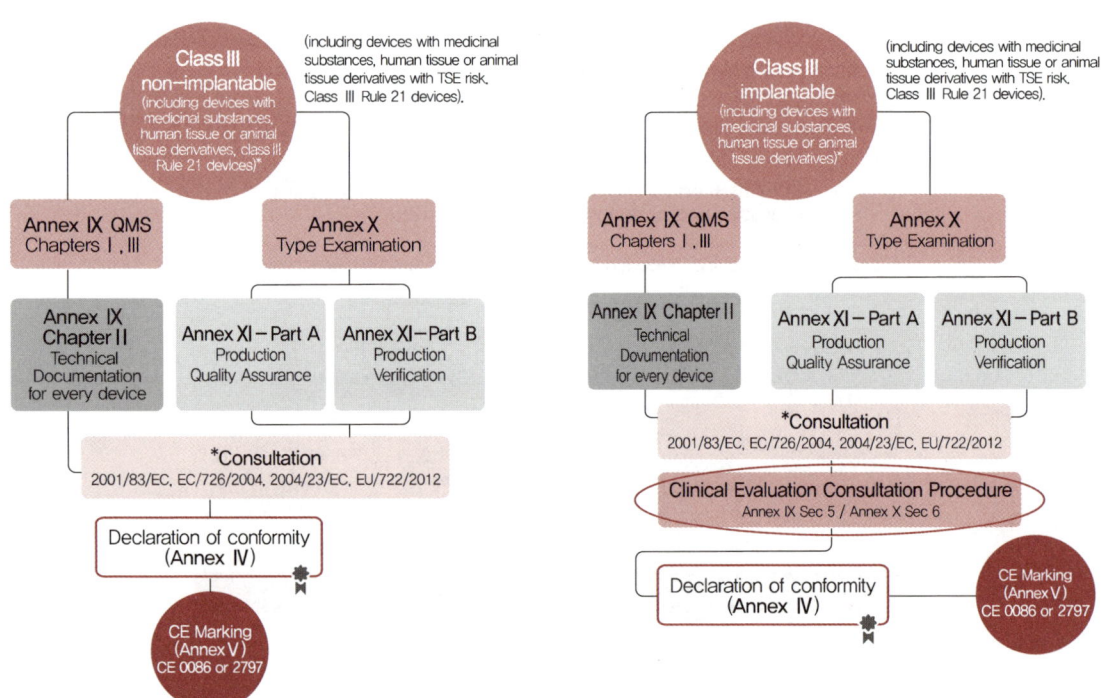

* 출처 : BSI, Medical Device Regulation(EU 2017/745) – Conformity Assessment Routes, 2019.

| 그림 2-38 | Class Ⅲ 의료기기에 대한 적합성평가 절차

라. 주문형 의료기기(Custom-made devices)

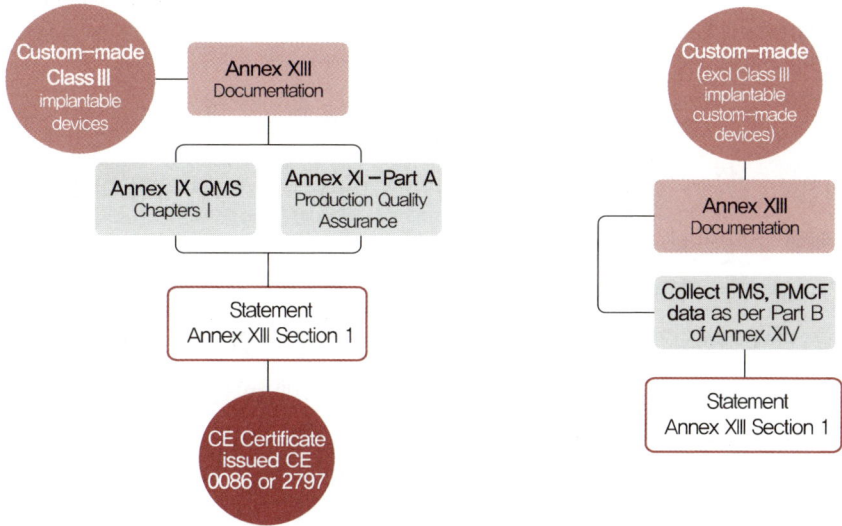

* 출처 : BSI, Medical Device Regulation(EU 2017/745) – Conformity Assessment Routes, 2019.

┃그림 2-39┃ Custom-made devices에 대한 적합성평가 절차

3 유럽 의료기기 품질관리

3.1 의료기기 품질관리

가. 품질경영시스템

유럽 내에서 적용되는 의료기기의 목적과 정의는 앞에서 언급했다. 의료기기란 '사람 또는 동물에게 단독 또는 조합하여 사용되는 기구·기계·장치·재료 또는 이와 유사한 제품'이다. 이 때문에 사람의 건강과 직결되는 의료기기의 품질과 그의 기본이 되는 안전성 및 성능은 의료기기의 목적 달성을 위해 최우선시되어야 한다. 이러한 목적 달성을 위해 그 제조 및 품질관리 과정의 체계적인 관리를 통하여 언제나 양질의 제품이 공급되도록 시스템과 문서를 통하여 보증하는 것이 의료기기 제조 및 품질관리 기준이다. 한국의 「의료기기법」 내에서는 「의료기기 제조 및 품질관리 기준」(KGMP, Korean Good Manufacturing Practices)으로 지칭하며 유럽 내에서는 「품질시스템」(QMS, Quality Management System)이라 한다. 본 교재에서는 GMP 또는 QMS로 언급하였다.

유럽 내에서 의료기기의 품질시스템을 갖춘다는 것은 MDD의 필수 요구사항(Essential Requirements)에서 부합성을 입증하는 조화규격(Harmonized Standards)을 가리킨다. 의료기기 품질시스템에 대한 국제규격인 ISO 13485에 대해 다음과 같이 조화규격으로 인정하고 있다.

CEN	EN ISO 13485 : 2016/A11 : 2021 Medical devices-Quality management systems- Requirements for regulatory purposes(ISO 13485 : 2016)	Date of cessation of presumption of conformity of superseded standard 31/03/2019
	EN ISO 13485 : 2012/AC : 2012	expired

유럽표준화위원회(CEN)가 채택한 EN ISO 13485 : 2016/A11 : 2021은 유럽 의료기기 규정(2017/745 MDR)에 대해 조화된다.

국제표준 ISO 13485는 의료기기의 설계 및 제조를 위한 포괄적인 품질경영시스템에 대한 요구 사항을 나타내며 2021년에 개정되었다. 이 표준은 독립적으로 적용될 수 있으나, 현재로서 ISO 9001 규격과 조화되지 않는다. 반면 주요 차이점은 ISO 9001은 조직의 고객만족을 목표로 지속적인 개선을 요구하지만, ISO 13485는 효과적인 의료기기 품질시스템 구현과 유지 관리를 위해 법규 요구사항에 충족하는 것을 목표로 두고 있다.

다른 차이점은 다음과 같다.

① 규제 요구사항의 인식 및 촉진에 대한 경영책임. 예를 들어 미국에서 판매되는 의료기기에 대해 미국 규제기관(FDA)이 규제하는 품질시스템 규정(21 CFR 820) 및 유럽 시장에서 요구하는 의료기기 규정(2017/745 MDR)을 포함하는 특정 시장의 규제 요구사항
② 제품의 안전을 보장하기 위한 작업 환경 관리
③ 제품 개발 과정에서 위험관리 활동과 설계관리 활동에 초점
④ 이식형 의료기기에 대한 검사 및 추적성을 위한 특별 요구사항
⑤ 멸균 의료기기에 대한 공정 유효성 확인 및 문서화에 대한 특별 요구사항
⑥ 시정 및 예방 조치의 효과 검증을 위한 특별 요구사항

1) 품질경영시스템(ISO 13485) 개요

이 국제표준은 조직이 사용할 수 있는 의료기기의 설계 및 개발, 생산, 설치 및 서비스 그리고 관련 서비스의 설계 및 개발, 공급에 관한 품질경영시스템에 대한 요구사항을 규정한다. 이 표준은 또한 인증기관을 포함한 내외부 관계자가 고객 및 규제 요구사항을 충족시키는 조직의 능력을 평가하기 위해 사용할 수 있다. '비고'로 표시된 정보는 관련 요구사항을 이해하거나 명확하게 하기 위한 지침이다.

① 프로세스 접근법

ISO 13485, 즉 의료기기의 품질경영시스템에 관한 조화규격은 품질경영에 대한 프로세스 접근법에 기초한다. 입력(input)을 받아 그것을 출력(output)으로 전환하는 활동은 공정으로 간주될 수 있다. 조직이 효율적으로 기능하기 위해서는 수많은 관련 공정들을 확인하고 관리해야 한다. 종종 한 공정에서 얻은 출력이 바로 다음 공정의 입력이 되기도 한다. 조직 내에서 공정 시스템의 적용은 이들 공정의 식별과 상호작용 그리고 그 관리와 함께 '공정 접근법'이라고 할 수 있다.

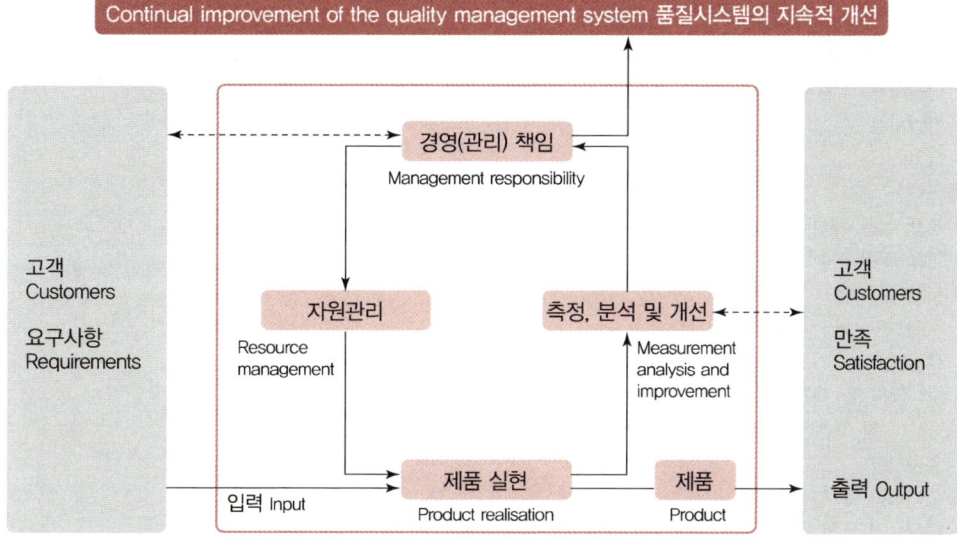

그림 2-40 프로세스 접근법

② 다른 관리시스템과의 병용성

이 국제표준은 의료기기 업계의 사용자 편의를 위해 ISO 9001의 형식을 따른다. 이 국제표준은 환경관리, 직업안전 및 보건관리 또는 재무관리와 같은 다른 경영시스템에 해당하는 요구사항들은 포함하지 않는다. 그러나 이 국제표준은 조직이 자체적으로 가지고 있는 품질경영시스템을 관련된 경영시스템 요구 사항들과 조정하거나 통합할 수 있게 한다. 조직은 이 국제표준의 요구사항에 적합한 품질경영시스템을 수립하기 위하여 기존의 경영시스템(들)을 조정하여 맞출 수 있다.

의료기기 품질관리시스템에 대한 규격인 ISO 13485에서는 다음과 같은 요구사항을 토대로 제조 및 수입업체가 품질경영시스템을 운영할 것을 요구하고 있다.

ISO 13485 : 2016/AC : 2021, 의료기기-품질경영시스템-규제 목적을 위한 요구사항 품질경영시스템의 구성

1. 적용 범위
2. 인용 표준
3. 용어와 정의
4. 품질경영시스템
   4.1 일반 요구사항
   4.2 문서화 요구사항
5. 경영책임
   5.1 경영 의지
   5.2 고객 중심
   5.3 품질방침
   5.4 계획
   5.5 책임, 권한 및 커뮤니케이션
   5.6 경영 검토

6. 자원관리
    6.1 자원의 공급
    6.2 인적자원
    6.3 기반시설
    6.4 작업 환경
7. 제품 실현
    7.1 제품 실현 계획
    7.2 고객 관련 공정
    7.3 설계 및 개발
    7.4 구매
    7.5 생산 및 서비스 제공
    7.6 모니터링 및 측정기기의 관리
8. 측정, 분석 및 개선
    8.1 일반사항
    8.2 모니터링 및 측정
    8.3 부적합 제품의 관리
    8.4 데이터 분석
    8.5 개선

국제표준 ISO 13485의 모든 조항과 내용은 상위 세부 품질시스템 교육 과정을 통해 다룰 예정이므로, 여기서는 각 조항별 개요에 대해 알아보기로 한다.

가) 적용 범위

적용 범위에서는 본 규격의 적용 범위와 제외 사항, 그리고 적용되지 않는 부분에 대해 언급하고 있다. 즉, ISO 13485의 특정 제품실현 요구사항은 다음 두 가지 중 하나일 경우 합법적으로 생략될 수 있으며 이는 '제외될' 수 있거나, '적용되지 않을' 수 있는 경우이다. 그러나 제외 사항이나 비적용에 대해서는 조직의 품질매뉴얼에 상세하게 기술하고 정당한 근거를 제시해야 한다.

ISO 13485:2016, 의료기기-품질경영시스템-규제 목적을 위한 요구사항

1.2 적용

이 국제규격은 고객 및 해당되는 규제 요구사항을 일관되게 충족되는 의료기기 및 관련 서비스를 제공하기 위한 능력을 입증할 필요가 있는 조직의 품질경영시스템에 대한 요구사항을 명시한다. 그러한 조직은 의료기기의 설계 및 개발, 생산, 보관 및 판매, 설치 또는 부가 서비스와 연관된 활동(예 기술지원과 같은)을 포함하여, 하나 이상의 수명주기 단계에 포함될 수 있다. 이 국제규격은 또한 그러한 조직에 품질경영시스템 관련 서비스를 포함하여 제품을 제공하는 공급자 또는 외부당사자에 의해서도 사용될 수 있다. 이 국제규격의 요구사항들은 명확하게 기술된 경우를 제외하고 규모 및 종류에 관계없이 조직에 적용된다. 요구사항이 의료기기에 적용되는 것으로 명시되는 모든 경우에, 그 요구사항은 조직에 의해 공급되는 관련 서비스에 동일하게 적용된다.

조직에 해당되나 조직에 의해 수행되지 않는 이 국제규격에서 요구되는 프로세스는 조직의 책임이며, 그 프로세스의 감시, 유지 및 관리에 의해 조직의 품질경영시스템에서 책임져야 한다.

만약 해당되는 규제 요구사항이 설계 및 개발 관리의 제외를 허용한다면, 이는 품질경영시스템으로부터 제외에 대한 정당화 사유로 이용될 수 있다. 이 규제 요구사항들은 품질경영시스템에서 다루어져야 하는 대체 제도들을 제공한다. 이 국제규격에 대한 적합성의 주장이 설계 및 개발 관리의 제외를 반영함을 보증하는 것은 조직의 책임이다.

이 국제규격의 6, 7 또는 8절의 어떤 요구사항이 조직이 책임을 지는 활동 또는 품질경영시스템이 적용되는 의료기기의 특성 때문에 해당되지 않는다면, 조직은 품질경영시스템에서 그러한 요구사항을 포함시킬 필요가 없다. 해당되지 않는 것으로 결정된 항목에 대해, 조직은 4.2.2에 설명된 바대로 정당화 사유를 기록하여야 한다.

나) 인용규격

본 국제규격은 다음의 규격을 인용함을 언급하고 있다.

다음의 인용 규격들은 이 규격의 적용을 위하여 필요 불가결한 것들이다. 발행일자가 명시된 인용 규격의 경우, 인용된 것만이 적용된다. 발행일자가 명시되어 있지 않은 경우, (개정본을 포함하여) 그 인용 규격의 최신본이 적용된다.

ISO 9000 : 2015, 품질경영시스템 - 기본사항 및 용어 정의

다) 용어와 정의

본 규격의 적용을 위해서 ISO 9000에 나오는 용어와 정의에 대해 설명하고 있다. 그리고 의료기기에 대한 정의도 다음과 같이 제공한다.

3.1 능동 이식용 의료기기(active implantable medical device)
외과적으로 또는 내과적으로 전체나 일부가 인체에 이식되거나 의료 처치(medical intervention)에 의해 자연개구부(natural orifice)에 이식되어, 수술 후에도 계속 유지되는 능동 의료기기

3.2 능동 의료기기(active medical device)
그 기능을 위해 인체나 중력에 의해 직접 발생되는 것이 아닌 전기에너지원이나 전원에 의지하는 의료기기

3.3 권고문(advisory notice)
의료기기의 인도 후에 보충 정보를 제공하고/하거나 다음과 같은 경우에 어떤 조치를 취해야 하는지를 조언해주기 위해 조직이 발행하는 통지서
- 의료기기를 사용하는 경우
- 의료기기를 변형한 경우
- 공급 조직에 의료기기를 반송하는 경우
- 의료기기를 폐기하는 경우
비고 : 권고문의 발행이 국가나 지역 규정을 준수하도록 하기 위해 요구될 수도 있다.

이 외에도 고객불만, 이식용 의료기기, 라벨링 등 의료기기 품질시스템의 운영과 관련된 용어들에 대한 정의를 제공한다.

라) 품질경영시스템

품질경영시스템에 대해서는 일반 요구사항 및 문서화 요구사항을 구분하여 갖추어야 할 품질시스템에 대해 요구하고 있다.

ISO 13485 : 2016, 의료기기 - 품질경영시스템 - 규제 목적을 위한 요구사항

4.1 General requirements (일반 요구사항)

4.1.1 조직은 이 국제규격의 요구사항과 해당되는 규제요구사항에 따라 품질경영시스템을 문서화하고 그 유효성을 유지하여야 한다. 조직은 이 국제규격 또는 해당되는 규제 요구사항에서 문서화되도록 요구되는 모든 요구사항, 절차, 활동 또는 특별한 준비사항을 제정, 실행 및 유지하여야 한다. 조직은 조직에 의해 떠맡은 역할을 해당되는 규제 요구사항에 따라 문서화하여야 한다.

※ 조직에 의해 책임지는 역할은 제조자, 위임대리인, 수입자, 판매인을 포함할 수 있다.

4.1.2 조직은 다음 사항을 이행하여야 한다.
  a) 조직이 책임지는 역할을 고려하여 품질경영시스템에 필요한 프로세스 및 조직 전반에 걸친 이 프로세스들의 적용을 결정
  b) 품질경영시스템에 필요한 해당되는 프로세스의 관리에 위험성에 근거한 접근법을 적용
  c) 이 프로세스들의 순서와 상호 작용의 결정

4.1.3 품질경영시스템의 각 프로세스에 대해, 조직은
  a) 이 프로세스들의 운영 및 관리가 모두 효과적임을 보장하기 위해 필요한 기준 및 방법의 결정
  b) 이 프로세스들의 운영 및 감시를 지원하기 위해 필요한 자원 및 정보의 가용성 보장
  c) 이 프로세스들의 계획된 결과의 달성과 유효성의 유지에 필요한 조치의 실행
  d) 이 프로세스들의 감시, 적절한 경우, 측정, 그리고 분석
  e) 이 국제규격에 대한 적합성과 해당되는 규제 요구사항에 대한 준수성을 입증하기 위해 필요한 기록을 제정하고 유지(4.2.5 참조)

4.1.4 조직은 이 국제규격의 요구사항 및 해당되는 규제 요구사항에 따라 이 품질경영시스템 프로세스들을 관리하여야 한다. 이 프로세스들에 대한 변경은
  a) 품질경영시스템에 대한 영향에 대해 평가되어야 하며
  b) 품질경영시스템에 따라 생산된 의료기기에 대한 영향에 대해 평가되어야 하고
  c) 이 국제규격과 해당되는 규제 요구사항에 따라 관리되어야 한다.

4.1.5 조직이 요구사항에 대한 제품의 적합성에 영향을 미치는 프로세스를 외주로 선택하는 경우, 조직은 그 프로세스에 대한 관리를 감시하고 보장하여야 한다. 조직은 외주 프로세스에 대해 이 국제규격과 고객 및 해당되는 규제 요구사항에 대한 적합성의 책임을 유지하여야 한다. 관리사항은 관련된 위험성과 그 외부 당사자의 요구사항 충족 능력에 비례하여야 한다. 관리사항은 서면의 품질합의서를 포함하여야 한다.

4.1.6 조직은 품질경영시스템에 사용된 컴퓨터 소프트웨어 적용의 타당성 확인(유효화)을 위한 절차를 문서화하여야 한다. 그러한 소프트웨어 애플리케이션은 최초 사용 전에 타당성이 확인(유효화)되어야 하고, 그 소프트웨어 또는 애플리케이션에 대한 변경 후, 적절하게 타당성이 확인(유효화)되어야 한다. 소프트웨어의 타당성 확인 및 재확인에 연관된 특정 접근법 및 활동은 그 소프트웨어의 사용과 연관된 위험성에 비례하여야 한다. 그러한 활동의 기록은 유지되어야 한다(4.2.5 참조).

즉, 조직 경영의 기본은 조직이 고객과 규제 요구사항을 충족시키는 의료기기를 제공할 수 있도록 효과적인 품질경영시스템을 이행하고 유지 관리하는 것이다. 조직은 '내부감사, 경영검토, 시정 및 예방조치' 등 다양한 활동을 통하여 수립된 품질경영 시스템의 유효성을 유지할 수 있다.

문서화 요구사항으로는 문서화에서 반드시 포함되어야 할 사항들을 규정하고 있으며, 품질매뉴얼이나 기록관리 등이 유지되어야 함을 언급하고 있다.

ISO 13485 : 2016, 의료기기 - 품질경영시스템 - 규제 목적을 위한 요구사항

4.2 Documentation requirements(문서 시스템 요구사항)

4.2.1 **일반사항** 품질경영시스템의 문서 시스템(4.2.4 참조)은 다음 사항을 포함하여야 한다.
  a) 문서화하여 진술된 품질 방침 및 품질 목표
  b) 품질 매뉴얼
  c) 이 국제규격에 의해 요구되는 문서화된 절차
  d) 프로세스의 효과적인 기획, 운영 및 관리를 보장하기 위하여 필요한 조직에 의해 결정된 기록을 포함한 문서
  e) 해당되는 규제 요구사항에 명시된 다른 기타 문서 시스템

4.2.2 **품질 매뉴얼** 조직은 다음 사항을 포함하는 품질 매뉴얼을 문서화하여야 한다.
  a) 제외사항 또는 비적용에 대한 상세 내용 및 정당화를 포함한, 품질경영시스템의 적용 범위
  b) 품질경영시스템에 대한 문서화된 절차, 또는 그것들의 인용
  c) 품질경영시스템의 프로세스 간의 상호 작용에 대한 기술. 품질 매뉴얼은 품질경영시스템에 사용된 문서 시스템 구조를 약술하여야 한다.

4.2.3 **의료기기파일** 의료기기의 각 형식 또는 모델에 대하여, 조직은 이 국제규격의 요구사항에 대한 적합성과 해당되는 규제 요구사항에 대한 준수성을 입증하기 위해 생성된 문서를 포함하거나 인용하는 파일을 제정하여 유지하여야 한다. 이 파일의 내용은 다음 사항을 포함하여야 하며, 이에 한정되지 않는다.
  a) 의료기기의 일반사항, 의도된 용도/목적, 그리고 사용설명서를 포함한 라벨링
  b) 제품사양
  c) 제조, 포장, 보관, 취급 및 유통에 대한 명세 또는 절차
  d) 측정 및 감시 절차
  e) 설치를 위한 적절한 요구사항
  f) 부가 서비스를 위한 적절한 요구사항

4.2.4 **문서관리** 품질경영시스템에 필요한 문서는 관리되어야 한다. 기록은 문서의 특별한 형식이며 4.2.5 의 요구사항에 따라 관리되어야 한다. 문서화된 절차는 다음 사항에 필요한 관리 사항을 규정하여야 한다.
  a) 발행 전에 문서의 적정성 검토 및 승인
  b) 문서의 검토, 필요 시, 갱신, 그리고 재승인
  c) 문서의 변경 및 최신 개정 상태의 식별을 보장
  d) 해당되는 문서의 관련 본이 사용되는 장소에서 이용 가능함을 보장
  e) 문서가 읽기 쉽도록 유지되고 쉽게 식별됨을 보장
  f) 품질경영시스템의 기획 및 운영을 위해 필요하여 조직에 의해 결정된 외부 출처 문서가 식별되고 배포가 관리되고 있음을 보장
  g) 문서들이 분실 위험이 없음을 보장
  h) 폐기 문서의 의도되지 않은 사용을 방지하며, 적절한 식별의 적용
  조직은 문서의 변경이 원래의 승인 직능 또는 결정의 근거가 되는, 관련 배경 정보에 접근할 수 있는 지정된 다른 직능에 의해 검토되고 승인됨을 보장하여야 한다. 조직은 폐기된 관리문서의 최소한 1부의 사본이 보관되어야 하는

기간을 규정하여야 한다. 이 기간은 의료기기의 제조 및 시험의 근거가 되는 문서가 조직에 의해 규정된 의료기기의 최소 수명기간 동안 이용 가능함을 보장하여야 하나, 이는 결과로서 발생하는 기록의 보존기간(4.2.5 참조) 또는 관련 규제 요구사항에 의해 규정된 기간보다 적지 않아야 한다.

4.2.5 기록관리 기록은 품질경영시스템의 요구사항에 대한 적합성 및 품질경영시스템의 효과적인 운영에 대한 증거를 제공하기 위하여 유지되어야 한다. 조직은 기록의 식별, 보관, 보호 및 보전, 검색, 보존기간 및 폐기를 위해 필요한 관리 내용을 규정하는 절차를 문서화하여야 한다. 기록은 읽기 쉽고, 쉽게 식별되고 검색이 가능하도록 유지되어야 한다. 기록에 대한 변경은 식별 가능하도록 유지되어야 한다. 조직은 적어도 자신에 의해 규정된 또는 해당되는 규제 요구사항에 의해 명시된 의료기기의 수명기간과 동일한 기간 동안 기록을 보존하여야 하며, 이는 조직의 제품 출하일로부터 2년을 넘는 기간이어야 한다.

마) 경영책임

> **ISO 13485 : 2016, 의료기기-품질경영시스템-규제 목적을 위한 요구사항**
>
> 5.1 경영의지 최고경영자는 품질경영시스템의 개발 및 실행, 그리고 그 유효성의 유지에 대한 의지의 증거를 다음을 통하여 제시하여야 한다.
> a) 해당되는 규제 요구사항과 아울러 고객 요구사항 충족의 중요성을 조직에 전파
> b) 품질방침의 수립
> c) 품질목표 수립의 보장
> d) 경영검토의 수행
> e) 자원의 가용성 보장

경영책임에 대해서는 '최고경영자'를 언급하며, 최고경영자가 경영 의지를 갖고 품질경영시스템을 운영해야 함을 강조하고 있다. 이는 품질경영시스템이 조직 최고위층의 경영 의지가 있어야 효과적이라는 사실을 강조하기 위한 것이다.

또한 고객 중심, 품질방침, 계획, 책임 권한 및 전달 등에 있어 '최고경영자'의 의지와 행동을 통해 회사 내 품질시스템이 전적으로 유지되고 운영되어야 함을 요구하고 있다.

바) 자원관리

적절한 자원의 공급과 유지 관리는 품질경영시스템과 그 공정의 효율적인 시작 및 유지 관리의 전제 조건이다. 그러한 자원의 성격과 양은 관련된 공정에 의해 결정되기 때문에 조직의 경영자는 품질방침을 이행하고 그 목표를 달성하는 데 적용되는 규제 요구사항을 포함하여 고객의 요구사항을 충족시키는 데 필요한 적절한 자원(인적·물적 자원)을 확인하여 공급하는 일을 고려해야 함을 요구하고 있다.

사) 제품 실현(Product Realization)

제품 실현은 ISO 13485에서 적용되는 용어로, 일반적인 품질경영시스템인 ISO 9001 등에서는 요구하고 있지 않다. 이는 '의료기기'라는 것 자체가 유형이든 무형이든 '제품'의 형태로 존재하기 때문이라고 할 수 있다. 의료기기는 '사람'에게 적용되기 때문에 안전성 및 성능이 무엇보다 중요하며, 이를 위한 시스템이 '품질경영시스템'이라고 할 수 있기 때문에, 제품실현 조항은 의료기기 제품의 안전성과 성능이 본래의 목적에 맞추어 실현될 수 있도록 품질시스템을 유지, 운영하기를 요구하고 있다.

여기서 '제품실현'이란 유형(有形)의 제품을 제조하는 의미와 무형(無形)의 서비스를 제공하는 두 가지 의미가 조합된 용어라고 할 수 있다. 즉, 제품이란 유형의 제품뿐만 아니라 무형의 서비스도 포함하는 개념이며, 다음을 포함한다.

① 고객 요구사항 및 고객과의 의사소통을 결정(7.2)
② 설계 및 개발(7.3)
③ 구매(7.4)
④ 제조 및 서비스(7.5)
⑤ 모니터링 및 측정기기의 관리(7.6)
⑥ 의료기기의 인도 및 고객서비스, 공급 예비 부품 및 기술 자원과 같은 인도 후 활동도 포함

아) 측정, 분석 및 개선

측정, 분석 및 개선에 관한 내용은 조직이 생산하는 의료기기 및 조직에 대해 품질 관련 적합성을 입증하고 전체적인 품질경영시스템의 적합성과 효과를 보장하고 유지하기 위해 필요한 시설 및 제조환경에 대한 모니터링, 공정검사, 품질 시험검사(분석 포함), 개선 등에 관한 계획 수립과 시행을 요구하고 있다.

ISO 13485 : 2016, 의료기기-품질경영시스템-규제 목적을 위한 요구사항

8. 측정, 분석 및 개선
8.1 General(일반사항) 조직은 다음 사항에 필요한 측정, 분석 및 개선 프로세스를 계획하고 실행하여야 한다.
   a) 제품의 적합성 실증
   b) 품질경영시스템의 적합성 보장
   c) 품질경영시스템의 유효성 유지. 이는 통계기법을 포함한 적절한 방법, 그리고 사용 범위에 대한 결정을 포함

나. 사후관리

CE 마킹을 한 제품은 유럽 경제 지역인 27개국으로 어떠한 제약 없이 통관되며, 통관된 제품은 유럽 시장에서 아무런 차별 없이 유통될 수 있다. 세관에서 CE 마킹에 대한 확인과 적합성 선언서를 접수하면 통관된다. 하지만 통관된 제품인 경우라도 필요한 경우 소비자, 경쟁업체 및 자국 내 검사기관 등의 이의 신청에 따라 기술문서의 제출 요구와 더불어 샘플 검사 등의 사후관리를 받게 된다. CE 마킹은 제품의 유럽 내 시장 유통을 위한 강제규격이지만, 회원국 정부의 사전 검사와 승인 없이 시판이 가능한 제도이다. 따라서 주관기관은 자발적으로 또는 이해관계자의 신고와 문제 발생 시 시중에 유통되는 제품을 수거하여 적합성 관련 서류검사와 제품의 안전검사를 추가로 실시해야 한다. 주관기관은 문제 대상의 제품을 수거하여 지침이 명시하고 있는 필수 요건을 충족하고 있는지를 검사할 수 있다.

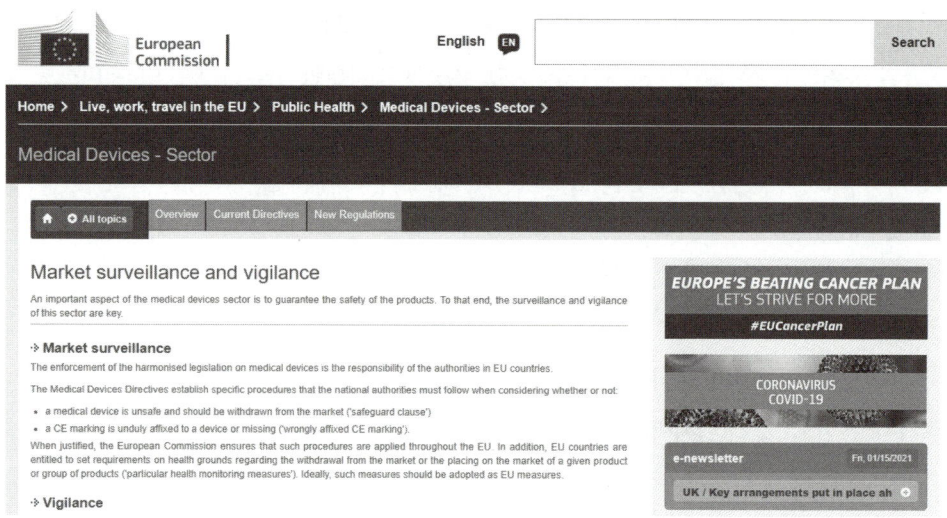

* 출처 : https://ec.europa.eu/health/md_sector/market-surveillance-and-vigilance_en, 2021. 1.

┃그림 2-41┃ 유럽 집행위원회 사후관리 홈페이지

1) 사후 감시 제도(Vigilance system)

사후 감시 제도는 MDR 87조~90조의 요구사항에 따라 수행되어야 하며, 유럽집행위원회에서 공표된 가이드라인(MEDDEV 2.12/1 rev.8 Medical Devices Vigilance System)을 준수하여야 한다. 이 가이드는 MDD 지침에 따른 가이드이며, 곧 새로운 MDR 규정에 따른 MDCG 가이드라인이 발간될 예정이다. 하지만, MDR 강제 시기에 따라 MDCG 가이드라인이 발간되지 않을 경우엔, MDR 규정 요구사항과 MEDDEV 가이드라인을 참조할 수는 있다.

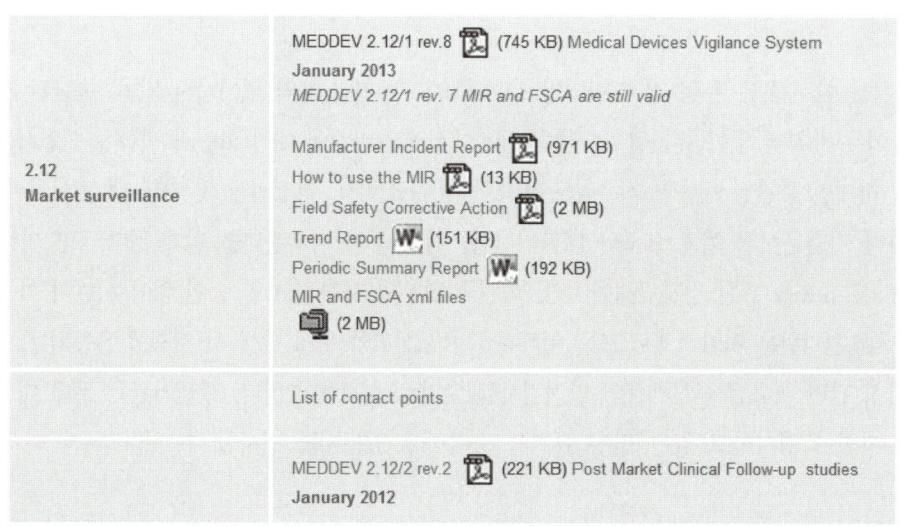

* 출처 : 유럽연합 집행위원회 홈페이지, https://ec.europa.eu/health/medical-devices/documents/guidelines/index_en.html, 2019. 2.

┃그림 2-42┃ 시판 후 조사 제도 MEDDEV 가이드라인

이 가이드라인은 사고의 통보 및 평가를 위한 유럽의 시스템과 의료기기 사후관리 시스템으로 알려져 있는 의료기기 관련 현장 안전 시정조치(FSCA)를 설명하고 있다.

의료기기 사후관리 시스템의 주요 목적은 사고의 재발 가능성을 감소시킴으로써 환자와 사용자 및 타인의 건강과 안전에 대한 보호를 강화하는 데 있다. 이 활동은 보고된 사고들에 대한 평가와, 타당한 경우 그 재발을 방지할 수 있는 정보 제공을 통해 이루어지며, 사고의 결과를 감소시킬 수 있다.

본 가이드라인은 다음에 포함되는 의료기기 사후관리 시스템의 동일한 적용과 실행을 위해 의도되었다.

① 능동 이식형 의료기기에 대한 지침(AIMDD), 90/385/EEC
② 의료기기 지침(MDD), 93/42/EEC
③ 체외진단용 의료기기 지침(IVDD), 98/79/EC

현장 안전 시정조치(FSCA), 현장안전 통보(FSN), 사용 오류와 비정상 사용은 유럽 의료기기 사후관리 시스템을 강화하고 명확히 하며 GHTF 조항과의 조화를 도모하기 위해 가이드라인 개정판에 도입된 새로운 개념이다.

각 국가별 기준으로 취하는 조치와 대조적으로, 의료기기 사후관리 시스템은 회원국 내에서 기기가 사용될 때 현장 안전 시정조치의 직접적·즉각적이며 일치된 실행을 돕도록 의도되었다. 시정조치는 다음을 포함하지만 이에 국한된 것은 아니다.

① 기기 회수
② 현장 안전 통보의 발행
③ 사용 중인 기기의 추가 감독/수정
④ 장래 기기의 설계, 구성 또는 제조 프로세스의 수정
⑤ 라벨링 또는 사용설명서의 수정

이 가이드라인은 제조자 또는 정부 보건행정기관이 의료기기 관련 사고에 대한 정보를 통보받을 경우 취해야 할 조치들을 포함한다. 제조자는 의료기기 사후관리 시스템에 따라 보고해야 하는 사고 관련 정보를, 기기에서 얻은 경험을 검토하기 위한 생산 후 단계에서의 체계적 절차 또는 다른 방법(MDD 부속서 Ⅱ, Ⅳ, Ⅴ, Ⅵ, Ⅶ와 IVDD의 Ⅲ, Ⅳ, Ⅵ, Ⅶ, 참조)을 통해 검토할 수 있다.

본 가이드라인은 제조자 또는 다른 출처로부터 얻은 모든 의료기기 관련 사고 보고서의 접수에 관한 제조자의 의무를 기술하고 있는 제8조(AIMDD), 제10조(MDD)와 제11조(IVDD)를 포함한다. 또한 그 문제와 관련 정부 보건행정기관에게 제공할 guidance와 유럽 외의 국가 보건행정기관(GHTF NCAR 프로그램에 참여하는 국가의)으로부터 획득한 정보의 접수도 포함하고 있다.

이 가이드라인은 유럽경제지역(EEA)의 회원국(유럽국가)과 스위스에서 발생하는 다음의 기기 관련 사고에 관한 것이다.

① CE 마크를 부착한 기기
② CE 마크를 부착하지 않았지만, 지침의 적용 범위에 해당하는 기기(예 주문제작 기기)
③ 의료기기 지침의 적용 전에 시장에 출시되어, CE 마크를 부착하지 않은 기기
④ CE 마크를 부착하지 않았지만, 그러한 사고들 발생 시 위의 세 항목에서 언급한 제품과 관련된 시정조치를 취하는 기기

본 가이드라인은 EEA와 스위스 내에서 판매를 위해 출시되거나 사용 중인 CE 마크 부착 기기들과 관련한 현장안전 시정조치를 포함한다.

제조자 또는 그들의 유럽 대리인은 국가별 보건행정기관에 기록과 평가를 위하여 최초 사고보고서를 반드시 제출해야 한다. 각각의 최초보고서와 최종보고서가 하나의 보고서로 결합되지 않으면, 각 최초보고서는 반드시 최종보고서를 동반해야 한다. 그러나 모든 사고보고서가 시정조치로 이어지는 것은 아니다.

일반적 원칙으로, 사고 보고 여부에 해당되는지 불확실한 경우 보고하지 않기보다는 보고해야 한다는 사전 전제가 있어야 한다. 보고하지 않는 경우 제조자는 다음의 고려에 대한 기준을 보고서에 포함시키거나 파일에 유지해야 한다.

EEA와 스위스의 외부에서 발생하고 지리적 지역에 관한 현장안전 시정조치에 해당하지 않는 사고들은 보고될 필요가 없다. EEA와 스위스의 외부에서 발생하고, 위에 언급한 지리적 지역에 관한 현장안전 시정조치에 해당하는 사고들은 현장안전 시정조치로서 반드시 보고되어야 한다.

해당되는 경우 제조자는 유럽 대리인, 시장에 기기를 출시하는 책임자 및 그들을 대신하도록 권한을 부여받은 기타 대리인(예 유통업자)에게 의료기기 사후관리시스템에 따라 보고된 사고와 FSCA를 통보해야 한다.

제조자가 EEA와 스위스의 외부에 위치하는 경우, 적절한 연락처를 제공해야 한다. 이는 제조자의 유럽 대리인, 기기를 시장에 출시하는 판매 책임자 또는 의료기기 사후관리를 위해 그들을 대신하도록 권한을 부여받은 기타 모든 대리인이 될 수 있다.

제조자가 국가별 보건행정기관에 보고해야 할 사고의 기준을 알아보도록 하자. 다음에 열거된 기본 보고 기준을 충족하는 모든 사건은 사고로 간주되고 관련 국가 보건행정기관에 반드시 보고되어야 한다. 그 기준은 다음과 같다.

가) 사건이 발생한 경우

이것은 또한 기기에 실행된 검사, 기기와 함께 제공된 정보의 조사 또는 어떤 과학적 정보가 사건을 일으킬 수 있거나 일으킬 수 있는 요인을 나타내는 상황을 포함한다. 전형적인 사고들은 다음을 포함하지만, 이것으로 제한되지는 않는다.

① 특성 또는 성능에서의 오작동 또는 손상은 제조자의 설명서에 따라 사용했을 경우 의도된 목적에 의한 실행에서의 기기 고장으로 이해되어야 함
② 선언된 시험의 성능을 벗어난 거짓양성(False Positive) 또는 거짓음성(False Negative) 시험 결과
③ 예측 불가능한 부정적 반응 또는 예측 불가능한 부작용
④ 타 물질 또는 타 제품과의 상호작용
⑤ 기기의 노후화/파괴(예 화재)
⑥ 부적절한 치료
⑦ 라벨링, 사용설명서 및/또는 판촉물의 부정확. 부정확은 누락과 결함을 포함하며 누락에 대해서는 의도된 사용자에 의해 일반적으로 알려져 있는 정보의 부재를 포함하지 않음

나) 사고의 원인에 기여한 것으로 의심되는 제조자의 기기

기기와 사고 사이의 연결 관계를 평가할 때, 제조자는 다음의 사항을 반드시 설명해야 한다.
① 유효한 증거를 바탕으로 한 보건의료 전문가의 의견
② 사고에 대한 제조자의 자체적인 사전 평가 결과
③ 유사 사고들에 대한 이전의 증거
④ 제조자가 보유하고 있는 기타 증거

다수의 기기와 약품이 관련되어 있는 경우 판단이 어렵다. 복잡한 상황에서는, 기기가 사고를 초래했거나 사고에 기여했다고 가정되어야 하며, 제조자는 상당한 주의를 기울여야 한다.

다) 사건이 다음 중 하나와 같은 결과를 초래했거나 초래했을 수 있는 경우
① 환자, 사용자 또는 다른 사람의 사망
② 환자, 사용자 또는 다른 사람의 건강상의 심각한 손상

건강상의 심각한 손상은 다음을 포함한다.
① 생명을 위협하는 질병
② 신체 기능의 영구적인 장애 또는 신체 구조의 영구적 손상
③ 위의 두 항목을 예방하기 위해 의료 또는 수술의 개입이 필요한 상태로서 예를 들면 다음과 같음
  ㉮ 수술 절차 기간의 임상 관련 증가
  ㉯ 입원 또는 입원기간의 상당한 연장이 요구되는 상태
④ 제조자의 사용설명서에 의한 사용에 따라 사용해도 부정확한 진단 또는 IVD 시험 결과로 나타나는 모든 간접적 위해(4.11 이하 참조)
⑤ 태아의 출혈, 사망 또는 모든 선천적 변이 또는 선천적 기형

2) 판매 후 임상적 사후관리(PMCF, Post Market Clinical Follow-up studies)

임상 증거는 필수 요구사항에 적합함을 증명하는 판매 전 적합성 평가 프로세스의 필수 항목이며, 판매 전 단계에서 유용한 임상 데이터를 확보하는 데는 제한이 있다는 것을 인식해야 한다. 그러한 제한의 원인은 판매 전 임상조사 기간, 사안의 수, 그리고 조사에 관여된 조사자, 사안의 상대적 이질성 및 조사자 또는 일반적인 임상적 실제 상황에서 처하게 되는 임상 상황의 전 범위 대비 임상조사의 통제된 환경 등이다.

PMCF 연구로부터 도출한 데이터와 결론은 임상평가 프로세스에서 임상적 증거를 제공하는 데 사용된다. 그 결과 기기가 필수 요구사항에 지속적으로 부합하는지 재평가할 필요성이 제기될 수 있다. 그러한 평가는 시정 및 예방 활동으로서 예를 들면, 라벨링, 사용설명서 변경, 제조공정 변경, 기기 설계 변경 또는 건강에 관한 공공 통보를 야기할 수 있다. 제품을 시장에 출시하기 전에 유익한 이익/위험 비율을 포함하여 관련된 필수 요구사항에 적합함을 증명해야 한다. 제조자는 판매 전 단계에서는 합병증 또는 문제점을 매우 드물게 파악할 수 있을 것이고, 기기의 대량 판매 또는 장기간 사용 후에 명확하게 합병증 또는 문제점을 파악할 수 있을 것이다. 제조자의 품질시스템의 일부인 적절한 판매 후 감시 계획은 시장에 판매된 의료기기의 사용과 관련된 잔여 위험을 식별하고 조사하는 것의 핵심사항이다. 이러한 잔여 위험은 판매 후 단계에서 시스템적인 판매 후 임상적 사후관리(PMCF) 연구(들)를 통해 조사하고 평가할 수 있다.

제조자의 판매 후 사후관리 감시와 PMCF 연구로 얻은 임상 데이터는 법적 항목에 대한 적합성을 증명하는 데 필요한 사전 시장 데이터를 대체하기 위한 것은 아니다. 그러나 의료기기의 전체 수명기간 동안 임상평가를 최신으로 갱신하는 것과, 시장에 출하한 뒤에도 장기간 동안 기기의 안전과 성능을 보증하는 것은 매우 중요하다.

PMCF 연구는 판매 후 사후관리에서 활용하고 위험관리프로세스에 기여하는 몇 가지 선택 사항 중 하나이다.

PMCF 연구 수행에 대한 결정은, 일어날 수도 있는 잔여 위험 식별, 이익/위험 비율에 영향을 미치는 장기간의 임상 성능에 대한 불명확성에 기준하여 이루어진다.

PMCF 연구 내용은 장기간의 성능과 안전, 임상사고 발생과 같은 내용(예 지연성 과민반응, 혈전증), 환자 집단에서 일어난 특정 사고, 더 많은 사용자나 환자 집단에서 나타난 기기의 성능이나 안전에 대한 검토 등이다.

PMCF 연구를 정당화할 수 있는 상황은 다음의 예를 포함한다.

① 혁신, 즉 기기의 설계, 재료, 물질, 동작 원리, 기술 또는 새로운 의학적 발견
② 출시 전 임상평가 및 재승인이 완료된 제품 또는 사용 목적의 중대한 변경
③ 설계, 재료, 부품, 침습 정도, 임상 절차에 기준하여 제품과 관련된 높은 위험성
④ 위험성 높은 해부학적 위치

⑤ 위험성 높은 목표 인구(⑩ 소아, 노인들)
⑥ 질병·처치 기회의 심각성
⑦ 임상 조사 결과를 생성할 수 있는 일반화된 질문
⑧ 장기적 안전 및 성능 관련 질문에 대한 미답변
⑨ 부작용 보고를 포함한 이전의 임상 조사 또는 판매 후 감시 활동으로부터의 결론
⑩ 다른 이익/위험 비율을 보여줄 수 있는 이전 미연구 부분모집단의 식별(⑩ 다른 인종에 대한 엉덩이 임플란트)
⑪ 합리적인 판매 전 사후관리 시간표 및 제품의 기대 수명 차이의 사례에서의 지속적인 유효성 확인
⑫ 판매된 유사 기기에 관한 문헌 또는 다른 데이터로 식별된 위험
⑬ 다른 제품 또는 처치와의 상호작용
⑭ 더 크고 다양한 인구에 노출되는 기기의 안전과 성능에 대한 검증
⑮ 안전 또는 성능에 관하여 긴급한 새로운 정보
⑯ CE marking의 동등성 기반 여부

PMCF 연구는 중·장기간의 안전 및 임상 성능이 이전의 기기 사용으로 인해 알려져 있거나, 적절한 판매 후 감시 활동으로 위험에 관한 데이터가 충분히 제시되는 경우에는 필요하지 않다.

판매 후 사후관리 연구는 사용설명서에 따라 그것의 의도된 사용/목적(들) 안에서 기기에 관해 수행한다. PMCF 연구는 적용되는 법과 규정에 따라 수행해야 하며, 적절한 방법론을 포함하고 적절한 가이던스와 규격을 따라야 함을 유념해야 한다. PMCF 연구는 잘 설계된 임상조사 계획을 제시해야 한다. 다음과 같은 내용이 포함될 수 있다.
① 명확하게 기술된 연구 질문서, 목적 및 관련된 종료점
② 적절한 논리 및 통계적 분석 계획과 과학적인 설계
③ 적절한 표준(들)에 따른 실행 계획
④ 데이터 분석 및 적절한 결론 도출 계획

가) PMCF 연구의 목적

연구의 목적(들)은 명확하게 기술해야 하며, 식별된 잔여 위험을 나타내야 하고, 기기의 임상적 안전 또는 임상적 성능에 관한 하나 또는 그 이상의 특정한 질문을 표현하기 위해 조합해야 한다. 공식적인 가설은 명확하게 기술해야 한다.

나) PMCF 연구의 설계

PMCF 연구에서는 연구 목적(들)에 대한 기술을 설계해야 한다. 설계는 목표(들), 연구 가설 조사 질문, 그리고 종료점에 기준하여 다양할 수 있으며, 유효한 결론을 도출할 수 있도록 과학적이어야 한다.
PMCF 연구는 몇 가지의 방법론을 따른다. 예를 들면 다음과 같다.

① 판매 전 조사에 참여한 환자에 대한 사후 관리 확대
② 새로운 임상 조사
③ 기기 등록으로부터 추출한 데이터의 검토
④ 이전에 기기에 노출된 환자로부터 소급한 관련 데이터 검토

PMCF 연구는 선언한 목표의 기술에 적합한 설계 및 방법론을 나타내는 계획이 담겨야 한다. 임상조사 계획 및 연구 계획은 최소한 다음을 식별해야 한다.

① 연구 인구(CE-mark 범위에 부합하는)
② 포함 및 배제 판단 기준
③ 통제 및 통제 그룹의 사용을 포함하여 선택한 연구 설계의 논리와 정당성(관련이 있으면 임의적인지 아닌지)
④ 장소 및 조사 선택
⑤ 연구 목적 및 관련 연구 종료 시점과 통계적 고려사항
⑥ 관련된 주제의 수
⑦ 환자 추적관리 기간
⑧ 수집되어야 하는 데이터
⑨ 임상 데이터에 기준한 지속적인 위험관리를 보증하기 위하여 적절한 중간 보고서를 포함한 분석 계획
⑩ 이전 연구 종료의 절차 및 판단 기준
⑪ 윤리적 고려사항
⑫ 적절한 데이터 품질관리 방법

다) 연구의 실행 데이터 분석 및 결론

연구는 다음과 같아야 한다.
① 임상조사 또는 연구 계획에 적합하다는 것을 보증하기 위해 적절한 통제 수단에 따라 실행해야 한다.
② 적절한 전문지식을 가진 관련자의 분석 계획에 따라 도출한 결론의 데이터 분석을 포함해야 한다.
③ 원래의 목적과 가설에 관련한 결과에 대한 최종보고서를 작성해야 한다.

현재 MEDDEV 가이드라인에서 설명하는 기본 개념은 MDR의 사후관리 제도 규정과 크게 다르지는 않다. 하지만 별도의 문서화 요구사항을 강제화하고 있는데, 그 예가 PSUR(Periodical safety update report)과 SSCP(Summary of safety and clinical performance)이며, 일부 고위험등급의 의료기기에서 요구하고 있다.

위에서 언급했듯이, 사후관리와 관련된 MEDDEV 가이드라인은 MDR 강제 적용 시점인 2021년 5월 26일 이후에는 참고만 할 수 있으며, MDR의 Chapter Ⅶ POST-MARKET SURVEILLANCE,

VIGILANCE AND MARKET SURVEILLANCE와 Annex XIV Clinical evaluation and post-market clinical follow-up를 준수해야 하고 MDCG 2020-7 Guidance on PMCF plan template과 MDCG 2020-8 Guidance on PMCF evaluation report template 가이드라인을 반영해야 한다.

Class of device	PMS report	PSUR			
	Class I	Class IIa (category)	Class IIb (generic group)	Class IIa, IIb Implantable	Class III
Content	Summary and conclusions of surveillance data analysis				
	Rationale and description of any preventive and corrective actions				
	-	Volume of sales of device and estimate evaluation of the size and other characteristics of the population using it, where practicable usage frequency of the device			
	-	Main findings from PMCF			
	-	Conclusions of risk-beneift determination			
Periodicity of revision	as needed, based on new input	as needed, at least biennially	at least annually	at least annually	at least annually

그림 2-43 MDR PMS VS PSUR 요구사항 비교표 1

Class of device	PMS report	PSUR			
	Class I	Class IIa	Class IIb	Class IIa, IIb Implantable	Class III
Available to Notified body	For Is, Im, Ir	Part of Annex III Documents	Part of Annex III Documents	By means of EUDAMED	By means of EUDAMED
Available to Competent Authority	Upon request	Upon request	Upon request	By means of EUDAMED	By means of EUDAMED
Review by NB	During PA –Is, Im, Ir	During PA	During every PA at least	During every PA at least	During every PA at least
Evaluation report by NB		Part of surveillance audit	Part of surveillance audit	Upload to EUDAMED	Upload to EUDAMED

그림 2-44 MDR PMS VS PSUR 요구사항 비교표 2

문서명	참조번호	발간일
Questions and Answers on vigilance terms and concepts as outlined in the Regulation (EU) 2017/745 on medical devices	MDCG 2023-3	2023.02
Guidance on Periodic Safety Update Report (PSUR) according to Regulation (EU) 2017/745	MDCG 2022-21	2022.12

* 출처 : https://health.ec.europa.eu/medical-devices-sector/new-regulations/guidance-mdcg-endorsed-documents-and-other-guidance_en, 2023. 3.

그림 2-45 MDR 시판 후 조사 제도 MDCG 가이드라인 목록

3) MDR 주요 사후관리 강화 요소

MDR은 인증기관의 사후시장감시 권한을 보다 강화하였다. 제품 샘플 검사 및 제품시험과 함께 미고지 심사는 EU 집행 체계를 강화하고 안전하지 않은 의료기기의 위험을 줄이는 데 도움이 될 것이다. 또한 해당되는 품목의 경우 의료기기 제조사의 정기적인 안전 업데이트 보고서(PSUR, Periodic safety update reports) 및 안전 및 임상 성능요약서(SSCP, Summary of safety and clinical performance)를 요구할 것이다.

가) 정기 안전 업데이트 보고서(PSUR)

Class Ⅱa, Class Ⅱb 및 Class Ⅲ 기기의 제조업체는 각 기기에 대한 주기적인 안전 관리에 따른 결과 보고서(PSUR) 및 각 범주 또는 기기 그룹과 관련하여 사후 분석 결과 및 결론을 요약해야 한다. 시장 감시 데이터는 시판 후 감시 계획의 결과로 취해진 예방 및 시정 조치에 대한 이론적 근거와 설명으로 수집된다. Class Ⅱb, Class Ⅲ등급의 의료기기를 제조하는 업체는 매년 PSUR을 제출해야 하며, Class Ⅱa등급의 의료기기를 제조하는 업체는 최소 2년에 한 번 PSUR을 제출해야 한다.

Article 86

1. Ⅱa등급, Ⅱb등급, Ⅲ등급 의료기기의 제조자는 각 기기와 관련될 경우 각 의료기기 분류 또는 품목류에 대하여, 제84조에 언급된 시판 후 감시 계획의 결과로 수집된 시판 후 감시 데이터의 분석에 대한 결과와 결론을 요약하고, 예방 및 시정 조치가 취해진 경우 그에 대한 근거와 설명을 포함한 정기적인 안전성 정보 최신 보고를 준비한다. 해당 기기의 수명기간 동안 PSUR은 다음을 규정한다.
   (a) 이익-위험 결정에 대한 결론
   (b) PMCF에 대한 주요 결과
   (c) 기기의 판매량, 이 기기를 사용하는 집단의 크기 및 기타 특징에 대한 추정평가, 그리고 가능할 경우 기기의 사용 빈도

   Ib등급과 Ⅲ등급 의료기기의 제조자는 최소 1년에 한 번씩은 PSUR을 업데이트한다. 주문자형 의료기기의 경우를 제외하고 PSUR은 부속서 Ⅱ와 Ⅲ에 명시된 기술문서의 일부가 된다.
   Ⅱa등급 의료기기의 제조자는 필요시, 그리고 최소 2년에 한 번씩은 PSUR을 업데이트한다. 주문자형 의료기기의 경우를 제외하고 PSUR은 부속서 Ⅱ와 Ⅲ에 명시된 기술문서의 일부가 된다.
   주문자형 의료기기의 경우, PSUR은 부속서 XⅢ의 섹션 2에 언급된 문서의 일부가 된다.

2. Ⅲ등급 의료기기 또는 이식형 의료기기의 경우, 제조자는 제92조에 언급된 전자시스템을 통해 제52조에 따라 적합성평가에 참여하는 인증기관에 PSUR을 제출한다. 인증기관은 보고서를 검토하고, 그 전자시스템에 취해진 조치에 대한 세부사항과 함께 인증기관의 평가를 추가한다. 이러한 PSUR과 인증기관의 평가는 전자시스템을 통해 관계당국에 제공된다.

3. 2에 언급된 것 이외의 의료기기에 대해, 제조자는 적합성평가에 참여하는 인증기관과 요청이 있을 경우 관계당국에 PSUR을 제공한다.

나) EUDAMED

유럽 의료기기 데이터베이스(EUDAMED)는 다음과 같은 목적으로 운영되며, 사후감시 및 중대한 변경사항 등은 업데이트하여야 한다.

① 대중이 시장에 출시된 기기와 인증기관이 발급한 해당 인증서, 그리고 관련된 경제 운영자에 대한 충분한 정보를 알 수 있게 한다.
② 역내 시장 내에서 기기의 고유식별이 가능하고 원활한 추적을 할 수 있도록 한다.
③ 대중이 임상시험에 대한 충분한 정보를 알고, 임상시험 시험의뢰자가 제62조 내지 제80조, 제82조에 따른 의무와 제81조에 따라 채택된 규정을 준수할 수 있도록 한다.
④ 제조자가 제87조와 제90조에 따른 정보 의무와 제91조에 따른 규정을 준수할 수 있도록 한다.
⑤ 회원국의 관계당국과 집행위원회가 본 규정과 관련된 직무를 정보에 입각하여 수행하고, 상호 간에 협력을 증진할 수 있도록 한다.

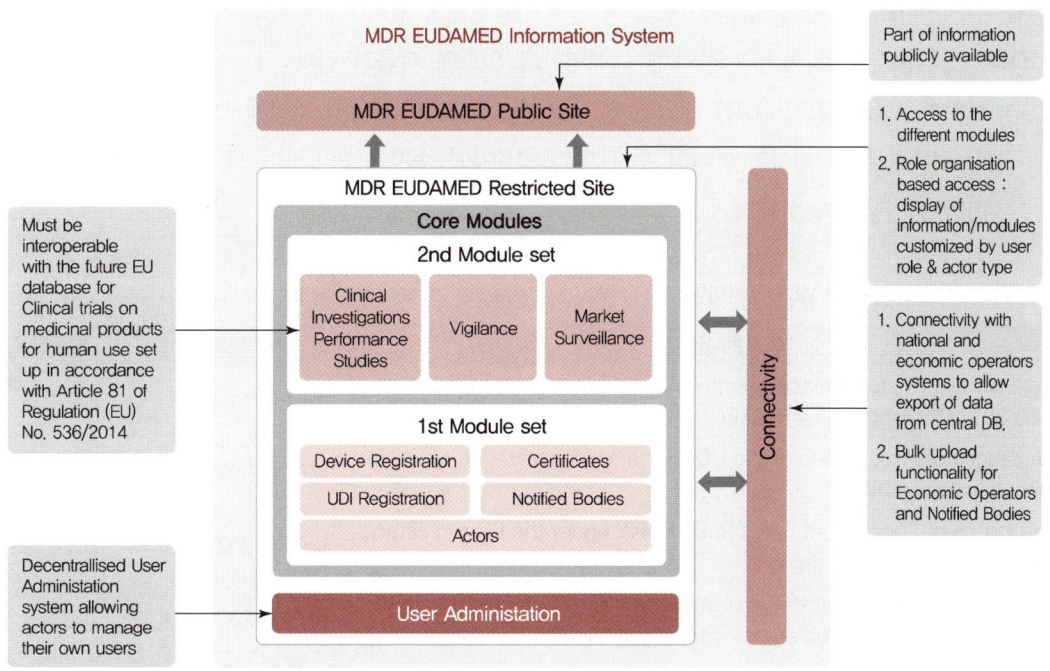

* 출처 : https://www.makrocare.com/, 2021. 1.

│ 그림 2-46 │ EU EUDAMED시스템 구조

즉, 규제의 측면도 있으나 '일반 소비자들의 정보 접근성'의 측면까지 확대되는 것으로 볼 수 있다. 기존에는 부작용 사례 등 유럽연합 내 의료기기의 정보에 대한 교류를 위해 적용되었다면 개정 MDR에서는 이러한 규제 정보들이 일반 소비자에게 충분한 정보를 제공할 수 있음을 언급하고 있다. 앞서 언급하였듯이 EUMAMED는 기존에도 활용되고 있었으나 MDR에서는 보다 많은 데이터와 정보를 제공하여야 하며, 접근성이 용이하도록 개정되었다.

EUDAMED는 다음과 같은 정보시스템을 포함하는데, 이는 EUDAMED에 등록되고 활용 가능한 정보라고 할 수 있다.

① 기기 등록을 위한 정보(제조업체, 대표자 및 의료기기 등록 관련 사항)
② 인증기관 및 인증서에 관한 정보(의료기기에 대한 발급된 인증서, 수정·보완·중지 및 철회, 거부에 관한 자료)
③ 사후 시장 감시 및 조사에 따라 수집된 자료
④ 임상 연구 자료
⑤ 경제 운영자 등록에 관한 정보
⑥ UDI 데이터베이스

다) 의료기기 고유식별번호(UDI)

개정된 MDR에서는 UDI(Unique Device, Identification)을 통해 모든 의료기기(장치)를 완벽하게 추적할 수 있어야 함을 규정하고 있다.

UDI의 정의는 '제2조 용어의 정의'에서 설명하고 있으며 다음과 같다.

① 의료기기 고유식별코드(UDI, Unique Device, Identification) : 국제적으로 허용되는 식별 및 코딩 기준을 통해 생성된 일련의 숫자 또는 영문자와 숫자를 의미하며, 출시된 특정 기기에 대해 명확한 식별을 가능하게 한다.

〈표 2-7〉 발간된 UDI 관련 MDCG 가이던스

문서명	참조번호	발간일
Q&A on the Unique Device Identification system under Regulation (EU) 2017/745 and Regulation (EU)	MDCG 2023-7	2022. 5.
Guidance note integration of the UDI within an organisation's quality management system	MDCG 2021-19	2021. 7.
The status of Appendixes E-I of IMDRF N48 under the EU regulatory framework for medical devices	MDCG 2021-10	2021. 6.
MDCG Position Paper on the Implementation of UDI requirements for contact lenses, spectacle frames, spectacle lenses&ready readers	MDCG 2021-09	2021. 5.
Guidance on basic UDI-DI and changes to UDI-DI	MDCG 2018-1 rev.4	2021. 4.
MDCG Position Paper on UDI assignment for Spectacle lenses&Ready readers	MDCG 2020-18	2020. 12.
Guidance on application of UDI rules to device-part of products referred to in article 1(8), 1(9) and 1(10) of Regulation 745/2017	MDCG 2019-02	2019. 2.
MDCG guiding principles for issuing entities rules on basic UDI-DI	MDCG 2019-01	2019. 1.
Provisional considerations regarding language issues associated with the UDI database	MDCG 2018-07	2018. 10.
Clarifications of UDI related responsibilities in relation to article 16	MDCG 2018-06	2018. 10.

문서명	참조번호	발간일
UDI assignment to medical device software	MDCG 2018-05	2018. 10.
Definitions/descriptions and formats of the UDI core elements for systems or procedure packs	MDCG 2018-04	2018. 10.
Guidance on UDI for systems and procedure packs	MDCG 2018-03 rev.1	2020. 6.

* 출처 : https://health.ec.europa.eu/medical-devices-sector/new-regulations/guidance-mdcg-endorsed-documents-and-other-guidance_en, 2023. 3.

UDI 시스템은 사용자 맞춤형 의료기기(custom-made device)를 제외하고 출시된 모든 기기에 적용되어야 하며, 주요 거래 파트너들이 사용하고 있는 것과 일치할 수 있는 정의를 포함하여 국제적으로 인정되는 원칙을 기반으로 한다. UDI 시스템에 대한 가이드라인이 일부 마련되어 있으며 다음의 가이드라인이 제정 작업 중에 있다.

① Integration of UDI in manufacturers' QMS

② Guidelines on specific product types(contact enses)

③ Adaptation of Annexes to IMDRF N48 UDI system Application Guide

라) 이식 카드(Implant Card)

이식 가능한 의료기기 제조자는 해당 기기와 관련 모든 정보를 담은 카드를 의료기관에 제공하여야 한다.

Article 18
이식 카드(Implant card) 및 환자에게 제공되는 이식 의료기기 정보

1. 이식형 의료기기 제조자는 기기를 제공할 때 다음 사항도 함께 제공한다.
   (a) 기기 명칭, 일련번호, 로트 번호, UDI, 기기 모델과 제조자 이름, 주소, 웹사이트 등 의료기기 식별 정보
   (b) 합리적으로 예측 가능한 영향, 건강 검진, 환경 조건 등의 상호간섭과 관련한 경고, 주의사항 또는 환자나 의료전문가가 취해야 하는 조치
   (c) 기기 예상수명 및 필요한 후속조치에 대한 모든 정보
   (d) 부속서 섹션 23.4의 (u)의 정보를 포함한 환자에 의한 기기의 안전한 사용을 보장하는 기타 정보

   상기 언급된 정보는 의료기기 이식을 받은 특정의 환자에게 제공해야 하므로, 그 정보에 대한 신속한 접근을 허용하는 방식으로 제공하고, 해당 회원국이 결정한 언어로 표시한다. 정보는 비전문가가 쉽게 이해할 수 있는 방식으로 작성하고, 적절한 경우 최신 상태로 업데이트한다. 업데이트 정보는 상기 (a)에 언급된 웹사이트를 통해 환자에게 제공된다. 또한 제조자는 기기와 함께 전달되는 이식 카드에 관한 상기 (a)에 언급된 정보를 제공한다.

2. 회원국은 의료기관에 기기 이식을 받은 환자에게 환자정보가 담긴 이식 카드와 함께 1항에 언급된 정보를 해당 정보에 신속한 접근을 허용하는 방식으로 이용하게 해줄 것을 요청한다.

3. 다음 이식물은 본 조에 명시된 의무의 면제 대상이다.
   봉합사, 스테이플, 치과 충전재, 치과교정기, 치아 크라운, 나사, 웨지, 판, 철사, 핀, 클립 및 커넥터
   집행위원회에는 제115조에 따라 다른 종류의 이식물을 추가하거나 이식물을 제거함으로써 이 목록을 개정할 수 있는 위임규정을 채택할 권한이 부여된다.

<표 2-8> MDR 시판 후 조사 제도 MDCG 가이드라인 목록

문서명	참조번호	발간일
Questions and Answers on vigilance terms and concepts as outlined in the Regulation (EU) 2017/745 on medical devices	MDCG 2023-3	2023. 2.
Guidance on Periodic Safety Update Report(PSUR) according to Regulation (EU) 2017/745	MDCG 2022-21	2022. 12.

* 출처 : https://health.ec.europa.eu/medical-devices-sector/new-regulations/guidance-mdcg-endorsed-documents-and-other-guidance_en, 2023. 3.

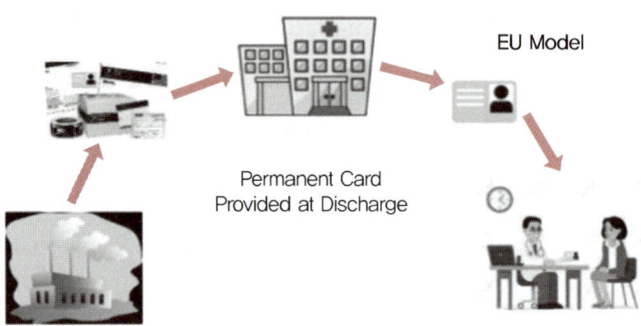

| 그림 2-47 | EU 임플란트 카드 모델

마) 안전성 및 임상성능요약서(SSCP)

유럽연합집행위원회(EC, European Commission)는 EU의 새로운 의료기기 규정인 MDR에 이식형 기기, 맞춤형기기, 임상조사 목적이 아닌 Class Ⅲ에 해당하는 기기에 대한 '안전 및 임상성능 요약(SSCP, Summary of Safety and Clinical Performance)' 가이드라인을 발간했다. 이 가이드라인은 기사 및 부록에 대한 참조를 포함하여 이식형 기기에 대한 잔여위험과 부작용에 대한 정보를 환자에게 제공하는 데 도움이 되어야 한다고 밝혔다. 의료인은 SSCP가 해당 기기와 관련된 우호적, 비우호적, 결론 판단에 상관없이 모든 가능한 임상 데이터의 임상학적 평가 결과에 대해 객관적이고 균형있는 요약을 제공받는다. MDR(EU) 2017/745의 32조는 모든 이식 가능한 기기에 대한 SSCP 생성을 요구하며, 그 외 다음에 해당하는 기기들은 SSCP를 만들어야 한다.

① 부속서 Ⅷ의 규칙 8의 Class Ⅱa에서 치아에 이식 가능한 기기를 배치하는 경우
② Class Ⅲ으로 간주되는 심장, 중추 순환계 또는 중추 신경계와 직접 접촉하는 데 사용되는 기기
③ 생물학적 효과가 있거나 전체적으로 또는 주로 흡수되는 기기, 신체의 화학적 변화를 겪는 기기, 의약품을 투여하기 위한 것, 또는 이식 가능한 능동 장치이거나 해당 액세서리는 Class Ⅲ인 경우
④ 유방 임플란트 또는 수술용 메시, 전체 또는 부분 관절 교체(보조 구성요소 제외), 척추 디스크 대체 임플란트, 또는 척주와 접촉하는 임플란트 가능한 장치(면제된 구성요소 제외)

바) 자격을 갖춘 인력 식별(Responsible Person) 및 대리인(Authorized Representative)

의료기기 제조사는 조직 내 새로운 MDR의 요구사항을 모두 준수하는 데 있어 궁극적으로 책임을 가질 사람을 최소 한 명 이상 임명해야 한다. 제조사는 필요한 작업과 관련하여 해당 담당자의 구체적인 자격 요건을 문서화해야 하며, 지속적인 모니터링 및 업데이트를 수행하여야 한다.

MDD에서 MDR로 상향되며 도입되는 새로운 개념은 수입자, 유통자, 유럽 대리인이 속하는 Economic Operator 확보이다. 이는 제품이 생산되고 유통, 판매되기까지 제품이 어떤 경로로 이동했는지 추적할 수 있도록 만든 개념이다. 수입자는 CE, IFU 등을 확인해야 하고, 불만 관리나 부적합 제품 리콜을 기록하고 관리해야 한다. 이때 수입자는 기록된 내용을 제조자 및 유럽 대리인에게 알려야 할 의무가 있다. 또한 이 기록은 의료기기화 함께 제공되는 문서에 반영돼야 하고 수입하는 제품이 EU 의료기기 데이터뱅크 포털 사이트인 EUDAMED에 확인된 제품인지 살펴야 한다. 유통자는 CE, IFU 확인 및 부적합 제품 리콜 등 제조자와 유사한 의무를 지닌다. 관련 사항을 유럽 대리인과 수입자에게 알려야 한다.

유럽 대리인은 유럽에 수출을 하고 있는 제조사들이라면 계약·고용돼 있을 사항으로 다만 책임사항이 강화·추가됐다. 제조사의 기술문서가 적절한 절차를 통해 인증받았는지 확인할 의무 등이다. 유럽 대리인은 기술문서 및 인증서를 관리해야 한다. 또한 해당 의료기기에 대한 법적 책임 의무가 생겼을 때 함께 책임 의무를 수행해야 함에 따라 유럽 대리인 신규 계약 시에는 이 같은 내용을 확인해야 한다. 특히 수입자, 유통자, 유럽 대리인은 EUDAMED에 모두 등록되고, 이로 인해 유럽 각 국가들은 의료기기가 어떤 과정으로 생산·판매되는지 법적 책임 소지자는 누구인지를 판단할 수 있게 됐다.

법적 제조자(Legal manufacturer)의 의무도 추가된다. 법적 제조자는 제품의 생산이나 법적 책임을 지는 사람으로, 우리나라의 제조자와는 개념이 다르다. 유럽은 OEM(위탁생산자)·PLM(제품수명관리자) 모두 법적 책임자가 된다. 이들은 기술문서를 작성하고 업데이트해야 하는 의무가 생겼다. 종전 OEM은 기술문서 작성 후 이론적 부분만 PLM 회사에 제공하면 인증기관에서 인증을 내줬지만 MDR적용 이후부터는 이들 모두 기술문서를 작성하고 업데이트하여야 한다.

사) 인증기관(NB) 관리·감독 강화

비통보 심사 등은 의료기기 업체에 대한 규제사항이 강화되는 측면이었다면 MDR에서는 이에 대한 심사를 수행하는 인증기관에 대한 규제 및 감독을 강화하는 내용 또한 포함하고 있다.

기존에는 각 규제당국의 가이드라인 등을 통해 규제되었으나 개정 MDR을 통해 유럽연합(EU) 차원의 인증기관 관리 체계로 전환되며, 세부적인 사항에 대해서는 각 국가의 규제당국에서 규제하는 것으로 해석할 수 있다(개정 MDR에서 인증기관이 설립된 회원국에 대해 그 인증기관의 관리 감독과 관련하여 MDR의 요구사항을 집행하여야 함을 언급). 또한 기존의 인증기관에 대한 관리감독에 대해 각 규제당국의 법령이나 가이드라인에 포함되어 있던 지정, 관리조항 등이 개정 MDR에 포함되어 법적인 규제사항으로 상향 조정되었다.

Article 35
인증기관의 담당기관

1. 본 규정에 따른 적합성 평가 활동을 수행하기 위해 적합성 평가기관을 인증기관으로 지정하려고 하거나 인증기관을 지정한 모든 회원국은 담당기관(인증기관의 담당기관)을 정한다. 이 담당기관은 국내법에 따라 별도의 구성단체로 구성될 수 있으며 적합성 평가기관의 평가(assessment), 지정(designation) 및 통보(notification)와 위탁계약업자 및 자회사를 포함한 인증기관의 모니터링을 위해 필요한 절차를 수립하고 시행하는 책임을 맡는다.
2. 인증기관의 담당기관은 그 활동의 객관성과 공정성을 보호하고 적합성 평가기관과의 모든 이해충돌을 막기 위해 설립, 조직, 운영된다.
3. 인증기관의 담당기관은 평가를 수행하지 않은 사람이 지정이나 통보와 관련된 결정을 내리는 방식으로 조직한다.
4. 인증기관의 담당기관은 인증기관이 상업 또는 경쟁을 기반으로 수행하는 어떤 활동도 수행하지 않는다.
5. 인증기관의 담당기관은 확보한 정보의 기밀 측면을 보호한다. 그러나 인증기관에 대한 정보는 회원국과 집행위원회, 그리고 필요할 경우, 다른 규제기관들과 교환한다.
6. 인증기관의 담당기관은 업무의 적절한 수행을 위해 충분한 수의 유능한 인력을 영구적으로 확보한다.
   인증기관의 담당기관이 의료기기를 담당하는 국가기관과 다른 기관일 경우, 국가기관이 관련 문제에 대해 자문을 얻도록 보장한다.
7. 회원국은 적합성 평가기관의 평가, 지정, 통보를 관리하는 기준과 그 업무에 중대한 영향을 미치는 변경에 대한 일반정보를 공개한다.
8. 인증기관의 담당기관은 제48조에 따라 규정된 동료 평가 활동에 참여한다.

아) Unannounced on-site audit 실시

앞서 언급한 바와 같이 유럽 내 의료기기 허가 및 유통에 대한 문제가 지속되어 비통보심사(Unannounced Audit)를 이미 시행하고 있었으며, 개정 MDR을 통해 법적으로 반드시 수행해야 함을 규정하였고 Article을 통해 비통보심사를 수행할 수 있는 경우 등을 규정하고 있다.

Article 52

14. 집행위원회는 시행규정에 의해 다음 측면 중 어느 하나에 대하여 인증기관에 의한 적합성평가의 조화로운 적용을 보장하기 위해 UDI 시스템에 대한 세부 약정 및 절차적 측면을 명시할 수 있다.
    (a) Ⅱa 및 Ⅱb등급 의료기기의 경우 부속서 Ⅸ의 섹션 2.3과 섹션 3.5의 제3단, 그리고 Ⅱa등급 의료기기의 경우 부속서 Ⅺ의 섹션 10.2에 규정된 대로 대표적 기준에 따른 기술문서의 평가 횟수 및 샘플링 기준
    (b) 위험 등급 및 기기 유형을 고려하여 부속서 Ⅸ의 섹션 3.4에 따라 인증기관이 실시하는 비통보심사 및 샘플 검사의 최소 횟수
    (c) 부속서 Ⅸ의 섹션 3.4와 4.3, 부속서 Ⅹ의 섹션 3, 그리고 부속서 Ⅺ의 섹션 15에 따라 샘플 검사, 기술문서 평가 및 형식시험의 맥락에서 인증기관이 실시하는 물리적 검사, 실험실 시험 또는 기타 시험

부록 1. 영국 UKCA 마크

- 영국은 브렉시트 이후 공통 EU 의료기기 규제를 따르지 않을 것으로 예상되고, 이는 2021년 1월 1일부터 의약품건강관리제품규제청(MHRA)이 영국의 독립적인 규제기관이 되는 것을 의미한다.
- CE 인증을 대체하는 영국 적합성 평가(UKCA) 인증은 2021년 1월 1일부터 제조사에서 사용할 수 있으며, UKCA 인증은 2023년 7월 1일부터 모든 의료기기에 의무적으로 표시되어야 하지만 UKCA mark 강제 적용 시점이 2024년 12월 31일까지 연장되었다.
- 현재 CE 마크가 적용된 제품이 유럽 인증기관에서 적합성 평가가 수행된 경우에는 CE 마크가 2025년 1월 1일까지 허용되며, 이 시기까지는 영국 시장에 해당 제품을 계속 판매할 수 있지만, 전환 시기 일정에 따라 전환이 필요하다.

제 3 장

중국 의료기기 허가 및 관리제도

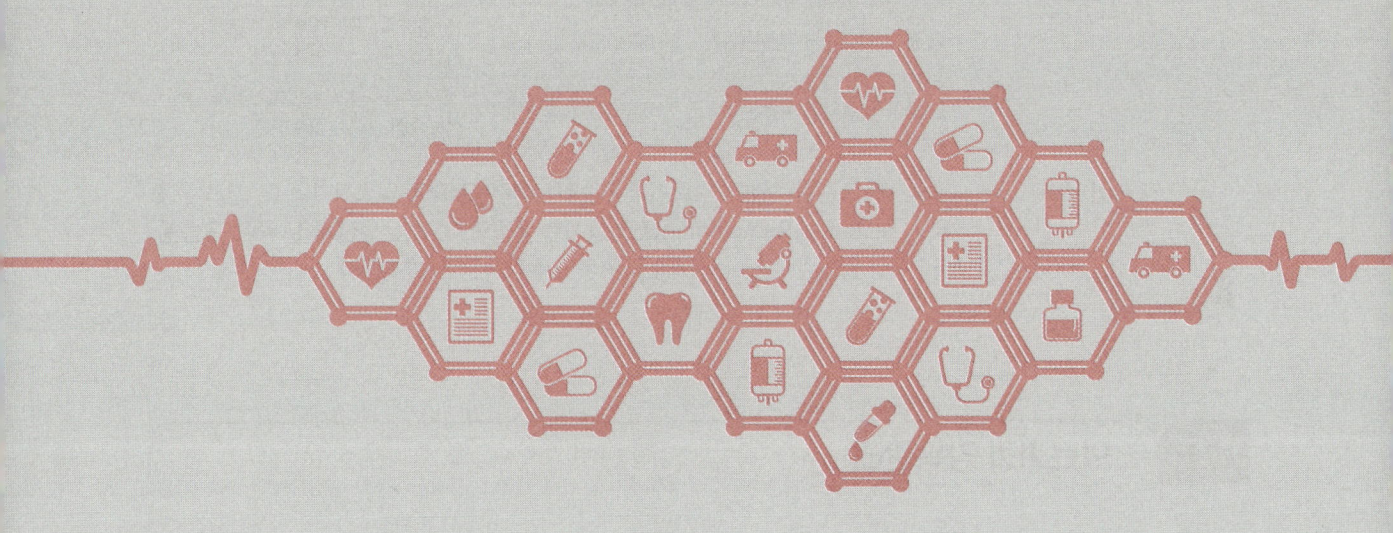

1. 의료기기 감독관리
2. 수입 의료기기 시판허가
3. 수입 제1등급 의료기기(체외진단제) 신고
4. 수입 제2, 3등급 의료기기 등록
5. 제2, 3등급 수입 의료기기 신규등록 서류
6. 제2, 3등급 수입 체외진단제 등록
7. 제2, 3등급 수입 체외진단제 등록 서류 준비
8. 등록 접수, 심사 및 등록
9. 부록 등 참고

03 중국 의료기기 허가 및 관리제도

학습목표 → 중국 의료기기 시장에 진출하려는 의료기기 제조업체가 숙지해야 하는 중국 의료기기 관리 규제 및 인허가 절차를 이해하고 실무에 적용할 수 있다.

NCS 연계 →

목차	분류 번호	능력단위	능력단위 요소	수준
1. 중국 의료기기 제품인허가	1903090201_15v1	인허가 정보수집	국가별 인허가절차 입수하기	5
2. 중국 의료기기 사후관리	1903090201_15v1	인허가 정보수집	국가별 인허가절차 입수하기	5

핵심 용어 → 의료기기 표준관리센터, 의료기기 기술심사센터(CMDE), 의료기기 등록, 신고, 기술 요구(Technical Requirement), 임상시험 품질관리 규범, 생산 품질 관리 규범 등, 국가시장 감독관리총국(SAMR), 국가의약품 감독관리국(NMPA)

1 의료기기 감독관리

1.1 의료기기 감독관리기관

가. 중국 시장감독관리 총국(State Administration for Market Regulation/SAMR)

제13차 전국 인민 대회의 국무원 기구 개혁 방안에 근거하여, 2018년 중국 정부는 국가공상행정관리 총국, 국가품질 감독검사검역 총국과 함께 CFDA(국가 식품의약품 감독관리 총국)을 폐기하고 국가 시장 감독관리 총국(State Administration for Market Regulation/이하 SAMR이라 함)을 국무원(The State Council) 직속 기관으로 통합되어 신설되었다.[2]

SAMR은 기존의 시장 감독에 있어 과도하게 중복적 적용된 법률 이행의 폐단을 줄이고, 각 부처별 직무 범위를 명확히 운영하기 위해 통합되었으며, 하부에 국가 의약품 감독관리국(NMPA)을 직속 기관으로 신설하였으며 의약품, 의료기기, 화장품의 시장 감독관리 및 시장질서 유지에 필요한 업무를 지원하고 있다.

---

[2] 조직 개편 기간 중 업무 수행에 관련 공고, 2018년 4월 10일

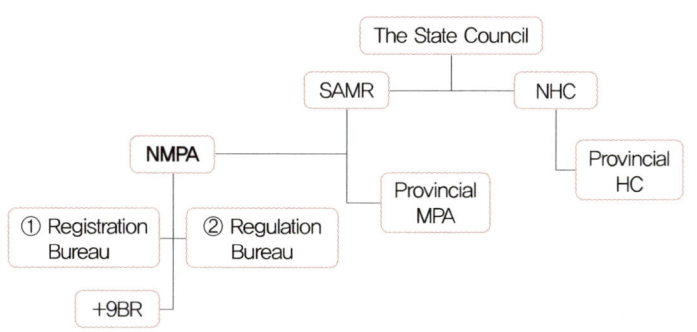

｜그림 3-1｜ 감독관리기관 요약도

나. 중국 의약품 감독관리국(NMPA/National Medical Products Administration)

SAMR에 소속되어 주로 의약품, 화장품, 의료기기의 행정허가 및 감독 관리 업무를 기이행하고 있으며 주요 직능은 다음과 같다.

① 의약품(중의약, 민족의학, 이하 동일), 의료기기, 화장품 안전 감독관리 담당. 감독관리 정책 규획 입안, 법률법규 초안 및 관련 규정 초안 작성 및 감독. 의약품, 의료기기 및 화장품 신기술 및 신제품의 관리와 서비스 정책 연구 및 초안 작성

② 의약품, 의료기기 및 화장품 표준관리 담당. 국가 약전 등 의약품, 의료기기 표준 제정 및 발표. 화장품 표준 초안 작성, 분류 관리제도 제정 및 감독 실시. 국가 기초 의약품 목록 제정에 참여, 국가 기초 의약품 제도 실시에 협력

③ 의약품, 의료기기 및 화장품 등록관리. 등록관리 제도 제정, 엄격한 시판 허가 심사 평가 승인 실시, 심사평가 서비스 간편화 조치 개선 및 실시

④ 의약품, 의료기기 및 화장품 품질 관리 담당. 품질 관리 규범 제정 연구 및 감독 실시. 생산 품질관리 규범 제정 및 이에 따른 감독 실시. 영업, 사용 품질 관리 규범 제정 및 그 실시에 대한 지도

⑤ 의약품, 의료기기 및 화장품 판매 후 위험 관리 담당. 의약품 부작용, 의료기기 부작용 사고 및 화장품 부작용 감시, 평가 및 처리 업무 담당. 법에 근거한 의약품, 의료기기 및 화장품 안전 긴급 관리 업무 담당

⑥ 직업 약사 자격 허가 관리 담당. 직업 약사 자격 허가제도 제정, 직업 약사 등록 업무 지도 및 감독

⑦ 의약품, 의료기기 및 화장품 감독심사 실시 및 담당. 심사제도 제정, 법적 의약품, 의료기기 및 화장품 등록 단계에서의 위법 행위 조사 처리, 직무에 따라 생산 단계에서의 위법 행위 조사 처리 업무 지도 담당

⑧ 의약품, 의료기기 및 화장품 감독관리 분야에서의 대외 교류 및 협력 담당. 국제 감독관리 지침 및 표준 제정에 참여

⑨ 성, 자치구, 직할시 의약품 감독관리 업무 담당

⑩ 당 중앙, 국무원에서 이관하는 기타 업무

NMPA 내부에는 11개 부처와 17개의 직속 부서가 있으며, 내부 11개 부처 가운데 [그림 3-1]의 의료기기 시판 전 시판 후 감독관리 부처 및 직능은 다음과 같다.

① 의료기기 등록관리사(Registration Bureau) : 의료기기 표준, 분류 규칙, 명명 규칙 및 UDI 규정 입안, 감독 실시. 의료기기 등록관리 제도 입안 및 실시. 의료기기 등록, 임상시험 심사 승인 업무 담당. 의료기기 임상시험 실질 관리 규범, 기술지도원칙 입안 및 실시. 생산 연구 현장 심사, 위법행위 조사 처리 업무 담당

② 의료기기 감독관리사(Regulation Bureau) : 의료기기 생산 품질관리 규범 기초 및 감독 실시, 의료기기 영업, 사용 품질 관리 규범 기초 및 지도 및 실시 담당. 생산현장 심사 지도, 중요 위법행위 조사처리 업무 담당. 품질 수거 검사, 정기적 품질 공고 발표 담당. 부작용 사고 감시 및 법적 처리 업무 진행

다. 중국 의료기기 기술심사평가 센터(Center for Medical Devices Evaluation/CMDE)

주로 NMPA의 행정허가를 위한 기술심사평가 업무를 담당하며, 주요 직능은 다음과 같다.

① 등록 신청한 중국산 3등급 의료기기 제품 및 수입 의료기기 등록 신청 접수 및 기술 심사 평가 업무, 제1등급 수입 의료기기 신고 업무
② 의료기기 등록관리 관련 법률, 규정 및 규범성 문건 기초 참여. 의료기기 기술 심사평가 규범 및 기술 지도원칙 기안 및 실시
③ 재생 의학 및 조직 공정 등 신개발 의료제품 관련 의료기기 기술심사 평가
④ 의료기기 기술심사 평가 관련 심사 업무 협조
⑤ 의료기기 심사평가 관련 이론, 기술, 발전현황 및 법률문제 연구
⑥ 지역 의료기기 기술심사 평가 업무에 대한 지도 및 기술적 지원
⑦ 관련 업무 자문 및 학술 교류, 의료기기 시사평가 관련 국제(지역)교류 및 협력

NMPA에서 이관한 기타 업무 등을 담당하고 있으며, 각 부서별 주요 업무를 요약하면 다음과 같다.

〈표 3-1〉 CMDE 부서 명칭 및 주요 업무

순번	부서명	주요 업무
1	행정사무실(办公室)	센터 행정종합 업무
2	품질관리부(质量管理部)	센터 심사평가 품질 관리 체계 구축 및 효과적 운영, 업무 제도 및 감독 등
3	종합업무부(综合业务部(合规部))	의료기기 심사평가 보고서 발행, 심사평가 자문전문가 풀 관리, 우선, 특별심사 신청 심사 등
4	품목관리부(项目管理部)	eRPS시스템 제출파일 심사
5	심사평가 1부(审评一部)	X선 설비 및 의료용 MRI 설비
6	심사평가 2부(审评一部)	초음파, 레이저 포함
7	심사평가 3부(审评一部)	혈관용 스텐트, 인공관절, 유방 보형물 등 삽입 기구 및 인공기관

순번	부서명	주요 업무
8	심사평가 4부(审评一部)	정형외과(골과) 및 구강과 재료(치과) 등 무원 의료기기 제품
9	심사평가 5부(审评一部)	주사천자기구 및 의료용 고분자 재료 및 제품
10	심사평가 6부(审评一部)	임상분석장비 및 체외진단제
11	임상생물통계1부(临床与生物统计一部)	의료기기 임상평가 지원(통계학, 유행병학, 임상 의학 등 전담 지원)
12	임상생물통계2부(临床与生物统计一部)	체외진단제 임상평가 지원(통계학, 유행병학, 임상 의학 등 전담 지원)

라. 중국 식품의약품 검정연구원(National Institute for Food and Drug Control/CMDSA)

① 식품, 의약품, 의료기기, 화장품 및 관련 의약품용 보조재, 포장 재료 및 용기(이하 식품의약품이라 통칭함)의 검사 업무. 의약품, 의료기기, 화장품 수거 검사 및 품질 분석 업무. 재검사, 기술 중재 업무. 수입 의약품 등록 검사 및 판매 후 관련 데이터 수집 분석 등 업무

② 의약품, 의료기기, 화장품 품질 표준, 기술 규범, 기술 요구, 검사 시험 방법 제정 및 수정, 기술 재심사. 검사 시험 신기술 관련 방법 및 표준 연구. 심각한 제품 부작용, 사고 원인 시험 연구

③ 의료기기 표준 관리 업무

④ 생물 제품 승인 업무

⑤ 화장품 안전 기술 평가 업무

⑥ 국가 표준물질 규획, 계획, 연구, 배합, 표준화, 배포 및 관리 업무

⑦ 생산용 균독종, 세포주 검증 업무. 의료용 표준 균독종, 세포주 수집, 감정, 보관, 배포 및 관리 업무

⑧ 실험동물 사육, 보호종, 종보존, 공급 및 실험동물 및 관련 제품 품질검사업무

⑨ 식품의약품 시험 검사 기관 실험실간 비교 및 능력 검증, 시험 및 평가 등 기술 업무

⑩ 교육 훈련업무 연구, 식품의약품 관련 기관 품질 검사 시험 업무 교육 및 지도

⑪ 식품의약품 검사 시험 국제(지역) 교류 및 협력

⑫ NMPA에서 위탁하는 기타 업무

마. 의료기기 표준관리 센터(의료기기 표준관리 센터(CMDSA/Center for Medical Devices Standard Administration)

식품의약품 검정연구원에 소속되어 있으며 다음 업무를 수행한다.

① 의료기기 전용 표준화 기술 위원회와, 의료기기 표준 제정 및 수정 참여

② 의료기기 표준 시스템 연구와 의료기기 표준 업무 정책 및 표준 계획 참여

③ 의료기기 명명, 분류 및 품목 번호의 기술 연구

④ 각 지역별 의료기기 표준 업무 지도 업무 등

바. 중국 의료기기 등록검사 및 품질 감독관리 기관

현재 중국은 국가급 검사 기관과 민간시험소 등을 합쳐 약 53개소가 의료기기 등록검사와 품질 감독관리 업무에 필요한 검사를 실시하고 있다.

① NMPA에서 의료기기 관련 표준 적용에 대한 자질 승인 및 감독 관리
② 의료기기 등록 시 제공하는 검사보고서 발급
③ NMPA가 승인한 검사 제품의 범위에 한하여 의료기기 등록, 품질 체계 심사 협력

11개 국가급 검사 기관에는 의료기기별 전용 표준화 기술위원회가 있으며, 의료기기 표준 초안 작성 및 표준 제정을 업무를 담당하고 있다. 국가급 검사 기관 이외에도 일부 의료기기 항목에 대한 검사를 할 수 있는 사설 기관도 최근 증가하고 있는 추세이다.

사. 의약품 심사 및 검사 센터(이하 CFDI라 함)

① 의약품, 의료기기, 화장품 심사제도 규범 및 기술 문건 작성 및 수정
② 의약품 임상시험, 비임상시험 기관 자격인정(인증) 및 연구제작(생산) 현장심사. 의약품 등록현장 심사. 의약품 생산 단계에서의 인과관계 조사. 의약품 해외 공장심사
③ 의료기기 임상시험 감독 수거 검사 및 생산 단계에서의 인과관계 조사. 의료기기 해외 공장 심사
④ 화장품 연구 제작, 생산 단계에서의 인과 관계 조사. 화장품 해외 공장 심사

아. NMPA 행정 업무 접수 서비스 및 신고 고발 센터

① 의약품, 의료기기, 화장품 행정 업무 접수 서비스 및 심사 승인결과 관련 문서 작성, 발송 업무
② 의약품, 의료기기, 화장품 위법 연루 행위 고소 고발 접수
③ 의약품, 의료기기, 화장품 행정 업무 접수 및 고소 고발 관련 정보 종합, 분석, 보고 업무
④ 의약품, 의료기기, 화장품 중대 신고 고발 업무 협조, 추적 감독 처리, 처리 회신에 대한 감독
⑤ 의약품, 의료기기, 화장품 행정 업무 및 고소 고발 관련 법규, 규범성 문건 및 규칙 제도 기초 업무 참여
⑥ 고소·고발 중 새롭거나, 공통적 문제 선별 및 분석, 관련 안전 감독관리에 대한 건의서 제출. NMPA 법 집행 사건, 정돈 관련 활동 신고·고발 안건관련 원 정보의 상부 보고
⑦ NMPA행정 업무 접수 서비스청의 운영 관리 업무 담당. NMPA 행정업무 접수, 심사 승인 온라인 시스템 운영 관리 참여. NMPA행정 업무 비용 수취 업무 담당
⑧ 의약품, 의료기기 심사평가 승인 제도 개혁 및 NMPA "온라인+정부서비스" 플랫폼 구축, 접수 서비스 업무 참여
⑨ 성급 의약품 감독관리 행정 업무 접수 서비스 및 신고고발 업무 협조 지도
⑩ 의약품, 의료기기, 화장품 행정 업무 접수 및 신고 고발 업무 관련 국제(지역)적 교류 및 협력
⑪ NMPA에서 이관한 기타 업무

자. 국가의약품 부작용반응감시센터(National Center for ADR Monitoring, China)

① 의약품 부작용 반응, 의료기기 부작용 사고, 화장품 부작용 사고 감시와 판매 후 안전성 평가 및 약물 남용 감시 관련 기술 표준 및 규범 제정 및 수정
② 의약품 부작용 반응, 의료기기 부작용 사고, 화장품 부작용 반응, 의약품 남용 감시 업무
③ 의약품, 의료기기, 화장품 판매 후 안전성 평가 업무
④ 지역 관련 감시 및 판매 후 안전성 평가 업무 지도. 관련 감시 및 판매 후 안전성 평가 방법 연구, 기술 자문 및 국제(지역)간 교류 협력
⑤ 국가 기본 의약품 목록 기안, 조정에 참여
⑥ 비처방 의약품 목록 기안, 조정에 참여
⑦ NMPA에서 이관한 기타 업무

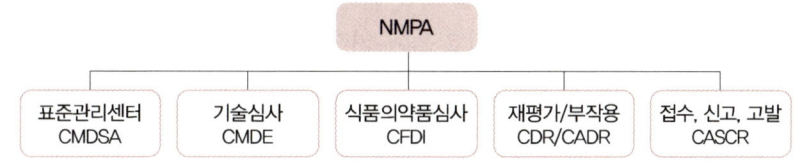

▎그림 3-2 ▎ NMPA 의료기기 감독관리 주요 기술지원기관

※ 기타 의료기기 감독관리 지원 조직 및 기구는 의료기기 산업 발전과 정책 기조에 따라 점진적으로 진화되고 있다.

1.2 의료기기 감독 관리 법률규정 및 기술요구

중국 의료기기 감독관리에 적용되는 법률 및 규정관련 체계는 대략 다음과 같다.

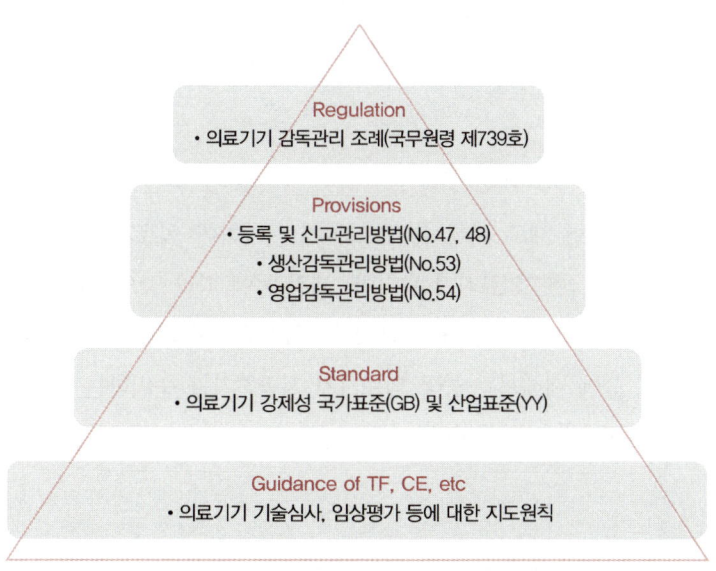

▎그림 3-3 ▎ 중국 의료기기 법률 체계

가장 상위법인 의료기기 감독관리 조례(이하 '조례'라 함)는 의료기기 감독관리의 기본적 원칙 및 의료기기 업계 종사자 및 감독관리 기관의 역할, 법률 책임 및 기타 모든 의료기기 감독관리의 기준이 되는 법률이다. 이 "조례"를 근거로 의료기기 시판허가 관련한 의료기기/체외진단제 등록 및 신고 관리 방법, 의료기기 생산 시행 규칙에 해당하는 생산감독관리 방법, 의료기기 취급과 관련 시행 규칙에 해당하는 의료기기 영업 감독관리 방법이 발표되었으며 그 외 새로운 부문 규칙들도 계속하여 발표될 예정이다. 또한 2014년 및 2017년 개정되었던 조례(이하 "구 조례"라 함)에 근거하여 제정된 일부 유효한 규정들이 의료기기 시판허가에 반영되고 있으므로, 등록 기업들은 법률 과도기의 변화 사항에 관심을 두고 향후 의료기기 시판허가 관리 업무에 적절히 대응해야 할 것이다.

가. 의료기기 감독관리 조례[3]

2021년 6월 1일부터 시행되고 있는 세 번째 개정 법률로 중국 경내에서 연구제작, 생산, 영업(판매, 유통, 취급), 사용 활동 및 감독관리에 적용되고 있는 가장 최상위 규정이다. 새로 개정된 "조례"는 총 8개 장으로 구성되어 있으며, 법률의 제정 배경 및 원칙을 다루고 있는 총칙 이외에 의료기기 시판허가(등록 및 신고), 생산, 영업 및 사용, 부작용 사고 처리 및 회수, 감독심사, 법률 책임 등을 통해 중국 정부의 의료기기 감독관리에 대한 전반적인 사항을 포함하고 있다.

"조례" 실시 후 의료기기 감독관리 관련 부문규칙 및 규범 등이 연이어 개정 및 시행되고 있으므로 중국 의료기기 시판허가 및 중국 의료기기 마케팅 담당자들은 해당 내용을 반드시 숙지하여 중국 시장에 대응해야 한다.

앞으로 다룰 본문에는 주로 이 "조례"의 내용을 근거로 하는 의료기기 시판허가 내용을 주로 다룰 것이다.

이외로 최근 NMPA에서는 의료기기 규제 강화를 위해 "중화인민공화국 의료기기 관리법/中华人民共和国医疗器械管理法"[4] 기초 작업을 진행하고 있으며, 법적 규제 변화에 따른 의료기기 시판허가에 미칠 영향에 대한 귀추가 주목된다.

나. 의료기기 등록 및 신고 관리 기본 규정

위에서 언급하였듯이, 2021년 새로 시행되는 "조례"에 근거하여 의료기기 감독관리 법령 및 규정이 새로 출범되고 있으며 상기 언급한 "의료기기 관리법" 제정 등에 따라 앞으로도 지속적인 변화가 예상된다. 본 교재는 의료기기 시판허가에 대한 규정 및 실무 위주로 작성되었음을 고려하여 기타 관련 규정 및 새로 출범 예정인 규칙 등에 대해서는 중국 의료기기 시판허가를 준비하는 "등록인" 혹은 "신고인"이 각자 적극적으로 학습해 나갈 것을 당부한다.

---

[3] 중국어 명칭은 〈医疗器械监督管理条例〉이며, 국무원령 제739호로 발표
[4] NMPA 의료기기 종합사, 중화인민공화국 의료기기 관리법 의견수렴안 공지, 2024년 8월 28일

1) 의료기기 등록 및 신고 관리 방법

가) 구조

의료기기 등록을 위해서는 "조례"를 근거로 발표한 《의료기기 등록 및 신고 관리 방법》[5]을 이해해야 한다. 기존의 《의료기기등록관리 방법》(이하 "구 등록 방법"이라 함)을 대체한 이 규정은 2021년 10월 1일부터 시행되고 있으며 중국 의료기기 시판허가에 적용하는 기본 시행규칙이므로 의료기기 시판허가의 기본적 규정이라고 할 수 있다.

10개의 장으로 구성된 이 규정 중 본 교재에서는 제3장 의료기기 등록, 제5장 의료기기 변경등록 및 연장등록 그리고 제6장의 제1등급 제품에 대한 신고[6] 절차는 포함하였으나 제4장 혁신제품등록, 우선제품, 응급제품 신청을 포함한 특수등록 절차는 다루지 않았다.

〈표 3-2〉 의료기기 등록 및 신고관리방법 장별 목차

순서	내용
제1장	총칙
제2장	기본요구
제3장	의료기기 등록
제4장	특수등록절차
제5장	변경등록 및 연장등록
제6장	의료기기 신고
제7장	업무소요시간
제8장	감독관리
제9장	법률책임
제10장	부칙

나) 총칙개요

① 생산지역별 시판허가 관리기관 및 유효기간

㉮ 제1등급 의료기기

〈표 3-3〉 제1등급 의료기기 신고기관

생산지별(표시 : 械备)	행정허가 기관	유효기간
중국 경내	시급MPA(혹은 성급)	없음
수입 의료기기	NMPA	
홍콩, 마카오, 대만		

---

[5] 중국어 명칭은 〈医疗器械注册及备案管理办法〉이며 시장감독관리총국령 제47호로 발표되어 2021년 10월 1일부터 시행됨
[6] 구 등록방법에는 없었던 제1등급 의료기기의 신고 부분을 신설하였음

㈔ 제2, 3등급 의료기기

<표 3-4> 제2, 3등급 의료기기 등록신청 기관

생산지별(표시)	관리등급	행정허가 기관	유효기간
중국경내(注准)	2	성, 직할시, 자치구 의약품 감독관리기관	5년
	3	NMPA	
수입(注进)	2,3		
홍콩, 마카오, 대만(注许)			

다) 등록 신고 기본 요구

① 의료기기 등록, 신고 시 관련 법률, 법규, 규정 강제성 표준을 준수할 것
② 의료기기 안전 및 기본 원칙을 준수하고 관련 기술 지도원칙을 참조하여 등록 신고 대상 의료기기의 안전 및 유효성과 품질 통제성을 입증하고 전체 과정에 대한 정보의 진실성, 정확성, 무결성 및 추적성을 보장해야 한다.
③ 등록인, 신고인 자격 : 의료기기 전생명주기 대한 품질관리를 강화하고 의료기기 안전성 유효성 및 품질 통제에 대한 법적 책임을 지는 주체
④ 해외 신청인과 신고인은 중국 경내에 기업 법인을 지정하여 시판허가 업무를 담당하게 하고, 등록인과 신고인이 의료기기 감독관리 조례 제20조 1항에서 규정하는 법적책임 이행 시 협력해야 한다.
⑤ 의료기기 시판허가 담당자는 관련 전문 지식을 갖추고 의료기기 등록 및 신고 관련 법률, 법규, 규칙 및 규정을 숙지해야 한다.
⑥ 모든 등록 및 신고 자료는 중국어로 작성해야 한다.
⑦ 수입 의료기기는 원산지 판매허가증을 제출할 것(혁신 의료기기 제외)
⑧ 적용하는 강제성 표준에 부합해야 한다.
⑨ 의료기기 등록, 신고 업무 진행 시 의료기기 분류 규칙 및 분류 목록 관련 요구를 따라야 한다.

라) 시판허가 표시형식

<표 3-5> 의료기기 시판허가번호 표시형식

의료기기 등록증 일련번호[7]	의료기기 신고 일련번호[8]
등록증 일련번호 편제 방식은 다음과 같다 : ×1계주(械注)×2××××3×4×× 5××××6. 그중 ; ×1은 등록심사승인 부처 소재지 ; 중국 경내 제3등급 의료기기, 수입 제2등급, 제3등급 의료기기는 "국/国"자로 표시 ; 경내 제2등급 의료기기 는 등록심사승인 부처 소재성, 자치구, 직할시 약어임 ; ×2는 등록형식 ; "준准"자는 경내 의료기기에 적용 ;	×1계비(械备)××××2××××3 그 중 ; ×1은 신고부처 소지지 약칭 ; 수입 제1등급 의료기기는 "국/国"자 표시 ; 경내 제1등급의료기기는 신고 부처 소재지 성, 자치구, 직할시 약칭에 소재지 제2행정구역 내의 시급 행정구역 약칭(상응하는 지역 내 시급 행정 구역이 없을 경우, 성, 자치구, 직할시 약칭) ; ××××2는 신고 연도 ; ××××3은 신고 일련번호

의료기기 등록증 일련번호[7]	의료기기 신고 일련번호[8]
"进进"자는 수입의료기기에 적용 ; "许许"자는 홍콩, 마카오, 대만 지역 의료기기에 적용 ; ××××3은 최초 등록 연도 ; ×4는 제품관리 등급임 ; ××5는 제품분류 코드 ; ××××6은 최초 등록 일련번호 연장등록 시 , ××××3과 ××××6숫자는 변하지 않음. 제품관리 등급 조정 시, 일련번호 다시 작성	

2) 체외진단제 등록 및 신고 관리 방법

가) 구조

의료기기 관리되는 체외진단제 등록을 위해서는 "조례"를 근거로 발표한 《체외진단제 등록 및 신고 관리 방법》[9]을 이해해야 한다. 기존의 《체외진단제 등록관리 방법》(이하 "구 등록 방법"이라 함)을 대체한 이 규정은 2021년 10월 1일부터 시행되고 있으며 체외진단제 중국 시판허가에 적용하는 기본 규정이다.

총 10개의 장으로 구성된 이 규정 중 본 교재에는 제3장 체외진단제 등록, 제5장 체외진단제 변경등록 및 연장등록 그리고 제6장 제1등급 제품에 대한 신고[10]절차는 포함하였으나 제4장 혁신제품등록, 우선제품, 응급제품 신청을 포함하는 특수등록 절차는 다루지 않았다.

〈표 3-6〉 체외진단제 등록 및 신고 관리방법 장별 목차

순서	내용
제1장	총칙
제2장	기본요구
제3장	체외진단제 등록
제4장	특수등록절차
제5장	변경등록 및 연장등록
제6장	체외진단제 신고
제7장	업무소요시간
제8장	감독관리
제9장	법률책임
제10장	부칙

---

[7] 본 교재 부록 5 참조
[8] 본 교재 3.3 나. 신고 일련번호 고지 참조
[9] 중국어 명칭은 〈体外诊断试剂注册及备案管理办法〉이며 시장감독관리총국령 제48호로 발표되어 2021년 10월 1일부터 시행됨
[10] 구등록방법에는 없었던 제1등급 의료기기의 신고 부분을 신설하였음

나) 총칙 개요

① 생산지역별 시판허가 관리기관 및 유효기간

㉮ 제1등급 체외진단제

〈표 3-7〉 제1등급 체외진단제 신고 기관

생산지별(표시 : 械备)	행정허가 기관	유효기간
중국 경내	시급MPA(혹은 성급)	없음
수입 의료기기	NMPA	
홍콩, 마카오, 대만		

㉯ 제2, 3등급 체외진단제

〈표 3-8〉 제2, 3등급 의료기기 등록신청기관

생산지별(표시)	관리등급	행정허가 기관	유효기간
중국경내(注准)	2	성, 직할시, 자치구 의약품 감독관리기관	5년
	3	NMPA	
수입(注进)	2, 3		
홍콩, 마카오, 대만(注许)			

다) 시판허가(등록 및 신고) 기본 요구

① 체외진단제 등록, 신고 시 관련 법률, 법규, 규정 강제성 표준을 준수할 것

② 체외진단제 안전 및 기본 원칙을 준수하고 관련 기술 지도원칙을 참조하여 등록 신고 대상 의료기기의 안전 및 유효성과 품질 통제성을 입증하고 전체 과정에 대한 정보의 진실성, 정확성, 무결성 및 추적성을 보장해야 한다.

③ 등록인, 신고인 자격 : 의료기기 전생명주기 대한 품질관리를 강화하고 의료기기 안전성 유효성 및 품질 통제에 대한 법적 책임을 지는 주체

④ 해외 신청인과 신고인은 중국 경내에 기업 법인을 지정하여 시판허가 업무를 담당하게 하고, 등록인과 신고인이 의료기기 감독관리 조례 제20조 1항에서 규정하는 법적책임 이행 시 협력해야 한다.

⑤ 체외진단제 시판허가 담당자는 관련 전문 지식을 갖추고 의료기기 등록 및 신고 관련 법률, 법규, 규칙 및 규정을 숙지해야 한다.

⑥ 모든 등록 및 신고 자료는 중국어로 작성해야 한다.

⑦ 수입 체외진단제는 원산지 판매허가증을 제출할 것(혁신 제품 제외)

⑧ 적용하는 강제성 표준에 부합해야 한다.

⑨ 체외진단제 등록, 신고 업무 진행 시 의료기기 분류 규칙 및 분류 목록 관련 요구를 따라야 한다.

라) 시판허가 표시형식

〈표 3-9〉 체외진단제 시판허가 표시형식

체외진단제 등록증 일련번호[11]	체외진단제 신고 일련번호[12]
등록증 일련번호 편제 방식은 다음과 같다 : ×1계주(械注)×2××××3×4×× 5××××6. 그중 ; ×1은 등록심사승인 부처 소재지 ; 중국 경내 제3등급 의료기기, 수입 제2등급, 제3등급 의료기기는 "국/国"자로 표시 ; 경내 제2등급 의료기기는 등록심사승인 부처 소재성, 자치구, 직할시 약어임 ; ×2는 등록형식 ; "准准"자는 경내 의료기기에 적용 ; "进进"자는 수입의료기기에 적용 ; "许许"자는 홍콩, 마카오, 대만 지역 의료기기에 적용 ; ××××3은 최초 등록 연도 ; ×4는 제품관리 등급임 ; ××5는 제품분류 코드 ; ××××6은 최초 등록 일련번호 연장등록 시, ××××3과 ××××6숫자는 변하지 않음. 제품관리 등급 조정 시, 일련번호 다시 작성	×1계비(械备)××××2××××3 그 중 ; ×1은 신고부처 소지지 약칭 ; 수입 제1등급 의료기기는 "국/国"자 표시 ; 경내 제1등급의료기기는 신고 부처 소재지 성, 자치구, 직할시 약칭에 소재지 제2행정구역 내의 시급 행정구역 약칭(상응하는 지역 내 시급 행정 구역이 없을 경우, 성, 자치구, 직할시 약칭) ; ××××2는 신고 연도 ; ××××3은 신고 일련번호

3) 의료기기 사용설명서 및 표시기재(라벨) 관리 규정[13]

2014년 발표된 본 규정은 의료기기 설명서와 표시기재(라벨)를 규범화하고 의료기기 사용 안전 보장을 위해 "구 조례"에 근거하여 제정되어 현재까지 시행되고 있다.

해당 규정의 기본 내용을 요약하면 다음과 같다.

가) 의료기기 설명서

의료기기 설명서는 의료기기 등록인 혹은 신고인이 작성하는 것으로, 제품과 부속하여 사용자에게 제공하는 제품 안전성과 유효성에 대한 기본 정보를 포함, 정확한 설치, 조정, 조작, 사용, 유지 보수를 지도하기 위한 기술 문서를 말한다.

나) 시판허가 진행 중 의료기기 사용설명서 및 표시기재 요구

의료기기 설명서와 라벨은 《의료기기 설명서 및 라벨 관리 규정》[14](이하 "규정"이라 함) 등[15]의 관련 요구에 부합해야 한다.

---

[11] 본 교재 부록 9.6 참조
[12] 본 교재 3.3 나. 신고 일련번호 고지 참조
[13] 중국어 명칭은 〈医疗器械说明书和标签管理规定〉이며, "구 조례"를 근거로 제정하였고 2014년 10월 1일부터 현재까지 시행되고 있다.
[14] CFDA 총국령 제6호
[15] 제품별 관련 표준 및 지도원칙에 부합해야 함

다) 사용설명서 기재사항
① 제품 명칭, 형명, 규격
② 등록인 혹은 신고인 명칭, 주소, 연락 방식 및 A/S기관, 수입 의료기기의 경우 대리인 명칭, 주소 및 연락 방식
③ 생산 기업 명칭, 주소, 생산 주소, 연락 방식 및 생산 허가증 일련번호 혹은 생산 신고 승인서 일련번호, 위탁 생산한 경우 수탁 기업 명칭, 주소, 생산 주소, 생산 허가증 일련번호 혹은 생산 신고증 일련번호
④ 의료기기 등록증 일련번호 혹은 신고 승인서 일련번호
⑤ 제품 기술 요구 일련번호
⑥ 제품 성능, 주요 구조 조성 혹은 성분, 적용 범위
⑦ 금기증, 주의 사항, 경고 및 주지 사항
⑧ 설치 및 사용 설명 혹은 그림, 소비자 개인이 스스로 사용하는 의료기기의 경우, 안전 사용을 위한 특별 설명을 제공할 것
⑨ 제품 유지 및 보수 방법, 특수 보관, 운송 조건, 방법
⑩ 생산 날짜, 사용 기한 및 기능 상실일
⑪ 부품 리스트, 부품, 부속품, 소모품 교환 주기 및 교환 방법 설명 등 포함
⑫ 의료기기 라벨에 사용한 도형, 부호, 약어 등 내용 해석
⑬ 설명서 작성 혹은 수정일
⑭ 기타 기재할 내용 : 중복 사용하는 의료기기는 "규정" 제12조에 근거하여 청소, 소독, 포장 및 멸균 방법 및 중복 사용 횟수와 기타 제한에 대해 설명서에 중복 사용 처리 과정을 명확히 기재해야 한다.

라) 표시기재(라벨) 기재사항
① 제품 명칭, 형명, 규격
② 등록인 혹은 신고인 명칭, 주소, 연락 방식, 수입의료기기의 경우 대리인 명칭, 주소 및 연락 방식을 명기해야 한다.
③ 의료기기 등록증 일련번호 혹은 신고 승인서 일련번호
④ 생산기업 명칭, 주소, 생산 주소, 연락 방식 및 생산 허가증 일련번호 혹은 생산 신고 승인서 일련번호, 위탁 생산하는 경우 수탁 기업 명칭, 주소, 생산 주소, 생산허가증 일련번호 혹은 신고 번호
⑤ 생산일자, 사용기한
⑥ 전원 접속 조건, 입력 전원
⑦ 제품 특성에 근거하여 도형, 부호 및 기타 관련 내용을 명기해야 한다.
⑧ 필요한 경고, 주의 사항
⑨ 특수한 보관, 조작 조건 혹은 설명

⑩ 사용 중 환경에 대한 파괴 혹은 부작용이 있는 의료기기는 그 라벨에 경고 표시 혹은 중문 경고 설명을 포함해야 한다.
⑪ 방사선을 띠는 의료기기는 그 라벨에 경고 표지 혹은 중문 경고 메시지를 포함해야 한다.

의료기기 라벨이 위치 혹은 크기로 인해 제한을 받아 상술한 내용을 기재할 수 없을 경우, 제품 명칭, 형명, 규격, 생산 날짜 및 사용 기한 혹은 기능 상실일은 최소한 표기해야 하며, "기타 내용은 설명서를 자세히 열람할 것"이라고 명확하게 기재한다.

※ 체외진단제는 설명서관련지도원칙[16]을 참조하되 표시기재 부분은 본 규정을 참조한다.

또한 각 의료기기 특성 및 안전성 유효성 관련 표준 그리고 의료기기 품목별 설명서작성 지도원칙[17]의 관련 내용도 참조해야 한다.

4) 의료기기 유일표시(UDI) 시스템 규칙[18]

"구 조례"에 근거하여 제정된 본 규칙은 의료기기 전 생명 주기의 강화 및 제품 추적성을 그 목적으로 하고 있다. 중국 정부는 해당 규칙에 근거하여 현재 중국 경내에서 유통되는 의료기기에 대한 유일표시(UDI)를 구축하여 적용할 것을 권장하고 있으며, 3등급 의료기기(체외진단제 포함)와 일부 제2등급 의료기기 중 임상적 수요가 많은 1회용 의료기기에 대한 유일표시(UDI)를 적용하고 있다.[19]

의료기기 유일표시 등록 업무는 시판허가업무와 별도로 진행되지만 시판 후 추적 관리 강화라는 중국 정부정책 기조에 따라 향후 발표될 추가 공고 및 "중화인민공화국 의료기기 관리법" 등 신 법률의 관련 내용에 관심을 기울일 필요가 있다.

5) 의료기기 시판허가 진행 시 참고할 현행 규정 리스트 목록

No	규정 명칭
1	의료기기 분류규칙(CFDA 제15호)
2	의료기기 통용명칭 명명규칙(CFDA 제19호)
3	의료기기 회수관리방법(CFDA 제29호)
4	의료기기 표준관리방법(CFDA 제33호)
5	의료기기 온라인 판매감독관리방법(CFDA 제38호)
6	의료기기 부작용사고 및 재평가 관리 방법(SAMD 제1호)
7	의료기기 생산감독관리방법(SAMD 제53호)
8	의료기기 영업감독관리 방법(SAMD 제54호)
9	체외진단제 분류규칙(NMPA 제129호)

---

16) 체외진단제 설명서 작성 지도원칙(2024년 제1호, 부록 7)
17) 콘택트렌즈 사용설명서 작성지도원칙 등
18) 의료기기 유일식별자(UDI)시스템 규칙, 2019년 10월 1일 시행
19) 제3차 UDI 적용 제품 공고(2023년 제22호)

각 규정은 근거 법령 및 시행 시점도 차이나 나지만 현행 규정이라는 점을 감안하여 중국 시장에 진출했거나 앞으로 진출을 앞두고 있다면 관련 내용들을 반드시 숙지하여 중국 내 의료기기 전주기 동안의 감독관리에 대비하여야 한다.

다. 의료기기 표준(医疗器械标准)

중국에서 연구제작, 생산, 판매, 사용하는 모든 의료기기는 의료기기 강제성 국가 표준에 부합[20] 해야 한다. 따라서 중국에서 의료기기 시판 허가를 취득하고자 하는 수입 제품의 경우 원산지에서 시판허가를 받기 위해 적용했던 고시, 규격, 약전 및 국제 표준과 중국 내에서 적용하고 있는 강제성 표준과의 동등성 혹은 차이성을 명확하게 파악해야만 중국 의료기기 심사 기관의 요구에 부합하는 제품 안전 및 유효성 관련 검증자료를 준비하여 제출할 수 있다.

2017년부터 "구조례"에 근거하여 제정된 《의료기기 표준관리 방법》에 따른 의료기기 표준 개념은 다음과 같다.

1) 의료기기 표준

국가 의료기기 감독관리 기관에서 해당 직무에 근거하여 제정하고, 수정하며 법적으로 발표하는 의료기기 연구제작, 생산, 영업, 사용 및 감독관리 단계에서 준수해야 하는 통일화된 기술요구

2) 의료기기 표준 효력에 따른 구분

가) 강제성 표준

인체 건강 및 생명 안전 보장에 대한 기술 요구
① 국가표준(GB)
② 산업표준(YY)

나) 권장성 표준

기본적 일반요구를 만족시키고 강제성 표준과 같이 사용하며 의료기기 산업에 필요한 경우 제정
① 국가표준(GB/T)
② 산업표준(YY/T)

NMPA에서는 표준관리 제도 체계를 꾸준히 개선하고 있으며, 표준의 조회와 적용의 편리성을 위해 통용분야와 전용 기술 분야로 구분하는 의료기기 표준 목록을 발표[21]하였다. 그중 통용표준에는 의료기기 품질관리, 유일표시, 의료기기 포장, 의료기기 생물학 평가, 의료기기 전기 설비 통용요구, 소독 멸균 통용기술 및 기타 등 7개 그룹으로 세분화시켰고, 전용기술표준의 경우 외과 수술 기기 등을 포함하여 총 32개 분야로 세분화시켰다.

---

[20] 조례(국무원령 제739호) 제7조
[21] 2021년 6월 관련 공지

중국 의료기기 시판허가를 앞두고 있다면 신청하려는 제품의 안전성, 유효성에 강제적으로 적용하는 중국 표준 및 권장성 표준을 확인하여 제품기술요구(TR)을 작성하고 서류를 준비해야 한다.

라. 의료기기 지도원칙(医疗器械指导原则)

의료기기 관련 규정을 근거로 의료기기 시판허가 특히 등록 심사의 효율성 제고를 위해 의료기기 기술심사 평가센터(이하 "CMDE"라 함)는 의료기기 등록 심사 지도원칙(이하 "지도원칙"이라 함)을 제정 발표하여 대외적으로 배포하고 있다.

"지도원칙"은 의료기기제품등록 신청자료 준비 및 기술심사에도 참고로 제공하기 위해 제공되는 기술적 요구사항이다. "지도원칙"은 법적강제성은 없으나 현행 법규, 의료기기 표준 및 국제 통용 표준 등을 참고하여 작성하였으므로 의료기기 등록신청자료를 준비하는 담당자들은 신청 제품에 대한 공통 "지도원칙" 혹은 "전용품목 지도원칙"이 있는지 사전에 반드시 확인해야 한다.

NMPA 공식홈페이지에 최근 발표된 정보에 따르면 2023년 말까지 제정 및 수정된 지도원칙은 총 613건으로 집계되고 있으며 최근까지 업데이트 된 지도원칙은 CMDE 공식 홈페이지에서 확인할 수 있다.

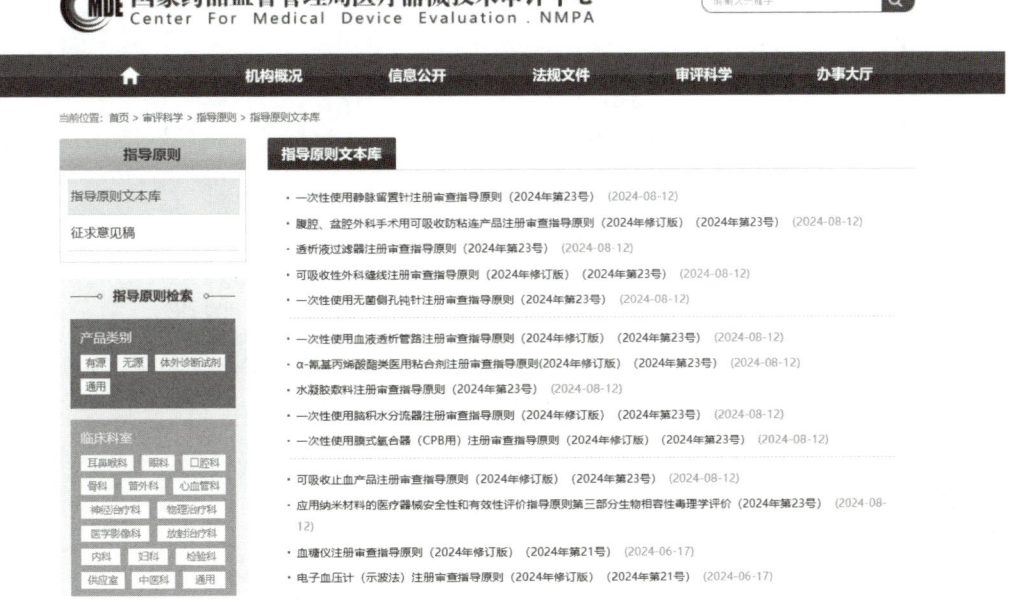

┃그림 3-4┃ 품목별 지도원칙 공개 CMDE 공식 홈페이지(www.cmde.org.cn)

2 수입 의료기기[22] 시판허가

《의료기기 등록 및 신고관리 방법》(이하 "제47호령"이라 함) 《체외진단제 등록 및 신고관리 방법》(이하 "제48호령"이라 함)에서는 의료기기 시판허가[23]를 다음과 같이 정의하고 있다.

- 의료기기 등록(医疗器械注册) : 의료기기 등록신청인(이하 "등록인" 혹은 "신청인"이라 함)이 법정 절차 및 요구에 따라 의료기기 등록 신청을 제출하고, 의약품 감독관리부처에서 법률 법규에 근거, 과학적 인식 수준을 토대로, 안전성, 유효성 및 품질 통제 등에 대해 심사를 진행하여 그 신청 동의 여부를 결정하는 활동
- 의료기기 신고(医疗器械备案)[24] : 의료기기 신고인(이하 "신고인")이 법정 절차 및 요구에 따라 의약품 감독관리 부처에 신고 자료를 제출하고, 의약품 감독관리 부처가 제출한 신고 자료를 심사에 대비하여 문서로 보관하는 활동

따라서 수입 의료기기의 등록인과 신고인은 "제47호령" 및 "제48호령"의 행정허가 유형 및 신청제품의 기술요구 등에 근거하여 법률 및 규정에 따라 서류를 준비한 후 다음 모형에 따라 업무를 진행한다.

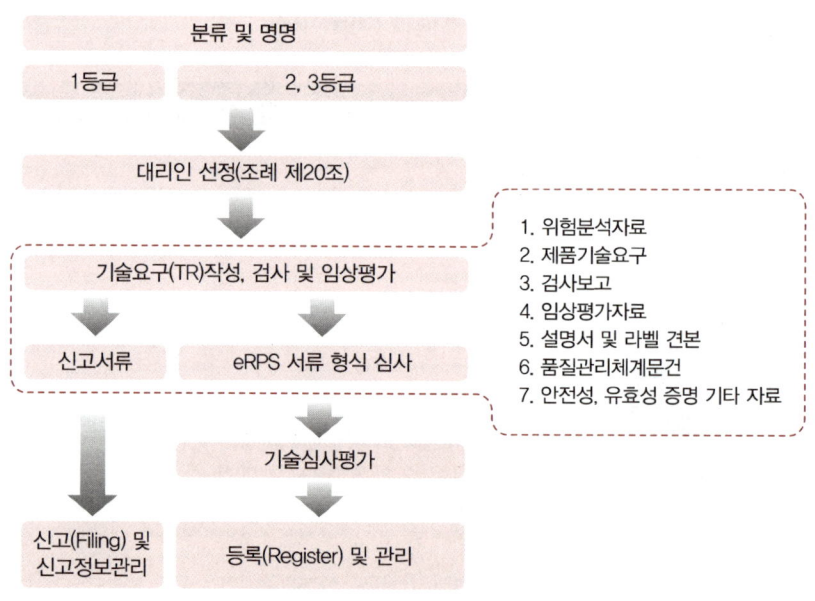

| 그림 3-5 | 의료기기 시판허가 흐름도

---

[22] 본 교재에서 체외진단제 등록 관련 세부규정 및 제출서류라고 별도로 지칭하지 않을 경우 "의료기기"는 기본적으로 체외진단제를 포함한다(예 의료기기 감독관리 조례, 의료기기 임상시험 품질관리규범은 포함 및 기타, 분류규칙, 지도원칙 등은 각각 적용).
[23] 총국령 제47호령 제3조, 총국령 제48호 제4조
[24] 본 교재 3. 참조

상기 흐름도 우측에 표시된 서류는 "조례"에서 규정하고 있는 모든 의료기기 시판허가 시 제출해야 하는 서류이다. 그러나 제1등급 의료기기의 경우 임상평가 자료제출이 공식적으로 면제[25]되었고, 2022년 제1등급 의료기기 신고관련 업무에 대한 공고를 통해서 제1등급 의료기기 신고 서류에 포함되었던 위험평가 자료 제출도 면제되는 등 신고 절차는 간소화되었다. 반면 등록 신청 제출서류는 보다 복잡하고 사전에 고려해야 할 사항들이 점점 더 증가하고 있다.

본 장에서는 중국 의료기기 시판허가 준비를 위해 수입 등록인 및 신고인이 반드시 숙지해야 할 기본 내용을 주로 다루기로 하겠다.

2.1 의료기기 정의[26]

본 교재에서 말하는 의료기기란 다음 목적을 수행하기 위해 직간접적으로 인체에 사용하는 장비(仪器), 설비(设备), 기구(器具), 체외진단제(体外诊断试剂) 및 교정물질(校准物), 재료(材料) 및 기타 유사하거나 관련된 물품(物品)으로 필요한 컴퓨터소프트웨어(计算机软件)를 포함한다; 그 효과는 주로 물리적 방식 등을 통해 획득되며 약리학(药理学), 면역학(免疫学) 혹은 대사(代谢) 방식을 통하지는 않지만 일부 보조적으로 작용될 수 있다;

① 질병 진단, 예방, 간호, 치료 혹은 완화
② 손상 진단, 간호, 치료, 완화 혹은 기능의 보상
③ 생리 구조 혹은 생리과정의 검사, 대체, 조절 혹은 지지
④ 생명 지지 혹은 유지
⑤ 임신 제어
⑥ 인체에서 유래된 표본에 대한 검사를 진행하여 의료 혹은 진단 목적에 필요한 정보 제공

2.2 제품분류 및 명명

의료기기는 위험 정도에 따라 3개의 등급으로 구분하며, 의료기기 신분류목록 및 체외진단제 하위분류 목록(子目录, 2013년 발표)에 따라 등급별 시판허가를 준비해야 한다.

가. 의료기기 분류 및 명명

의료기기는 2016년에 발표한 의료기기 분류규칙[27]에 근거하되, 2017년에 발표한 의료기기 신분류목록(이하 "분류목록"이라 함)에 따라 분류번호 및 관리등급을 확인할 것을 권장한다.

---

[25] NMPA 《〈의료기기 등록 및 신고관리 방법〉, 〈체외진단제 등록 및 신고관리 방법〉 신고 관련 업무에 관한 통고》, 2021년 제76호
[26] 조례(국무원 제739호령) 제101호
[27] CFDA 총국령 제15호, 2016년 1월 1일 시행

1) 분류목록

의료기기 "분류목록"은 기술분야 및 임상분야에서의 특징에 근거하여 22개의 하위 목록으로 구분하였고, 하위목록을 다시 Ⅰ급(중분류[28]), Ⅱ급(소분류) 제품분류, 제품명세 및 사용목적, 품명열거 및 관리 등급 순으로 구성하였다. 의료기기 시판허가 취득을 위해 중국 내에서 신청 제품에 대한 관리등급을 확인하고자 할 경우에는 다음 분류목록을 참고하여 NMPA의 자료검색 데이터베이스를 검색하여 신청 제품 등급을 확인하고, "분류목록"의 제품과 신청품의 관련 내용이 불일치할 경우, 의료기기 분류기관[29]에 정식으로 분류판정 신청(다. 의료기기 등급분류 신청 내용을 참조)을 한 후에 시판허가를 진행해야 한다.

〈표 3-10〉 의료기기 신분류목록 분류군

No	분류군	No	분류군
1	유원(능동형) 수술기기	12	유원(능동형) 삽입기기
2	무원(비능동형) 수술기기	13	무원(비능동형) 삽입기기
3	신경 및 혈관용 수술기기	14	관류, 처치 및 보호기기
4	정형외과(골과) 수술기기	15	환자 수송기기
5	방사선 치료기기	16	안과기기
6	의료용 영상기기	17	구강과 장비
7	의료용 진단 및 간호기기	18	산부인과, 생식 및 피임기기
8	호흡, 마취 및 응급장비	19	의료용 재활기기
9	물리치료장비	20	중의기기(TCM)
10	투석 체외순환기기	21	의료용 소프트웨어
11	의료기기용 소독 멸균기기	22	임상분석장비

예를 들어 한국에서 분류번호가 A21010.3인 전자체온계(2등급)를 중국에서 시판허가를 받고자 한다. 중국 시판허가 준비를 위해 신청인은 의료기기 분류 목록을 검색하기 위해 NMPA웹사이트의 데이터 검색에 접속한다.

---

[28] 본 교재 사용자들의 이해 편의를 위해 포함, 특별한 용어적 의미는 없음
[29] 의료기기표준관리 센터로 1.을 참조할 것

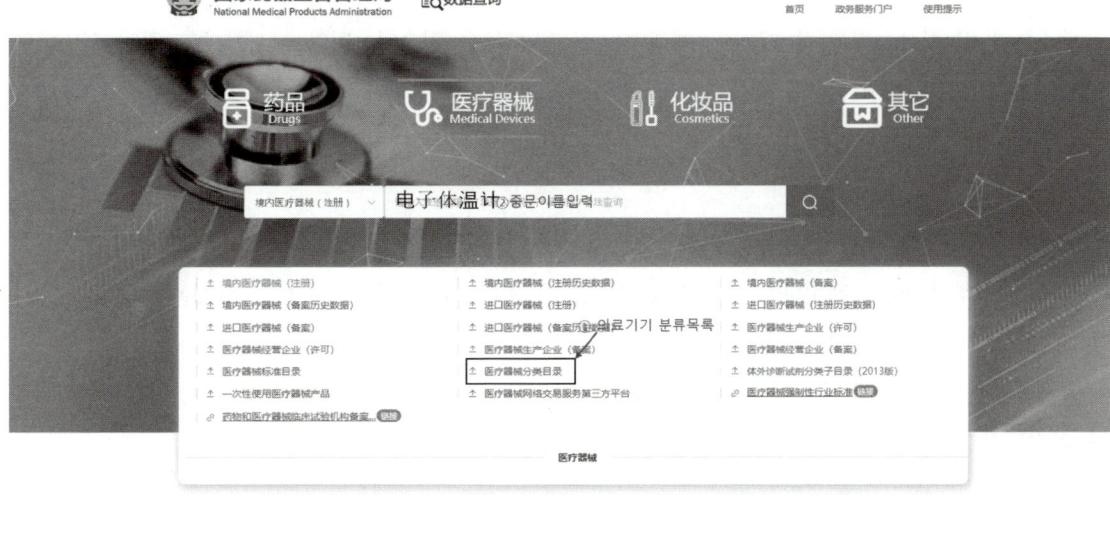

┃그림 3-6(1)┃ NMPA홈페이지 데이터베이스, "의료기기 분류목록"

① 의료기기 분류목록을 클릭하고
② 중문의 의료기기명칭 등을 입력하면 해당 품목의 리스트가 뜨고, 해당 신청제품의 상세정보를 클릭하면 다음과 같이 나타난다.

제품분류군 产品类别	07 医用诊察和监护器械
Ⅰ급분류 一级类别	03 生理参数分析测量设备
Ⅱ급분류 二级类别	04.2 体温测量设备
제품설명 产品描述	通常由热电偶或其他接触式测温传感器、显示单元、供电电路、测量电路组成。将传感器通过接触传导测得的温度转换为电信号进行显示或数据输出。
사용목적 预期用途	用于临床测量患者体温。通常放置于人体的口腔、腋下、肛门、额头部位测量。
품명열거 品名举例	电子体温计
관리등급 管理类别	Ⅱ
●注	详情

┃그림 3-6(2)┃ NMPA홈페이지 데이터베이스 "의료기기 분류목록"

신청 제품은 위의 〈표 3-10〉 신분류목록의 제7번째 분류인 의료용 진단 및 간호기기에 해당하며 제Ⅰ급 분류는 생리모수 분석측정설비에 해당하므로 03번에 속하며, 체온 측정설비에 해당하고 제Ⅱ급 분류는 04에 해당하므로 분류번호는 07-03-04이다.

2) 제품명명

제품설명 및 사용목적 등을 근거로 제품명칭을 명명할 수 있으며, 위의 예시를 참고하여 설명하면 [그림 3-6(2)]의 "품명열거"란의 제품명을 인용할 수 있다. 신청 제품이 위의 검색결과 "电子体溫计/전자체온계"의 제품설명 및 사용목적 등이 거의 유사하다면 위의 중문 명칭인 电子体溫计(전자 체온계)를 사용하면 된다.

신청인이 제품 특성이나 기술특징을 추가적으로 명명에 추가하고 싶다면, 의료기기 제품명명 지도원칙 등을 규정에 부합한다는 전제하에 명칭[30]을 조정할 수 있다. 또한 "电子体溫计/전자체온계"의 관리등급은 제2등급이므로 등록신청을 해야 한다.

최근 NMPA에서는 각 품목별 통용명칭 명명규칙 지도원칙을 발표하고 있으므로 신청인은 해당 제품의 기술특징, 성능 특성에 근거하여 규범화된 제품명칭을 선택하여 사용한다.

나. 체외진단제 분류 및 명명

체외진단제는 2013년에 발표된 "체외진단제 하위분류목록"(이하 "하위분류목록"이라 함)에 근거하여 분류하였으나, 2021년 시행되는"조례"에 근거하여 개정된 체외진단제 등록 및 신고 관리 방법(이하 "제48호령"이라 함) 그리고 체외진단제 분류규칙[31](이하 "분류규칙"이라 함)의 분류판정규칙에 따른 체외진단제 분류목록군도 새롭게 조정되었다. 따라서 새로 시판허가를 준비하는 경우라면, 관련 규정 등을 참고하여 시판허가 업무를 준비해야 한다.

우선 기존 "하위분류목록(군)"과 "분류규칙"에서의 분류판정규칙의 다음의 〈표 2.2.1〉과 〈표 2.2.2〉를 통해 알 수 있다.

1) 변경 전후 체외진단제 분류군

〈표 3-11(1)〉 변경 전 체외진단제 분류군[32]

No	3등급	2등급	1등급
1	질병 발생 병원체 항원, 항체 및 핵산 등 진단	단백질 검사	미생물 배양액(미생물 식별 및 약품 과민증 시험에 사용하는 것이 아님)
2	혈액형, 조직 배합진단	혈당류 검사	표본 처리용 제품, 용혈제, 희석액, 염색액 등
3	유전자 검사	호르몬 검사	
4	유전성 질병	효소 검사	
5	마취약품, 항 전신성 의약품, 의료용 독성 의약품 진단	지질 검사	
6	치료약물 효과 타겟 수치 검사	비타민 검사	
7	종양 증상 검사	무기 이온 검사	

---

[30] CMDE발표 2019년 제99호 의료기기 통용명칭 명명 지도원칙
[31] 2021년 제129호, 2021년 10월 7일 시행
[32] 2013년 발표, 체외진단제 하위 분류목록

No	3등급	2등급	1등급
8	과민반응(allergen)	약품 및 약물 대사물질 검사	
9		자가 항체 검사	
10		미생물 식별 혹은 과민증 검사	
11		기타 생리, 생화학 혹은 면역 기능 지수 검사	

《표 3-11(2)》 변경 후 적용 신 분류목록군[33]

No	3등급	2등급	1등급
1	01. 질환성 병원체, 항원 항체 및 핵산 검측 시약	08. 단백질 검측시약	20. 생물 배지 및 세포 증식 배지(미생물 감별 및 약물 감수성 검출 기능 없음)
2	02. 혈액형, 조직 적합성 검측 시약	09. 당류 검측시약	21. 표본처리제
3	03. 인간유전자 검측 관련 시약	10. 호르몬 검측시약	22. 반응시스템용 시약
4	04. 유전성 질환 검측 관련 시약	11. 효소 검측시약	23. 유세포분석장비 보조진단정보 제공용 항체 시약 및 동종대조항체
5	05. 마취 의약품, 향정신성 의약품, 의료용 독성 약품 검측 관련 시약	12. 지질 검측시약	24. 면역조직화학 분석시 보조정보 제공용으로만 단일 클론 항체 시약
6	06. 치료 의약품 타겟 수치 측정 관련 시약, 동반 검측시약	13. 비타민 검측시약	25. 혼성화 분석방법(ISH)보조진단정보 제공용 단일 가닥 탐침(probe)시약
7	07. 종양선별, 보조진단, 종양 병기 관련 검측 시약	14. 무기이온 검측시약	
8		15. 약물 및 약물 대사 검측시약	
9		16. 자가항체 검측시약	
10		17. 미생물 감별 혹은 약제 감수성 검측 시약, 세포 선택, 유도, 분화에 사용하는 세포배지	
11		18. 알러지 반응 검측시약	
12		19. 기타 생리, 생화학 혹은 면역기능 지표 검측시약	

변경 후 분류목록군은 총 25개 그룹으로 구성되고 명칭 앞에 1~25를 추가되었음을 볼 수 있다. 이는 위에서 언급했던 "분류규칙"을 근거로 NMPA에서는 발표한 "분류목록"의 식별번호[34]이다.

의료기기와 마찬가지로 NMPA 홈페이지 데이터베이스에서 체외진단제 목록은 다음과 같이 검색할 수 있다.

---

[33] 〈체외진단제 분류규칙〉(2021년 제129호), 2021년 10월 27일 시행
[34] 2024년 제58호, 2024년 5월 10일 발표

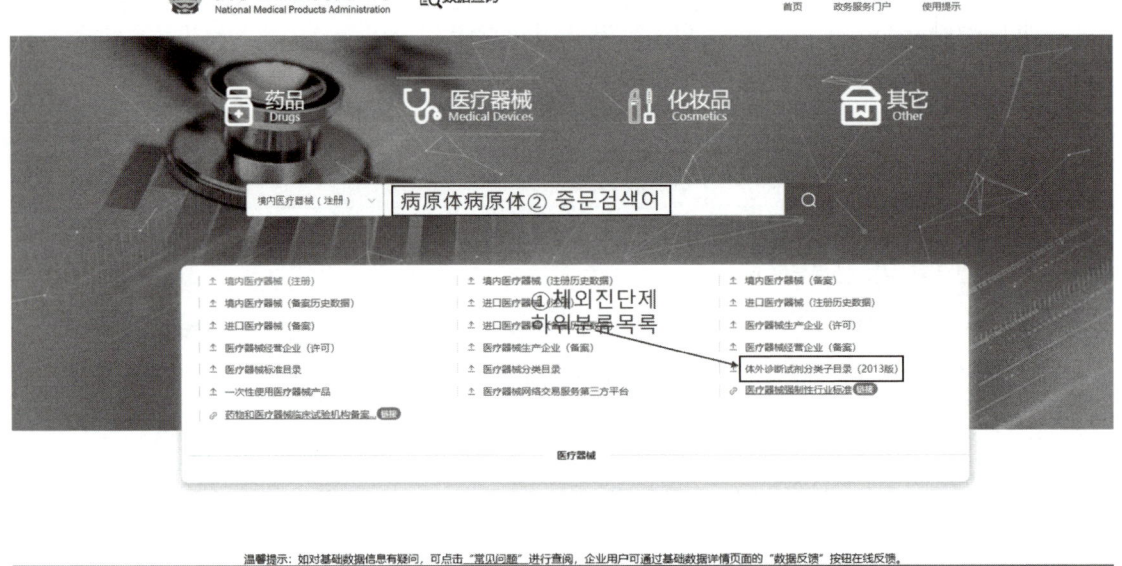

▮그림 3-7(1)▮ NMPA홈페이지 데이터베이스 "체외진단제 목록"

① 체외진단제 하위목록을 클릭한 후
② 예시로 "病原体"(중문명칭)라고 검색어를 입력하면 리스트가 표시되며, 신청제품과 관련된 분류들이 리스트로 나타난다.

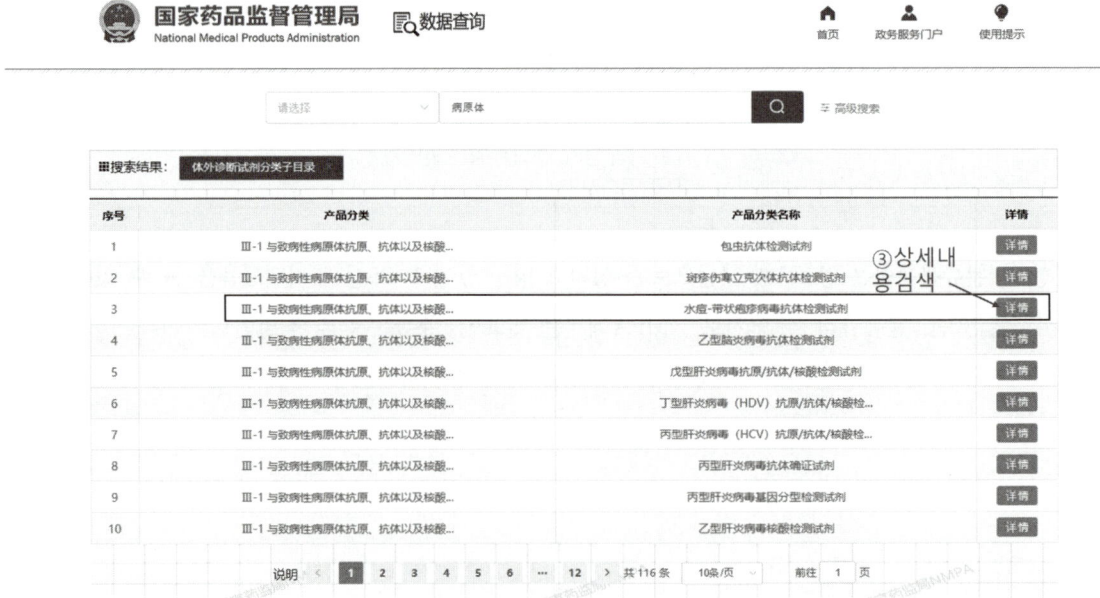

▮그림 3-7(2)▮ NMPA홈페이지 데이터베이스 "체외진단제 목록"

③ 상세내용을 검색하면 다음이 표시된다.

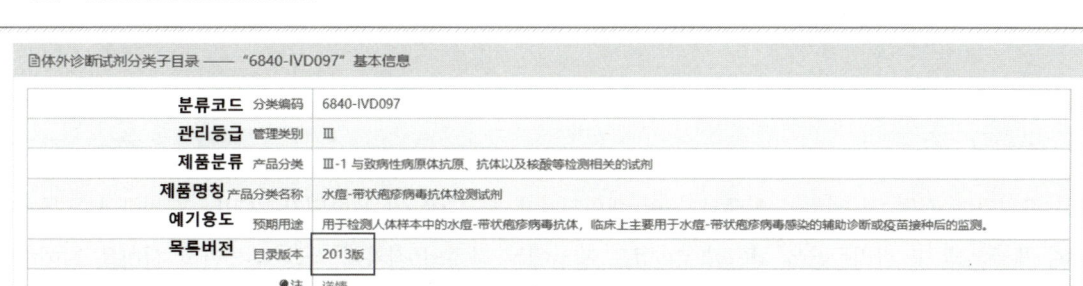

그림 3-7(3) NMPA홈페이지 데이터베이스 "체외진단제 목록"

특이점은 체외진단제의 경우 의료기기와 달리 분류번호는 모두 "6840"이다. 위 예시 제품은 제3등급으로 분류되는 "병원체 항원, 항체 및 핵산 등을 검측 시약" 그룹에 속하므로 등록신청을 해야 한다.

위의 내용은 2013년 발표된 "하위목록"에 근거한 정보로 교재초안 작성 시점까지 "신분류목록"이 업데이트되지는 않았다. 2024년 7월 1일부터 제1등급 체외진단제는 새로운 분류목록이 적용하기 시작했으며, 2025년 1월 1일부터 제2, 3등급 체외진단제의 경우 신"분류목록"에 따라 조정된 관리등급이 적용될 예정이다. 따라 이미 신고했거나 등록업무를 현재 진행 중인 경우라면 신 "분류목록"에 따라 관리등급의 조정 여부를 반드시 확인해야 한다. NMPA에서 공지한 "분류목록" 시행 과도기 전환일정 및 참고사항[35]은 NMPA의 공식사이트에서 확인할 수 있다.

2) 체외진단제 명명

체외진단제 등록관리 방법제품[36]이 폐지됨으로써, 제품 명칭은 의료기기와 곧 업데이트가 예상되는 상기 검색사이트를 참고하거나 "제48호령" 규정[37]에 명시된 다음의 원칙을 준수하여 명명한다.

"체외진단제 제품명칭은 일반적으로 세 부분으로 구성된다. 제1부분 : 피측정 물질 명칭; 제2부 : 용도 ㉠ 측정용 키트, 정도관리 물질 등 ; 제3부분 : 분석방법 혹은 원리 ㉠ 자성미립자화학발광면역분석법, 형광 PCR법, 형광혼성화법(FISH) 등으로, 이 부분은 괄호 표시 안에 열거한다. 만약 피측정물질 구성성분이 많거나 기타 특수상황에 해당할 경우, 제품 관련 적응증 명칭 혹은 기타 대체 명칭을 적용할 수도 있다. 제1등급 제품 및 교정물질, 대조물질은 그 사용용도에 근거하여 명명한다."

㉠ 위의 예시로 제시한 대상포진 검측 키트의 경우 다음과 같이 명명할 수 있다.

---

[35] NMPA 〈체외진단제 분류목록〉업무 시행 관련 통고(2024년 제17호)
[36] 구《체외진단제 등록 관리 방법》(CFDA총국령 제4호) 제3장
[37] 제48호령 제111조

〈표 3-12〉 체외진단제 명명 예시

水痘－带状疱疹病毒IgA抗体	检测试剂盒	(酶联免疫法)
피측정물질 : 수두-대상포진 바이러스 IgA항체	검측키트	효소결합면역측정법(ELISA)

다. 등급분류 신청

1) 신청절차

시판허가를 진행 전 제품이 의료기기 및 체외진단제 분류목록에 포함되지 않거나 검색한 분류목록을 통해 제품분류 및 관리등급을 확인할 수 없을 경우에는 다음의 절차에 따라 분류판정 신청을 진행해야 한다.

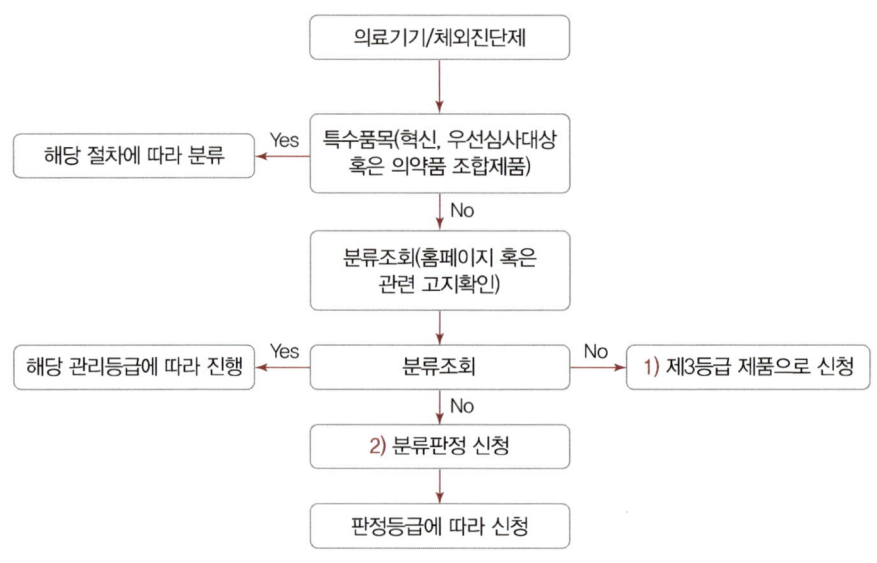

│그림 3-8│ 의료기기 분류판정 신청 흐름도

위 흐름도상의 1)과 같이 분류목록에 포함되지 않은 제품은 신의료기기로 간주하며 분류판정 신청을 원하지 않을 경우에는 제3등급으로 등록신청을 진행할 수 있다.

위 흐름도 2)에 따라 의료기기 분류판정 신청 시 다음을 참고한다.

2) 의료기기 분류판정 신청

의료기기 분류판정이란 《의료기기 감독관리 조례》, 《의료기기 분류규칙》, 《체외진단제 분류규칙》, 의료기기 및 체외진단제 분류관련 지도원칙, 《의료기기 분류목록》, 《제1등급 의료기기 목록》, 《체외진단제 분류목록》에 근거, 국내외 의료기기 분류 상황을 고려하여 분류 기관이 신청 제품의 사용목적, 구조 조성, 사용방법, 작동 원리 등을 고려하고 위험정도를 평가해 관리 등급을 판정하는 것을 말한다.

현행의 의료기기 분류목록 및 체외진단제 분류목록에 포함되지 않은 제품은 다음 내용을 참고하여 분류판정 신청을 진행한다.

가) 분류판정(界定)지도기관

　NMPA 의료기기 기술심사평가 센터(이하 "CMDE"라 함)

나) 분류 판정신청 기관

　의료기기 표준관리센터로 해당 기관의 의료기기 분류결정시스템을 통해 신청자료를 제출하면, 기관의 분류 담당자들이 수입, 홍콩 마카오, 대만산 의료기기 분류판정 신청 서류에 대한 검토업무 혹은 성급 의약품 감독관리부처에서 발행한 분류결정 의견서 검토업무를 담당한다.

다) 분류 판정 신청 제출시스템

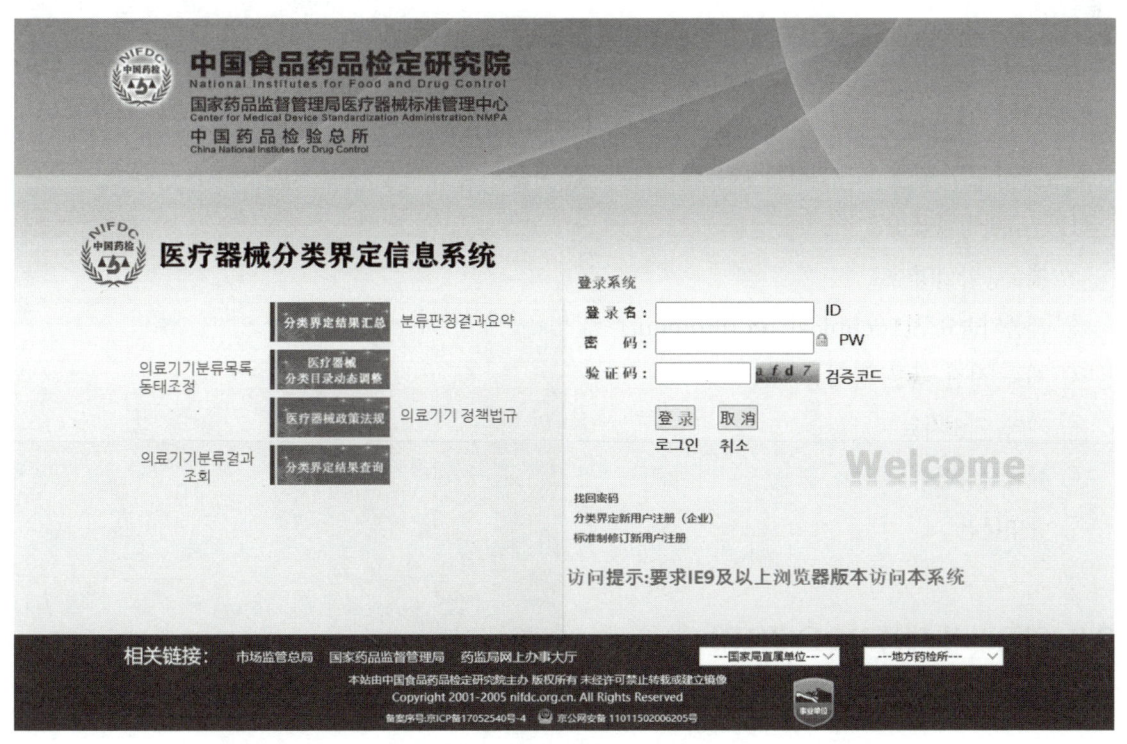

▌그림 3-9(1)▌ 분류판정 신청 시스템 : http://app.nifdc.org.cn/biaogzx/

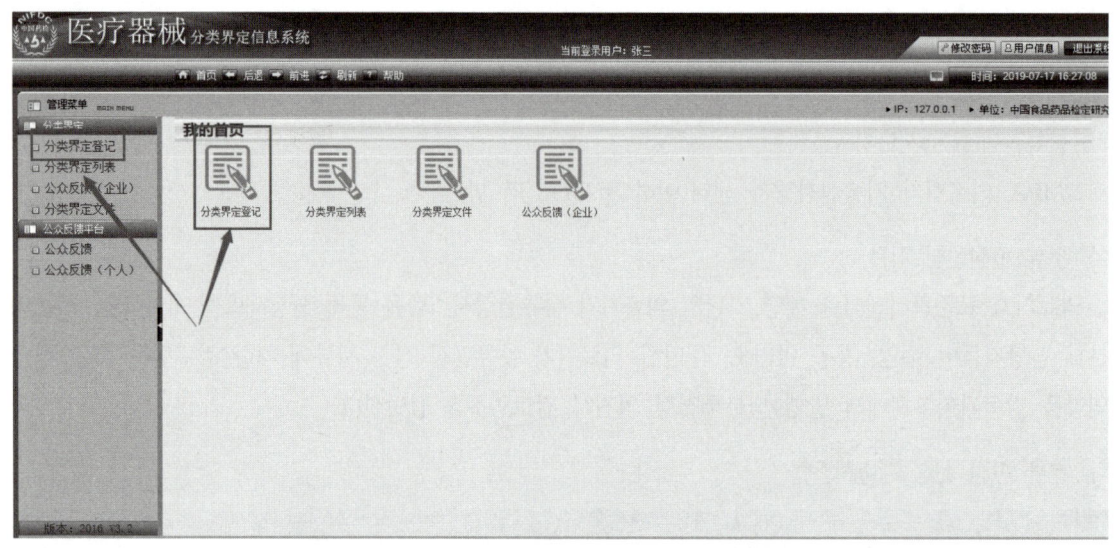

그림 3-9(2) 분류판정 시스템 서류 업로드 페이지

분류판정 시스템에 로그인하여 다음의 서류[38]를 제출한다.

① 분류판정신청표

② 제품종합설명자료

③ 제품기술요구(Technical requirement)[39]

④ 제품 사진 혹은 동영상

⑤ 기타 기술자료

⑥ 적합성성명서

⑦ 증명문건

2.3 의료기기 제품기술요구(TR)

중국 경내에서 시판허가를 신청하는 모든 의료기기는 의료기기 제품 기술요구(이하 "제품기술요구(TR)"라 함)를 제출해야 한다.[40]

제품기술요구(TR)는 2022년 NMPA의 CMDE에서 발표한 의료기기 제품기술요구 작성 지도원칙[41]을 참고하여 등록인 혹은 신고인이 작성해야 한다. 또한 시판허가를 위해 반드시 제출하는 검사보고는 이 "제품기술요구(TR)"에 근거하여 검사를 진행한 후 발급된 보고서여야 한다.

---

[38] 의료기기 분류 판정 신청을 위한 자세한 작성방법은 2024년 5월 발표된 제59호 문건, 의료기기 제품분류 업무 규범화 공고를 참조할 것

[39] NMPA, 2022년 제8호 의료기기 기술요구 작성지도원칙에 근거하여 작성할 것

[40] 의료기기 감독관리조례 제14조

[41] CMDE 2022년 부록 제8호

가. 적용범위

등록 혹은 신고하는 의료기기 제품(체외진단제 포함)에 적용한다.

제품기술요구 작성지도원칙은 제품기술요구 양식 및 내용에 대한 일반적인 형식적 요구 사항이므로 중국 감독관리 기관 및 등록인/신고인은 구체적 제품 상황에 근거하여 각 항목들을 보강하고 세분화해야 한다.

나. 제품기술요구(TR) 기본 조건

① 제품 기술요구(TR) 작성 시 국가 관련 법률 규정에 부합해야 한다.
② 제품 기술요구(TR)는 규범적이고 일반화된 용어를 사용해야 한다. 특수한 용어가 적용될 경우 제품기술요구(TR)의 "4. 용어"[42] 부분에 기재한다. 관련 표준[43], 지도원칙[44] 상의 용어 및 기타 공인된 용어를 인용할 경우 기술요구(TR)의 "4. 용어"부분에 중복으로 열거할 필요는 없다. 상술한 용어 명칭이 같지만 원 의미가 변형된 사용자가 스스로 정의 내린 용어는 사용할 수 없다.
③ 제품기술요구(TR)의 검사(시험)방법 각 항 내용의 일련번호는 원칙상 성능 지표 각항 내용의 일련번호와 서로 대응시켜야 한다.
④ 제품기술요구(TR) 중의 문자, 숫자, 공식, 단위, 부호, 도표 등은 관련 표준화 요구에 부합해야 한다.
⑤ 제품기술요구(TR) 중 내용에 국가표준, 산업표준을 인용했을 경우, 관련 표준의 일련번호 및 연도를 명기해야 한다.

다. 내용 및 양식

제품 기술요구(TR)는 제품명칭, 형명, 규격과 구분설명(필요시), 성능지표, 검사(시험)방법, 용어(적용 시) 및 부록(적용 시)을 포함한다.
① 제품명칭 : 제품기술요구(TR) 중의 제품명칭은 중문을 사용해야 하며, 등록 혹은 신고 제품의 명칭과 일치시켜야 한다.
② 형명, 규격 및 그 구분 설명 : 제품기술요구(TR)에는 제품형명, 규격을 명시해야 한다. 동일 등록 품목 중 여러 형명, 규격이 있는 제품은 각 형명, 규격을 어떻게 구분하는지(도표 및/혹은 표 양식을 적용할 것을 권장) 명시하고 지면을 너무 많이 차지할 경우에는 부록 형태로 설명을 추가할 수 있다. 소프트웨어 포함 제품의 경우 소프트웨어 배포버전과 풀버전의 명명 규칙을 명시해야 한다.

---

[42] 본 교재 [그림 3-10], 의료기기 기술요구 양식 참조
[43] 본 교재 1.2 다. 참조 의료기기 국가표준(GB), 산업표준(YY)을 의미
[44] 본 교재 1.2 라. 참조

③ 성능지표
   ㉮ 제품기술요구(TR)의 성능지표란 객관적으로 판단할 수 있는 완제품의 기능과 안전성 지표를 의미한다.
   ㉯ 성능 지표는 관련 국가 강제성 표준(GB)과 강제성 산업 표준(YY)을 참조하고 특정 제품의 설계 특성 및 예상 용도를 고려하여 작성할 수 있으며 제품의 설계특성, 사용목적 등은 적용한 강제성 국가 표준/산업 표준에 부합해야 한다. 제품의 구조적 특성, 용도, 사용 방법 등이 필수 표준의 적용 범위와 일치하지 않아 강제성 표준을 적용하지 못할 경우 등록인/신고인은 관련된 설명서와 관련 자료를 제출해야 한다.
   ※ 성능지표는 구체적 요구를 기재해야 하며 '첨부자료를 참조할 것', '공급 계약에 따름' 등으로 표시해서는 안 된다.

④ 검사방법
   ㉮ 신청 제품이 규정요구에 부합하는지를 검증하는 방법으로, 상응하는 ③ 성능지표와 서로 대응되게 작성해야 한다.
   ㉯ 일반적으로 검사방법은 시험절차와 결과의 설명(산출 방법 등)을 포함해야 한다. 필요시 시험원리, 시료 배합 및 보존, 측정 장비 등 결과의 재현성에 필요한 조건, 절차 등의 내용을 추가할 수 있다.
   ㉰ 체외진단제의 경우 검사 방법에 적용한 RM(참고물질/표준물질), 시료 배합 방법, 시험 횟수, 산출 방법 등도 명시해야 한다.

⑤ 부록
   ㉮ 제3등급 체외진단제의 경우 제품 기술요구(TR)에 부록형식으로 주요 원자재, 생산 공정 요구를 명시해야 한다.
   ㉯ 의료기기의 경우, 필요시 부록 형식으로 멸균 혹은 비멸균 공급 조건, 제품 유효기간, 주요 원자재, 생산공정, 제품 주요 안전(전기안전 등)특징, 핵심 기술규격, 핵심 부품 정보, 자기공명 호환성 등과 같은 특성을 기재해야 한다.

⑥ 제품기술요구(TR) 일련번호는 제품 등록증 번호(신고번호)이므로, 등록(신고)제품 기술요구 일련번호란은 공란으로 남긴다.

⑦ 제품기술요구(TR) 예시

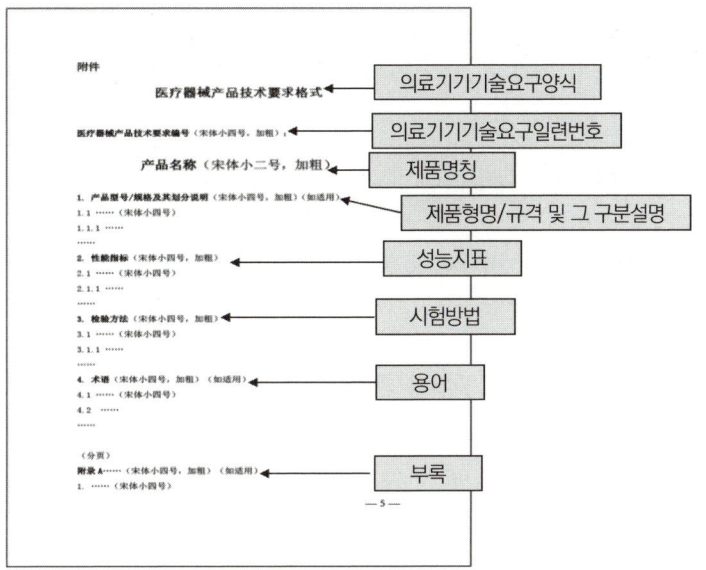

그림 3-10 의료기기 제품기술요구(TR)

2.4 의료기기 검사보고서

의료기기 시판허가, 즉 제1등급 의료기기 신고, 제2, 3등급 의료기기 등록 시 제품기술요구(TR)에 근거하여 검사보고서를 제출해야 한다. 이때 검사 보고서는 신고인 혹은 등록인의 자가 성적서[45]이거나 자질이 있는 의료기기 검사기관에서 발행한 검사보고서 중 하나여야 한다.[46]

가. 의료기기 등록용 자가검사 보고서

1) 의료기기 등록 자가검사 능력 요구

자가 검사보고서를 발행하는 경우 신고인 및 등록인은 검사 능력을 보유하고 있어야 하며, 다음 조건을 갖추어야 한다.

가) 전체 요구

등록인 혹은 신고인의 자가 검사 업무가 의료기기 품질관리체계에 포함, 상응하는 시설, 부서, 검사인력을 보유. 검사결과에 대한 진실성, 정확성, 무결성 및 추적가능성을 보장하고 검사보고서에 대한 책임을 질 것

나) 검사능력 요구

① 인력 : 관련 제품에 부합하는 학력 및 경험을 갖춘 정규직 직원으로 조직으로부터 정식으로 위임된 자

---

[45] 중국어로는 〈医疗器械注册自检管理规定〉 2021년 제126호
[46] 신조례(총국령 제739호) 제14조

② 설비 및 환경 시설 요구 : 관련시설, SOP, 검교정 증명, 사용 및 유지보수 기록, 측정소급 이행. 특수 검사(생물학적 평가, 전자파 적합성, 생물안전성, 체외진단실험 등)에 필요한 환경 시설 조건은 관련 특정 조건에 부합할 것

③ 시료관리 요구 : 검사용 시료 관리 절차마련(시료관리, 상태 유지)

④ 품질관리요구 : 절차서 마련

⑤ 기록관리 요구 : 절차 및 관련 기록을 유효기간에 따라 보존

다) 관리체계 요구

품질매뉴얼, 절차, 업무 지침서 등 자가 검사 관련 품질관리 체계 문서 및 검사 관련 위험관리 및 관련 법률적 요구 등을 문서화하고 효과적으로 실시하고 관리할 것

라) 자가검사근거

① 의료기기 신고 혹은 등록신청 제품 기술요구(TR)에 따라 진행

② 검사방법 : 성능 지표에 상응, 공개적으로 발표한 표준검사 혹은 공인 검사 방법을 우선적으로 고려할 것. 중복성과 타당성을 위한 검증 및 유효성 확인

③ 체외진단제 : 검사를 위한 참조물질(RM), 제품배합, 사용시약의 로트 및 수량, 시험횟수, 산출 방법을 명시할 것

마) 기타

① 수탁생산기업 검사 보고서 발행 : 생산 위탁 시 수탁 제조기업이 관련 규정에 부합할 경우 자가검사 보고서를 발행할 수 있다.

② 자회사의 검사보고서 발행

㉮ 중국 경내기업 : 중국 실험실 인증기관으로부터 인증서 취득한 자회사에 검사 위탁 가능

㉯ 해외기업 : 해외 정부 혹은 실험실 자질 인증기관으로부터 인증서 취득한 자회사에 검사 위탁 가능

2) 자가 검사보고서 요구

① 기술요구에 부합하는 전 항목 검사 보고서일 것

② 등록변경, 연장 등록을 위해 제출할 경우 상응하는 자가검사 보고서를 제출할 것

③ 보고서 양식 : 관련 규정의 부록[47]을 참조할 것

④ 《의료기기 등록자료 요구 및 승인 증명 문건 양식 발표관련 공고》[48] (이하 제121호 공고), 《체외진단제 등록자료 요구 및 승인 증명 문건 양식 발표관련 공고》[49] 관련 요구에 부합할 것

⑤ 대표품목 선정 조건 : 해당 제품이 기타 형명의 안전성과 유효성을 대표할 수 있을 것

---

[47] 중국어로는 〈医疗器械注册自检管理规定〉 2021년 제126호
[48] NMPA, 2021년 제121호 공고
[49] NMPA, 2021년 제122호 공고

3) 자가 검사보고서용 위탁검사

① NMPA에서 국무원 인증인가 감독관리 부처에서 인증한 기관[50]

② 수탁검사기관에 대한 자질평가

③ 시료일치성 보장 : 자가검사용 시료와 위탁검사 시료의 일치성

④ 보고서 : 수탁자가 발행한 검사보고서와 자가 검사보고서를 근거하여 종합보고서 작성. 이때 위탁 검사보고서도 첨부할 것

4) 신청자료 제출 요구

① 자가검사보고서, 위탁 검사 항목이 있을 경우 검사 기관의 자질 증명서 제출

② 성명서 : 검사 능력 보유(인력, 설비, 시설 및 환경 포함)

③ 품질관리 체계 관련 자료

④ 형명의 대표성에 대한 설명

⑤ 진실성에 대한 성명서

5) 현장심사 요구

① 검사인력

② 검사 인력의 업무능력

③ 시설 및 환경

④ 검사설비

⑤ 검사기록

⑥ 품질관리 능력

6) 법적 책임

신청인이 거짓 보고서 제공[51] 혹은 수탁 검사 기관에서 거짓 검사 보고서 발급 시[52] 관련 규정에 따라 처벌

나. 검사기관 발행 검사보고

자질이 있는 검사 기관에 등록 신청용으로 제출하기 위한 검사를 위탁하기 위해 다음 절차를 따라야 한다.

1) 제품 기술요구(TR) 초안 및 사용설명서 작성(중문)

위의 2.3. 의료기기 제품기술요구 내용을 참조할 것

---

[50] 신조례 제75조
[51] 신조례 제83조 규정에 따름
[52] 신조례 제96조 규정에 따름

2) 검사기관[53] 확정 및 검사위탁 신청서 작성

중국 현지에서 의료기기 품목 검사 기관은 사설기관을 포함하여 계속 증가추세에 있는 만큼 중국 정부의 의료기기 산업 육성정책에 힘입어 일부 검사기관들은 투자도 확대하고 있다. 현재 의료기기 산업이 비교적 발전된 대도시인 Beijing, Tianjin, Guangdong, Shanghai, Heilongjiang 등을 비롯하여 현재 약 53개의 검사소가 있다. 이러한 기관들은 의료기기 검사 업무 이외에도 각 성급 의약품 감독관리 기관에서 위탁한 품질 심사업무 및 의료기기 표준기술화 위원회 업무 참여 등 다양한 기술 지원 업무를 담당하고 있다. 등록 신청인은 검사 위탁 전에 해당 품목에 대한 검사소의 능력 등을 사전에 검토하여 신중하게 검사기관을 선택하는 것이 바람직하다.

3) 검사시료 발송 및 비용 지급

각 검사소와 해당 제품에 대한 검사 위탁 계약을 체결하면 해당 제품에 대한 검사 비용을 지급하고 검사요 시료를 발송해야 한다.

4) 검사절차

검사진행 흐름도를 보면 대략 다음과 같다.

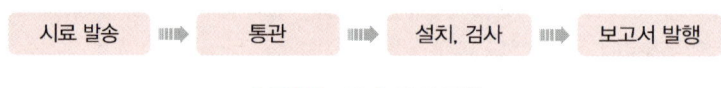

그림 3-11 검사 절차

5) 검사보고서 발행

등록을 위한 검사 보고서는 기술요구에 근거하여 작성해야 하며, 신고 혹은 등록 시 기타 서류와 같이 제출한다.

2.5 임상평가자료

가. 의료기기 임상평가

1) 임상평가[54]

제2, 3등급 의료기기 등록신청을 위한 임상평가란 임상데이터를 과학적이고 합리적으로 분석하고 평가하여, 적용범위 내에서의 안전성, 임상성능 및/혹은 유효성 확인을 위한 지속적으로 진행해야 하는 의료기기 제품의 〈안전 및 성능 기본원칙〉[55]의 적합성 검증을 그 목적으로 한다. 최근 NMPA에서 발표한 임상평가 기술심사지도원칙에서는 제품 판매 후에도 등록신청인은 안전성, 임상성능 및/혹은 유효성 정보를 일상적으로 감시하고, 업데이트 된 정보를 근거로 위험수익에 대한 재평가를 요구하고 있다.

---

[53] 본 교재 부록 9.8, 중국 주요 검사 기관 참조
[54] 의료기기 임상평가 기술지도원칙(2021년 제73호 부록 1)
[55] 본 교재 부록 9.3을 참조

2) 임상증거 종합설명자료

법률에서 규정하는 면제조건에 해당하지 않는 제2, 3등급 의료기기 등록 신청 시 의료기기 안전 및 성능 기본 원칙 적합성 논증에 필요한 임상평가 자료를 기반으로 임상증거 종합자료를 작성하여 제출해야 한다.

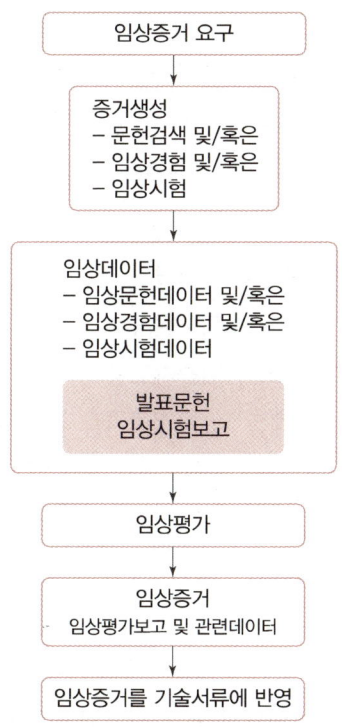

┃그림 3-12┃ 임상데이터 생성 및 평가 절차

3) 임상평가 면제조건

① 범용적 작동원리 및 설계로 생산되었으며, 기판매되고 있는 동품종 의료기기가 오랫동안 사용되는 동안 심각한 부작용이 없으며, 일반적인 사용목적이 변화되지 않은 제품
② 비임상 평가를 통해 의료기기의 안전성, 유효성이 충분히 증명될 수 있을 경우
③ NMPA에서 발표한 의료기기 임상평가 면제 목록에 포함된 의료기기

4) 임상평가 자료 제출[56]

등록신청 의료기기에 대한 임상평가 진행 시, 제품 특징, 임상에서의 위험, 기임상 데이터 등을 근거로 임상시험을 진행하거나 임상평가를 실시하여 자료를 제출해야 한다.

① 동품종 제품[57]과의 비교 임상자료 : 임상문헌자료, 임상데이터 분석평가를 통한 안전성 유효성 증명자료를 제출한다.

---

[56] [그림 3-12] 참고
[57] 의료기기 임상평가 기술지도원칙 2021년 제73호에 근거

② 임상시험자료 : 동품종 의료기기와의 비교 임상자료로 안전성 및 유효성 검증이 부족할 경우 의료기기 임상품질관리 규범에 따라 임상시험을 실시해야 한다.

③ 의료기기의 임상시험 승인 : 임상시험 수행 시 인체에 위험이 높은 의료기기에 대해 NMPA에서 승인을 받아야 하는 품목을 조정하고 발표한다.

④ 의료기기 임상평가 기술심사 지도원칙 : 상술하였듯이 NMPA는 의료기기 임상평가 지침을 제정하여 동품종 의료기기의 임상문헌자료, 임상데이터에 대한 평가 요구, 임상시험 진행 여부, 임상평가 보고서 작성에 관한 일반적 요구 등을 제시한다[58]고 규정하고 있으며 이를 근거로 최근 의료기기 임상평가 제출에 대해 다음 5개의 지침서를 발표하였다.[59]

⑦ 의료기기 임상평가 기술지도원칙

㉯ 의료기기 임상시험 진행여부 결정 지도원칙

㉰ 의료기기 임상평가 동등성 논증 기술지도원칙

㉱ 의료기기 등록신청 임상평가 보고서 기술지도원칙

㉲ 임상평가 면제 의료기기 목록 제품 비교 설명기술지도원칙

의료기기 등록신청 시 임상평가 자료를 제출하거나 임상평가 면제제품은 반드시 상술한 지침서를 참고하여 관련 서류를 제출해야 하며, 품목별 임상평가 지도원칙이 발표된 경우 해당 지도원칙도 같이 참조하여 관련 서류를 제출해야 한다.[60]

나. 체외진단제 임상평가

① 체외진단제 임상평가 : 과학적이고 합리적 방법으로 임상데이터를 분석하고 평가하여 의료기기가 적용범위 내에서 안전하고 유효한지를 확인하는 과정

② 체외진단제 임상시험 : 상응하는 임상 환경에서 체외진단제의 임상성능에 대해 실시하는 체계적인 연구로, NMPA에서 발행한 체외진단제 임상시험기술지도원칙[61] 및 의료기기 임상시험 품질관리 규범[62] 및 해당 품목의 지도원칙을 참고하여 진행한다.

③ 체외진단제 임상평가는 임상시험을 통한 제품의 안전성 및 유효성을 검증하는 것으로, 다음의 경우 임상시험을 면제한다.

㉮ 범용적 작동원리 및 설계로 생산되었으며, 기판매되고 있는 동품종 체외진단제 오랫동안 사용되는 동안 심각한 부작용이 없으며, 일반적인 사용목적이 변화되지 않은 제품

㉯ 비임상 평가를 통해 체외진단제의 안전성, 유효성이 충분히 증명될 수 있을 경우

㉰ NMPA에서 발표한 의료기기 임상시험 면제 목록에 포함된 의료기기

---

[58] 《의료기기 등록 및 신고관리 방법》(총국령 제48호) 제35조
[59] NMPA, 의료기기 임상평가 기술지도원칙 등 5건의 지도원칙 발표 관련 통고(2021년 제73호)
[60] 인공지능 보조검측용 소프트웨어, 전자내신경, 소프트콘택트 렌즈 등 관련 지도원칙이 지속적으로 발표되고 있다.
[61] NMPA, 체외진단제 임상시험 기술지도원칙(2021년 제72호)
[62] 의료기기 임상시험품질관리 규범, 2022년 제28호

이러한 임상시험 면제 체외진단제는 임상시험 면제 체외진단제 임상평가 기술지도원칙[63]에 따라 평가 자료를 작성하여 제출해야 한다.

체외진단제 등록 신청 시 임상시험 자료를 제출하거나, 품목별 임상시험 지도원칙이 발표된 경우 해당 지도원칙도 같이 참조하여 관련 서류를 제출해야 한다.[64]

④ 체외진단 임상시험 지도원칙 : 국가 의약품 감독관리국은 관련 규정[65]에 근거하여 체외진단제 임상시험 지도원칙을 제정하여 임상시험 실시 요구, 임상시험 보고서 작성에 대한 일반적 요구 내용을 제시한다고 규정하고 있으며 이를 근거로 최근 다음의 지도원칙을 발표하였다.
  ㉮ 체외진단제 임상시험 기술지도원칙(2021년 제72호)
  ㉯ 임상시험 면제 체외진단제 임상평가 지도원칙(2021년 제74호)
  ㉰ 체외진단제 해외임상 데이터사용 등록심사지도원칙(2021년 제95호 부록2)
  ㉱ 체외진단제 임상시험 데이터 제출 요구 등록심사지도원칙(2021년 제91호 부록2)

따라서 체외진단제 등록신청 시 임상시험 보고 자료를 제출하거나 임상시험 면제제품은 반드시 상술한 지침서를 참고하여 관련 서류를 제출해야 하며, 품목별 임상평가 지도원칙이 발표된 경우 해당 지도원칙도 같이 참조하여 관련 서류를 제출해야 한다.[66]

2.6 의료기기 임상시험 품질관리 규범[67]

가. 총칙

① 적용범위 : 의료기기(체외진단제 포함, 이하 동일)의 등록을 위한 임상시험에 관한 모든 활동에 적용
② 윤리원칙 : 의료기기 임상시험은 〈세계 의학대회 헬싱키 선언〉 윤리 원칙 및 국가의 인간의 생체의학 연구 윤리에 관한 관리규범을 준수해야 한다.
③ 임상시험 기관 자격 : 자격을 갖춘 의료기기 임상시험 신고 기관
※ 임상시험 승인이 필요한 제3등급 의료기기 목록에 포함된 제품은 3급갑(三級甲等) 의료기관에서 임상시험을 진행해야 함

나. 윤리위원회

의료기기 임상시험은 반드시 윤리 위원회의 동의를 얻어야 한다.

---

[63] NMPA, 임상시험면제 체외진단제 임상평가 기술지도원칙(2021년 제74호)
[64] HIV 검측시약, NGS기본 비소세포폐암 유전자변이 검측 시약 등 관련 지도원칙이 지속적으로 발표되고 있다.
[65] 《체외진단제 등록 및 신고관리 방법》(총국령 제48호) 제36조
[66] 각주 25 참고
[67] 医疗器械临床试验质量管理规范, 2022년 제28호, 2022년 5월 1일 시행

1) 윤리 위원회 심의를 위해 제출할 서류
    ① 임상시험 방안
    ② 연구자 매뉴얼
    ③ 인지동의서 원본 및 기타 피험자에게 제공하는 모든 서면 서류
    ④ 피험자 모집 및 그 홍보 절차에 대한 서류(적용 시)
    ⑤ 증례보고 원본
    ⑥ 제품 기술요구(TR)에 근거한 제품 검사 보고서
    ⑦ 임상 전 연구 관련 자료
    ⑧ 주요 연구자 자질 입증 서류
    ⑨ 임상시험용 의료기기의 품질관리규범 체계 적합성명서
    ⑩ 기타 윤리 심의 관련 서류

2) 윤리위원회의 추적심사
    ① 윤리위원회는 의료기기 임상시험에 대한 추적심사를 실시하고, 피험자 권익을 위해 필요시 임상시험을 중단시킬 수 있다.
    ② 임상시험 기관에서 발생한 부작용 사고, 안전 정보 및 신청인이 보고한 부작용 사고 및 안전 정보에 대한 심사를 진행해야 하며, 필요시 임상시험을 중단시킬 수 있다.
    ③ 임상시험 중 임상시험 방안 오류로 인한 피험자의 권익과 안전성에 대한 영향 등에 대해 심사를 진행해야 한다.

3) 기록보존
    모든 윤리 심사 관련 기록을 보존해야 한다.

다. 임상시험기관
    ① 조건에 부합하는 시스템 및 인력 구비
    ② 품질관리 제도 구축 : 교육, 심사, 임상연구, 의료기기 관리, 생물학적 표본 관리, 부작용 사고 및 기기 결함 처리 및 안전성 정보 보고, 기록, 품질관리 제도 등 포함

라. 주연구자 요구
    ① 의료기기 임상시험 주연구자 신고를 할 것
    ② 본 규범 및 관련 법률 법규를 숙지 할 것.
    ③ 의료기기 사용에 필요한 전문지식 및 경험을 갖추고, 임상시험 관련교육 이수, 임상시험 경험자로 신청인이 제공한 의료기기 임상시험 방안, 연구자 매뉴얼 등 내용을 숙지할 것

④ 해당 의료기기 임상시험 인력 및 설비 조정, 배치 능력 및 임상시험 중 발생된 부작용 사고 및 기타 관련사건 처리 능력을 갖출 것
⑤ 윤리적 요구 준수 : 피험자 권익 보호
⑥ 연구용 의료기기 관리 : 의료기기 임상시험 피험자에게 사용, 관련 요구에 따라 보존할 것
⑦ 안전성 관련 정보 보고 및 피험자에 대한 추적 관찰(follow-up)
⑧ 신청인의 법률 위반 감시

마. 신청인 요구

의료기기 임상시험 신청인은 의료기기 임상시험 진실성, 법률 준수에 대한 책임을 져야 하며, 수입 의료기기 신청인은 중국 경내 대리인을 지정하여 신청인의 직무 이행에 협조해야 한다.

1) 품질관리 체계

의료기기 임상시험 기관 및 주요 연구자 선정, 임상시험 방안 설계, 의료기기 임상시험 실시, 기록, 결과 보고 및 문서 보관 등을 포함하는 의료기기 임상시험 전 과정에 적용되어야 한다.

2) 임상시험 전 신청인 의무

① 임상시험 근거가 되는 임상 전 연구(정형화된 제품의 성능 검증 및 유효성 확인, 제품 기술요구에 근거한 제품 검사보고, 위험 수익 분석 등을 포함한 실험용 의료기기)의 결과의 지속성 보장
② 자질이 있는 임상시험기관 및 전담 주요 연구자 선정
③ 연구자 매뉴얼, 임상시험 방안, 인지 동의서, 증례 보고, 표준 작업 지시서 및 기타 관련 문건을 작성 및 임상기관(임상연구자)에게 제공
④ 윤리위원회 심의, 임상시험 계약 및 시험 신고

3) 시험 중 의료기기 안전성 정보 평가 및 보고에 대한 신청인 책임

① 해당 의료기기의 심각한 부작용 발생(사망 혹은 생명 위급 초래) : 사고 발생 및 정보 입수 7일 이내 임상시험 기관, 윤리 위원회 및 연구자에게 보고, 신청인 소재 감독관리 부처에 보고
② 해당 의료기기 심각하지 않은 부작용 발생 : 사고 발생 및 정보 입수 15일 이내 임상시험 기관, 윤리 위원회 및 연구자에게 보고, 신청인 소재 감독관리 부처에 보고 및 통제 조치 적용
③ 피험자 안전 및 임상시험에 영향을 미칠 수 있을 부작용 발생 : 윤리 위원회 재심의, 시험방안 수정
④ 의료기기 관련 광범위한 심각한 부작용 사고 혹은 기타 중대한 안전 문제 발생 : 시험 중단 및 윤리 위원회, 임상시험 기관 및 감독관리 부처 등에 보고

4) 임상시험 관련 보고

신청인은 임상시험 잠정 중단, 중지 혹은 완료 후 관련 상황을 10일 이내에 서면으로 의료기기 임상시험기관 윤리 위원회에 보고하며, 소재 지역의 의약품 감독관리 부처에 보고해야 한다.

바. 임상시험방안 및 시험보고(서)

1) 임상시험 방안

　① 제품 기본 정보
　② 임상시험 기본 정보
　③ 시험 목적
　④ 위험 수익 분석
　⑤ 시험 설계 요소
　⑥ 시험 설계의 합리성 논증
　⑦ 통계학적 고려, 실시 방안(방법, 내용, 절차)
　⑧ 임상시험 종말점(end point)
　⑨ 데이터 관리
　⑩ 임상시험 방안 수정 관련 규정
　⑪ 부작용 사고 및 기기 결함의 정의 및 보고 규정
　⑫ 윤리학적 고려 등 기타 필요사항

2) 임상시험 보고(서)

　통상 다음의 내용이 포함되어 있어야 한다.
　① 임상시험 기본 정보
　② 진행상황
　③ 통계분석방법
　④ 시험 결과
　⑤ 부작용 사고 및 기기결함 보고 및 그 처리 상황
　⑥ 시험 결과 분석 토론
　⑦ 임상시험 결론
　⑧ 윤리적 상황설명
　⑨ 존재하는 문제 및 개선 건의 등

사. 다기관 임상시험

　① 다기관 임상시험 : 동일한 임상시험 방안으로 두 곳 이상(두 곳 포함)의 의료기기 임상시험 기관에서 실시하는 임상시험을 말한다.
　② 해외 혹은 기타 지역 실시 다기관 임상시험 및 중국 경내에서 실시하는 다기관 임상시험은 본 임상시험 품질 규범 관련 요구에 부합해야 한다.

③ 신청인 요구
  ㉮ 의료기기 임상시험에 참여하는 각 기관의 임상시험 방안 준수를 보장한다.
  ㉯ 각 기관이 같은 임상시험 방안으로 임상시험을 진행한다.
  ㉰ 각 기관은 같은 증례보고표(CRF)와 작성 매뉴얼을 사용한다.
  ㉱ 각 기관의 주요연구자의 직무를 서면으로 명시해야 한다.
  ㉲ 각 기관의 주요연구자간 소통을 보장해야 한다.
  ㉳ 신청인은 의료기기 임상시험 기관의 조정 연구자를 확정하고, 조정 연구자가 근무하는 연구기관이 총괄기관이 된다. 조정연구자는 다기관 임상시험 각 기관의 조정 업무를 담당한다.
④ 보고서 요구 : 조정 연구자 서명 및 날짜 기재, 총괄기관(OPU)이 검토 확인 후 신청인에게 발급. 각 협력 기관 보고서는 4.6의 임상시험 보고서 내용을 참조할 것

아. 기록 요구

① 임상시험 데이터 기록 : 진실성, 정확성, 무결성 및 추적성을 갖출 것
② 증례 기록 : 신청인이 제공한 매뉴얼에 따라 주요 연구자가 작성하며, 정확성, 무결성, 가독성 및 즉시성을 확보할 것
③ 전자 데이터 수집 시스템 : 신뢰성 검증, 추적 가능성 보장
④ 임상시험 관련 서류 보관 목적 : 신청인, 의료기기 임상시험기관, 주연구자의 의료기기 임상시험 품질관리 규범 등 의약품 감독관리 부처의 요구 이행 평가
⑤ 보존장소 조건 및 기본 문서 관리제도 수립 : 준비-진행-완결 혹은 중단 등을 포함한 3단계 문서
⑥ 보존 기한
  ㉮ 임상시험 기관, 윤리위원회 : 임상시험 완료 혹은 중지 후 10년까지
  ㉯ 신청인 : 해당 의료기기를 사용하지 않을 때까지

자. 임상시험 승인이 필요한 제3등급 고위험 의료기기

1) 제3등급 고위험 의료기기 목록[68]

제3등급 의료기기 임상시험이 인체에 높은 위험성이 있을 경우 국무원 의약품 감독관리 부처에서 승인하고, 이러한 제품 목록은 의약품감독관리부처에서 제정, 조정 및 공포한다.[69]

---

[68] NMPA, 임상시험 승인이 필요한 제3등급 의료기기 목록(2020년 수정 버전)발표 통고(2020년 제61호)
[69] 의료기기 감독관리조례(국무원령 제739호령) 제27호

〈표 3-13〉 임상시험 승인 요구 고위험 의료기기 목록

순번	제품 종류	분류번호
1	삽입형 심장박동 관리설비	12
2	삽입형 심실 보조시스템	12
3	삽입형 약액 관류설비	12
4	인공심장판막 및 혈관용 스텐트	13
5	활성세포 포함 조직 공정의료 제품	13/16/17
6	흡수성 사지 장골내 고정용 삽입용품	13

2) 임상시험 승인 시 제출서류

기본적인 행정심사용 제출서류[70] 이외에 상기《의료기기 임상시험 품질관리 규범》요구에 따라 의료기기 임상시험 방안, 윤리위원회 동의 의견서를 제출해야 한다.

2.7 의료기기 안전 및 성능 기본원칙

의료기기 시판 허가 취득을 위해 등록인과 신고인은 제품 안전성 및 유효성을 입증하기 위해 자료를 제출해야 한다.[71] 또한 의료기기 등록인과 신고인은 의료기기 전생명 주기 동안 예측되는 안전 및 성능 요구에 도달하기 위해 제품을 설계하고 생산할 수 있는 능력을 갖춰야 하며 제품 안전성 유효성 및 품질 통제에 대한 법적 책임을 져야 하는 주체이다.

특히 등록 신청인의 의료기기 전생명 주기 동안의 안전성 및 유효성 품질 통제 자료를 포함한 등록 업무지도를 위해 NMPA에서는 의료기기 안전 및 성능 기본 원칙(이하 "기본 원칙"이라 함)을 발표하였다.[72]

의료기기의 경우 새로운 등록신청 양식[73] 발표 전부터 관련요구에 따라 "안전 및 성능 리스트"를 등록 신청 자료로 제출해 왔으나, 신 "조례" 및 "등록 및 신고관리 방법"(총국령 제47, 48호) 출범과 함께 체외진단제에도 해당 리스트의 제출이 요구[74]하고 있으므로, 본 원칙의 내용을 충분히 숙지하여 비임상연구 자료, 임상평가자료, 사용설명서 및 표시기재 내용 그리고 품질관리 체계 서류를 준비해야 한다.

기본원칙 본문은 다음과 같이 총 4개 부분으로 구분된다.

가. 의료기기 안전 및 성능 총칙

① 등록인과 신고인 요구 : 제품 안전 및 성능 구현할 수 있는 제품을 설계하고 생산할 수 있는 능력을 갖추어야 하는 주체

---

[70] NMPA, 의료기기 등록신청자료 요구 및 승인증명문건 양식 발표관련 공고(2021년 제121호) 부록 8호
[71] 조례 제14조
[72] 〈의료기기 안전 및 성능 기본원칙〉 발표 2020년 제18호
[73] 의료기기 등록신청자료 요구 및 승인증명문건 양식 발표공고(2021년 제121호) 부록 9. 안전 및 성능기본원칙 리스트
[74] 체외진단제 등록신청자료 요구 및 승인증명문건 양식 발표공고(2021년 제122호) 부록7. 안전 및 성능 기본원칙 리스트

② 기본원칙 목적 : 의료기기의 기본 설계 및 생산 요구를 구체적으로 설명함으로서 등록인과 신고인의 설계 생산 능력을 갖출 수 있도록 지원

나. 의료기기 적용 공통 원칙

모든 의료기기에 적용되는 기본 원칙으로 다음의 내용을 포함한다.

① 개요
② 임상평가
③ 화학, 물리 및 생물학적 특성
④ 멸균 및 미생물 오염
⑤ 환경 및 사용 조건
⑥ 전기, 기계 및 열위험으로부터 보호
⑦ 유원의료기기(Active-ME) 및 제품과 접속하는 의료기기
⑧ 소프트웨어 포함 의료기기(SiMD) 및 독립소프트웨어(SaMD)
⑨ 진단 혹은 측정 기능을 갖는 의료기기
⑩ 사용설명서 및 라벨
⑪ 방사선 보호
⑫ 비전문 사용자 사용 위험으로부터의 보호
⑬ 생체 유래 원자재 함유 의료기기

다. 일반 의료기기 적용 기본원칙

① 화학, 물리 및 생물학적 특성
② 방사선 보호
③ 삽입의료기기 특수요구
④ 에너지 혹은 물질 제공 의료기기의 환자 혹은 사용자에 대한 위험 보호
⑤ 의약품 성분 함유 의료기기

라. 체외진단제(의료기기)[75] 적용 기본원칙

① 화학, 물리 및 생물학적 특성
② 성능 특성 : 등록신청인은 해당 제품 특성에 근거하여 본 기본원칙에 따라 〈의료기기 안전 및 성능 기본원칙 리스트〉[76]와 〈체외진단 의료기기 안전 및 성능 기본원칙 리스트〉[77]를 작성하고 적용 항목에 대한 증거자료와 같이 비임상자료로 제출하고, 등록 신청 자료에 포함되지 않은 서류의 경우 필요에 따라 제출할 수 있도록 관련 항목에 표시해 두어 심사에 대비하도록 한다.

---

[75] "기본원칙"에서는 체외진단제(体外诊断试剂)가 아닌 체외진단의료기기(体外诊断医疗器械)로 표시됨
[76] 본 교재 부록 9.3 참조
[77] 본 교재 부록 9.4 참조

3. 수입 제1등급 의료기기(체외진단제) 신고

제1등급으로 분류된 수입 의료기기와 체외진단제는 제품 명명규칙 및 명명지도원칙[78] 혹은 각 품목별 통용명칭 명명지도원칙[79]에 근거하여 제품명칭을 확정한다.

중국 관련규정, 의료기기 강제성 표준 및 각 품목별 지도원칙(해당 시)에 근거하여 신고(Filing[80])에 필요한 서류이외에 원산지 판매허가증 등을 관련 형식[81]에 따라 제출해야 한다.

의료기기 및 체외진단제[82] 등록 및 신고관리 방법(이하 "제47호령 및 "제48호령"이라 함)에서는 제1등급 제품의 시판허가를 다음과 같이 정의하고 있다.

의료기기 및 체외진단제 신고(备案)[83] : 제1등급 제품 신고인(이하 "신고인")이 법정 절차 및 요구에 따라 의약품 감독관리 부처에 신고 자료를 제출하고, 의약품 감독관리 부처가 제출한 신고 자료를 심사에 대비하여 문서로 보관하는 활동

3.1 신고자료

① 제1등급 의료기기 신고표 : 다음의 NMPA 의료기기 신고시스템에 접속하여 안내에 따라 작성한다.

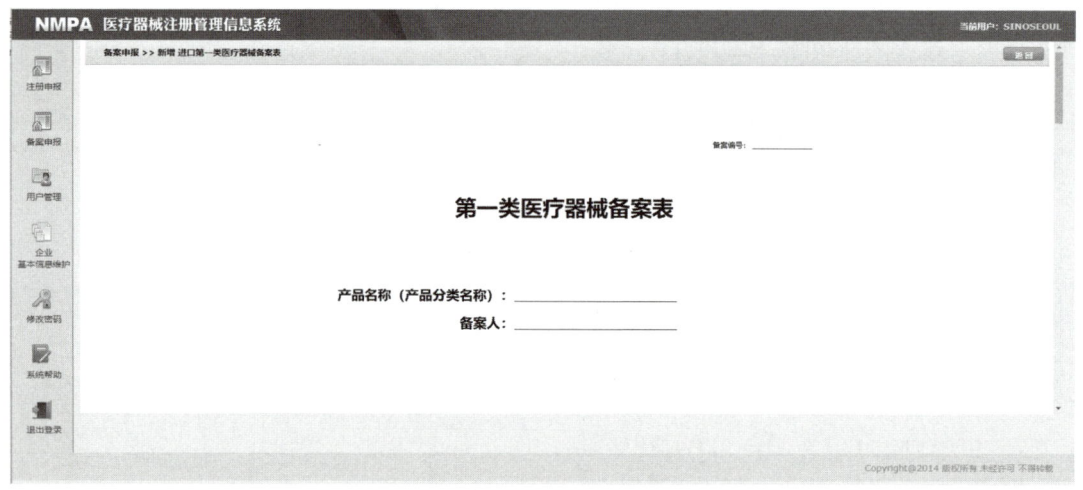

┃그림 3-13┃ 의료기기 신고표

---

[78] 의료기기 품목별 명명지도원칙에 한함, 체외진단제는 〈체외진단제 등록 및 신고 관리 방법〉(총국령 제48호령) 및 체외진단제 분류목록을 참고할 것
[79] NMPA에서는 2020년부터 의료용 영상장비를 비롯하여 현재까지 의료기기에 대한 통용명칭 명명지도원칙을 발표하고 있다.
[80] 제1등급 제품 시판허가를 备案(filing)이라 칭함
[81] NMPA 제1등급 의료기기 신고업무 관련 공고(2022년 제62호)
[82] 중국어 명칭은 〈医疗器械注册及备案管理办法〉(총국령 제47호)〈体外诊断试剂注册机备案管理办法〉(총국령 제48호) 2021년 10월 1일부터 각각 시행됨
[83] 총국령 제47호 제3조, 제48호제4조

② 자격증명 : 신고인 등록지 소재 국가(지역) 주관 부처에서 발행한 생산자격 증명서
③ 원산지 판매허가 : 신고인 등록지 소재 국가(지역) 주관 부처에서 발행한 판매 증명서(비의료기기인 경우 그에 상응하는 입증자료)
④ 대리인 자격 증명서류 : 중국 경내 지정 대리인 위탁서, 대리인 승낙서, 대리인의 영업집조 부본(副本)의 사본
⑤ 제품 기술요구(TR) : 의료기기 제품기술요구(TR) : 의료기기 제품 기술요구 작성지도원칙[84]에 따라 작성[85]
⑥ 제품 검사 보고[86]
  ㉮ 자가성적서 혹은 위탁검사 보고
  ㉯ 검사 보고서에는 내부 외부 포장 사진을 포함한 실물사진을 첨부할 것
    ※ 여러 형명의 제품인 경우 전형 제품의 사진을 제공할 것
⑦ 제품설명서 및 최소 포장 단위 라벨 설계 견본[87]
  ㉮ 《의료기기 사용설명서 및 라벨 관리 규정》, 《체외진단제 설명서 작성 지도원칙》 관련 요구에 부합할 것
  ㉯ 제품성능은 기술요구(TR)의 상응하는 내용과 일치시킬 것
  ㉰ 수입 제품의 경우 원산지 주관 부처에서 승인한 설명서 원본 및 중문 번역본 제출
⑧ 생산제조 정보
  ㉮ 무원 의료기기(Non-Active ME) : 생산 공정과 핵심 공정을 명시할 것
  ㉯ 유원 의료기기(Active ME) : 생산공정 절차 설명서(절차도를 적용 설명 가능)
  ㉰ 체외진단제(IVD Reagent) : 주요 공정 개요, 반응시스템(벡터(운송용 담체), 발색 시스템 설명, 표본 수집 및 처리, 표본 요구, 표본 용량, 시약 용량, 반응 조건, 교정 및 정도관리 방법(적용 시) 포함)
    ※ 위탁 생산 시, 수탁 생산 기업 정보를 제공할 것
⑨ 적합성 성명서
  ㉮ 제1등급 의료기기 신고 관련 요구에 부합한다.
  ㉯ 제1등급 의료기기 제품목록 혹은 체외진단제 분류 하부목록 관련 내용 등 분류 근거, 제Ⅰ급, 제Ⅱ급 제품 유형 명시된 요구 사항에 부합한다.
  ㉰ 관련 표준 리스트를 포함한 현행 국가 표준, 산업표준에 부합한다는 성명서
  ㉱ 제출 자료의 진실성(중국 경내 대리인과 신고인 각각 발행)

---

[84] 〈의료기기 제품기술요구 작성지도원칙〉 2022년 제8호 통고
[85] 본 교재 2.3 참조
[86] 본 교재 2.4 참조
[87] 본 교재 2.2 나. 참조

3.2 신고정보 변경 서류

가. 변경 설명 및 관련 문서

신고 정보표상의 변경 내용 대비표를 첨부한 설명서. 제품 기술요구 변경 관련 시, 제품 기술요구(TR) 변화 부분의 변경 대비표에 대한 검사 보고서(적용 시)를 제출해야 한다.

나. 변경 관련서류

변경 사항이 신고 관련 서류의 변화와 관련된 경우 새로운 관련 서류를 제출해야 한다.

해외 신고인은 중국 경내 지정 대리인에 대한 위탁서, 대리인 승낙서 및 대리인의 영업 집조부본(副本)의 사본을 제출해야 한다.

다. 적합성 성명서

① 해당 제품이 제1등급 의료기기에 신고 관련 요구에 부합한다.
② 해당 제품이 《제1등급 의료기기 제품목록》 혹은 《체외진단제 분류 하부목록》 관련 내용, 명확한 제품 분류 근거 명시한 분류 근거, 소속 하위 목록, Ⅰ급, Ⅱ급 제품 유형이 명시된 근거 및 관련 분류 요구에 부합한다.
③ 해당 제품이 현행 국가 표준, 산업 표준에 부합한다. 부합하는 표준 리스트를 제출한다.
④ 제출한 신고 자료의 진실성(수입 제품은 신고인 및 대리인이 각각 발행)

3.3 절차 및 승인 고지

가. 신고 및 정보 변경 절차

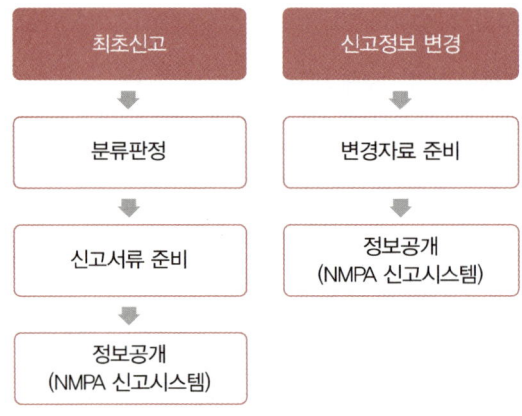

┃그림 3-14┃ 신고 및 정보 변경 절차

나. 신고 일련번호 고지

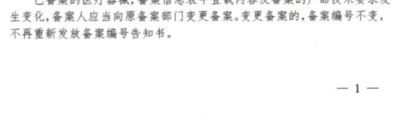

| 그림 3-15 | 신고 일련번호 고지(중국어) | 그림 3-16 | 신고 일련번호 고지(번역본)

    제1등급 의료기기 신고 절차는 비교적 단순해 보인다. 하지만 한국과 중국의 의료기기 분류체계가 다르거나 관리등급이 상향 조정되어 등록을 고려해야 할 수도 있다. 또한 중국 의료기기 표준을 이해하지 못할 경우 중국 관련 규정에 따라 자가 성적서를 제출하지 못해 자격이 있는 검사기관에 검사를 위탁해야 하는 상황이 발생할 수 있으므로, 본 교재의 의료기기 등록절차 및 제출 서류 내용을 참조하면 도움이 될 것이다.

4 수입 제2, 3등급 의료기기 등록

제2, 3등급으로 분류된 수입 의료기기는 의료기기 명명규칙 및 해당 제품의 통용명칭 명명지도원칙[88]에 근거한 제품명칭을 확정하고 《의료기기 등록 및 신고 관리 방법》[89](이하 "제47호령"이라 함) 및 관련 규정에 따라 등록 서류를 준비해야 한다.

이 장에서는 "제47호령" 제Ⅲ장 의료기기 등록, 제Ⅴ장 변경등록 및 연장등록에 대해 간략히 요약하고 등록 제출서류 구조에 대한 내용을 다루도록 하겠다.

4.1 의료기기 등록 사전 요구

가. 제품연구제작

감독관리 조례에서 이미 규정하였듯이 중국에서 연구 제작 판매하는 모든 의료기기는 의료기기 관련 법률, 법규 및 강제성 표준 요구에 부합해야 한다.

의료기기 연구제작 시 등록인은 제품 적용범위 및 기술 특징에 따라 의료기기 비임상 연구를 진행해야 한다. 비임상연구에는 제품의 화학 및 물리적 성능 연구, 전기적 안전성 연구, 방사선 안전 연구, 소프트웨어 연구, 생물학적 특성 연구, 생체원자재 안전성 연구, 소독, 멸균 공정 연구, 동물시험 연구, 안정성 연구 등을 포함한다.

등록 신청 혹은 신고 진행 시 연구제작 활동 중 생성된 비임상 연구 보고 종합설명(개요), 연구 방안 및 연구 보고서를 포함하는 비임상 연구 증거를 제출해야 한다. 의료기기 등록인은 등록 신청하려는 의료기기 제품의 기술요구를 작성해야 하며, 해당 기술요구는 의료기기 완제품의 기능 및 안전성 지표와 객관적으로 검사할 수 있는 검사 방법을 포함시켜야 한다. 검사용 시료는 등록 신청 혹은 신고하는 제품의 안전성 및 유효성을 대표할 수 있어야 하며, 생산 시 의료기기 생산품질관리 규범 관련 요구에 부합해야 한다. 의료기기는 이러한 기술요구를 감독관리 기관으로부터 심사를 거친 후 생산, 판매 및 사용이 가능하다. 따라서 등록을 한 의료기기는 제품기술요구(TR)에 반드시 부합해야 한다.

나. 의료기기 임상평가

1) 임상평가

과학적이고 합리적 방법으로 임상데이터를 분석하고 평가하여 의료기기가 적용범위 내에서 안전하고 유효한지를 확인하는 활동으로 또한 모든 의료기기 등록 신청 시 법률에서 규정하는 면제 조건에 해당하지 않는 경우 임상평가 자료를 제출해야 한다.

---

[88] NMPA, 2019년 제99호 통고문을 통해 발표
[89] 중문으로는 〈医疗器械注册及备案管理办法〉이며 시장감독관리총국령 제47호로 발표되어 2021년 10월 1일부터 시행됨

2) 면제조건

① 범용적 작동원리 및 설계로 생산되었으며, 기판매되고 있는 동품종 의료기기가 오랫동안 사용되는 동안 심각한 부작용이 없으며, 일반적인 사용목적이 변화되지 않은 제품
② 비임상 평가를 통해 의료기기의 안전성, 유효성이 충분히 증명될 수 있을 경우
③ NMPA에서 발표한 의료기기 임상평가 면제 목록에 포함된 의료기기

3) 임상평가 자료 제출

등록신청 의료기기에 대한 임상평가 진행 시, 제품 특징, 임상에서의 위험, 기임상 데이터 등을 근거로 임상시험[90]을 진행하거나 임상평가[91]를 실시하여 자료를 제출해야 한다. 임상평가 면제 목록에 포함된 의료기기는 시판된 면제목록 제품과 비교한 설명표를 제출해야 한다.

다. 의료기기 등록체계 심사

등록신청인은 등록 신청 시 제품 연구 제작, 생산관련 품질관리 체계 관련 자료를 제출해야 하며, 신청을 접수한 의약품 감독관리 부처에서는 제품기술요구(TR)에 대한 심사 진행 중 필요에 따라 품질관리체계 현장 심사를 진행하여 원시자료를 열람할 수도 있다.

의료기기 기술심사평가 센터(CMDE)에서는 수입 제2, 3등급 의료기기 기술심사 평가 시 필요에 따라 심사검사 센터(CFDI)의 요구에 따라 심사를 진행할 것을 등록인에게 통지한다.

4.2 의료기기 신규 등록

가. 서류 제출

의료기기 안전성 유효성 연구를 완료하고 등록체계 심사 준비를 완료한 등록인은 규정에 따라 서류를 제출해야 한다.

나. 의료기기 기술심사 및 보완

① 기술심사 : 의약품 감독관리 부처에서 신청자료를 접수 후 의료기기 기술심사 기관에 이관하여 기술심사를 실시한다.
② 자료 보완 : 기술심사를 진행하는 평가 기관에서 추가 자료가 필요하다고 간주할 경우 신청인에게 보완할 자료를 한 번에 고지하고, 등록 신청인은 보완 통지일로부터 1년 이내에 관련 서류를 제출해야 한다.

---

[90] 본 교재 2.6 참조
[91] 본 교재 2.5 가. 참조

다. 등록증 취득 및 유효기간

① 등록 승인 기술심사 평가 완료 후 의약품 감독관리 부처는 등록 승인 여부를 결정한다. 안전성, 유효성 및 품질 통제 능력이 요구에 부합할 경우 등록을 승인하고 등록증을 발급한다.
② 등록 불허 : 요구에 부합하지 않을 경우 사유서와 함께 행정 재심의 등 행정 소송 권리를 고지한다.
③ 등록증 유효기간 : 5년이다.

4.3 의료기기 변경등록(变更注册)

가. 변경등록

① 적용 범위
  ㉮ 제품의 안전성 유효성에 영향을 줄 수 있는 설계, 원자재, 생산공정, 적용범위, 사용 방법에 실제 변화 발생
  ㉯ 등록증의 제품명칭, 형명, 규격, 구조 및 조성, 적용범위, 제품기술요구, 수입 의료기기 생산지 변경 시
② 기술심사 : 변경 부분에 대하여 집중적으로 심사평가 진행
③ 품질관리 체계 심사 : 필요하다고 간주될 경우 현장심사 실시
④ 심사요구에 부합할 경우 변경 문건 발급 : 원등록증과 유효기간 동일

나. 변경신고[92]

① 적용범위 : 변경 등록 이외의 제품 안전 및 유효성에 영향을 주지 않는 기타 변경 시 진행(변화일로부터 30일 이내 진행)
② 심사요구에 부합할 경우 변경 문건 발급 : 원등록증과 유효기간 동일
  ※ 기술심사 진행하지 않음

4.4 의료기기 연장등록(延续注册)

가. 적용 범위 및 신청기한

의료기기 등록증 유효기간 만료 시 연장 등록을 하고자 할 경우 등록증 유효기간 6개월 전에 원등록부처에 연장등록 신청 자료를 제출한다.

나. 기술심사 및 연장 불허

관련 내용에 대해 기술심사를 실시하고 하기 내용 중 하나에 해당할 경우 연장을 불허한다.

---

[92] 절차상 신고(备案)이나, 제47호령 관련 장에 따라 변경 등록에 포함시킨다.

① 규정 시한 내에 연장등록 신청을 하지 않을 경우
② 새로운 의료기기 강제성 표준이 발표 실시되었으나, 연장등록 신청 의료기기가 새로운 요구를 만족시키지 못한 경우
③ 조건부 승인을 한 의료기기가 규정 시한 내에 의료기기 등록증에 기재한 사항을 완료하지 못한 경우

다. 연장 등록 승인과 등록증 유효기간

① 원등록증 유효기간 이내에 연장등록이 승인된 경우 : 원등록증의 만료일 다음 날부터 개시된다.
② 원등록증 유효기간 이내에 승인되지 않은 경우 : 연장승인일부터 등록증 유효기간이 개시된다.

4.5 등록신청자료 구조

의료기기 등록 신청자료 구조는 다음과 같이 제Ⅰ급 표제와 제Ⅱ급 표제로 구분되며, 다음 섹션부터는 각 행정 허가 접수 시 제출 서류에 대한 설명을 포함하였다.

신청자료 Ⅰ급 표제	신청자료 Ⅱ급 표제
1. 감독관리정보 (监管信息)	1.1 장절목록(章节目录) 1.2 신청표(申请表) 1.3 용어, 약어 열거표(术语, 缩写词列表) 1.4 기기 열거표(产品列表) 1.5 관련문서(关联文件) 1.6 신청 전 감독관리 기관과의 소통 상황 및 기록 　　(申报前与监管机构的联系情况和沟通记录) 1.7 적합성 성명서(符合性声明)
2. 종합설명자료 (综述资料)	2.1 장절목록(章节目录) 2.2 개요(概述) 2.3 제품명세(产品描述) 2.4 적용범위 및 금기증상(适用范围和禁忌证) 2.5 신청제품 판매이력(申报产品上市历史) 2.6 기타 설명이 필요한 내용(其他需说明的内容)
3. 비임상자료 (非临床资料)	3.1 장절목록(章节目录) 3.2 제품위험관리자료(产品风险管理资料) 3.3 의료기기 안전 및 성능 기본원칙 리스트(医疗器械安全和性能基本原则清单) 3.4 제품기술요구 및 검사보고서(产品技术要求及检验报告) 3.5 연구자료(研究资料) 3.6 비임상문헌(非临床文献) 3.7 안정성연구(稳定性研究) 3.8 기타자료(其他资料)
4. 임상평가자료 (临床评价资料)	4.1 장절목록(章节目录) 4.2 임상평가자료요구(临床评价资料要求) 4.3 기타자료(其他资料)

신청자료 I급 표제	신청자료 II급 표제
5. 제품설명서 및 라벨견본 (产品说明书和标签样稿)	5.1 장절목록(章节目录) 5.2 제품설명서(产品说明书) 5.3 라벨견본(标签样稿) 5.4 기타자료(其他资料)
6. 품질관리체계 문서 (质量管理体系文件)	6.1 개요(综述) 6.2 장절목록(章节目录) 6.3 생산제조정보(生产制造信息) 6.4 품질관리체계절차(质量管理体系程序) 6.5 관리직부절차(管理职责程序) 6.6 자원관리절차(资源管理程序) 6.7 제품실현절차(产品实现程序) 6.6 품질관리체계 측정, 분석 및 개선절차(质量管理体系的测量, 分析和改进程序) 6.9 기타 품질 관리체계절차 정보(其他质量体系程序信息) 6.10 품질관리체계심사 문서(质量管理体系核查文件)

5　제2, 3등급 수입 의료기기 신규등록 서류

의료기기 등록관리를 규범화하기 위해 CFDA(NMPA 전신 규제기관)는 2014년에 제1차《의료기기 등록자료 요구 및 승인 증명 문건 양식 발표관련 공고》[93]를 시행하였으나 "조례" 및 "제47호령"의 출범 및 등록관리 시스템 개선을 통해 제1차 공고를 폐지 후 제2차《의료기기 등록자료 요구 및 승인 증명 문건 양식 발표관련 공고》[94](이하 제121호 공고)를 2022년 1월 1일부터 시행하고 있으므로 본 장은 이 제2차 공고의 관련 내용을 기준으로 작성하였다.

의료기기 등록 신청자료 구조는 다음과 같이 제I급 표제와 제II급 표제로 구분되며, 다음은 본 교재 제Ⅳ장의 5. 의료기기 등록신청자료 구조표의 신청자료 제I급 표제 순서로 정리하였다.

5.1 감독관리 정보(监管信息)

가. 장절목록

해당 장의 모든 표제 및 소표제를 포함, 목록상의 각 항목의 페이지 번호를 명시한다.

나. 신청표

신청서 작성 요구에 따라 기입한다.

---

[93] 구 CFDA 2014년 제43호 공고
[94] NMPA 2021년 제121호 공고

다. 용어, 약어 열거표

적용 시, 등록 신청 자료 실제 상황에 근거, 그 중 명시해야 하는 함의가 있는 용어 혹은 약어에 대해 규정한다.

라. 기기 열거표

표 양식으로 신청 제품의 형명, 규격, 구조 및 조성, 부품 및 각 규격 형명 표시(형명 혹은 부품 일련번호, UDI 등) 그리고 명세 설명(사이즈, 재질 등)

마. 관련문서

① 해외 자격 증명문건 : 해당 신청인이 지속적으로 의료기기 생산자격을 유지한다는 것을 입증하는 해외 신청인 등록지 소재국(지역)의 기업 등록 주관 부처 혹은 의료기기 주관 부처에서 발행 증명 문건 ; 혹은 제3인증 기관이 발행하는 증명 문건
② 해외 신청인 등록지 혹은 생산소재국(지역)의 의료기기 주관 부처에서 발행한 신청 제품의 시판 허가 증명 문건, 해외에서 시판한 적이 없는 혁신의료기기에 대해서는 면제된다.
③ 비의료기기인 경우, 등록지 혹은 생산지 소재국가(지역)의 해당 제품의 시판 허가 증명 문서, 해당 제품이 혁신의료기기에 해당할 경우 면제할 수 있다.
④ 중국 경내 지정 대리인 위탁서, 대리인 승낙서 및 영업집조 부본(副本)사본
⑤ 《혁신제품 특별심사절차》[95]에 따라 승인한 수입 의료기기 등록 신청 시, 혁신 의료기기 심사 합격 관련 설명서를 제출할 것
⑥ 《응급 심사 승인절차》[96]에 따라 심사 승인할 수입 의료기기 등록 신청 시 의료기기 긴급심사승인 합격 관련 설명서를 제출해야 한다.
⑦ 기타 기업에 위탁 생산할 경우, 수탁 기업의 자격 문서, 위탁계약서 및 품질 보장 협의서를 제출해야 한다.
⑧ 주문서(DMF)[97] 권한 위임서

적용 시, 신청인은 주문서 인용상황 설명서를 제출한다. 신청인은 주문서(DFM) 소유인 혹은 그 신고 대리기관이 신청인에게 주문서 권한 정보 인용 권한에 대한 위임서를 제출해야 한다. 위임서에는 주문서 인용 신청인 정보, 제품명칭, 기신고된 주문서 일련번호, 인용 위임 주문서 페이지 번호/장절 정보 등을 포함해야 한다.

---

[95] 본 교재에는 포함되지 않으며, 《의료기기 등록 및 신고관리 방법》(총국령 제47호)제Ⅳ장의 제Ⅰ절 및 해당 절차 관련 규정을 참조할 것
[96] 본 교재에는 포함되지 않으며, 《의료기기 등록 및 신고관리 방법》(총국령 제47호)제Ⅳ장의 제Ⅱ절 및 해당 절차 관련 규정을 참조할 것
[97] 2021년 의료기기 주문서(DMF) 등기 관련 업무 통고 및 관련 문건을 참조한다.

바. 신청 전 감독관리 기관과의 소통 상황 및 기록

① 신청 전, 신청인과 감독관리 기관 간 신청제품 관련 회의 형식의 소통, 혹은 신청 제품이 기등록신청과 관련된 경우, (해당 시) 다음 제출해야 한다.

㉮ 감독관리 기관이 회신한 신청 전 소통 사항 열거

㉯ 기존 등록신청 제품의 접수번호

㉰ 회의신청 전 제출한 정보, 회의 절차, PPT자료, 최종 회의 개요, 회의 중 처리해야 할 사항에 대한 회신 및 신청 관련한 이메일 등을 포함한 기존 등록 신청 전 소통 관련 자료

㉱ 기존 신청(자진 철회/판매 등록 불허, 임상시험 승인 신청 등) 중 감독관리 기관이 제기한 문제

㉲ 신청 전 진행한 소통 중, 신청인이 명확히 제기한 문제 및 감독관리 기관에서 제시한 권고사항 등

㉳ 본 신청에서 상술한 문제 해결 상황에 대한 설명

② 적용하지 않을 경우, 신청 제품이 기존 신청 및/혹은 신청 전에 소통하지 않았다는 성명서를 제공할 것

사. 성명서 제출

신청인은 다음 사항에 대한 성명서를 제출해야 한다.

① 신청제품이 《의료기기 등록 및 신고관리 방법》 및 관련 법규에 요구에 부합한다.

② 신청제품이 《의료기기 분류 규칙》 관련 분류 요구에 부합한다.

③ 신청 제품이 부합하는 현행 국가 표준, 산업표준 표준 리스트와 성명서

④ 모든 제출 자료의 진실성(중국 경내 제품은 신청인이 발급, 수입 제품은 신청인과 대리인이 각각 제출)

5.2 종합설명자료(综述资料)

가. 장절목록

해당 장의 모든 표제 및 소표제를 포함, 목록상의 각 항목 페이지 번호를 명시한다.

나. 제품개요

① 신청제품의 통용 명칭 및 그 확정 근거 기재

② 소속 분류 하부 목록 명칭, Ⅰ급 분류, Ⅱ급 분류, 관리 등급, 분류 번호를 포함 신청제품 관리 등급

③ 신청 제품 적용범위

④ 적용 시, 신청 제품 배경 정보개요 및 특수 세부사항. 신청제품 기존 이력 개요, 기존 제출했던 정보, 기타 기승인제품의 관계 등

다. 제품명세

1) 기기 및 작동 원리 명세

유원(有源)의료기기	작동원리, 작용 기전(메커니즘/적용 시), 구조 및 조성, 원자재(사용자 및/혹은 환자와 직간접 접촉하는 원자재 성분; 기기 중 생물학적 원자재 혹은 파생물질이 포함되어 있는 경우 물질의 유래 및 원자재, 사용목적, 주요 작용 방식 설명; 기기 중 활성제약성분(API) 혹은 의약품이 포함된 경우, 약품 물질 명칭, 예상 사용목적, 주요 작용 방식, 유래), 공급 상태 및 멸균 방식(적용 시, 멸균 시행자, 멸균 방법, 멸균 유효기간 등), 구조도 및/혹은 제품 도면, 사용 방법 및 그림(적용 시) 및 기타 동종 제품과 구분할 수 있는 특징 등의 내용을 설명해야 한다.
무원(无源)의료기기	작동원리, 작용기전(메커니즘/적용 시), 구조 및 조성, 주요 기능 및 그 조성부분(핵심 구성부 및 소프트웨어 등)의 기능, 제품 도면(표시, 접속부, 조작 패널, 장착 부분 등 세부 사항) 및 기타 동종 제품과 구별되는 특징 등의 내용을 설명한다. 여러 구성부가 있을 경우, 그 접속 혹은 설치(조립)관계 등을 설명해야 한다.

2) 형명 규격

여러 형명이 있는 제품의 경우, 각 형명(규격)을 명확히 구분해야 한다. 대비표 및 설명을 포함한 그림, 도면 등을 활용하여, 각 형명별 제품의 구조 조성(혹은 배치), 기능, 제품특성 및 작동방식, 성능지표 등을 포함한 설명서를 제출할 것

3) 포장설명

① 제품 구성과 관련된 모든 포장 정보에 대한 설명을 제공할 것. 무균 의료기기의 경우 무균 보호시스템 관련 정보를 구체적으로 설명할 것. 미생물 제한 요구가 있는 의료기기는 미생물 한도를 유지 포장 정보를 설명할 것. 최종 사용자가 포장 무결성을 식별할 수 있는 설명이 제공될 것
② 의료기기 혹은 부품을 포장 후 사용자가 멸균을 진행해야 할 경우, 정확한 포장 정보(재료, 성분 및 크기 등)을 제공할 것

4) 연구개발이력

등록 신청제품의 연구 개발 경위 및 목적을 간략히 설명한다. 동종 제품 혹은 전세대 제품을 참고한 경우, 해당 제품의 정보를 제공하고, 이유를 설명할 것

5) 동종 및/혹은 전세대 제품과의 참고 및 비교

등록 신청제품의 연구 개발 경위 및 목적을 간략히 설명한다. 동종 제품 혹은 전세대 제품을 참고한 경우, 해당 제품의 정보를 제공하고, 이유를 설명할 것

라. 적용범위 및 금기증

1) 적용범위

① 신청 제품의 치료 혹은 진단 기능과, 그 의료과정(체내 혹은 체외 진단, 재활 치료 감시, 피임, 소독 등)의 상세 설명을 제공할 것, 진단, 치료, 예방, 완화 혹은 치유할 질병 혹은 상태, 감시모수(파라미터) 및 기타 적용범위와 관련한 내용을 고려하여 작성함

② 제품 사용목적(예기용도), 그 적용 의료단계(치료 후 감시, 재활 등)를 설명할 것

③ 사용대상 및 제품 조작 혹은 사용자 요구(능력/지식/훈련 정도) 등을 명시할 것

④ 1회용인지 중복사용제품인지 명시할 것

⑤ 기타 제품과 조합 사용하여 사용목적(예기용도)을 구현하는 경우, 기타제품에 대한 정보도 제공할 것

2) 예측 사용환경

① 의료기관, 실험실, 구급차, 가정 등 해당 제품의 사용할 장소

② 제품 안전성, 유효성에 영향을 미칠 수 있는 온도, 습도, 압력, 이동, 진동, 해발(고도) 등과 같은 환경 조건

3) 적용 대상

① 목표로 하는 환자 그룹 (성인, 아동 혹은 신생아) 혹은 특정 그룹 예상 치료 그룹이 없다는 성명, 환자선정기준 정보 및 사용 과정 중 감시할 파라미터, 고려 요소 등

② 타겟 환자군에 아동 혹은 신생아가 포함된 경우, 치료, 진단 혹은 치유할 질병 혹은 병의상태 등 비성인 특정 그룹에 대한 설명을 해야 한다.

4) 금기증상

적용 시, 위험/수익 평가 후, 일부 질병, 상태 혹은 특정 대상(아동, 노인, 임산부 및 수유기 산모, 간 신장기능 질환을 앓고 있는 환자 등)에 대한 사용 금지 등을 명시해야 한다.

마. 신청제품 판매 이력

적용 시, 다음 자료를 제출해야 한다.

1) 판매 상황

등록 신청 전까지, 신청제품의 국가별 혹은 지역별 시판 승인관련 정보신청 제품이 각 국가 혹은 지역별 시판에 차이가 있을 경우(설계, 라벨, 기술 매개변수 등)에 따라 설명서를 제출

2) 부작용 사고 및 회수

① 적용 시, 주동적 제품 위험 통제 조치, 의료기기 부작용 사고 감시 기술 기관에 보고 현황, 관련

부처 조사 처리 상황, 시판 후 부작용 사고, 회수 발생 시점 및 각 상황 단계에서의 처리 및 해결 방안, 관련 부처에서 조사 처리한 현황 등 표 형식을 사용한 설명서

② 부작용 사고, 회수 분석 평가, 부작용 사고 발생원인, 그 안전성, 유효성에 대한 영향에 대한 설명서

※ 부작용 사고 케이스가 많을 경우 사고 유형에 따라 각 유형에 대한 사고횟수를 정리한다.

3) 판매, 부작용 사고 및 회수율

적용 시, 신청 제품의 최근 5년 간 국가(지역)별 판매 수량에 대한 총 결과와 다음 방식에 따라 국가(지역)별 부작용 사고, 회수 비율을 제공하고, 비율계산 핵심 분석을 진행한 총 보고서를 제출한다.

㉠ 부작용 사고비율=부작용 사고 수÷판매수량×100%, 회수 비율=회수 발생률÷판매 수량×100%. 발생률은 사용환자 연수 혹은 사용(횟수) 등

신청인은 이러한 부작용 사고 발생률 산출 방법을 설명해야 한다.

바. 기타 설명 자료

① 적용 시, 신청 제품과 같이 사용했을 때 그 사용목적(예기용도)이 구현되는 기타 제품에 대한 상세한 정보

② 같이 사용하는 부품에 대한 시판허가 문서 사본을 제출해야 한다.

5.3 비임상자료(非临床资料)

가. 장절목록

해당 장의 모든 표제 및 소표제를 포함, 목록상의 각 항목의 페이지 번호를 명시한다.

나. 제품 위험 관리 자료

제품 위험관리 자료는 제품 위험 관리 과정 및 그 심사 평가 결과 기록 등 문서화 한 자료로 다음 내용을 포함하여 제공하고, 각 판정한 위해항목의 추적성에 대해 설명을 제공해야 한다.

① 위험분석 : 의료기기 적용 범위 및 안전성 유효성 관련 특징 및 위해식별, 각 위해 상황의 위험성 평가 부분을 포함할 것

② 위험평가 : 기식별된 각 위해상황에 대한 위험 경감의 필요성을 평가 확정하고, 필요시 상응하는 위험 통제 방법 설명도 제공해야 한다.

③ 위험통제 : 위험 경감을 위한 통제 관련 설명을 제공한다.

④ 하나 또는 복수의 잔여 위험 허용 평가 결정 방법

⑤ 제품 이익과 비교, 제품 위험의 허용에 대한 종합적 평가

다. 의료기기 안전 및 성능 기본원칙[98] 리스트

① 《의료기기 안전성 및 성능 기본 원칙 리스트》[99] (부록 *** 참조)의 각 항별 적용 여부, 방법 및 적합성 증명 문건을 기재하고, 적용하지 않는 항목에 대해서는 그 이유를 기재한다.
② 해당 증명 문건이 등록신청 자료에 포함된 경우 구체적 위치를 표시하여 설명한다. 포함되지 않은 경우 해당 증명 문서명 및 등록인의 품질 관리 체계 문서번호를 기재하여 심사에 대비한다.

라. 제품 기술요구 및 검사 보고서

1) 신청 제품 적용 표준[100] 상황

신청제품은 강제성 표준에 부합해야 한다. 신청제품의 구조 특징, 사용목적(예기용도), 사용방식 등이 강제성 표준의 적용 범위와 일치하지 않아, 적용하지 않는 경우 그에 대한 설명서와 검증된 증명자료를 제출해야 한다.

2) 의료기기 제품 기술요구(TR)[101]

관련 요구 규정 및 지도원칙에 따라 작성해야 한다.

3) 제품 검사 보고서[102]

다음 형식으로 검사 보고서를 제출할 수 있다.
① 신청인이 작성한 자가 시험 보고서
② 자질이 있는 의료기기 시험기관에서 발행한 검사 보고서

마. 연구자료

제품 신청 적용 범위 및 기술 특징에 근거, 비임상 연구 종합설명 자료를 제출하며, 각 항 순서에 따라 연구를 진행, 연구 방법 및 연구 결론 요약서를 제공한다.

비임상 연구 종합설명서에 근거하여, 상응하는 연구(문헌 연구, 시험실 연구, 모델링 연구 등)방안과 보고서를 포함하는 연구자료를 제출한다.

1) 화학 및 물리 성능 연구

① 제품 화학/원자재 특징, 물리 및/혹은 기계적 성능 지표의 확정 근거, 설계 투입 유래 및 임상적 의미, 적용 표준 혹은 방법, 적용 원인 및 그 이유 근거를 제공해야 한다.

---

[98] 본 교재 2.7을 참조할 것
[99] NMPA, 2020년 제18호 발표, 2022년 7월 12일 발표한 의료기기 안전 및 성능 기본원칙 적합성 기술 지침 및 사용설명을 반드시 참조하여 작성할 것, 일부 품목의 기술심사 지도원칙에는 해당 제품의 일반적 작성방법을 포함하고 있다.
[100] 의료기기 감독관리 조례 제7조 등 규정에 따라 중국 경내에서 취급되는 모든 의료기기는 강제성국가표준(GB), 강제성 산업 표준(YY)에 부합해야 한다.
[101] 본 교재 2.3을 참조할 것
[102] 본 교재 2.4를 참조할 것

② 폭발위험 : 가연, 폭발 물질에 노출되거나 기타 연소 물질, 연소를 일으킬 수 있는 물질과 사용하는 의료기기의 경우 정상상태 및 단일 고장 상태에서 폭발 위험의 허용 가능성 입증 연구자료를 제공해야 한다.

③ 조합사용

  ㉮ 기타 의료기기, 의약품, 비의료기기 제품과 조합 사용하여 사용목적(예기용도)을 구현할 경우, 조합 사용에 대한 안전성 유효성 입증 연구자료를 제공한다.

  ㉯ 의약품과 조합 사용 시, 의약품 적합성 연구자료를 통해 의약품과 의료기기 성능이 그 적응증과 예기 용도(사용목적)에 적합함을 입증해야 한다.

④ 용량 영향 관계(Dose effect relationship) 및 에너지 안전 : 에너지 혹은 물질을 환자에게 전달하여 치료에 사용하는 의료기기에 대한 에너지와 물질 용량 영향 관계 및 에너지 안전 연구자료를 제공하고, 치료 모수(파라미터) 설정의 안전성, 유효성, 합리성 및 예상 적용 타겟 조직 이외의 정상조직에 조사할 경우 상해의 위험에 대한 연구자료를 제공해야 한다.

2) 전기 안전성 연구

전기 안전, 기계 안전 및 환경 보호 그리고 전자기 적합성 연구자료를 제공해야 한다.

3) 방사선 안전 연구

방사선 혹은 잠재적 방사선 위해(전리선 방사 및 비전리선 방사 포함)가 있는 제품은 방사선 안전 관련 연구자료를 제공해야 한다.

4) 소프트웨어

① 소프트웨어 구성부를 포함하는 제품(SiMD) 및 단독 소프트웨어(SaMD)는 소프트웨어 연구자료를 제공해야 한다(기본 정보, 실현과정, 핵심기능, 결론 등의 내용을 포함하고, 그 명세 수준은 소프트웨어 안전성 등급(심각, 중간, 경미)에 따른다. 그 중, 기본 정보는 소프트웨어 표시, 안전성 등급, 구조기능, 물리적 위상(topology), 운영환경, 등록 이력을 포함하며, 실현 과정에는 개발개요, 위험관리, 소프트웨어 요구사항 명세(SRS), 생명주기, 검증 및 확인, 추적가능성 분석, 결함 관리, 업데이트 이력을 포함하고, 핵심 기능, 핵심 알고리즘, 사용목적과의 대응관계 등을 포함).

② 통신망 보안 : 제품이 전자 데이터 교환, 원격 관리 혹은 사용자 접속 기능을 갖추고 있는 독립소프트웨어 및 소프트웨어 구성품 포함 제품은, 통신망 보안 연구자료를 제공해야 한다.

③ 기성 소프트웨어 : 기성 소프트웨어의 유형, 사용 방식 등에 근거하여 상응하는 소프트웨어 연구자료 및 통신망 보안 연구자료를 제공해야 한다.

④ 딥러닝(Deep learning) 등 인공지능(AI) 기술 등을 적용하여 사용 기능 및 용도를 실현하는 경우, 알고리즘 연구자료를 제공해야 한다.

⑤ 상호운용성(Semantic interoperability) : 기타 의료기기 및 비의료기기와 접속 해 다양한 정보교환이 구현되는 제품은 상호운용성에 대한 연구자료를 제출해야 한다.
⑥ 이동형 컴퓨터, 클라우드 컴퓨팅, 가상현실 등 정보 등 통신 기술을 통해 그 기능 및 용도를 실현하는 제품의 경우 관련 기술 연구자료를 제공해야 한다.

5) 생물학적 특성 연구

환자와 직접 혹은 간접적으로 접촉하는 기기의 경우, 생물학적 평가를 진행해야 한다. 생물학적 평가 자료는 다음을 포함한다.

① 제품에 사용하는 재료 및 인체 접촉 성질, 설계 및 생산 과정 중 유입될 수 있는 오염물질 및 잔류물질, 설계 및 생산 과정 중 생성될 수 있는 석출물(삼출물 및/혹은 증발물질 등 포함), 분해산물, 가공 잔유물질, 의료기기와 직간접 접촉하는 포장 재료 등 관련 정보를 설명한다.
② 신청 제품의 물리 및/혹은 화학 정보, 고려해야 하는 재료 특징(적용 시)을 기재할 것
③ 생물학적 평가 전략, 근거 및 방법
④ 보유하고 있는 데이터와 결과에 대한 평가
⑤ 생물학적 시험 선택 혹은 면제 이유 및 논증
⑥ 생물학적 평가에 필요한 기타 증거

6) 생물유래 원자재 안전성 연구

동종이형 원자재, 동물유래 원자재 혹은 생물 활성물질 등 생물학적 안전 위험성이 있는 제품의 경우 상응하는 생물안전성 연구자료를 제공해야 한다.

생물안전성 연구자료는 다음을 포함해야 한다.

① 상응하는 원자재 혹은 물질 상황, 조직, 세포 및 재료의 획득, 가공, 보존, 측정 및 처리 과정
② 유래에 대해 설명하고, 생산 과정에서의 불활성화 및 바이러스 및/혹은 전염성 인자 제거 공정 과정을 설명하고, 유효성 검증 데이터 혹은 관련 자료를 제공한다.
③ 면역원성 물질을 줄이는 방법 및/혹은 공정 과정을 설명, 품질 관리 지표 및 검증용 실험 데이터 혹은 관련 자료
④ 생물 원자재 안전성의 근거가 되는 기타자료

7) 청결, 소독, 멸균 연구

해당 시 다음 연구자료를 제공해야 한다.

① 생산기업 멸균 : 멸균 공정(방법 및 매개변수) 및 무균 보증 수준(SAL)을 명시, 멸균 검증 및 확인 관련 연구자료
② 사용자 멸균 : 권장하는 멸균 공정(방법 및 모수), 멸균 공정 확정 근거 및 검증 관련 연구자료를 명시할 것. 2회 혹은 여러 차례 멸균을 진행해야 하는 제품의 경우 권장 멸균 공정 내성 연구자료

③ 사용자 청소 및 소독 : 권장하는 청소 및 소독 공정(방법 및 모수),공정 확정 근거 및 검증 관련 연구자료

④ 잔류 독성 : 멸균 혹은 소독 후 잔류 물질이 발생될 경우 멸균 혹은 소독 후의 제품에 대한 잔류 독성 연구를 진행하며, 잔류 물질 정보 및 적용한 처리 방법에 대한 관련 연구자료

⑤ 사용 전 멸균 의료기기 : 포장이 미생물 오염 위험을 줄일 수 있음을 증명하고, 생산 기업에서 규정하는 멸균 방법에 적용하는 연구자료를 제공해야 한다.

8) 동물 시험 연구

불필요한 동물시험을 피하기 위해 의료기기에 대한 동물시험 연구를 진행할지 여부는 과학적으로 결정해야 하며, 논증 및 설명 자료를 제공해야 한다.

동물 시험 연구를 진행 시 위험 통제 조치의 유효성 검증/확인 관련 동물시험 연구자료를 제공해야 한다.

※ 동물 시험 연구 관련 지도원칙[103]을 참조하여 관련 서류를 준비한다.

9) 제품 안전성, 유효성을 증명하는 기타 연구자료

바. 비임상 문헌

신청제품 관련 발표된 비임상연구(시체연구, 생물역학 연구 등)문헌/도서목록 열거표 제출 시, 관련 내용의 사본(외국어의 경우 번역본 제공)을 제출해야 한다.

사. 안정성 연구

① 전생명 유효기간 : 적용 시 전생명 유효기간 및 포장 연구자료를 제공해야 하며, 전생명 유효기간 내에 생산 기업이 규정하는 운송 저장 조건하에서 제품 성능이 사용요구를 만족시키고, 미생물제한 요구가 있는 제품이 조건에 부합한 상태에서의 성능이 사용요구를 만족시킬 수 있음을 입증하는 연구자료

② 사용안정성 : 적용 시 사용 안정성/신뢰성 연구자료를 제출하여 생산 기업이 규정하는 사용기한/사용횟수, 정상사용, 유지 보수 및 교정(적용 시) 조건하에서 성능기능이 사용 요구에 부합함을 입증하는 연구자료

③ 운송 안정성 : 운송 안정성 및 포장 연구자료를 제공, 생산 기업이 규정하는 운송 조건하에서 운송 과정 중의 환경 조건(충격, 진동, 온도 및 습도의 파동)이 의료기기 특성 및 성능(무결성, 청결도 등)에 불리한 영향 주지 않음을 입증하는 연구자료

---

[103] NMPA, 2021년 제75호 통고

아. 기타 자료

① 임상평가 면제 제2등급, 제3등급 의료기기에 대해, 신청인은《임상평가면제 의료기기 목록포함 제품 비교 설명기술지도원칙》[104]에 따라 기본원리, 구조조성, 성능, 안전성, 적용 범위 등에 대한 설명자료
② 1회용 의료기기는 중복사용이 불가함을 입증하는 근거 자료

5.4 임상평가자료(临床评价资料)[105]

임상평가를 진행해야 하는 제2등급, 제3등급 의료기기는 관련 요구에 따라 임상평가 자료를 제출해야 한다.

가. 장절목록

해당 장의 모든 표제 및 소표제를 포함, 목록상의 각 항목의 페이지 번호를 명시한다.

나. 임상평가 자료 요구

① 제품 설명 및 연구 개발 배경
② 임상평가 범위를 명시. 신청 제품 중 임상평가 면제 부분이 있을 경우, 해당 제품의 구조 조성 및 임상평가 면제 사유 설명서를 제공
③ 임상평가 경로[106] : 신청 제품 적용 범위, 기술 특징, 임상 데이터 등 구체적 상황에 근거, 동품종(同品种)[107] 임상평가 경로 및/혹은 임상시험 경로를 포함한 적절한 임상 평가 경로를 선택해야 한다.
④ 동품종제품과 비교 임상평가 경로를 채택할 경우 신청제품과 동품종 의료기기의 적용 범위, 기술 특징, 생물학 특징 등 부분에 대하 비교자료 ; 동품종 의료기기의 임상 데이터를 수집, 평가 및 분석한 임상 증거(자료)를 작성한다. 적용 시 신청 제품과 동품종 기기의 차이를 설명하고, 충분한 자료를 제공하여 양자간 같은 안전성 유효성을 보유하고 있음을 입증한다.

---

[104] CMDE 2021년 제73호 부록 5
[105] 본 교재 2.5 가.를 참조할 것
[106] 경로(径路)는 의료기기 임상평가 기술지도원칙(제73호 부록1) 등과 같은 규정에서 유래한 단어로, "방법" 혹은 "형식"이라고 볼 수 있으며 본문의 경우 임상평가자료를 동품종 제품과(데이터, 문헌 등 자료)비교방식으로 제출할 것인지 임상시험을 통해 취득한 자료로 제공할 것인지 등으로 이해하길 바란다.
[107] 의료기기 임상기술평가지도원칙(제73호 부록1)에 근거한 적용범위, 기술 및/혹은 생물학적 특성이 포괄적으로 유사한 대조제품으로써 비교가능 의료기기(可比器械)와 동등의료기기(等同器械)로 구분한다. 동등의료기기(等同器械)는 동품종 의료기기의 가장 이상적인 경우로 적용범위, 기술특징 및 생물학적 특징이 유사하며 그 정도가 양자간 안전성, 임상성능 및/혹은 유효성에 현저한 차이가 없고, 비교가능의료기기(可比器械)는 양자간 적용범위, 기술특징, 생물학적 특성이 광범위하게 유사한 경우를 말한다.

⑤ 임상시험 진행[108] : 임상시험 계약, 임상시험 신고표, 임상시험 방안, 임상시험 기관 윤리 위원회의 임상시험 동의서, 임상시험 보고서, 피험자 정황인지 동의서 양식을 제출하며, 임상시험 데이터베이스(원시데이터베이스, 분석 데이터베이스, 설명문서 및 절차 코드 등)를 첨부한다.

다. 기타자료
적용 시 관련 항목 평가 자료 개요, 보고서 및 데이터를 제공한다.

5.5 제품설명서 및 라벨 견본(产品说明书和标签样稿)

가. 장절 목록
해당 장의 모든 표제 및 소표제를 포함, 목록상의 각 항목의 페이지 번호를 명시한다.

나. 제품 설명서 견본
① 《의료기기 설명서 및 라벨 관리 규정》[109] 및 관련 법규, 규칙, 규범성 문건, 강제성 표준 요구에 부합하는 제품 설명서 견본을 제출해야 한다.
② 해외 신청인은 제품 원문설명서를 제출해야 한다.

다. 라벨(표시기재) 견본
《의료기기 설명서 및 라벨 관리 규정》 및 관련 법규, 규칙, 규범성 문건, 강제성 표준 요구에 부합하는 최소 판매 단위의 라벨 견본을 제공해야 한다.

라. 기타
적용 시 제품정보 보충설명 서류를 제공한다.

5.6 품질관리 체계 문건(质量管理体系文件)

가. 개요
신청인은 관련 법규 요구에 따라 상응하는 품질 관리 체계를 갖추고, 품질 관리 체계 심사를 수시로 수용한다는 승낙서를 제출해야 한다.

나. 장절 목록
해당 장의 모든 표제 및 소표제를 포함, 목록상의 각 항목의 페이지 번호를 명시한다.

---

[108] 본 교재 2.6을 참조할 것
[109] 구 총국령 제6호령, 2014년 10월 1일 시행

다. 생산 제조 정보

① 제품명세 정보 : 기기, 작동 원리 및 전체 생산 공정 개요에 대한 설명
② 일반 생산 정보 : 생산제품 혹은 그 부분품의 모든 주소 및 연락 정보를 제공할 것
※ 적용 시 외주 생산, 주요 구성품 혹은 원자재 생산(동물 조직 및 의약품) 및 멸균 등을 포함한 모든 주요 공급상 주소를 제공해야 한다.

라. 품질 관리 체계 절차서

품질 매뉴얼, 품질 방침, 품질 목표 및 문서와 기록 관리 절차를 포함한 품질 관리 체계 구축 및 유지 보호에 사용하는 최상위 단계 품질 관리 체계 절차

마. 관리직무 절차서

품질 방침, 계획, 직책/권한/소통 및 관리 심사 평가를 통해, 품질관리 체계 구축 및 유지 보호 관련 관리 보증 문서를 작성하는데 사용하는 절차

바. 자원 관리 절차서

품질관리 체계 실시 및 유지 보호를 위해 충분한 자원(인력 자원, 기초 시설 및 업무 환경 등 포함)을 위한 문서 제공에 사용하는 절차

사. 제품 실현 절차서

계획 및 고객 관련 절차를 설명하는 등 최상위 제품 실현 절차
① 설계 및 개발 절차서 : 품목 최초 부처 설계로 전환되는 전 과정 중 의료기기 설계 관련 시스템적 통제하에서의 개발 과정의 문서화된 절차
② 구매절차 : 품질 및/혹은 제품 기술 매개모수(파라미터)에 부합하는 제품/서비스 구매 과정의 문서화 절차
③ 생산 및 서비스 관리 절차 : 통제 조건하에서 생산 및 서비스 활동에 적용한 문서화 절차, 이러한 절차에는 제품의 청소 및 오염 통제, 설치 및 서비스 화동, 절차 확인, 식별 및 추적성 등 설명
④ 감시 및 측정 장치 통제 절차 : 품질 관리 체계 운영 과정 중 사용한 감시 및 측정 설비 통제, 요구 부합의 지속성을 위한 문서화된 절차

아. 품질 관리 체계 측정, 분석 및 개선 절차서

감시, 측정 분석 및 개선을 통해 제품 품질 관리 체계의 부합성을 확보, 품질 관리 체계의 유효성을 유지를 위한 과정의 문서화 절차

자. 기타

상술한 내용에 포함되지 않지만, 본 신청에 있어 비교적 중요하다고 고려되는 기타 정보

차. 품질관리 체계 심사 문서

품질관리 체계 절차서에 근거, 신청인이 작성한 품질관련 체계 문건 및 기록으로 하기의 문서를 제출해야 하며, 품질 관리 체계 심사 시 확인한다.

① 신청인 일반 현황표
② 신청인 조직도
③ 생산 기업 총면적 배치도, 생산구역 분포도
④ 생산 과정에 클리닝 요구가 있을 경우, 자질이 있는 검사 기관에서 발행한 환경 시험 보고서(평면도 첨부) 사본
⑤ 생산 공정도의 경우, 주요 핵심 공정 포인트와 제품 및 주요 원자재, 구매물품 출처 및 품질 관리 방법을 명시해야 한다.
⑥ 주요 생산 설비 및 검사설비(입고검사, 절차 검사, 출고 최종검사에 필요한 관련 설시 ; 정화조건하에서 생산할 경우, 환경감시설비)목록
⑦ 품질관리체계 자체 보고서
⑧ 적용 시 심사할 제품과 기존의 심사를 통해 적합성 인정을 받았던 제품 생산 조건, 생산과정 등과의 비교설명서

※ 그 외 변경등록[110], 연장등록[111] 제출서류 목록은 본 교재 부록을 참조할 것

6 제2, 3등급 수입 체외진단제 등록

제2, 3등급으로 관리 등급이 확정된 체외진단제는 관련 규정에 따라 제품 명칭을 확정하고 《체외진단제 등록 및 신고 관리 방법》[112] (이하 "제48호령"이라 함) 및 관련 규정에 따라 등록 서류를 준비해야 한다.

이 장에서는 "제48호령" 제Ⅲ장 의료기기 등록, 제Ⅴ장 변경등록 및 연장등록에 대해 간략히 요약하고 등록 제출서류 구조에 대한 내용을 다루도록 하겠다.

---

[110] 본 교재 부록 9.1을 참조할 것
[111] 본 교재 부록 9.2를 참조할 것
[112] 중문으로는 〈医疗器械注册及备案管理办法〉이며 시장감독관리총국령 제47호로 발표되어 2021년 10월 1일부터 시행됨

6.1 체외진단제 등록 사전 요구

가. 제품연구제작

감독관리 조례에서 이미 규정하였듯이 중국에서 연구 제작 판매하는 모든 의료기기는 의료기기 관련 법률, 법규 및 강제성 표준 요구에 부합해야 한다.

체외진단제 연구 제작 시 등록인은 제품 적용범위 및 기술 특징에 따라 의료기기 비임상 연구를 진행해야 한다. 비임상 연구란 실험실 조건하에서 체외진단제에 대해 진행한 시험 혹은 평가를 말하며, 주요 원자재 선정 및 배합, 제품생산공정, 제품 분석 성능, 양성 판정수치 혹은 참고 구간, 제품 안정성 등의 연구를 포함한다.

등록 신청 혹은 신고 진행 시 연구제작 활동 중 생성된 비임상 연구 증거를 제출해야 한다. 체외진단제 비임상 연구 과정에서 확정한 기능성, 안전성 지표 및 방법은 제품 예상 사용 조건, 목적과 서로 대응해야 하며, 연구 시료는 대표성과 전형성을 갖춰야 한다. 필요시 방법학적 검증, 통계적 분석을 진행해야 한다.

체외진단제의 경우 해당 제품에 대해 국가에서 발표한 표준물질이 있을 경우 해당 표준물질을 등록할 진단제에 적용하여 검사를 진행해야 한다.

체외진단제 등록인은 등록 신청하려는 체외진단제의 기술요구를 작성해야 하며, 해당 기술요구는 체외진단제의 기능 및 안전성 지표와 객관적으로 검사할 수 있는 검사 방법을 포함시켜야 한다. 동일 등록 신청 업무에 다른 포장 규격을 포함할 경우, 하나의 포장 규격 제품에 대한 검사만 진행할 수 있으며, 검사용 제품은 등록 신청 혹은 신고할 제품의 안전성 및 유효성을 대표할 수 있어야 하고, 의료기기 생산 품질관리 규범 관련 요구에 부합하게 생산해야 한다. 제3등급 체외진단제 제품 기술요구에는 주요 원자재 및 생산 공정 요구를 기재해야 한다.[113] 의료기기는 이러한 기술요구를 감독관리 기관으로부터 심사를 거친 후 생산, 판매 및 사용이 가능하다. 따라서 등록을 한 의료기기[114] 제품기술요구(TR)에 반드시 부합해야 한다.

나. 임상평가

① 체외진단제 임상평가 : 과학적이고 합리적 방법으로 임상데이터를 분석하고 평가하여 의료기기가 적용범위 내에서 안전하고 유효한지를 확인하는 과정

② 체외진단제 임상시험 : 상응하는 임상 환경에서 체외진단제의 임상성능에 대해 실시하는 체계적인 연구로, NMPA에서 발행한 체외진단제 임상시험기술지도원칙[115] 및 의료기기 임상시험 품질관리 규범[116] 및 해당 품목의 지도원칙을 참고하여 진행한다.

---

[113] 등록 및 관리 방법(총국령 제48호) 제27조
[114] 의료기기에 속하는 체외진단제 기술요구도 의료기기와 같이 NMPA에서 발행한 의료기기 제품기술요구 작성지도원칙에 따라 작성해야 한다. NMPA 2022년 제8호
[115] NMPA, 체외진단제 임상시험 기술지도원칙(2021년 제72호)

③ 체외진단제 임상평가는 임상시험을 통한 제품의 안전성 및 유효성을 검증하는 것으로, 다음의 경우 임상시험을 면제한다.
  ㉮ 범용적 작동원리 및 설계로 생산되었으며, 기판매되고 있는 동품종 체외진단제 오랫동안 사용되는 동안 심각한 부작용이 없으며, 일반적인 사용목적이 변화되지 않은 제품
  ㉯ 비임상 평가를 통해 체외진단제의 안전성, 유효성이 충분히 증명될 수 있을 경우
  ㉰ NMPA에서 발표한 의료기기 임상시험 면제 목록에 포함된 의료기기
④ 임상평가 자료 제출[117] : 이러한 임상시험 면제 체외진단제는 임상시험 면제 체외진단제 임상평가 기술지도원칙[118]에 따라 평가자료를 작성하여 제출해야 한다. 체외진단제 임상시험 면제 목록에 포함되지 않은 제품은 임상시험 자료를 제출하거나, 품목별 임상시험 지도원칙이 발표된 경우 해당 지도원칙도 같이 참조하여 관련 서류를 제출해야 한다.[119]

다. 체외진단제 등록체계 심사

등록신청인은 등록 신청 시 제품 연구 제작, 생산관련 품질관리 체계 관련 자료를 제출해야 하며, 신청을 접수한 의약품 감독관리 부처에서는 제품기술요구(TR)에 대한 심사 진행 중 필요에 따라 품질관리체계 현장 심사를 진행하여 원시자료를 열람할 수도 있다.

의료기기 기술심사평가 센터(CMDE)에서는 수입 제2, 3등급 체외진단제 기술심사 평가 시 필요에 따라 심사검사 센터(CFDI)의 요구에 따라 심사를 진행할 것을 등록인에게 통지한다.

6.2 체외진단제 신규등록(手冊注册)

가. 서류제출

체외진단제의 안전성 유효성 연구를 완료하고 등록체계 심사 준비를 완료한 등록인은 규정에 따라 서류를 제출해야 한다.

나. 체외진단제 기술심사 및 보완

① 기술심사 : 의약품 감독관리 부처에서 신청자료를 접수 한 후 의료기기 기술심사 기관에 이관하여 기술심사를 실시한다.
② 자료 보완 : 기술심사를 진행하는 평가 기관에서 추가 자료가 필요하다고 간주할 경우 신청인에게 보완할 자료를 한 번에 고지하고, 등록 신청인은 보완 통지일로부터 1년 이내에 관련 서류를 제출해야 한다.

---

[116] 의료기기 임상시험품질관리 규범, 2022년 제28호
[117] 본 교재 2.5 나. 참조
[118] NMPA, 임상시험면제 체외진단제 임상평가 기술지도원칙(2021년 제74호)
[119] HIV 검측시약, NGS기본 비소세포폐암 유전자변이 검측 시약등 관련 지도원칙이 지속적으로 발표되고 있다.

다. 등록증 취득 및 유효기간

① 등록 승인 기술심사 평가 완료 후 의약품 감독관리 부처는 등록 승인 여부를 결정한다. 안전성, 유효성 및 품질 통제 능력이 요구에 부합할 경우 등록을 승인하고 등록증을 발급한다.
② 등록 불허 : 요구에 부합하지 않을 경우 사유서와 함께 행정 재심의 등 행정 소송 권리를 고지한다.
③ 등록증 유효기간 : 5년이다.

6.3 체외진단제 변경등록(変更注册)

가. 변경등록

① 적용 범위
   ㉮ 제품의 안전성 유효성에 영향을 줄 수 있는 설계, 원자재, 생산공정, 적용범위, 사용 방법에 실제 변화 발생
   ㉯ 등록증의 제품명칭, 형명, 규격, 구조 및 조성, 적용범위, 제품기술요구, 수입 의료기기 생산지 변경 시
② 기술심사 : 변경부분에 대하여 집중적으로 심사평가 진행
③ 품질관리 체계 심사 : 필요하다고 간주될 경우 현장심사 실시
④ 심사요구에 부합할 경우 변경 문건 발급 : 원등록증과 유효기간 동일

나. 변경신고[120]

① 적용범위 : 변경 등록 이외의 제품 안전 및 유효성에 영향을 주지 않는 기타 변경 시 진행(변화일로부터 30일 이내 진행)
② 심사요구에 부합할 경우 변경 문건 발급 : 원등록증과 유효기간 동일
※ 기술심사 진행하지 않음

6.4 체외진단제 연장등록(延续注册)

가. 적용 범위 및 신청기한

의료기기 등록증 유효기간 만료 시 연장 등록을 하고자 할 경우 등록증 유효기간 6개월 전에 원등록부처에 연장등록 신청 자료를 제출한다.

나. 기술심사 및 연장 불허

관련 내용에 대해 기술심사를 실시하고 하기 내용 중 하나에 해당할 경우 연장을 불허한다.

---

[120] 절차상 신고(备案)나, 제48호령 관련 장에 따라 변경 등록에 포함시킴

① 규정 시한 내에 연장등록 신청을 하지 않을 경우
② 새로운 의료기기 강제성 표준이 발표 실시되었으나, 연장등록 신청 의료기기가 새로운 요구를 만족시키지 못한 경우
③ 조건부 승인을 한 의료기기가 규정 시한 내에 의료기기 등록증에 기재한 사항을 완료하지 못한 경우

다. 연장 등록 승인과 등록증 유효기간

① 원등록증 유효기간 이내에 연장등록이 승인된 경우 : 원등록증의 만료일 다음날부터 개시된다.
② 원등록증 유효기간 이내에 승인되지 않은 경우 : 연장승인일부터 등록증 유효기간이 개시된다.

6.5 등록신청자료 구조

의료기기 등록 신청자료 구조는 다음과 같이 제Ⅰ급 표제와 제Ⅱ급 표제로 구분되며, 다음 섹션부터는 각 행정 허가 접수 시 제출 서류에 대한 설명을 포함하였다.

신청자료 Ⅰ급 표제	신청자료 Ⅱ급 표제
1. 감독관리정보 (监管信息)	1.1 장절목록(章节目录) 1.2 신청표(申请表) 1.3 용어, 약어 열거표(术语, 缩写词列表) 1.4 기기 열거표(产品列表) 1.5 관련문서(关联文件) 1.6 신청 전 감독관리 기관과의 소통 상황 및 기록 　　(申报前与监管机构的联系情况和沟通记录) 1.7 적합성 성명서(符合性声明)
2. 종합설명자료 (综述资料)	2.1 장절목록(章节目录) 2.2 개요(概述) 2.3 제품명세(产品描述) 2.4 사용목적/예기용도 (预期用途) 2.5 신청제품 판매이력(申报产品上市历史) 2.6 기타 설명이 필요한 내용(其他需说明的内容)
3. 비임상자료 (非临床资料)	3.1 장절목록(章节目录) 3.2 제품위험관리자료(产品风险管理资料) 3.3 체외진단제 안전 및 성능 기본원칙 리스트 　　(体外诊断试剂安全和性能基本原则清单) 3.4 제품기술요구 및 검사보고서(产品技术要求及检验报告) 3.5 분석성능연구(分析性能研究) 3.6 안정성연구(稳定性研究) 3.7 양성판정수치 혹은 참고구간(阳性判断值或参考区间研究) 3.8 기타자료(其他资料)
4. 임상평가자료 (临床评价资料)	4.1 장절목록(章节目录) 4.2 임상평가자료요구(临床评价资料要求)

신청자료 I급 표제	신청자료 II급 표제
5. 제품설명서 및 라벨견본 (产品说明书和标签样稿)	5.1 장절목록(章节目录) 5.2 제품설명서(产品说明书) 5.3 라벨견본(标签样稿) 5.4 기타자료(其他资料)
6. 품질관리체계 문서 (质量管理体系文件)	6.1 개요(综述) 6.2 장절목록(章节目录) 6.3 생산제조정보(生产制造信息) 6.4 품질관리체계절차(质量管理体系程序) 6.5 관리직부절차(管理职责程序) 6.6 자원관리절차(资源管理程序) 6.7 제품실현절차(产品实现程序) 6.6 품질관리체계 측정, 분석 및 개선절차 　　(质量管理体系的测量, 分析和改进程序) 6.9 기타 품질 관리체계절차 정보(其他质量体系程序信息) 6.10 품질관리체계심사 문서(质量管理体系核查文件)

7 제2, 3등급 수입 체외진단제 등록 서류 준비

체외진단제 등록관리를 규범화 하기 위해 CFDA(NMPA 전신 규제기관)는 2014년에 제1차《체외진단제 등록자료 요구 및 승인 증명 문건 양식 발표관련 공고》[121]를 발표하여 시행하였으나 신조례 및 체외진단제 등록 관련 법령의 개정 그리고 등록관리 시스템 개선을 통해 제1차 공고를 폐지한 후 제2차《체외진단제 등록자료 요구 및 승인 증명 문건 양식 발표관련 공고》[122](이하 제122호 공고)를 2022년 1월 1일부터 시행하고 있으므로 본 장은 이 제2차 공고의 관련 내용을 기준으로 작성하였다.

다음은 본 교재 6.5 체외진단제 등록신청자료 구조표의 신청자료 제I급 표제 순서로 정리하였다.

7.1 감독관리정보(监管信息)

가. 장절목록

해당 장의 모든 표제 및 소표제를 포함, 목록상의 각 항목의 페이지 번호를 명시한다.

나. 신청표

신청서 작성 요구에 따라 기입한다.

---

[121] 구 CFDA 2014년 제44호 공고
[122] NMPA, 2021년 제122호 공고

다. 용어, 약어 열거표

적용 시, 등록 신청 자료 실제 상황에 근거, 그 중 명시해야 하는 함의가 있는 용어 혹은 약어에 대해 규정한다.

라. 기기 열거표

표 양식으로 신청 제품의 형명, 규격, 구조 및 조성, 부품 및 각 규격 형명을 표시(형명 혹은 부품 일련번호, UDI 등)한다. 그리고 명세를 설명(사이즈, 재질 등)한다.

마. 관련문서

① 해외 자격 증명문건 : 해당 신청인이 지속적으로 의료기기 생산자격을 유지한다는 것을 입증하는 해외 신청인 등록지 소재국(지역)의 기업 등록 주관 부처 혹은 의료기기 주관 부처에서 발행 증명 문건 ; 혹은 제3인증 기관이 발행하는 증명 문건

② 해외 신청인 등록지 혹은 생산소재국(지역)의 의료기기 주관 부처에서 발행한 신청 제품의 시판 허가 증명 문건, 해외에서 시판한 적이 없는 혁신의료기기에 대해서는 면제된다.

③ 비의료기기인 경우, 등록지 혹은 생산지 소재국가(지역)의 해당 제품의 시판 허가 증명 문서, 해당 제품이 혁신의료기기에 해당할 경우 면제할 수 있다.

④ 중국 경내 지정 대리인 위탁서, 대리인 승낙서 및 영업집조 부본(副本)사본

⑤ 《혁신제품 특별심사절차》[123]에 따라 승인한 수입 의료기기 등록 신청 시, 혁신 의료기기 심사 합격 관련 설명서를 제출할 것

⑥ 《응급 심사 승인절차》[124]에 따라 심사 승인할 수입 의료기기 등록 신청 시 의료기기 긴급심사승인 합격 관련 설명서를 제출해야 한다.

⑦ 기타 기업에 위탁 생산할 경우, 수탁 기업의 자격 문서, 위탁계약서 및 품질 보장 협의서를 제출해야 한다.

⑧ 주문서(DMF)[125] 권한 위임서 : 적용 시, 신청인은 주문서 인용상황 설명서를 제출한다. 신청인은 주문서(DFM) 소유인 혹은 그 신고대리기관이 신청인에게 주문서 권한 정보 인용 권한에 대한 위임서를 제출해야 한다. 위임서에는 주문서 인용 신청인 정보, 제품명칭, 기신고된 주문서 일련번호, 인용 위임 주문서 페이지 번호/장절 정보 등을 포함해야 한다.

---

[123] 본 교재에는 포함되지 않으며, 《의료기기 등록 및 신고관리 방법》(총국령 제47호) 제Ⅳ장의 제Ⅰ절 및 해당 절차 관련 규정을 참조할 것

[124] 본 교재에는 포함되지 않으며, 《체외진단제 등록 및 신고관리 방법》(총국령 제48호) 제Ⅳ장의 제Ⅱ절 및 해당 절차 관련 규정을 참조할 것

[125] 2021년 의료기기 주문서(DMF) 등기 관련 업무 통고 및 관련 문건을 참조한다.

바. 신청 전 감독관리 기관과의 소통 상황 및 기록

① 신청 전, 신청인과 감독관리 기관 간 신청제품 관련 회의 형식의 소통 혹은 신청 제품이 기등록신청과 관련된 경우, (해당 시) 다음 제출해야 한다.
  ㉮ 감독관리 기관이 회신한 신청 전 소통 사항 열거
  ㉯ 기존 등록신청 제품의 접수번호
  ㉰ 회의신청 전 제출한 정보, 회의 절차, PPT자료, 최종 회의 개요, 회의 중 처리해야 할 사항에 대한 회신 및 신청 관련한 이메일 등을 포함한 기존 등록 신청 전 소통 관련 자료
  ㉱ 기존 신청(자진 철회/판매 등록 불허, 임상시험 승인 신청 등) 중 감독관리 기관이 제기한 문제
  ㉲ 신청 전 진행한 소통 중, 신청인이 명확히 제기한 문제 및 감독관리 기관에서 제시한 권고사항 등
  ㉳ 이번에 신청에서 어떻게 상술한 문제를 해결하였는지에 대한 설명
② 적용하지 않을 경우, 신청 제품이 기존 신청 및/혹은 신청 전에 소통하지 않았다는 성명서를 제공할 것

사. 성명서 제출

신청인은 다음 사항에 대한 성명서를 제출해야 한다.
① 신청제품이 《체외진단제 등록 및 신고관리 방법》 및 관련 법규에 요구에 부합한다.
② 신청제품이 《체외진단제 분류규칙》,《체외진단제 분류하부목록》[126] 관련 분류 요구에 부합한다.[127]
③ 신청 제품이 부합하는 현행 국가 표준, 산업표준 표준 리스트와 성명서
④ 신청제품이 해당 국가 표준물질 리스트에 부합한다.
⑤ 모든 제출 자료의 진실성(중국 경내 제품은 신청인이 발급, 수입 제품은 신청인과 대리인이 각각 제출)

7.2 종합설명자료(综述资料)

가. 장절목록

해당 장의 모든 표제 및 소표제를 포함, 목록상의 각 항목 페이지 번호를 명시한다.

나. 제품개요

① 신청제품의 통용 명칭 및 그 확정 근거 기재

---

[126] 구CFDA 2013년 제242호로 발표
[127] 2013년 발표된 6840체외진단제 하부목록을 수정한 체외진단제 수정 《분류목록》 발표에 따라 적합성명서 제출방식의 변화가 있을 수 있음(2024년 제58호)

② 소속 분류 하부목록 명칭, 관리등급을 포함하는 분류 번호
③ 신청 제품 사용목적(예기용도)
④ 적용 시, 신청 제품 배경 정보개요 및 특수 세부사항. 신청제품 기존 이력 개요, 기존 제출했던 정보, 기타 기승인제품의 관계 등

다. 제품명세

1) 제품개요

① 제품에 적용한 기술원리, 조성(시약, 제품의 정도관리 및 교정), 원자재 유래 및 배합 방법, 주요 생산공정, 정도관리 물질 배합 방법 및 수치 할당 등, 만약 검출 시 교정을 진행해야 할 경우 교정 물질 배합 방법 및 측정 소급 등에 대한 설명을 제공할 것
② 분석 성능평가, 안정성 및 임상평가(적용 시), 양성판정수치 혹은 참고구간, 안정성 및 임상평가 등을 포함한 제품 주요 연구 결과의 종합결과 및 평가 설명 내역
③ 각 포장 규격 간의 차이 설명
④ 생체 유래(인간, 동물, 병원체, 재조합 혹은 발효 산물 등) 및 조직유래(혈액, 골격, 심장 등)가 함유된 제품인 경우 사용한 생물학적 재료 혹은 파생물질 설명서를 제공할 것. 인간 유래 물질의 경우 전염질환(HIV, HBV, HCV등) 병원체 검출 관련 설명서; 기타 동물 및 미생물에서 유래된 원자재의 경우, 제품 수송, 사용과정 중 사용자와 환경이 안전한지와 이를 입증하는 서류를 제공할 것

2) 포장명세

포장 형상 및 재질 등을 포함한 정보

3) 연구개발이력

등록 신청제품의 연구 개발 경위 및 목적을 간략히 설명한다. 동종 제품 혹은 전세대 제품을 참고한 경우, 해당 제품의 정보를 제공하고 이유를 설명할 것

4) 동종 및/혹은 전세대 제품과의 참고 및 비교

① 경내, 외에 동종 및/혹은 전세대 제품이 시판된 경우 신청인은 제품명칭, 생산업, 등록상황 및 열거표를 이용하여 신청제품과 동종 및/혹은 전세대 제품의 기술적 원리, 사용방법, 성능 지표, 예기용도(사용목적), 임상응용 등의 차이 등에 대한 비교 설명서 제공
② 경내, 외 동종 제품 시판된 적이 없을 경우 혹은 신청 제품의 일반적 사용목적(예기용도)에 새로운 임상적 진단 의미가 있을 경우, 신청인은 분석물질과 예측되는 임상적응증 간의 관계에 대한 문헌자료(임상연구 문헌 종합 설명, 관련한 임상 진료 지침성 문건, 산업계 공인된 문서 등)를 제출해야 한다.

라. 사용목적(예기용도)

1) 예기용도

① 피측정 물질 및 기능(선별, 감시, 감별 진단 혹은 보조적 진단 등)을 명시하고, 적용장비(기형), 사용방법(자동/반자동/수동), 검측유형(정성/정량/반정량) 및 표본유형(혈청, 혈장, 요액, 뇌척수액) 및 첨가제(항응고제 등), 표본채집 및 보존장치 등을 명시한다.

② 임상적응증 발생률, 감염대상그룹, 분석물질 명세 및 임상적응증과의 관계, 관련 임상 혹은 실험실 진단 방법

③ 타겟 환자/그룹 정보 혹은 아형군, 아동 혹은 신생아가 포함된 경우 명시할 것

④ 사용자 : 전문가 혹은 비전문가인지 여부를 명시할 것

2) 예측 사용환경

① 사용 장소

② 안전성 및 유효성에 영향을 미칠 수 있는 환경 조건(온도, 습도, 해발(고도) 등)

마. 신청제품 판매 이력

적용 시 다음 자료를 제출해야 한다.

1) 판매 상황

등록 신청 전까지, 신청제품의 국가별 혹은 지역별 시판 승인관련 정보신청 제품이 각 국가 혹은 지역별 시판에 차이가 있을 경우(설계, 라벨, 기술 매개변수 등)에 따라 설명서를 제출

2) 부작용 사고 및 회수

① 적용 시 주동적 제품 위험 통제 조치, 의료기기 부작용 사고 감시 기술 기관에 보고 현황, 관련 부처 조사 처리 상황, 시판 후 부작용 사고, 회수 발생 시점 및 각 상황 단계에서의 처리 및 해결 방안, 관련 부처에서 조사 처리한 현황 등 표 형식을 사용한 설명서

② 부작용 사고, 회수 분석 평가, 부작용 사고 발생원인, 그 안전성, 유효성에 대한 영향에 대한 설명서
※ 부작용 사고 케이스가 많을 경우 사고 유형에 따라 각 유형에 대한 사고횟수를 정리한다.

③ 판매, 부작용 사고 및 회수율 : 적용 시 신청 제품의 최근 5년 간 국가(지역)별 판매 수량에 대한 총 결과와 다음 방식에 따라 국가(지역)별 부작용 사고, 회수 비율을 제공하고, 비율계산 핵심 분석을 진행한 총 보고서를 제출한다.

㉠ 부작용 사고비율=부작용 사고 수÷판매수량×100%, 회수 비율=회수 발생률÷판매 수량×100%. 발생률은 사용환자 연수 혹은 사용(횟수) 등 신청인은 이러한 부작용 사고 발생률 산출 방법을 설명해야 한다.

바. 기타 설명이 필요한 내용

① 신청제품 이외에 검측 시스템의 기타 구성 부분(표본 처리용 시약, 적용장비, 대조물질, 교정물질, 단독 소프트웨어 등 기본 정보 및 검측 시의 효과, 필요시 관련한 설명서, 단 이에 국한되지 않음)에 대한 설명서를 제공할 것
② 기승인된 검측시스템의 구성부분인 경우, 해당 제품의 등록증 일련번호 및 국가 의약품 감독관리국 공식 사이트에 게재된 등록증 정보를 제출해야 한다.

7.3 비임상자료(非临床资料)

가. 장절목록

해당 장의 모든 표제 및 소표제를 포함, 목록상의 각 항목의 페이지 번호를 명시한다.

나. 제품 위험 관리 자료

제품 위험관리 자료는 제품 위험 관리 과정 및 그 심사 평가 결과 기록 등 문서화한 자료로 다음 내용을 포함하여 제공하고, 각 판정한 위해항목의 추적성에 대해 설명을 제공해야 한다.

① 위험분석 : 의료기기 적용 범위 및 안전성 유효성 관련 특징 및 위해의 식별, 각 위해 상황의 위험성 평가 부분을 포함할 것
② 위험평가 : 기식별된 각 위해상황에 대한 위험 경감의 필요성을 평가 확정하고, 필요시 상응하는 위험 통제 방법 설명도 제공해야 한다.
③ 위험통제 : 위험 경감을 위한 통제 관련 설명을 제공한다.
④ 하나 또는 복수의 잔여 위험 허용 평가 결정 방법
⑤ 제품 이익과 비교, 제품 위험의 허용에 대한 종합적 평가

다. 체외진단제 안전 및 성능 기본원칙[128] 리스트

① 《체외진단제 안전성 및 성능 기본 원칙 리스트》[129] (부록 *** 참조)의 각 항별 적용 여부, 방법 및 적합성 증명 문건을 기재하고, 적용하지 않는 항목에 대해서는 그 이유를 기재한다.
② 해당 증명 문건이 등록신청 자료에 포함된 경우 구체적 위치를 표시하여 설명한다 ; 포함되지 않은 경우 해당 증명 문서명 및 등록인의 품질 관리 체계 문서번호를 기재하여 심사에 대비한다.

---

[128] 본 교재 2.7을 참조할 것
[129] NMPA, 2020년 제18호 발표, 2022년 7월 12일 발표한 의료기기 안전 및 성능 기본원칙 적합성 기술 지침 및 사용설명을 반드시 참조하여 작성할 것, 일부 품목의 기술심사 지도원칙에는 해당 제품의 일반적 작성방법을 포함하고 있다.

라. 제품 기술요구 및 검사 보고서

1) 신청 제품 적용 표준[130] 상황

신청제품은 강제성 표준에 부합해야 한다. 신청제품의 구조 특징, 사용목적(예기용도), 사용방식 등이 강제성 표준의 적용 범위와 일치하지 않아 적용하지 않는 경우 그에 대한 설명서와 검증된 증명자료를 제출해야 한다.

2) 의료기기 제품 기술요구(TR)[131]

관련 요구 규정 및 지도원칙에 따라 작성해야 한다. 제3등급 체외진단제 제품 기술요구에는 첨부파일 형식으로 주요 원자재 및 생산 공정 요구를 명시해야 한다.

3) 제품 검사 보고서[132]

제품 원자재와 생산공정 안정성이 보장된다는 전제하에 품질관리 체계 관련 요구에 부합하는 조건하에서 생산한 제품을 채택하여 대해 검사를 진행한다. 제3등급 체외진단제는 3개의 각기 다른 로트 번호의 제품에 대한 검사보고서를 제출해야 한다. 적용하는 국가 표준물질이 있을 경우 해당 국가 표준물질을 사용하여 검사를 진행해야 한다. 다음의 형식으로 검사 보고서를 제출할 수 있다.

① 신청인이 작성한 자가 시험 보고서
② 자질이 있는 의료기기 시험기관에서 발행한 검사 보고서

마. 분석성능 연구자료

체외진단제 분석성능 평가에는 주로 표본 안정성, 적용한 표본 유형, 교정물질의 양적 측정 소급성 및 정도관리물질 수치할당, 정확도/정확성, 정밀도, 포괄성, 공란한계(LOB), 검출한계(LOD), 정량한계(LOQ), 분석특이도, 고용량 후크효과(Hook effect)/항원과잉역 효과(prozone effect), 측정구간 및 보고가능 구간, 반응체계, 가용성 등 항목 연구자료를 포함하며, 여러 로트 제품에 대한 성능 평가를 진행해야 한다.

신청제품에 다른 기형(분석장비 등)을 적용할 수 있는 경우 각 기형별로 평가자료를 제출해야 한다. 신청 제품의 포장 규격이 다른 경우, 각 포장별 분석 및 검증을 진행해야 한다.

신청인이 선택하고 확인을 거친 원자재 및 생산공정이 품질관리 체계를 통해 효과적으로 통제되어 제품 품질안정성이 보장된다는 조건하에서 제품 분석성능 평가를 진행하고 다음의 각 항 연구자료와 설명서를 제공해야 한다.

① 표본 안정성 : 표본 채집, 처리, 운송, 보관 등 각 단계별 조건을 충분히 고려하여 각 유형별 표본의 안정성에 대해 평가하고 연구자료를 제출해야 한다.

---

[130] 의료기기 감독관리 조례 제7조 등 규정에 따라 중국 경내에서 취급되는 모든 의료기기는 강제성국가표준(GB), 강제성 산업 표준(YY)에 부합해야 한다.
[131] 본 교재 2.3을 참조할 것
[132] 본 교재 2.4를 참조할 것

② 적용 표본 유형 : 표본유형 및 첨가제의 적용 가능성을 확인해야 한다. 분석성능 평가를 위해 다른 유사한 표본 유형 대신 대표성을 갖는 표본을 선택할 경우 그 원인과 근거자료를 제공해야 한다.
③ 교정물질의 측정소급성(Traceability) 및 대조물질의 수치(Target) 할당
   ㉮ 신청제품에 적용하는 교정물질 및 대조물질을 명시할 것
   ㉯ 신청제품에 교정물질이 포함되는 경우 측정소급성 자료를 제출할 것
   ㉰ 신청제품이 대조물질을 포함할 경우 모든 적용 기형에 대해 수치할당 및 검증을 진행한 자료를 제출해야 한다.
④ 정확도(Accuracy)
   ㉮ 정확도/정도 : 정확도 혹은 정도에 대한 연구자료를 제출해야 한다. 방법학비교(비교시약, 참고 측정 절차 혹은 진단 정확도 표준과 비교 등), 참고물질(RM) 검측 혹은 회수시험 등의 방법을 적용할 수 있다.
   ㉯ 정밀도 : 정밀도는 중복성(Repeatability), 중간정밀도(Between precision) 및 재현성(Reproducibility)을 포함한다. 검사, 시간, 조작자, 장비, 시약 로트 및 실험실(장소) 등 정밀도에 영향을 미칠 수 있는 조건을 고려해야 하며, 합리적 정밀도 시험 방안을 설계하여 평가한다.
⑤ 포괄성(Strain Reactivity) : 병원체 검측 시약과 인간 유전자 검측 시약 등과 같은 일부 제품의 경우 포괄성 평가 연구자료를 제출해야 한다.
⑥ 공백란 한계(LOB), 검출한계(LOD), 정량 한계(LOQ) 연구자료
⑦ 분석 특이도 : 신청인은 간섭물질(interference) 및 교차반응(Cross reactivity) 평가 연구자료를 제출해야 한다.
   ㉮ 간섭물질에 있어서는 통상적인 내인성 간섭(Endogenous interference), 외인성(exogenous interference) 및 기존에 발표된 간섭 물질, 원자재 생산으로 인한 간섭 등의 검측 결과에 대한 영향을 고려할 것
   ㉯ 교차반응 연구 시 분석물질의 구조적 유사체, 상동성 서열의 핵산조각(fragment), 상동 혹은 유사 임상 증상을 일으킬 수 있는 기타 병원체, 시료 채집 부위에 정상적으로 기생하거나 유발될 수 있는 기타 미생물, 기발표된 교차물질, 원자재 투입으로 인한 교차물질 등 검측 결과에 대한 영향 등을 고려할 것
⑧ 특정 제품에 대해서는 고용량 후크(hook)효과 연구자료를 제출해야 한다.
⑨ 측정 및 보고가능 범위 : 정량 검측 시약의 경우, 직선구간, 측정구간 및 보고가능 구간에 대한 평가를 진행하고 연구자료를 제출해야 한다.
⑩ 반응체계 : 표본의 배합 방식(채집 및 처리), 표본요구, 표본용량, 시약용량, 반응조건, 교정 방법(적용 시), 정도관리 방법, 결과 판정 방식 등을 포함한 신청인 보관 자료로 심사에서 요구될 경우 제출한다.
   ※ 제2등급인 제품등록 신청 시 면제

⑪ 사용적합성(해당 시) : 예측 사용자의 행위, 능력, 한계성 등 요소 등이 제품의 성능에 미칠 수 있는 영향을 평가하고, 연구자료를 제출한다.

바. 안정성 연구

1) 실시간 안정성(전생명 주기 유효기간)

실제 보관 조건(온도, 습도 및 조명)하에서 최소 3로트의 완제품을 유효기간 후까지의 안정성 연구자료

2) 사용 안정성

① 모든 조성 성분을 포함하는 개봉 안정성을 포함하여 신청 제품의 실제 사용기간 안정성 연구자료를 제출해야 한다.
② 적용 시 용해안정성, 수송안정성 및 동결융해주기 연구자료 등을 포함한다. 교정물질 관련 시, 교정빈도 혹은 교정 안정성 연구자료도 제출해야 한다. 제품의 사용온도, 습도 조건 등을 명시해야 한다.

3) 운송안정성

특정 혹은 예측 조건하에서 운송할 경우의 연구자료를 제출하며, 이때 제품의 정확한 운송 환경 조건(온도, 습도, 광도 및 기계적 보호 등) 그리고 제품 포장 방식 및 가장 가혹한 운송 조건을 설명해야 한다.

사. 양성 판정 수치 혹은 참고 구간 연구

양성 판정수치 혹은 참고구간 확정 방법 혹은 근거, 적용 표본 유래 및 조성을 상세히 설명해야 하며, 양성 판정 수치 혹은 참고 구간 확정 연구자료를 제출해야 한다.
※ 교정물질과 정도관리 물질은 제출하지 않음

아. 기타 자료

① 주요 원자재 연구자료
② 생산공정 연구자료
③ 자가 시험기록(3로트 제품)
④ 기타 안전성, 유효성 입증을 위한 비임상 연구자료

7.4 임상평가자료(临床评价资料)[133]

임상평가를 진행해야 하는 제2등급, 제3등급 체외진단제는 관련 요구에 따라 임상평가 자료를 제출해야 한다.

가. 장절목록
해당 장의 모든 표제 및 소표제를 포함, 목록상의 각 항목의 페이지 번호를 명시한다.

나. 임상평가 자료 요구

1) 개요
① 임상평가 절차 및 데이터를 요약·정리하고, 임상평가 경로 및 핵심내용을 설명한다.
② 위에서 기술한 임상 데이터 사용 이유 및 충분성

2) 임상시험진행
① 임상시험 보고 제출요구에 따른 모든 서류 제출
② 해외 임상시험 자료는 관련 요구에 부합해야 한다.
③ 제출자료 확인(서명 및 날인) 방법은《의료기기 임상시험 품질관리 규범》[134]의 요구에 부합해야 한다.

3) 기타 임상평가 자료
임상시험 면제 목록 체외진단제는 임상평가 자료에 "목록"과의 비교자료, 임상평가 보고(비교 분석 및 비교성능 데이터 설명서) 등을 포함한다.

4) 기타자료
국내외에서 실시한 임상평가 자료의 경우 임상평가 개요, 보고, 데이터 및 임상문헌 종합설명, 경험 데이터 등을 포함하여 제출할 것

---

[133] 본 교재 2.5 나.를 참조할 것
[134] 2023년 제1호 수정버전 발표, 본 교재 2.6을 참조할 것, 혹은 해당 품목의 지도원칙(해당 시) 참조할 것

7.5 제품설명서 및 라벨 견본(产品说明书和标签样稿)

가. 장절목록
해당 장의 모든 표제 및 소표제를 포함, 목록상의 각 항목의 페이지 번호를 명시한다.

나. 제품 설명서 견본
① 《체외진단제 설명서 작성 지도원칙》[135] 및 관련 법규, 규칙, 규범성 문건, 강제성 표준 요구에 부합하는 제품 설명서 견본을 제출해야 한다.
② 해외 신청인은 제품 원문설명서를 제출해야 한다.

다. 라벨(표시기재) 견본
《의료기기 설명서 및 라벨 관리 규정》 및 관련 법규, 규칙, 규범성 문건, 강제성 표준 요구에 부합하는 최소 판매 단위의 라벨 견본을 제공해야 한다.

라. 기타
적용 시 제품정보 보충설명 서류를 제공한다.

7.6 품질관리 체계 문건(质量管理体系文件)

가. 개요
신청인은 관련 법규 요구에 따라 상응하는 품질 관리 체계를 갖추고, 품질 관리 체계 심사를 수시로 수용한다는 승낙서를 제출해야 한다.

나. 장절목록
해당 장의 모든 표제 및 소표제를 포함, 목록상의 각 항목의 페이지 번호를 명시한다.

다. 생산 제조 정보
① 제품명세 정보 : 기기, 작동 원리 및 전체 생산 공정 개요에 대한 설명
② 일반 생산 정보 : 생산제품 혹은 그 부분품의 모든 주소 및 연락 정보를 제공할 것
※ 적용 시 외주 생산, 주요 구성품 혹은 원자재 생산(동물 조직 및 의약품) 및 멸균 등을 포함한 모든 주요 공급상 주소를 제공해야 한다.

---

[135] 구 총국령 제6호령, 2014년 10월 1일 시행

라. 품질 관리 체계 절차서

품질 매뉴얼, 품질 방침, 품질 목표 및 문서와 기록 관리 절차를 포함한 품질 관리 체계 구축 및 유지 보호에 사용하는 최상위 단계 품질 관리 체계 절차

마. 관리직무 절차서

품질 방침, 계획, 직책/권한/소통 및 관리 심사 평가를 통해, 품질관리 체계 구축 및 유지 보호 관련 관리 보증 문서를 작성하는데 사용하는 절차

바. 자원 관리 절차서

품질관리 체계 실시 및 유지 보호를 위해 충분한 자원(인력 자원, 기초 시설 및 업무 환경 등 포함)을 위한 문서 제공에 사용하는 절차

사. 제품 실현 절차서

계획 및 고객 관련 절차를 설명하는 등 최상위 제품 실현 절차

① 설계 및 개발 절차서 : 품목 최초 부처 설계로 전환되는 전 과정 중 의료기기 설계 관리 시스템적 통제하에서의 개발 과정의 문서화된 절차
② 구매절차 : 품질 및/혹은 제품 기술 매개모수(파라미터)에 부합하는 제품/서비스 구매 과정의 문서화 절차
③ 생산 및 서비스 관리 절차 : 통제 조건하에서 생산 및 서비스 활동에 적용한 문서화 절차, 이러한 절차에는 제품의 청소 및 오염 통제, 설치 및 서비스 화동, 절차 확인, 식별 및 추적성 등 설명
④ 감시 및 측정 장치 통제 절차 : 품질 관리 체계 운영 과정 중 사용한 감시 및 측정 설비 통제, 요구 부합의 지속성을 위한 문서화된 절차

아. 품질 관리 체계 측정, 분석 및 개선 절차서

감시, 측정 분석 및 개선을 통해 제품 품질 관리 체계의 부합성을 확보, 품질 관리 체계의 유효성을 유지를 위한 과정의 문서화 절차)

자. 기타

상술한 내용에 포함되지 않지만, 본 신청에 있어 비교적 중요하다고 고려되는 기타 정보

차. 품질관리 체계 심사 문서

품질관리 체계 절차서에 근거, 신청인이 작성한 품질관련 체계 문건 및 기록으로 하기의 문서를 제출해야 하며, 품질 관리 체계 심사 시 확인한다.

① 신청인 일반 현황표
② 신청인 조직도
③ 생산 기업 총면적 배치도, 생산구역 분포도
④ 생산 과정에 클리닝 요구가 있을 경우, 자질이 있는 검사 기관에서 발행한 환경시험 보고서(평면도 첨부) 사본
⑤ 생산 공정도의 경우, 주요 핵심 공정 포인트와 제품 및 주요 원자재, 구매물품 출처 및 품질 관리 방법을 명시해야 한다.
⑥ 주요 생산 설비 및 검사설비(입고검사, 절차 검사, 출고 최종검사에 필요한 관련 설비, 정화조건하에서 생산할 경우, 환경감시설비)목록
⑦ 품질관리체계 자체 보고서
⑧ 적용 시, 심사할 제품과 기존의 심사를 통해 적합성 인정을 받았던 제품 생산 조건, 생산 공정 등과의 비교설명서
※ 그 외 의료기기 변경등록[136], 연장등록[137] 제출서류 목록은 본 교재 부록을 참조할 것(체외진단제 제출서류 목록 관련에서는 지면의 한계로 본 교재에 포함시키지 못함)

8 등록 접수, 심사 및 등록

8.1 등록신청 접수

각 신청업무에 따라 eRPS 시스템에서 등록인이 제출한 등록 신청자료에 대해 자동으로 서류를 수령하고 제출한 서류 목록에 따라 식별하면 각 부처 심사원에게 할당하며, 심사원은 해당 항목에 대해 조정(필요시)을 진행한 후에 접수 심사 시스템으로 송부된다.

가. 등록제출서류 형식심사

1) 적용범위
의료기기 등록, 변경등록, 임상시험 심사 승인 등에 적용

---

[136] 본 교재 부록 9.1을 참조할 것
[137] 본 교재 부록 9.2를 참조할 것

2) 심사요구

① 단계에서 제출된 서류들이 관련 신청의 형식 심사 요구에 부합하는지를 심사하며 신청자료의 결여 여부, 법률 합치성, 일치성 요구에 근거하여 판단한다. 본 심사에서는 안전성 유효성 평가 등 기술심사평가 관련 부분은 포함되지 않는다.

② 소요시간 : 5일(근무일)

③ 보완 : 형식 심사를 통해 접수 불가 시 부족한 자료 등에 대한 보완 통지를 발행하며 원칙상 한번에 자료를 보완한다.

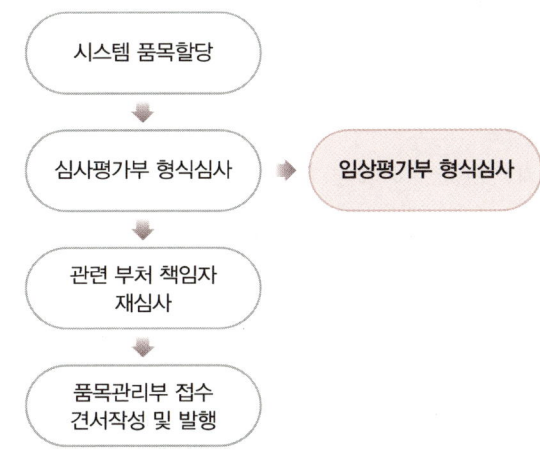

|그림 3-17| 의료기기 형식심사 절차

나. 접수 및 심사부처 배정

1) 적용범위

형식심사 완료가 접수 요구에 부합할 경우 기술심사 센터에서 접수를 결정한 경우 "접수통지서"와 "비용납부 통지"를 신청인에게 발송한다. 자료가 요구에 부합하지 않을 경우 반려한다.

2) NMPA등록심사비용

〈표 3-14〉 NMPA 의료기기 등록심사비용

(단위 : RMB 만원)

생산지	관리등급	신규	변경등록	연장	임상시험승인
수입제품/특별구역	3등급	30.88	5.04	4.08	4.32
	2등급	21.09	4.2	4.08	
중국 경내 제품	3등급	15.36	5.04	4.08	4.32

※ 비고
- 상기금액은 2015년 5월 27일부터 현재 적용 중임
- 제1등급 제품과 제2, 3등급 제품 변경신고의 경우 심사비용이 없음

8.2 기술심사 평가

제47호령 및 제48호령의 제Ⅶ장에 따르면 NMPA의 시스템을 통해 접수된 제2, 3등급 수입 의료기기 등록신청[138] 및 임상시험[139] 승인 신청 후 3일 이내에 CMD에 이관되어야 한다.

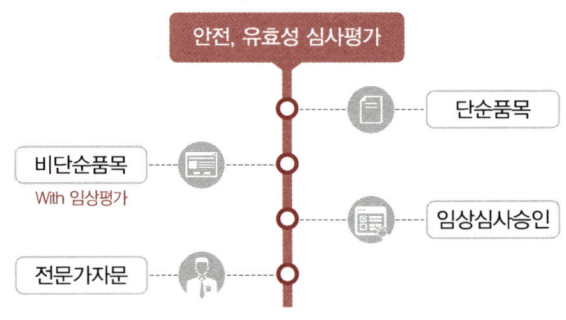

출처 : CMDE 공식 사이트

그림 3-18 기술심사 절차

가. 소요시간

1) 기술심사평가 소요 시간

관련 법규에 따르면 제2등급 제품의 기술 심사 소요 시간은 60일(근무일)이며 제3등급 제품의 기술심사 소요시간은 90일(근무일)이다. 임상평가 자료 제출하는 비단순 품목과 제출하지 않는 비단순 품목으로 세분화되며, 임상평가 자료를 심사하는 부처에서 기술심사에 참여할 경우 일반적인 심사일 수를 초과하는 경우가 대부분이므로 관련 내용은 CMDE 홈페이지를 참고하길 바란다.

2) 기타 소요시간

다음의 경우 위의 기술심사 평가 소요시간에 포함되지 않는다.
① 신청인 자료보완, 현장심사 후 시정 조치 등에 필요한 시간
② 신청인의 사유로 지연되는 현장 심사소요 시간
③ 외부 전문가 자문, 전문가 자문회의 소집, 의약품 심사평가 기관과의 합동심사에 소요되는 시간
④ 규정에 근거 심사평가 승인 절차 중지해야 하는 상황에서 심사평가 승인 절차 기한에 사용되는 소요시간
⑤ 품질관리 체계 현장 심사[140]에 소요되는 시간

---

[138] 제2, 3등급 제품 신규등록, 변경등록, 연장 등록은 기술심사를 진행한다. 제2, 3등급 제품의 변경 신고는 기술심사 평가 없이 신고절차만 진행한다. 따라서 [그림 3-18]은 기술심사를 진행하는 업무에만 적용한다.
[139] 의료기기에만 해당
[140] 본 교재에서 다루지는 않지만 상황에 따라 기술심사 평가를 진행하는 과정에서 해외 등록인에 대한 해외 공장심사를 진행할 수 있으며, 이러한 경우 최근 NMPA에서 발표된 의료기기 등록 품질관리 체계 심사 지침(2022년 제50호) 및 중국 의료기기 품질관리 규범 등 관련 규정 등을 반드시 참고하여 심사에 대비해야 한다.

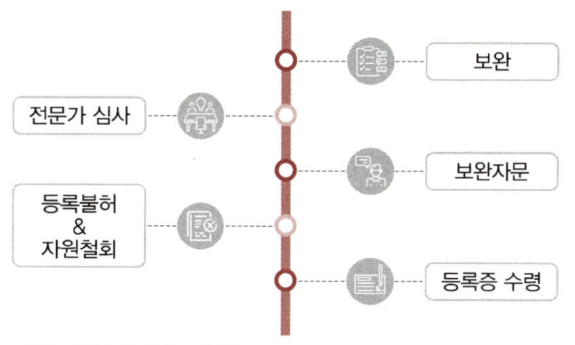

| 그림 3-19 | 출처 보완 및 등록증 수령

나. 자료 보완 및 자문

기술심사평가 과정 중 기술심사 평가기관이 신청인에게 자료 보완을 요구할 경우, 1번에 필요한 자료를 요청해야 하며, 신청인은 자료보완 통지일로부터 1년 이내에 보완자료를 한 번에 제출해야 한다.

신청인이 보완요청에 대한 문의가 있을 경우 관련 절차에 따라 심사 담당자와 상담 등을 통해 자문을 신청할 수 있으므로 관련 기회를 적절히 활용할 필요가 있다.

제출한 보완자료에 대한 기술 심사소요시간은 제2, 3등급 제품 모두 60일(근무일)이다.

다. 행정심사 및 등록증[141] 및 변경문건[142] 취득

1) 등록 승인 결정

NMPA는 기술심사 평가 기관의 의견서를 수령한 날로부터 20일 이내에 신청제품에 대한 등록 여부를 결정해야 한다. 또한 등록 심사 승인 결정으로부터 10일 이내에 행정허가증을 발급하여 신청인에게 발송해야 한다.

2) 등록 승인 불허

다음에 해당할 경우 NMPA는 등록 승인을 불허한다.

① 신청인이 판매할 의료기기의 안전성, 유효성, 품질 제어성에 대해 실시한 연구 및 그 결과로 제품안전성, 유효성, 품질 제어 가능성을 증명할 수 없을 경우
② 품질 관리 체계 현장 심사 불합격 및 신청인이 품질 관리 체계 현장 심사를 거부할 경우
③ 등록 신청 자료가 거짓인 경우
④ 등록 신청 자료 내용이 혼재, 모순되어 있고, 등록 신청 자료 내용과 신청 항목이 부합되지 않아 제품의 안전성, 유효성 품질 통제성을 증명할 수 없을 경우
⑤ 등록이 불허될 기타 상황

---

[141] 본 교재 부록 9.5, 9.6 참조
[142] 본 교재 부록 9.7 참조

9 부록 등 참고

9.1 수입 의료기기 변경등록신청자료목록

가. 중문

十四、进口医疗器械变更注册申报资料电子目录

备注：

1.进口产品申报用户勾选是否提交非简体汉字版的原文资料。 如申请人提供资料文字为简体汉字，请选"否"，各级标题的上传通道仅中文资料一条。如申请人提供资料文字为非简体汉字，请选"是"，各级标题的上传通道显示为中文资料、原文资料两条。

2.本目录所列的适用情况为中文资料的适用情况，原文资料中除CH1.4为CR、CH1.14为CR外，其他标题的适用情况均与中文资料一致。

RPS 目录	标题	适用情况	资料要求
第 1 章——监管信息			
CH1.1	申报说明函	NR	
CH1.2	章节目录	R	章节目录 应有所提交申报资料的目录，包括本章的所有标题和小标题，写明目录序号、目录标题、适用情况、上传文件名称、上传文件页码，注明目录中各内容的页码。适用情况应列明CR目录是否适用。
CH1.3	术语、缩写词列表	NR	
CH1.4	申请表	R	申请表 按照填表要求填写，上传带有数据校验码的申请表文件。
CH1.5	产品列表	NR	
CH1.6	质量管理体系、全面质量体系或其他证明文件	CR	根据变更事项在境外注册人注册地或生产地所在国家（地区）是否需要获得新的企业资格证明文件，提交相应的企业资格证明文件。
CH1.7	自由销售证书/上市证明文件	CR	如变更事项在境外注册人注册地或生产地所在国家（地区），需要获得新的医疗器械主管部门出具的准许产品上市销售证明文件，应当提交相应文件；如变更事项不需要获得注册人注册地或生产地址所在国家（地区）医疗器械主管部门批准的，应当予以说明；未在境外上市的创新医疗器械可以不提交。
CH1.8	用户收费	NR	
CH1.9	申报前联系情况和与监管机构的既往沟通记录	R	申报前与监管机构的联系情况和沟通记录 1.在本次变更申请提交前，如注册人与监管机构针对申报产品以会议形式进行了沟通，应当提供下列内容（如适用）： （1）列出监管机构回复的沟通情况。 （2）在沟通中，注册人明确提出的问题，及监管机构提

RPS 目录	标题	适用情况	资料要求
			供的建议。 (3) 说明在本次申报中如何解决上述问题。 2.如不适用，应当明确声明申报产品没有既往申报和/或申报前沟通。
CH1.10	接受审查清单	NR	
CH1.11	符合性陈述/认证/声明		该级标题无内容，在下级标题中提交资料。
CH1.11.1	标准清单及符合性声明	R	注册人声明申报产品符合现行国家标准、行业标准，并提供符合标准的清单。
CH1.11.2	环境评价	NR	
CH1.11.3	临床试验审批相关文件	NR	
CH1.11.4	含有处方（Rx）或非处方（OTC）说明的适用范围声明	NR	
CH1.11.5	真实性和准确性声明	R	由注册人和代理人分别出具保证所提交资料的真实性声明。
CH1.11.6	美国FDA第三类器械的综述及相关资质证明文件	NR	
CH1.11.7	符合性声明	R	注册人声明1.申报产品符合《医疗器械注册与备案管理办法》和相关法规的要求。 2.申报产品符合《医疗器械分类规则》有关分类的要求。
CH1.12	主文档授权信	CR	
CH1.13	代理人委托书	R	在中国境内指定代理人的委托书、代理人承诺书及营业执照副本复印件。
CH1.14	其他地区性管理信息	R	原医疗器械注册证及其附件的复印件、历次医疗器械变更注册（备案）文件及其附件的复印件。
	第2章——综述资料		
CH2.1	章节目录	R	章节目录 应有所提交申报资料的目录，包括本章的所有标题和小标题，写明目录序号、目录标题、适用情况、上传文件名称、上传文件页码，注明目录中各内容的页码。适用情况应列明CR目录是否适用。
CH2.2	申报综述	R	注册人关于变更情况的说明 详细描述本次变更情况、变更的具体原因及目的。
CH2.3	上市前申请用综述和证书	NR	
CH2.4	产品描述		该级标题无内容，在下级标题中提交资料。
CH2.4.1	全面的器械组成、功能及作用原理等内容描述	R	产品变更情况描述 根据产品具体变更情况提供相应的说明及对比表，包括下列情形： 1.产品名称变化。 2.产品技术要求变化。 3.型号、规格变化。 4.结构及组成变化。 5.产品适用范围变化。 6.进口医疗器械生产地址变化。

RPS 目录	标题	适用情况	资料要求
			7.注册证中"其他内容"变化。 8.其他变化。
CH2.4.2	器械包装描述	CR	
CH2.4.3	器械研发历程	CR	
CH2.4.4	与相似和/或前几代器械的参考和比较（国内外已上市）	CR	
CH2.4.5	实质性等同论述	NR	
CH2.5	适用范围和/或预期用途及禁忌证		该级标题无内容，在下级标题中提交资料。
CH2.5.1	预期用途；使用目的；预期使用者；适用范围	CR	
CH2.5.2	预期使用环境/安装要求	CR	
CH2.5.3	儿童使用相关说明	CR	
CH2.5.4	使用禁忌证	CR	
CH2.6	全球上市历程		该级标题无内容，在下级标题中提交资料。
CH2.6.1	全球上市情况	CR	
CH2.6.2	全球不良事件和召回情况	CR	
CH2.6.3	全球销售、不良事件情况及召回率	CR	
CH2.6.4	评估/检查报告	NR	
CH2.7	其他申报综述信息	CR	
第 3 章——非临床资料			
CH3.1	章节目录	R	章节目录 应有所提交申报资料的目录，包括本章的所有标题和小标题，写明目录序号、目录标题、适用情况、上传文件名称、上传文件页码，注明目录中各内容的页码。适用情况应列明CR目录是否适用。
CH3.2	风险管理	R	产品风险管理资料 与产品变化相关的产品风险管理资料。 产品风险管理资料是对产品的风险管理过程及其评审的结果予以记录所形成的资料。 应当提供如下内容，并说明对于每项已判定危害的下列各个过程的可追溯性。 1.风险分析：包括医疗器械适用范围和与安全性有关特征 的识别、危害的识别、估计每个危害处境的风险。 2.风险评价：对于每个已识别的危害处境，评价和决定是否需要降低风险，若需要，描述如何进行相应风险控制。 3.风险控制：描述为降低风险所执行风险控制的相关内容。 4.任何一个或多个剩余风险的可接受性评定。 5.与产品受益相比，综合评价产品风险可接受。
CH3.3	医疗器械安全和性能基本原则（EP）清单	NR	

RPS 目录	标题	适用情况	资料要求
CH3.4	标准		该级标题无内容，在下级标题中提交资料。
CH3.4.1	标准列表	CR	如适用，应当提交下列资料 申报产品适用标准情况 申报产品应当符合适用的强制性标准。对于强制性行业标准，若申报产品结构特征、预期用途、使用方式等与强制性标准的适用范围不一致，注册人应当提出不适用强制性标准的说明，并提供经验证的证明性资料。
CH3.4.2	符合性声明和/或认证	CR	如适用，应当提交下列资料 1.产品技术要求 由于医疗器械强制性标准已经修订或者其他变化，涉及产品技术要求变化的，应当明确产品技术要求变化的具体内容。 2.产品检验报告 可提交以下任一形式的针对产品技术要求变化部分的检验报告： (1) 注册人出具的自检报告。 (2) 委托有资质的医疗器械检验机构出具的检验报告
CH3.5	非临床研究	R	1.分析并说明变化部分对产品安全性、有效性的影响。 2.根据变化情况，提供非临床研究综述，逐项描述所开展的研究，概述研究方法和研究结论。 3.根据非临床研究综述，在下级相应标题提供研究资料，各项研究资料一般应当包含研究方案、研究报告。
CH3.5.1	物理和机械性能	CR	
CH3.5.1.1	[研究描述、研究编号、起始日期]	CR	
CH3.5.1.1.1	总结	CR	
CH3.5.1.1.2	完整报告	CR	
CH3.5.1.1.3	统计数据	CR	
CH3.5.2	化学/材料表征	CR	
CH3.5.2.1	[研究描述、研究编号、起始日期]	CR	
CH3.5.2.1.1	总结	CR	
CH3.5.2.1.2	完整报告	CR	
CH3.5.2.1.3	统计数据	CR	
CH3.5.3	电气系统：安全、机械和环境保护以及电磁兼容性	CR	
CH3.5.3.1	[研究描述、研究编号、起始日期]	CR	
CH3.5.3.1.1	总结	CR	
CH3.5.3.1.2	完整报告	CR	
CH3.5.3.1.3	统计数据	CR	
CH3.5.4	辐射安全	CR	
CH3.5.4.1	[研究描述、研究编号、	CR	

RPS 目录	标题	适用情况	资料要求
	起始日期]		
CH3.5.4.1.1	总结	CR	
CH3.5.4.1.2	完整报告	CR	
CH3.5.4.1.3	统计数据	CR	
CH3.5.5	独立软件/软件组件	CR	
CH3.5.5.1	独立软件/软件组件描述	CR	
CH3.5.5.2	危害分析	CR	
CH3.5.5.3	软件需求规范	CR	
CH3.5.5.4	体系结构图	CR	
CH3.5.5.5	软件设计规范	CR	
CH3.5.5.6	可追溯性分析	CR	
CH3.5.5.7	软件生存周期过程描述	CR	
CH3.5.5.8	软件验证与确认	CR	
CH3.5.5.8.1	[研究描述、研究编号、起始日期]	CR	
CH3.5.5.8.1.1	总结	CR	
CH3.5.5.8.1.2	完整报告	CR	
CH3.5.5.8.1.3	统计数据	CR	
CH3.5.5.9	版本更新历史	CR	
CH3.5.5.10	剩余缺陷（错误、故障）	CR	
CH3.5.5.11	网络安全	CR	
CH3.5.5.12	互操作性	CR	
CH3.5.6	生物相容性和毒理学评价	CR	
CH3.5.6.1	[研究描述、研究编号、起始日期]	CR	
CH3.5.6.1.1	总结	CR	
CH3.5.6.1.2	完整报告	CR	
CH3.5.6.1.3	统计数据	CR	
CH3.5.7	非材料介导的热原	CR	
CH3.5.7.1	[研究描述、研究编号、起始日期]	CR	
CH3.5.07.1.1	总结	CR	
CH3.5.7.1.2	完整报告	CR	
CH3.5.7.1.3	统计数据	CR	
CH3.5.8	生物来源（人类/动物）材料的安全性	CR	
CH3.5.8.1	证书/认证	CR	
CH3.5.8.2	[研究描述、研究编号、起始日期]	CR	

RPS 目录	标题	适用情况	资料要求
CH3.5.8.2.1	总结	CR	
CH3.5.8.2.2	完整报告	CR	
CH3.5.8.2.3	统计数据	CR	
CH3.5.9	灭菌确认		该级标题无内容，在下级标题中提交资料。
CH3.5.9.1	使用者灭菌	CR	
CH3.5.9.1.1	[研究描述、研究编号、起始日期]	CR	
CH3.5.9.1.1.1	总结	CR	
CH3.5.9.1.1.2	完整报告	CR	
CH3.5.9.1.1.3	统计数据	CR	
CH3.5.9.2	生产企业灭菌	CR	
CH3.5.09.2.1	[研究描述、研究编号、起始日期]	CR	
CH3.5.9.2.1.1	总结	CR	
CH3.5.9.2.1.2	完整报告	CR	
CH3.5.9.2.1.3	统计数据	CR	
CH3.5.9.3	残留毒性	CR	
CH3.5.9.3.1	[研究描述、研究编号、起始日期]	CR	
CH3.5.9.3.1.1	总结	CR	
CH3.5.9.3.1.2	完整报告	CR	
CH3.5.9.3.1.3	统计数据	CR	
CH3.5.9.4	清洁和消毒确认	CR	
CH3.5.9.4.1	[研究描述、研究编号、起始日期]	CR	
CH3.5.9.4.1.1	总结	CR	
CH3.5.9.4.1.2	完整报告	CR	
CH3.5.9.4.1.3	统计数据	CR	
CH3.5.9.5	一次性使用器械再处理确认	CR	
CH3.5.9.5.1	[研究描述、研究编号、起始日期]	CR	
CH3.5.9.5.1.1	总结	CR	
CH3.5.9.5.1.2	完整报告	CR	
CH3.5.9.5.1.3	统计数据	CR	
CH3.5.10	动物试验	CR	
CH3.5.10.1	[研究描述、研究编号、起始日期]	CR	
CH3.5.10.1.1	总结	CR	
CH3.5.10.1.2	完整报告	CR	

RPS 目录	标题	适用情况	资料要求
CH3.5.10.1.3	统计数据	CR	
CH3.5.11	可用性/人为因素	CR	
CH3.5.11.1	[研究描述、研究编号、起始日期]	CR	
CH3.5.11.1.1	总结	CR	
CH3.5.11.1.2	完整报告	CR	
CH3.5.11.1.3	统计数据	CR	
CH3.6	非临床研究文献	CR	
CH3.7	货架有效期和包装验证	CR	
CH3.7.1	产品稳定性	CR	
CH3.7.1.1	[研究描述、研究编号、起始日期]	CR	
CH3.7.1.1.1	总结	CR	
CH3.7.1.1.2	完整报告	CR	
CH3.7.1.1.3	统计数据	CR	
CH3.7.2	包装验证	CR	
CH3.7.2.1	[研究描述、研究编号、起始日期]	CR	
CH3.7.2.1.1	总结	CR	
CH3.7.2.1.2	完整报告	CR	
CH3.7.2.1.3	统计数据	CR	
CH3.8	其他资料	CR	其他资料 免于进行临床评价的第二类、 第三类医疗器械,如发生前文所述的变化,有可能影响产品安全、 有效及申报产品与《免于进行临床评价医疗器械目录》所述产品等同性论证的,申请人应当按照《列入免于进行临床评价医疗器械目录产品对比说明技术指导原则》,从基本原理、结构组成、性能、安全性、适用范围等方面,证明产品的安全有效性。
CH3.8.1	[研究描述、研究编号、起始日期]	CR	
CH3.8.1.1	总结	CR	
CH3.8.1.2	完整报告	CR	
CH3.8.1.3	统计数据	CR	
第4章――临床评价资料			
CH4.1	章节目录	CR	章节目录 应有所提交申报资料的目录,包括本章的所有标题和小标题,写明目录序号、目录标题、适用情况、上传文件名称、上传文件页码,注明目录中各内容的页码。适用情况应列明CR目录是否适用。
CH4.2	临床支持性文件综述	CR	
CH4.2.1	临床评价资料	CR	需要进行临床评价的第二类、 第三类医疗器械,如发生

RPS 目录	标题	适用情况	资料要求
			前文所述的变化，有可能影响产品安全、有效的，涉及临床评价的，应当按照相关要求提供适用的临床评价资料。 1.产品描述和研发背景：包括申报产品基本信息、适用范围、现有的诊断或治疗方法及涉及医疗器械的临床应用情况，申报产品与现有诊断或治疗方法的关系、预期达到的临床疗效等。 2.明确临床评价涵盖的范围，申报产品中如有可免于进行临床评价的部分，描述其结构组成并说明免于进行临床评价的理由。 3.临床评价路径：根据申报产品的适用范围、技术特征、已有临床数据等具体情况，选择恰当的临床评价路径，包括同品种临床评价路径和/或临床试验路径。 4.若通过同品种临床评价路径进行临床评价，应当提交申报产品与同品种医疗器械在适用范围、技术特征、生物学特性方面的对比资料；应当对同品种医疗器械的临床数据进行收集、评估和分析，形成临床证据。如适用，应当描述申报产品与同品种医疗器械的差异，提交充分的科学证据证明二者具有相同的安全有效性。
CH4.2.2	临床试验资料	CR	若通过临床试验路径进行临床评价，应当提交临床试验方案、临床试验报告、知情同意书样本，并附临床试验数据库（原始数据库、分析数据库、说明性文件和程序代码）。
CH4.2.2.1	[试验描述、方案编号、起始日期]	CR	
CH4.2.2.1.1	临床试验概要	CR	
CH4.2.2.1.2	临床试验报告	CR	
CH4.2.2.1.3	临床试验数据	CR	
CH4.2.3	临床文献综述及其他相关资料	CR	
CH4.3	伦理委员会批准的相关文件	CR	临床试验机构伦理委员会同意开展临床试验的书面意见。
CH4.4	临床试验地点和伦理委员会联系信息	NR	
CH4.5	其他临床证据	CR	其他资料 如适用，提供相应项目评价资料的摘要、报告和数据。
CH4.5.1	[研究介绍、研究编号、起始日期]	CR	
CH4.5.1.1	总结	CR	
CH4.5.1.2	完整报告	CR	
CH4.5.1.3	统计数据	CR	
第 5 章——产品说明书和标签样稿			
CH5.1	章节目录	R	章节目录 应有所提交申报资料的目录，包括本章的所有标题和小标题，写明目录序号、目录标题、适用情况、上传文件名称、上传文件页码，注明目录中各内容的页码。适用情况应列明CR目录是否适用。

RPS 目录	标题	适用情况	资料要求
CH5.2	产品/包装标签	NR	
CH5.3	使用说明书	R	产品说明书 如适用，应当以对比表形式详细说明变更内容，并提交变更前的说明书以及变更后的产品说明书，产品说明书内容应当符合《医疗器械说明书和标签管理规定》和相关法规、规章、规范性文件、强制性标准的要求。
CH5.4	电子说明书	NR	
CH5.5	医生使用说明书	CR	
CH5.6	患者使用说明书	CR	
CH5.7	技术人员/操作人员使用手册	CR	
CH5.8	患者文件 标贴/卡和植入登记卡	NR	
CH5.9	产品宣称资料	NR	
CH5.10	其他说明书标签材料	R	其他资料 如申报产品还有对产品信息进行补充说明的其他文件，如适用，应当以对比表形式详细说明变更内容，并提交变更前、后的文件。如不适用，应提供相应说明。
第 6A 章——质量管理体系文件			
CH6A.1	申请综述函	R	1.已注册产品发生前述变更注册情形的，注册人应当承诺已根据产品变更的具体情况，按照相关法规要求对已建立的质量管理体系进行相应调整，并随时接受质量管理体系核查。 2.注册人提出变更的具体原因或目的涉及产品设计、原材料、生产工艺、适用范围、使用方法变化的，应当针对变化部分进行质量管理体系核查；其余变化，一般不需进行质量管理体系核查。 需要进行质量管理体系核查的，注册人应当承诺已按照相关法规要求，根据产品变更的具体情形对质量管理体系进行相应调整，随时接受质量管理体系核查。详述涉及产品变更项目的质量管理体系变化情况，并在下级标题逐项提交适用项目的资料，不适用应当说明理由。
CH6A.2	章节目录	R	章节目录 应有所提交申报资料的目录，包括本章的所有标题和小标题，写明目录序号、目录标题、适用情况、上传文件名称、上传文件页码，注明目录中各内容的页码。适用情况应列明CR目录是否适用。
CH6A.3	监管信息		该级标题无内容，在下级标题中提交资料。
CH6A.3.1	产品描述信息	CR	产品描述信息 器械工作原理和总体生产工艺的简要说明。
CH6A.3.2	一般生产信息	CR	一般生产信息 提供生产器械或其部件的所有地址和联络信息。 如适用，应当提供外包生产、重要组件或原材料的生产（如动物组织和药品）、关键工艺过程、灭菌等情况的所有重要供应商名称和地址。

RPS 目录	标题	适用情况	资料要求
CH6A.3.3	其他表格	NR	
CH6A.4	质量管理体系程序	CR	质量管理体系程序 用于建立和维护质量管理体系的高层级质量管理体系程序，包括质量手册、质量方针、质量目标和文件及记录控制程序。
CH6A.5	管理责任程序	CR	管理职责程序 用于通过阐述质量方针、 策划、 职责/权限/沟通和管理评审，对建立和维护质量管理体系形成管理保证文件的程序。
CH6A.6	资源管理程序	CR	资源管理程序 用于为实施和维护质量管理体系所形成足够资源（包括人力资源、基础设施和工作环境）供应文件的程序。
CH6A.7	产品实现程序	CR	产品实现程序 高层级的产品实现程序，如说明策划和客户相关过程的程序。
CH6A.7.1	设计和开发程序	CR	设计和开发程序 用于形成从项目初始至设计转换的整个过程中关于产品设计的系统性和受控的开发过程文件的程序。
CH6A.7.2	采购程序	CR	采购程序 用于形成符合已制定的质量和/或产品技术参数的采购产品/服务文件的程序。
CH6A.7.3	生产和服务控制程序	CR	生产和服务控制程序 用于形成受控条件下生产和服务活动文件的程序，这些程序阐述诸如产品的清洁和污染的控制、 安装和服务活动、过程确认、标识和可追溯性等问题。
CH6A.7.4	监视和测量装置控制程序	CR	监视和测量装置控制程序 用于形成质量管理体系运行过程中所使用的监视和测量设备已受控并持续符合既定要求文件的程序。
CH6A.8	测量、分析和改进程序	CR	质量管理体系的测量、分析和改进程序 用于形成如何监视、测量、分析和改进以确保产品和质量管理体系的符合性，并保持质量管理体系有效性的文件的程序。
CH6A.9	其他质量体系程序	CR	其他质量体系程序信息 不属于上述内容，但对此次申报较为重要的其他信息。
第 6B 章 —— 申报器械的质量管理体系信息			
CH6B.1	章节目录	R	章节目录 应有所提交申报资料的目录，包括本章的所有标题和小标题，写明目录序号、目录标题、适用情况、上传文件名称、上传文件页码，注明目录中各内容的页码。适用情况应列明CR目录是否适用。
CH6B.2	质量管理体系信息	R	质量管理体系核查文件 根据质量管理体系程序，注册人应当形成涉及产品变更项目的相关质量管理体系文件和记录。 1.注册人基本情况表。 2.注册人组织机构图。 3.生产企业总平面布置图、生产区域分布图。

RPS 目录	标题	适用情况	资料要求
			4.如生产过程有净化要求的应当提供有资质的检测机构出具的环境检测报告（附平面布局图）复印件。 5.产品生产工艺流程图，应当标明主要控制点与项目及主要原材料、采购件的来源及质量控制方法。 6.主要生产设备和检验设备（包括进货检验、过程检验、出厂的最终检验相关设备；如需净化生产的，还应当提供环境监测设备）目录。 7.注册人质量管理体系自查报告。 8.如适用，应当提供拟核查产品与既往已通过核查产品在生产条件、生产工艺等方面的对比说明。

나. 한글

XIV. 수입 의료기기 변경 등록 신청자료 전자 목록

비고 :

1. 중문이 아닌 원문자료 제출여부 선택. "No" 선택 시, 중문 자료에만 자료를 업로드한다. 신청인이 비중문 자료 제출을 원할 경우 "Yes"를 선택하면, 해당 내용을 업로드할 수 있는 두개의 열이 나타난다.
2. 목록에 열거된 적용 상황은 중문 자료 적용 상황을 말하며, 원문 자료 중 CH1.4를 CR로 하는 것 이외의 기타 표제 적용 상황은 모두 중문 자료와 일치시켜야 한다.

RPS 목록	표제	적용상황	자료 요구
제 1 장 —— 감독관리정보			
CH1.1	신청설명서	NR	
CH1.2	장절목록	R	해당 장의 모든 표제, 소표제를 포함한 제출한 모든 서류의 목록, 목록 표제, 적용상황, 업로드 문서 명칭, 업로드 문서 페이지 번호를 기재, 목록상의 각 내용에 해당하는 페이지 번호를 표시 CR목록 적용여부를 표시할 것
CH1.3	용어, 약어열거표	NR	
CH1.4	신청표	R	작성 요구에 따라 작성, 검증바코드가 있는 신청서를 업로드할 것
CH1.5	제품열거표	NR	
CH1.6	품질관리체계, 전품질 체계 혹은 기타 증명문건	CR	변경 사항이 해외 등록인 등록지 혹은 생산지 소재국가(지역)에서 새로운 기업자격 증명 문건을 취득해야 하는지 여부에 따라, 상응하는 기업 자격 증명 문건을 제출해야 한다.
CH1.7	자유 판매 증명서/판매허가증명서	CR	변경 사항이 해외 등록인 등록지 혹은 생산지 소재 국가(지역)와 관련하여, 새로운 의료기기 주관 부처에서 발행한 해당 제품의 판매 허가 증명 문건 혹은 새로운 기업 자격 증명 문건을 취득해야 하는 경우 해당하는 문건을 제출해야 한다;만약 변경 내용이 등록인 등록지 혹은 생산지 소재국(지역)의료기기 주관 부처에서 승인하지 않아도 되는 경우, 그에 대한 설명서를 제공해야 한다;해외 판매 된 적이 없는 혁신 의료기기의 경우 제출하지 않아도 된다.
CH1.8	사용자비용 수령	NR	
CH1.9	신청전 연락 상황 및 감독 기관과의 기존 연락 기록	R	1.해당 변경 등록증 신청 전에, 등록인과 감독관리 기관이 신청제품에 대해 혹은 회의 형식으로 소통을 한 경우, 다음 내용을 제공해야 한다(적용 시): (1)감독관리 기관이 회신한 연락 상황 열거 (2)소통 중, 등록인이 제기한 문제, 감독관리 기관에서 제시한 건의 사항 등을 명시할 것 (3)해당 신청 중 위의 문제들을 어떻게 해결했는지에 대한 설명 2.해당하지 않는다면, 신청 제품 등록증 유효기간 내에 기존 신청 및/혹은 신청 전 소통을 하지 않았다는 성명을 명시할 것
CH1.10	접수심사리스트	NR	
CH1.11	적합성진술서/인증/성명서		해당 단계 표제 내용 없음, 하위 목록에 서류제출
CH1.11.1	표준리스트 및 적합성성명서	R	신청 제품이 현행 국가 표준, 산업표준에 부합한다는 성명서와 부합하는 표준 리스트를 제공한다.
CH1.11.2	환경평가	NR	

RPS 목록	표제	적용상황	자료 요구
CH1.11.3	임상시험심사승인관련 문건	NR	
CH1.11.4	Rx(처방)혹은 OTC(일반)의약품이 함유된 경우 적용 범위에 대한 성명	NR	
CH1.11.5	진실성 및 정확성에 대한 성명	R	모든 제출 자료의 진실성 성명원(중국 경내 제품은 신청인이 발급, 수입 제품은 신청인 및 대리인이 각각 발행한다.)
CH1.11.6	미국 FDA제 3등급 의료기기 개요(overview) 및 자질 증명문건	NR	
CH1.11.7	적합성성명	R	1. 제품이 ≪의료기기 등록 및 신고관리 방법≫ 및 관련 법규에 요구에 부합한다는 성명서 2. 신청제품이 ≪의료기기 분류 규칙≫ 관련 분류 요구에 부합한다는 성명서
CH1.12	주문서(DMR) 권한 위임 서신	CR	
CH1.13	대리인위탁서	R	중국 경내 지정 대리인 위탁서, 대리인 승낙서 및 영업집조 부본(副本) 사본을 제출할 것
CH1.14	기타감독관리정보	R	원 의료기기 등록증 및 그 별첨의 사본, 의료기기 변경등록(신고) 이력 문건 및 그 첨부파일 사본을 제출해야 한다.
제 2 장 —— 종합설명자료			
CH2.1	장절목록	R	해당 장의 모든 표제, 소표제를 포함한 제출한 모든 서류의 목록, 목록 표제, 적용상황, 업로드 문서 명칭, 업로드 문서 페이지 번호를 기재, 목록상의 각 내용에 해당하는 페이지 번호를 표시 CR목록 적용여부를 표시할 것
CH2.2	신청 종합설명	R	해당 신청 변경 상황, 변경 구체적 원인 및 목적을 상세히 설명한다
CH2.3	판매전 신청용 종합 설명 및 증서	NR	
CH2.4	제품설명		해당 단계 표제 내용 없음, 하위 목록에 서류제출
CH2.4.1	전체 제품 구성, 기능, 및 작용원리 등 설명	R	변경상황 설명, 제품의 구체적 변경 상황(하기 상황)에 근거하여 상응하는 설명서 및 대비표를 제공할 것 1. 제품명칭 변화 2. 제품 기술요구 변화 3. 형명, 규격 변화 4. 구조 및 조성 변화 5. 제품 적용 범위 변화 6. 수입 의료기기 생산지 주소 변화 7. 등록증 상의 "기타 변경" 변화 8. 기타 변화
CH2.4.2	제품 포장설명	CR	
CH2.4.3	제품연구개발이력	CR	
CH2.4.4	(국내외 시판된)유사 혹은/기존 세대 제품 참조 및 비교	CR	
CH2.4.5	본질적동등성 연구	NR	
CH2.5	적용범위 및/혹은 사용목적(예기용도) 및 금기		해당 단계 표제 내용 없음, 하위 목록에 서류제출

RPS 목록	표제	적용상황	자료 요구
	증상		
CH2.5.1	예기용도; 사용목적;예상 사용자;적용범위	CR	
CH2.5.2	예상 사용 환경/설치 요구	CR	
CH2.5.3	아동사용관련설명	CR	
CH2.5.4	사용시 금기증	CR	
CH2.6	타국가 판매이력		해당 등급 표제 내용이 없음, 하위 목록에 서류를 제출
CH2.6.1	기타국 판매상황	CR	
CH2.6.2	타국가 부작용사고 및 회수 상황	CR	
CH2.6.3	타국가 판매, 부작용사고 상황 및 회수율	CR	
CH2.6.4	평가/심사보고	NR	
CH2.7	기타 신청관련 종합 정보	CR	
제 3 장 —— 비임상자료			
CH3.1	장절목록	R	해당 장의 모든 표제, 소표제를 포함한 제출한 모든 서류의 목록, 목록 표제, 적용상황, 업로드 문서 명칭, 업로드 문서 페이지 번호를 기재, 목록상의 각 내용에 해당하는 페이지 번호를 표시 CR목록 적용여부를 표시할 것
CH3.2	위험관리	R	제품 변화 관련한 제품 위험 관리 자료를 제출해야 한다. 제품 위험 관리 자료는 제품의 위험 관리과정 및 그 심사평가 결과에 대해 기록하여 작성한 자료이다. 다음의 내용을 제공하고 각 항에 대해 기판정한 위해의 다음 각 과정의 추적성을 설명해야 한다. 1.위험분석 : 의료기기 적용 범위를 포함 그 안전성과 관련한 특징의 식별, 위해 식별, 각 위해 상태의 위험성 평가 2.위험 평가 : 각 식별된 위해 상태에 대해 위험성 경감 여부의 평가 및 결정, 필요 시, 상응하는 위험 통제 방법을 설명해야 한다. 3.위험 통제 : 위험을 줄이기 위한 위험 통제 관련 내용을 설명해야 한다. 4.모든 하나 혹은 여러 잔여 위험의 허용 가능성 평가 결정 5.제품 이익과 비교, 제품 위험 허용 가능성을 종합적으로 평가
CH3.3	의료기기 안전 및 성능 기본원칙 (EP) 리스트	NR	
CH3.4	표준		해당표제에는 내용이 없음, 하위 목록에 자료를 제출함
CH3.4.1	표준열거표	CR	적용 시 다음 자료를 제출해야 한다; 신청 제품적용 표준상황 신청제품은 적용하는 강제성 표준에 부합해야 한다. 강제성 산업 표준에 대해 신청제품의 구조 특징, 사용목적(예기용도), 사용방식 등이 강제성 표준의 적용 범위와 불일치 할 경우, 신청인은 적용하지 않는 강제성 표준에 대한 설명서와 검증된 증명성 자료를 제출해야 한다.
CH3.4.2	적합성성명서 및/혹은 인증	CR	적용 시 다음 자료를 제출해야 한다. 1.제품기술요구 의료기기 강제성 표준이 수정되었거나 기타 변화로 인해, 제품 기술

RPS 목록	표제	적용상황	자료 요구
			요구에 변화가 있을 경우, 제품 기술요구의 구체적 내용을 명시해야 한다. 2.제품검사보고서 다음 형식으로 검사 보고서를 제출할 수 있다. (1)신청인이 작성한 자가 시험 보고서 (2)자질이 있는 의료기기 시험 기관에 위탁하여 발행한 검사 보고서
CH3.5	비임상연구	R	1.제품 안전성, 유효성에 대한 변화 부분의 영향 분석 및 설명자료 2.변화 상황에 근거하여, 비임상 연구 종합 설명 자료를 제출하며, 각 항 순서에 따라 연구를 진행, 연구 방법 및 연구 결론자료 3.비임상 연구 종합 설명에 근거하여, 하부 목록상의 상응하는 연구 자료를 제출하고, 각 항 연구는 일반적으로 연구 방안, 연구 보고를 포함해야 한다.
CH3.5.1	적합성성명서 및/혹은 인증	CR	
CH3.5.1.1	[연구개요, 연구일련번호, 개시일자]	CR	
CH3.5.1.1.1	총결	CR	
CH3.5.1.1.2	최종(완결)보고	CR	
CH3.5.1.1.3	통계데이터	CR	
CH3.5.2	화학/원자재 특징	CR	
CH3.5.2.1	[연구개요, 연구일련번호, 개시일자]	CR	
CH3.5.2.1.1	총결	CR	
CH3.5.02.1.2	최종(완결)보고	CR	
CH3.5.2.1.3	통계데이터	CR	
CH3.5.3	전기 시스템: 안전, 기계 및 환경 보호 및 전자파 적합성	CR	
CH3.5.3.1	[연구개요, 연구일련번호, 개시일자]	CR	
CH3.5.3.1.1	총결	CR	
CH3.5.3.1.2	최종(완결)보고	CR	
CH3.5.3.1.3	통계데이터	CR	
CH3.5.4	방사선(피폭)안전	CR	
CH3.5.4.1	[연구개요, 연구일련번호, 개시일자]	CR	
CH3.5.4.1.1	총결	CR	
CH3.5.4.1.2	최종(완결)보고	CR	
CH3.5.4.1.3	통계데이터	CR	
CH3.5.5	독립소프트웨어/소프트웨어 컴포넌트	CR	
CH3.5.5.1	독립소프트웨어/소프트웨어 컴포넌트개요	CR	
CH3.5.5.2	위해분석	CR	
CH3.5.5.3	소프트웨어 요구 명세서	CR	

RPS 목록	표제	적용상황	자료 요구
CH3.5.5.4	시스템구조도	CR	
CH3.5.5.5	소프트웨어 설계 사양서	CR	
CH3.5.5.6	추적가능성 분석	CR	
CH3.5.5.7	소프트웨어 생명주기과정 설명	CR	
CH3.5.5.8	소프트웨어 검증 및 확인	CR	
CH3.5.5.8.1	[연구개요, 연구일련번호, 개시일자]	CR	
CH3.5.5.8.1.1	총결	CR	
CH3.5.5.8.1.2	최종(완결)보고	CR	
CH3.5.5.8.1.3	통계데이터	CR	
CH3.5.5.9	버전업데이터 이력	CR	
CH3.5.5.10	잔여결함(오류, 고장)	CR	
CH3.5.5.11	통신망보안(Cyber security)	CR	
CH3.5.5.12	상호운영성(Interoperability)	CR	
CH3.5.6	생물학적 적합성 및 독리학적 평가	CR	
CH3.5.6.1	[연구개요, 연구일련번호, 개시일자]	CR	
CH3.5.6.1.1	총결	CR	
CH3.5.6.1.2	최종(완결)보고	CR	
CH3.5.6.1.3	통계데이터	CR	
CH3.5.7	비 원자재 매개 발열성(Material-mediated pyrogenicity)	CR	
CH3.5.7.1	[연구개요, 연구일련번호, 개시일자]	CR	
CH3.5.07.1.1	총결	CR	
CH3.5.7.1.2	최종(완결)보고	CR	
CH3.5.7.1.3	통계데이터	CR	
CH3.5.8	생물유래(인체/동물)원자재 안전성	CR	
CH3.5.8.1	증서/인증	CR	
CH3.5.8.2	[연구개요, 연구일련번호, 개시일자]	CR	
CH3.5.8.2.1	총결	CR	
CH3.5.8.2.2	최종(완결)보고	CR	
CH3.5.8.2.3	통계데이터	CR	
CH3.5.9	멸균 밸리데이션		해당 표제 내용 없음, 하위 목록에 자료 제출
CH3.5.9.1	사용자멸균	CR	
CH3.5.9.1.1	[연구개요, 연구일련번호, 개시일자]	CR	
CH3.5.9.1.1.1	총결	CR	

RPS 목록	표제	적용상황	자료 요구
CH3.5.9.1.1.2	최종(완결)보고	CR	
CH3.5.9.1.1.3	통계데이터	CR	
CH3.5.9.2	생산기업멸균	CR	
CH3.5.09.2.1	[연구개요, 연구일련번호, 개시일자]	CR	
CH3.5.9.2.1.1	총결	CR	
CH3.5.9.2.1.2	최종(완결)보고	CR	
CH3.5.9.2.1.3	통계데이터	CR	
CH3.5.9.3	잔류독성	CR	
CH3.5.9.3.1	[연구개요, 연구일련번호, 개시일자]	CR	
CH3.5.9.3.1.1	총결	CR	
CH3.5.9.3.1.2	최종(완결)보고	CR	
CH3.5.9.3.1.3	통계데이터	CR	
CH3.5.9.4	청소 및 소독 밸리데이션	CR	
CH3.5.9.4.1	[연구개요, 연구일련번호, 개시일자]	CR	
CH3.5.9.4.1.1	총결	CR	
CH3.5.9.4.1.2	최종(완결)보고	CR	
CH3.5.9.4.1.3	통계데이터	CR	
CH3.5.9.5	1회용의료기기재처리확인	CR	
CH3.5.9.5.1	[연구개요, 연구일련번호, 개시일자]	CR	
CH3.5.9.5.1.1	총결	CR	
CH3.5.9.5.1.2	최종(완결)보고	CR	
CH3.5.9.5.1.3	통계데이터	CR	
CH3.5.10	동물시험	CR	
CH3.5.10.1	[연구개요, 연구일련번호, 개시일자]	CR	
CH3.5.10.1.1	총결	CR	
CH3.5.10.1.2	최종(완결)보고	CR	
CH3.5.10.1.3	통계데이터	CR	
CH3.5.11	가용성/인적요소	CR	
CH3.5.11.1	[연구개요, 연구일련번호, 개시일자]	CR	
CH3.5.11.1.1	총결	CR	
CH3.5.11.1.2	최종(완결)보고	CR	
CH3.5.11.1.3	통계데이터	CR	
CH3.6	비임상연구문헌	CR	
CH3.7	Shelf-life, 포장 검증	CR	
CH3.7.1	제품안정성	CR	

RPS 목록	표제	적용상황	자료 요구
CH3.7.1.1	[연구개요, 연구일련번호, 개시일자	CR	
CH3.7.1.1.1	총결	CR	
CH3.7.1.1.2	최종(완결)보고	CR	
CH3.7.1.1.3	통계데이터	CR	
CH3.7.2	포장검증	CR	
CH3.7.2.1	[연구개요, 연구일련번호, 개시일자	CR	
CH3.7.2.1.1	총결	CR	
CH3.7.2.1.2	최종(완결)보고	CR	
CH3.7.2.1.3	통계데이터	CR	
CH3.8	기타자료	CR	임상평가 면제 제 2,3등급 의료기기에 대해 앞에서 기술한 변화 발생 시, 제품 안전성, 유효성 및 신청제품과 ≪임상평가 면제 의료기기 목록≫에 기술된 제품과의 동등성 논증에 영향을 미칠 가능성이 있는 경우, 신청인은 ≪임상평가 면제 의료기기 목록 제품 대비설명 기술 지도원칙≫에 따라 그 기본원리, 구조 조성, 성능, 안전성, 적용범위 부분에서 제품의 안전성과 유효성을 증명해야 한다.
CH3.8.1	[연구개요, 연구일련번호, 개시일자	CR	
CH3.8.1.1	총결	CR	
CH3.8.1.2	최종(완결)보고	CR	
CH3.8.1.3	통계데이터	CR	
제 4 장 —— 임상평가자료			
CH4.1	장절목록	CR	해당 장의 모든 표제, 소표제를 포함한 제출한 모든 서류의 목록, 목록 표제, 적용상황, 업로드 문서 명칭, 업로드 문서 페이지 번호를 기재, 목록상의 각 내용에 해당하는 페이지 번호를 표시 CR목록 적용여부를 표시할 것
CH4.2	임상증거문건개요	CR	
CH4.2.1	임상평가자료	CR	임상평가를 진행해야 하는 제2,3등급 의료기기의 앞에서 언급한 변화로 인해, 제품 안전성, 유효성에 영향을 미칠 수 있을 경우, 관련 요구에 따라 적용한 임상평가 자료를 제출해야 한다. 1.제품 설명 및 연구 개발 배경 : 신청 제품 기본 정보, 적용 범위, 현존하는 진단 혹은 치료 방법 및 기기의 임상 응용 현황, 신청제품과 현존하는 진단 혹은 치료 방법과의 관계, 예상되는 임상적 치료 효과 등을 포함해야 한다. 2.임상평가의 포괄 범위를 명시해야 한다. 신청 제품 중 임상평가 면제 부분이 있을 경우, 그 구조 조성을 설명하고 임상 평가 면제 사유를 설명해야 한다. 3.임상평가 루트 : 신청 제품 적용 범위, 기술 특징, 임상 데이터 등 구체적 상황에 근거, 동품종 임상평가 루트 및/혹은 임상시험 루트를 포함하여 적절한 임상 평가 루트를 선택해야 한다. 4.동품종 임상평가 루트를 통해 임상평가를 진행할 경우 신청 제품과 동품종 의료기기의 적용 범위, 기술 특징, 생물학 특징 등 부분에 대하 비교 자료를 제공해야 한다; 동품종 기기의 임상 데이터를 수집, 평가

RPS 목록	표제	적용상황	자료 요구
			및 분석하여 임상 증거(자료)를 작성한다. 적용 시, 신청 제품과 동품종 기기의 차이를 설명하고, 충분한 자료를 제공하여 양자간 같은 안전성 유효성을 보유하고 있음을 입증한다.
CH4.2.2	임상시험자료	CR	임상시험 루트를 통해 임상평가를 진행할 경우, 임상시험 계약, 임상시험 신고표, 임상시험 방안, 임상시험 기관 윤리 위원회의 임상시험 동의 의견서, 임상시험 보고서, 피험자 정황인지 동의서 양식을 제출하며, 임상시험 데이터베이스(원시데이터베이스, 분석 데이터 베이스, 설명문서 및 절차 코드 등)을 첨부해야 한다.
CH4.2.2.1	[시험 설명, 방안일련번호, 개시일자]	CR	
CH4.2.2.1.1	임상시험 개요	CR	
CH4.2.2.1.2	임상시험 보고서	CR	
CH4.2.2.1.3	임상시험 데이터	CR	
CH4.2.3	임상문헌 종합 설명 및 기타 합리적 숙지 정보	CR	
CH4.3	윤리 위원회에서 승인한 관련 문건	CR	임상시험 기관 윤리위원회 (임상시험 실시)동의 의견서
CH4.4	임상시험 기관 및 윤리 위원회 연락 정보	NR	
CH4.5	기타임상증거	CR	적용 시, 관련 항목 평가 자료 개요, 보고서 및 데이터를 제공한다.
CH4.5.1	[연구개요, 연구일련번호, 개시일자]	CR	
CH4.5.1.1	총결	CR	
CH4.5.1.2	최종(완결)보고	CR	
CH4.5.1.3	통계데이터	CR	
제 5 장 ── 제품설명서 및 라벨견본			
CH5.1	장절목록	R	해당 장의 모든 표제, 소표제를 포함한 제출한 모든 서류의 목록, 목록표제, 적용상황, 업로드 문서 명칭, 업로드 문서 페이지 번호를 기재, 목록상의 각 내용에 해당하는 페이지 번호를 표시 **CR목록 적용여부를 표시할 것**
CH5.2	제품/포장라벨	NR	
CH5.3	사용설명서	R	적용 시, 비교 표 형식을 활용하여 변경 내용을 설명하고, 변경 전 설명서 및 변경 후 설명서를 제출해야 한다. 제품설명서는 ≪의료기기 설명서 및 라벨 관리 규정≫ 및 관련 법규, 규칙, 규범성 문건, 강제성 표준 요구에 부합해야 한다. 해당하지 않을 경우 상응하는 설명서를 제출해야 한다.
CH5.4	전자 설명서	NR	
CH5.5	의료진 설명서	CR	
CH5.6	환자설명서	CR	
CH5.7	기술자/조작자 설명서	CR	
CH5.8	환자서류 스티커/카드 및 매립형 등록카드	NR	

RPS 목록	표제	적용상황	자료 요구
CH5.9	제품브로셔	NR	
CH5.10	기타설명서라벨자료	R	신청제품이 제품 정보에 대해 보충할 설명이 되는 기타 문건이 있을 경우, 해당한다면, 대비표 형식으로 변경 내용을 상세하게 설명하고 변경 전, 후의 문서를 제출해야 한다. 해당하지 않을 경우 상응하는 설명서를 제공한다.
제 6A 장 —— 품질관리체계문건			
CH6A.1	신청개요서류	R	1. 기 등록 제품에 앞에서 설명한 등록 변경 상황 발생 시, 등록인은 제품 변경에 따른 구체적 상황에 근거하여 관련 법규 요구에 따라 기수립한 품질관리 체계에 상응하는 조정을 하며, 품질관리 체계에 대한 수시의 심사를 허용해야 한다. 2. 등록인은 변경한 구체적 원인 혹은 목적이 제품설계, 원자재, 생산공정, 적용범위, 사용방법 변화와 관련된 경우, 변화 부분에 대판 품질관리 체계 심사를 진행해야 한다; 그 밖의 변화에 대해서는 일반적으로 품질 관리 체계 심사를 진행할 필요가 없다. 3. 품질 관리 체계 심사를 진행해야 할 경우 관련 법규 요구에 따라, 제품 변경관련 구체적 상황에 근거하여 품질관리 체계에 대해 상응하는 조정 하고 수시의 품질관리 체계 심사를 수용해야 한다. 제품 변경 관련 항목의 품질관리 체계 변화 상황을 상세히 기술하고 다음 요구에 따라 항목별로 적용 항목 자료를 제출하고, 적용하지 않을 경우 그 이유를 설명해야 한다.
CH6A.2	장절목록	R	해당 장의 모든 표제, 소표제를 포함한 제출한 모든 서류의 목록, 목록 표제, 적용상황, 업로드 문서 명칭, 업로드 문서 페이지 번호를 기재, 목록상의 각 내용에 해당하는 페이지 번호를 표시 CR목록 적용여부를 표시할
CH6A.3	감독관리정보		해당 표제 내용 없음, 하위 목록에 자료를 제출
CH6A.3.1	제품개요	CR	1.제품명세 기기, 작동 원리 및 전체 생산 공정 개요에 대한 설명
CH6A.3.2	일반생산정보	CR	일반 생산 정보 생산 기기 혹은 그 부분의 모든 주소 및 연락 정보를 제공해야 한다. 적용 시, 외주 생산, 주요 구성품 혹은 원자재 생산(동물 조직 및 의약품) 및 멸균 등을 포함한 모든 주요 공급상 주소를 제공해야 한다.
CH6A.3.3	기타양식	NR	
CH6A.4	품질관리체계절차	CR	품질 매뉴얼, 품질 방침, 품질 목표 및 문서와 기록 관리 절차를 포함한 품질 관리 체계 구축 및 유지 보호에 사용하는 최상위 단계 품질 관리 체계 절차
CH6A.5	관리직무절차	CR	품질 방침, 계획, 직책/권한/소통 및 관리 심사 평가를 통해, 품질관리체계 구축 및 유지 보호 관련 관리 보증 문서를 작성하는데 사용하는 절차
CH6A.6	자원관리절차	CR	품질관리 체계 실시 및 유지 보호를 위해 충분한 자원(인력 자원, 기초 시설 및 업무 환경 등 포함)을 위한 문서 제공에 사용하는 절차
CH6A.7	제품실현절차	CR	계획 및 고객 관련 절차를 설명하는 등 최상위 제품 실현 절차
CH6A.7.1	설계 및 개발절차	CR	제품의 초기 단계에서 최종 설계로 전환되는 전 과정 중 의료기기 제품 설계의 시스템적이고 통제 가능한 개발프로세스와 관련된 문서화 절차
CH6A.7.2	구매절차	CR	기 제정한 품질 및/혹은 제품 기술 매개모수(파라미터)에 부합하는 구매 제품/서비스 문서화 절차

RPS 목록	표제	적용상황	자료 요구
CH6A.7.3	생산 및 서비스 관리절차	CR	통제 조건 하에서 생산 및 서비스 활동 문서화에 사용하는 절차, 이러한 절차에는 제품의 청소 및 오염 통제, 설치 및 서비스 화동, 절차 확인, 표시 및 추적 가능성 등의 문제를 기술하고 있다.
CH6A.7.4	감시 및 측정장비 관리절차	CR	품질 관리 체계 운영 과정 중 사용한 감시 및 측정 설비가 통제되었고 지속적으로 기 결정된 요구에 부합한다는 문서를 작성할 때 사용하는 절차
CH6A.8	측정, 분석 및 개선절차	CR	감시, 측정 분석 및 개선을 어떻게 진행하여 제품 품질 관리 체계의 부합성을 확보할 수 있는지 그리고 품질 관리 체계의 유효성을 유지할 수 있는지에 대한 문서를 작성할 때 사용하는 절차
CH6A.9	기타 품질체계절차	CR	상술한 내용에 포함되지 않지만, 본 신청에 있어 비교적 중요하다고 고려되는 기타 정보
제 6B 장 — 신청제품 품질관리체계 정보			
CH6B.1	장절목록	R	해당 장의 모든 표제, 소표제를 포함한 제출한 모든 서류의 목록, 목록 표제, 적용상황, 업로드 문서 명칭, 업로드 문서 페이지 번호를 기재, 목록상의 각 내용에 해당하는 페이지 번호를 표시 CR목록 적용여부를 표시할 것
CH6B.2	품질관리체계정보	R	품질관리 체계 심사 문서 제품 품질 관리 체계 절차에 근거, 등록인은 제품 변경 사항과 관련한 품질관리체계 문건 및 기록을 작성해야 한다. 1. 신청인 일반 현황표 2. 신청인 조직도 3. 생산 기업 총면적 배치도, 생산구역 분포도 4. 생산 과정에 클리닝 요구가 있을 경우, 자질이 있는 검사 기관에서 발행한 환경 시험 보고서(평면도 첨부) 사본 5. 생산 공정도의 경우, 주요 핵심 공정 포인트와 제품 및 주요 원자재, 구매물품 출처 및 품질 관리 방법을 명시해야 한다. 6. 주요 생산 설비 및 검사설비(입고검사, 절차 검사, 출고 최종검사에 필요한 관련 설시; 정화조건하에서 생산할 경우, 환경감시설비)목록 7. 품질관리체계 자체 보고서 8. 적용 시, 심사할 제품과 기심사 통과했던 제품 생산 조건, 생산 공정 등에 대한 비교 설명서를 제출해야 한다.

9.2 수입 의료기기 연장등록신청자료목록

가. 중문

十七、进口医疗器械延续注册申报资料电子目录

备注：

1.进口产品申报用户勾选是否提交非简体汉字版的原文资料。如申请人提供资料文字为简体汉字，请选"否"，各级标题的上传通道仅中文资料一条。如申请人提供资料文字为非简体汉字，请选"是"，各级标题的上传通道显示为中文资料、原文资料两条。

2.本目录所列的适用情况为中文资料的适用情况，原文资料中除CH1.4为CR外，其他标题的适用情况均与中文资料一致。

RPS 目录	标题	适用情况	资料要求
第 1 章——监管信息			
CH1.1	申报说明函	NR	
CH1.2	章节目录	R	章节目录 应有所提交申报资料的目录，包括本章的所有标题和小标题，写明目录序号、目录标题、适用情况、上传文件名称、上传文件页码，注明目录中各内容的页码。适用情况应列明CR目录是否适用。
CH1.3	术语/缩写词列表	CR	
CH1.4	申请表	R	申请表 按照填表要求填写，上传带有数据校验码的申请表文件。
CH1.5	产品列表	NR	
CH1.6	质量管理体系、全面质量体系或其他证明文件	R	境外注册人应当提交企业资格证明文件。
CH1.7	自由销售证书/上市证明文件	NR	
CH1.8	用户收费	NR	
CH1.9	申报前联系情况和与监管机构的既往沟通记录	R	申报前与监管机构的联系情况和沟通记录 1.在注册证有效期内，如果注册人与监管机构针对申报产品以会议形式进行了沟通，应当提供下列内容（如适用）： （1）列出监管机构回复的沟通情况。 （2）在沟通中，注册人明确提出的问题，以及监管机构提供的建议。 （3）说明在本次申报中如何解决上述问题。 2.如不适用，应当明确声明申报产品在注册证有效期内没有既往申报和/或申报前沟通。
CH1.10	接受审查清单	NR	
CH1.11	符合性陈述/认证/声明		该级标题无内容，在下级标题中提交资料。
CH1.11.1	标准清单及符合性声明	R	注册人声明延续注册产品符合现行国家标准、行业标准，并提供符合标准的清单。

RPS 目录	标题	适用情况	资料要求
CH1.11.2	环境评价	NR	
CH1.11.3	临床试验审批相关文件	NR	
CH1.11.4	含有处方（Rx）或非处方（OTC）说明的适用范围声明	NR	
CH1.11.5	真实性和准确性声明	R	进口产品由注册人和代理人分别出具保证所提交资料真实性的声明。
CH1.11.6	美国FDA第三类器械的综述及相关资质证明文件	NR	
CH1.11.7	符合性声明	R	注册人声明1.延续注册产品符合《医疗器械注册与备案管理办法》和相关法规的要求。 2.延续注册产品符合《医疗器械分类规则》有关分类的要求。
CH1.12	主文档授权信	NR	
CH1.13	代理人委托书	R	在中国境内指定代理人的委托书、代理人承诺书及营业执照副本复印件。
CH1.14	其他监管信息	R	1.提交原医疗器械注册证及其附件的复印件、历次医疗器械变更注册（备案）文件及其附件的复印件。 2.如医疗器械注册证有效期内有新的医疗器械强制性标准发布实施，已注册产品为符合新的强制性标准所做的变化属于应当办理变更注册的，注册人应当提交申请延续注册前已获得原审批部门批准的变更注册（备案）文件及其附件的复印件。已注册产品为符合新的强制性标准所做的变化属于无需办理变更注册手续或者无需变化即可符合新的强制性标准的，注册人应当提供情况说明和相关证明资料。 3.注册人声明延续注册产品没有变化。如产品发生了注册证载明事项以外变化的，应当明确"产品所发生的变化通过质量管理体系进行控制，注册证载明事项无变化"。
第 2 章——综述资料 NR			
第 3 章——非临床资料			
CH3.1	章节目录	CR	章节目录 本章提交申报资料的目录，包括目录序号、目录标题、适用情况、上传文件名称、上传文件页码。适用情况应列明CR目录是否适用。
CH3.2	风险管理	NR	
CH3.3	医疗器械安全和性能基本原则（EP）清单	NR	
CH3.4	标准		该级标题无内容，在下级标题中提交资料。
CH3.4.1	标准列表	NR	
CH3.4.2	符合性声明和/或认证	CR	产品技术要求 如在原医疗器械注册证有效期内发生了涉及产品技术要求变更的，应当提交依据变更注册（备案）文件修改的产品技术要求。
CH3.5	非临床研究		该级标题无内容，无需提交资料。

RPS 目录	标题	适用情况	资料要求
CH3.6	非临床研究文献	NR	
CH3.7	货架有效期和包装验证	NR	
CH3.7.1	产品稳定性	NR	
CH3.7.1.1	[研究描述、研究编号、起始日期]	NR	
CH3.7.1.1.1	总结	NR	
CH3.7.1.1.2	完整报告	NR	
CH3.7.1.1.3	统计数据	NR	
CH3.7.2	包装验证	NR	
CH3.7.2.1	[研究描述、研究编号、起始日期]	NR	
CH3.7.2.1.1	总结	NR	
CH3.7.2.1.2	完整报告	NR	
CH3.7.2.1.3	统计数据	NR	
CH3.8	其他非临床证据	CR	其他资料 原医疗器械注册证中载明要求继续完成的事项，涉及非临床研究的，应当提供相关总结报告，并附相应资料。
CH3.8.1	[研究描述、研究编号、起始日期]	NR	
CH3.8.1.1	总结	NR	
CH3.8.1.2	完整报告	NR	
CH3.8.1.3	统计数据	NR	
第4章——临床评价资料			
CH4.1	章节目录	CR	章节目录 本章提交申报资料的目录，包括目录序号、目录标题、适用情况、上传文件名称、上传文件页码。适用情况应列明CR目录是否适用。
CH4.2	临床支持性文件综述	NR	
CH4.2.1	临床评价资料	CR	原医疗器械注册证中载明要求继续完成的事项，涉及临床评价的，应当提供相关总结报告，并附相应资料。
CH4.2.2	临床试验资料	NR	
CH4.2.2.1	[试验描述、方案编号、起始日期]	NR	
CH4.2.2.1.1	临床试验概要	NR	
CH4.2.2.1.2	临床试验报告	NR	
CH4.2.2.1.3	临床试验数据	NR	
CH4.2.3	临床文献综述及其他相关资料	NR	
CH4.3	伦理委员会批准的相关文件	NR	
CH4.4	临床试验地点和伦理委员会联系信息	NR	

RPS 目录	标题	适用情况	资料要求
CH4.5	其他临床证据	CR	
CH4.5.1	[研究介绍、研究编号、起始日期]	CR	
CH4.5.1.1	总结	CR	
CH4.5.1.2	完整报告	CR	
CH4.5.1.3	统计数据	CR	
第 5 章——产品说明书和标签样稿 NR			
第 6A 章——质量管理体系文件 NR			
第 6B 章——申报器械的质量管理体系信息 NR			

나. 한글

XVII. 수입 의료기기 연장등록 신청자료 전자 목록

비고 :

1. 중문이 아닌 원문자료 제출여부 선택. "No"선택 시, 중문 자료에만 자료를 업로드한다. 신청인이 비중문 자료 제출을 원할 경우 "Yes"를 선택하면, 해당 내용을 업로드할 수 있는 두개의 열이 나타난다.

2. 목록에 열거된 적용 상황은 중문 자료 적용 상황을 말하며, 원문 자료 중 CH1.4를 CR로 하는 것 이외의 기타 표제 적용 상황은 모두 중문 자료와 일치시켜야 한다.

RPS 목록	표제	적용상황	자료 요구
제 1 장 —— 감독관리정보			
CH1.1	신청설명서	NR	
CH1.2	장절목록	R	해당 장의 모든 표제, 소표제를 포함한 제출한 모든 서류의 목록, 목록 표제, 적용상황, 업로드 문서 명칭, 업로드 문서 페이지 번호를 기재, 목록상의 각 내용에 해당하는 페이지 번호를 표시 CR목록 적용여부를 표시할 것
CH1.3	용어, 약어열거표	CR	
CH1.4	신청표	R	작성 요구에 따라 작성, 검증바코드가 있는 신청서를 업로드할 것
CH1.5	제품열거표	NR	
CH1.6	품질관리체계, 전품질 체계 혹은 기타 증명문건	R	해외 등록신청인은 기업 자격 증명 문건을 제출해야 한다.
CH1.7	자유판매증명서/시판허가서	NR	
CH1.8	사용자비용 수령	NR	
CH1.9	신청전 연락 상황 및 감독 기관과의 기존 연락 기록	R	1. 등록증 유효기간 내, 등록인과 감독관리 기관이 전화 회의 혹은 회의 형식으로 소통을 한 경우, 다음 내용을 제공해야 한다(적용 시): (1)감독관리 기관이 회신한 연락 상황 열거 (2)소통 중, 등록인이 제기한 문제, 감독관리 기관에서 제시한 건의 사항 등을 명시할 것 (3)해당 신청 중 위의 문제들을 어떻게 해결했는지에 대한 설명 2. 해당하지 않는다면, 신청 제품 등록증 유효기간 내에 기존 신청 및/혹은 신청 전 소통을 하지 않았다는 성명을 명시할 것
CH1.10	접수심사리스트	NR	
CH1.11	적합성진술서/인증/성명서		해당 단계 표제 내용 없음, 하위 목록에 서류제출
CH1.11.1	표준리스트 및 적합성성명서	R	신청 제품이 현행 국가 표준, 산업표준에 부합한다는 성명서와 부합하는 표준 리스트를 제공한다.
CH1.11.2	환경평가	NR	
CH1.11.3	임상시험심사승인관련 문건	NR	
CH1.11.4	Rx(처방)혹은 OTC(일반)의약품이 함유된 경우 적용 범위에 대한 성명	NR	

RPS 목록	표제	적용상황	자료 요구
CH1.11.5	진실성 및 정확성에 대한 성명	R	모든 제출 자료의 진실성(중국 경내 제품은 신청인이 발급, 수입 제품은 신청인과 대리인이 각각 제출)
CH1.11.6	미국 FDA 제3등급 의료기기 개요(overview) 및 자질 증명문건	NR	
CH1.11.7	적합성성명	R	1. 제품이 ≪의료기기 등록 및 신고관리 방법≫및 관련 법규에 요구에 부합한다는 성명서 2. 신청제품이 ≪의료기기 분류 규칙≫ 관련 분류 요구에 부합한다는 성명서
CH1.12	주문서(DMR) 권한 위임 서신	NR	
CH1.13	대리인위탁서	R	중국 경내 지정 대리인 위탁서, 대리인 승낙서 및 영업집조 부본(副本)사본을 제출할 것
CH1.14	기타감독관리정보	R	1. 원 의료기기 등록증 및 그 첨부파일의 사본, 의료기기 변경등록(신고) 이력 관련 등록 문건 및 그 첨부파일의 사본을 제출해야 한다. 2. 해당 의료기기 등록증 유효기간 내 새로운 의료기기 강제성 표준이 배포 및 실시 된 경우, 기 등록제품이 새로운 강제성 표준 변화에 부합하기 위해 진행한 변화가 변경 등록 진행을 해야 할 경우, 등록인은 연장등록 전에 원 심사승인 부처에서 승인한 변경등록(신고)문건 및 그 첨부 파일의 사본을 제출해야 한다. 기 등록 제품이 새로운 강제성 표준 변화에 부합하기 위해 진행한 작업이 변경 등록 수속을 하지 않아도 되거나 변화 없이도 새로운 강제성 표준에 부합할 수 있는 경우, 등록인은 관련 설명서와 증명 자료를 제출해야 한다. 3. 연장 등록 제품에 변화가 없음. 제품에 등록증에 기재한 항목 이외의 변화가 있을 경우 "제품에 발행한 변화는 품질 관리 체계를 통해 통제되었으며, 등록증에 기재한 사항에는 변화가 없음"
제2장 —— 종합설명자료 NR			
제3장 —— 비임상자료			
CH3.1	장절목록	CR	해당 장의 모든 표제, 소표제를 포함한 제출한 모든 서류의 목록, 목록 표제, 적용상황, 업로드 문서 명칭, 업로드 문서 페이지 번호를 기재, 목록상의 각 내용에 해당하는 페이지 번호를 표시 CR목록 적용여부를 표시할 것
CH3.2	위험관리	NR	
CH3.3	의료기기 안전 및 성능 기본원칙 (EP) 리스트	NR	
CH3.4	표준		해당표제에는 내용이 없음, 하위 목록에 자료를 제출함
CH3.4.1	표준열거표	NR	
CH3.4.2	적합성성명서 및/혹은 인증	CR	원 의료기기 등록증 유효기한 내에 제품 기술요구와 관련된 변경이 있을 경우, 변경등록(신고)문건에 근거하여 수정한 제품기술요구를 제출해야 한다.
CH3.5	비임상연구		해당표제에는 내용이 없음, 하위 목록에 자료를 제출함
CH3.6	비임상연구문헌	NR	
CH3.7	제품안정성	NR	
CH3.7.1	[연구개요, 연구일련번호, 개시일재]	NR	

RPS 목록	표제	적용상황	자료 요구
CH3.7.1.1	총결	NR	
CH3.7.1.1.1	최종(완결)보고	NR	
CH3.7.1.1.2	통계데이터	NR	
CH3.7.1.1.3	포장검증	NR	
CH3.7.2	[연구개요, 연구일련번호, 개시일재	NR	
CH3.7.2.1	총결	NR	
CH3.7.2.1.1	최종(완결)보고	NR	
CH3.7.2.1.2	통계데이터	NR	
CH3.7.2.1.3	제품안정성	NR	
CH3.8	기타자료	CR	원 의료기기 등록증에 기재한 요구에 따라 완료해야 하는 사항이 비임상 연구와 관련된 경우, 해당하는 종합 결과 보고서를 제공하고, 관련한 자료를 첨부할 것
CH3.8.1	[연구개요, 연구일련번호, 개시일재	NR	
CH3.8.1.1	총결	NR	
CH3.8.1.2	최종(완결)보고	NR	
CH3.8.1.3	통계데이터	NR	
제 4 장 —— 임상평가자료			
CH4.1	장절목록	CR	해당 장의 모든 표제, 소표제를 포함한 제출한 모든 서류의 목록, 목록 표제, 적용상황, 업로드 문서 명칭, 업로드 문서 페이지 번호를 기재, 목록상의 각 내용에 해당하는 페이지 번호를 표시 CR목록 적용여부를 표시할 것
CH4.2	임상근거문건개요	NR	
CH4.2.1	임상평가자료	CR	원 의료기기 등록증에 기재된 지속하여 완료해야 하는 업무가 임상 평가와 관련된 경우, 해당하는 종합 결과 보고서를 제공하고 관련한 자료를 첨부해야 한다.
CH4.2.2	임상시험자료	NR	
CH4.2.2.1	[시험 설명, 방안일련번호, 개시일재	NR	
CH4.2.2.1.1	임상시험 개요	NR	
CH4.2.2.1.2	임상시험 보고서	NR	
CH4.2.2.1.3	임상시험 데이터	NR	
CH4.2.3	임상문헌 종합 설명 및 기타 합리적 숙지 정보	NR	
CH4.3	윤리 위원회에서 승인한 관련 문건	NR	
CH4.4	임상시험 기관 및 윤리 위원회 연락 정보	NR	
CH4.5	기타임상증거	CR	
CH4.5.1	[연구개요, 연구일련번호, 개시일재	CR	

RPS 목록	표제	적용상황	자료 요구
CH4.5.1.1	총결	CR	
CH4.5.1.2	최종(완결)보고	CR	
CH4.5.1.3	통계데이터	CR	
제 5 장 —— 제품설명서 및 라벨견본 NR			
제 6A 장 —— 품질관리체계문건 NR			
제 6B 장 —— 신청제품 품질관리체계 정보			

9.3 의료기기 안전 및 성능 리스트

가. 중문

附件 9

医疗器械安全和性能基本原则清单

条款号	要求	适用	证明符合性采用的方法	为符合性提供客观证据的文件
A	安全和性能的通用基本原则			
A1	一般原则			
A1.1	医疗器械应当实现申请人的预期性能，其设计和生产应当确保器械在预期使用条件下达到预期目的。这些器械应当是安全的并且能够实现其预期性能，与患者受益相比，其风险应当是可接受的，且不会损害医疗环境、患者安全、使用者及他人的安全和健康。			
A1.2	申请人应当建立、实施、形成文件和维护风险管理体系，确保医疗器械安全、有效且质量可控。在医疗器械全生命周期内，风险管理是一个持续、反复的过程，需要定期进行系统性的改进更新。在开展风险管理时，申请人应当： a) 建立涵盖所有医疗器械风险管理计划并形成文件； b) 识别并分析涵盖所有医疗器械的相关的已知和可预见的危险（源）； c) 估计和评价在预期使用和可合理预见的误使用过程中，发生的相关风险； d) 依据A1.3和A1.4相关要求，消除或控制c) 点所述的风险； e) 评价生产和生产后阶段信息对综合风险、风险受益判定和风险可接受性的影响。上述评价应当包括先前未识别的危险（源）或危险情况，由危险情况导致的一个或多个风险对可接受性的影响，以及对先进技术水平的改变等。 f) 基于对e) 点所述信息影响的评价，必要时修改控制措施以符合A1.3和A1.4相关要求。			
A1.3	医疗器械的申请人在设计和生产过程中采取的风险控制措施，应当遵循安全原则，采用先进技术。需要降低风险时，申请人应当控制风险，确保每个危险（源）相关的剩余风险和总体剩余风险是可接受的。在选择最合适的解决方案时，申请人应当按以下优先顺序进行： a) 通过安全设计和生产消除或适当降低风险； b) 适用时，对无法消除的风险采取充分的防护措施，包括必要的警报； c) 提供安全信息（警告/预防措施/禁忌证），适当时，向使用者提供培训。			
A1.4	申请人应当告知使用者所有相关的剩余风险。			
A1.5	在消除或降低与使用有关的风险时，申请人应该： a) 适当降低医疗器械的特性（如人体工程学/可用性）和预期使用环境（如灰尘和湿度）可能带来的风险； b) 考虑预期使用者的技术知识、经验、教育背景、培训、身体状况（如适用）以及使用环境。			

条款号	要求	适用	证明符合性采用的方法	为符合性提供客观证据的文件
A1.6	在申请人规定的生命周期内，在正常使用、维护和校准（如适用）情况下，外力不应对医疗器械的特性和性能造成不利影响，以致损害患者、使用者及他人的健康和安全。			
A1.7	医疗器械的设计、生产和包装，包括申请人所提供的说明和信息，应当确保在按照预期用途使用时，运输和贮存条件（例如：震动、振动、温度和湿度的波动）不会对医疗器械的特性和性能，包括完整性和清洁度，造成不利影响。申请人应能确保有效期内医疗器械的性能、安全和无菌保证水平。			
A1.8	在货架有效期内、开封后的使用期间，以及运输或送货期间，医疗器械应具有可接受的稳定性。			
A1.9	在正常使用条件下，基于当前先进技术水平，比较医疗器械性能带来的受益，所有已知的、可预见的风险以及任何不良副作用应最小化且可接受。			
A2	临床评价			
A2.1	基于监管要求，医疗器械可能需要进行临床评价（如适用）。所谓临床评价，就是对临床数据进行评估，确定医疗器械具有可接受的风险受益比，包括以下几种形式： a) 临床试验报告 b) 临床文献资料 c) 临床经验数据			
A2.2	临床试验的实施应当符合《赫尔辛基宣言》的伦理原则。保护受试者的权利、安全和健康，作为最重要的考虑因素，其重要性超过科学和社会效益。在临床试验的每个步骤，都应理解、遵守和使用上述原则。另外，临床试验方案审批、患者知情同意等应符合相关法规要求。			
A3	化学、物理和生物学特性			
A3.1	关于医疗器械的化学、物理和生物学特性，应当特别注意以下几点： a) 所用材料和组成成分的选择，需特别考虑： -毒性； -生物相容性； -易燃性； b) 工艺对材料性能的影响； c) 生物物理学或者建模研究结果应当事先进行验证（如适用）； d) 所用材料的机械性能，如适用，应当考虑强度、延展性、断裂强度、耐磨性和抗疲劳性等属性； e) 表面特性； f) 器械与已规定化学和/或物理性能的符合性。			
A3.2	基于医疗器械的预期用途，医疗器械的设计、生产和包装，应当尽可能减少污染物和残留物对使用者和患者，以及对从事医疗器械运输、贮存及其他相关人员造成的风险。特别要注意与使用者和患者暴露组织接触的时间和频次。			
A3.3	医疗器械的设计和生产应当适当降低析出物（包括滤沥物和/或蒸发物）、降解产物、加工残留物等造成的风险。应当特别注意致癌、致突变或有生殖毒性的泄漏物或滤沥物。			

条款号	要求	适用	证明符合性采用的方法	为符合性提供客观证据的文件
A3.4	医疗器械的设计和生产应当考虑到医疗器械及其预期使用环境的性质,适当降低物质意外进入器械所带来的风险。			
A3.5	医疗器械及其生产工艺的设计应当消除或适当降低对使用者和其他可能接触者的感染风险。设计应当: a) 操作安全,易于处理; b) 尽量减少医疗器械的微生物泄漏和/或使用过程中的感染风险; c) 防止医疗器械或其内容物(例如:标本)的微生物污染; d) 尽量减少意外风险(例如:割伤和刺伤(如针刺伤)、意外物质溅入眼睛等)。			
A4	灭菌和微生物污染			
A4.1	医疗器械其设计应当方便使用者对其进行安全清洁、消毒、灭菌和/或重复灭菌(必要时)。			
A4.2	具有微生物限度要求的医疗器械,其设计、生产和包装应当确保在出厂后,按照申请人规定的条件运输和贮存,符合微生物限度要求。			
A4.3	以无菌状态交付的医疗器械,其设计、生产和包装应按照适当的程序进行,以确保在出厂时无菌。在申请人规定的条件下运输和贮存的未破损无菌包装,打开前都应当保持无菌状态。应确保最终使用者可清晰地辨识包装的完整性(例如:防篡改包装)。			
A4.4	无菌医疗器械应按照经验证的方法进行加工、生产、包装和灭菌,其货架有效期应按照经验证的方法确定。			
A4.5	预期无菌使用的医疗器械(申请人灭菌或使用者灭菌),均应在适当且受控的条件和设施下生产和包装。			
A4.6	以非无菌状态交付,且使用前灭菌的医疗器械: a) 包装应尽量减少产品受到微生物污染的风险,且应适用于申请人规定的灭菌方法; b) 申请人规定的灭菌方法应当经过验证。			
A4.7	若医疗器械可以无菌和非无菌状态交付使用,应明确标识其交付状态。			
A5	环境和使用条件			
A5.1	如医疗器械预期与其他医疗器械或设备整合使用,应确保整合使用后的系统,包括连接系统,整体的安全性,且不影响器械本身的性能。整合使用上的限制应明确标识和/或在使用说明书中明确。对于需要使用者处理的连接,如液体、气体传输、电耦合或机械耦合等,在设计和生产过程中尽可能消除或降低所有可能的风险,包括错误连接或安全危害。			
A5.2	医疗器械的设计和生产应当考虑预期的使用环境和使用条件,以消除或降低下列风险: a) 与物理和人体工程学/可用性的特性有关,对使用者或他人造成损伤的风险; b) 由于用户界面设计、人体工程学/可用性的特性以及预期使用环境导致的错误操作的风险; c) 与合理可预期的外部因素或环境条件有关的风险,如磁场、外部电磁效应、静电释放、诊断和治疗带来的辐射、压力、			

条款号	要求	适用	证明符合性采用的方法	为符合性提供客观证据的文件
	湿度、温度和/或压力和加速度的变化； d) 正常使用条件下与固体材料、液体和其他物质，包括气体，接触而产生的风险； e) 软件与信息技术（IT）运行环境的兼容性造成的风险； f) 正常使用过程中，医疗器械非预期析出物导致的环境风险； g) 样本/样品/数据不正确识别和错误结果导致的风险，比如用于分析、测试或检测的样本容器、可拆卸部件和/或附件，其颜色和/或数字编码混淆； h) 与其他用于诊断、监测或治疗的医疗器械互相干扰导致的风险。			
A5.3	医疗器械的设计和生产应当消除或降低在正常状态及单一故障状态下燃烧和爆炸的风险，尤其是预期用途包括暴露于易燃、易爆物质或其他可致燃物相关的器械联用。			
A5.4	医疗器械的设计和生产应能确保调整、校准和维护过程能够安全有效的完成。 a) 对无法进行维护的医疗器械，如植入物，应尽量降低材料老化等风险； b) 对无法进行调整和校准的医疗器械，如某些类型的温度计，应尽量降低测量或控制机制精度的损失风险。			
A5.5	与其他医疗器械或产品联合使用的医疗器械，其设计和生产应能保证互操作性和兼容性可靠且安全。			
A5.6	医疗器械的设计和生产应能降低未经授权的访问风险，这种访问可能会妨碍器械正常运行，或造成安全隐患。			
A5.7	具有测量、监视或有数值显示功能的医疗器械，其设计和生产应当符合人体工程学/可用性原则，并应顾及器械预期用途、预期使用者、使用环境。			
A5.8	医疗器械的设计和生产应便于使用者、患者或其他人员对其以及相关废弃物的安全处置或再利用。使用说明书应明确安全处置或回收的程序和方法。			
A6	对电气、机械和热风险的防护			
A6.1	医疗器械的设计和生产应具有机械相关的防护，保护使用者免于承受由诸如运动阻力、不稳定性和活动部件等引起的机械风险。			
A6.2	除非振动是器械特定性能的一部分，否则医疗器械的设计和生产应当将产品振动导致的风险降到最低，应尽量采用限制振动（特别是振动源）的方法。			
A6.3	除非噪声是器械特定性能的一部分，否则医疗器械设计和生产应将产品噪声导致的风险降到最低，应尽量采用限制噪声（特别是噪声源）的方法。			
A6.4	如果医疗器械的部件在使用前或使用中需要进行连接或重新连接，其设计和生产应当降低这些部件间的连接故障风险。			
A6.5	医疗器械的可接触部件（不包括用于供热或既定温度设置部位）及其周围环境，在正常使用时不应存在过热风险。			
A7	有源医疗器械及与其连接的医疗器械			
A7.1	当有源医疗器械发生单一故障时，应采取适当的措施消除或降低因此而产生的风险。			

条款号	要求	适用	证明符合性采用的方法	为符合性提供客观证据的文件
A7.2	患者的安全依赖于内部电源供电的医疗器械，应当具有检测供电状态的功能，并在电源容量不足时提供适当的提示或警告。			
A7.3	患者的安全取决于外部电源供电状态的医疗器械，应当包括可显示任何电源故障的报警系统。			
A7.4	用于监视患者一个或多个临床指标的医疗器械，必须配备适当报警系统，在患者健康状况恶化或危及生命时，向使用者发出警报。			
A7.5	鉴于电磁干扰可能会损害正常运行的装置或设备，医疗器械的设计和生产应降低产生电磁干扰的风险。			
A7.6	医疗器械的设计和生产，应确保产品具有足够的抗电磁干扰能力，以确保产品的正常运行。			
A7.7	当产品按申请人的说明进行安装和维护，在正常状态和单一故障状态时，医疗器械的设计和生产应减少使用者和他人免于遭受意外电击的风险。			
A8	含有软件的医疗器械以及独立软件			
A8.1	含有电子可编程系统（内含软件组件）的医疗器械或独立软件的设计，应确保准确度、可靠性、精确度、安全和性能符合其预期用途。应采取适当措施，消除或减少单一故障导致的风险或性能降低。			
A8.2	含有软件组件的医疗器械或独立软件，应根据先进技术进行开发、生产和维护，同时应当考虑开发生存周期（如快速迭代开发、频繁更新、更新的累积效应）、风险管理（如系统、环境和数据的变化）等原则，包括信息安全（如安全地进行更新）、验证和确认（如更新管理过程）的要求。			
A8.3	预期与移动计算平台整合使用的软件，其设计和开发，应当考虑平台本身（如屏幕尺寸和对比度、联通性、内存等）以及与其使用相关的外部因素（不同环境下的照明和噪声水平）。			
A8.4	申请人应规定软件按照预期正常运行所必须的最低要求，如硬件、IT网络特性和IT网络安全措施，包括未经授权的访问。			
A8.5	医疗器械的设计、生产和维护应能提供足够的网络安全水平，以防止未经授权的访问。			
A9	具有诊断或测量功能的医疗器械			
A9.1	具有诊断或测量（包括监测）功能的医疗器械的设计和生产，应当基于适当的科技方法，除其他性能外，还应确保相应的准确度、精密度和稳定性，以实现其预期目的。 a) 申请人应规定准确度限值（如适用）。 b) 为便于使用者理解和接受，数字化测量值应以标准化单位表示（如可能），推荐使用国际通用的标准计量单位，考虑到安全、使用者的熟悉程度和既往的临床实践，也可使用其他公认的计量单位。 c) 医疗器械导示器和控制器的功能应有详细的说明，若器械通过可视化系统提供与操作、操作指示或调整参数有关的说明，该类信息应能够被使用者和患者（适用时）理解。			
A10	说明书和标签			
A10.1	医疗器械应附有识别该器械及其申请人所需的信息。每个医			

条款号	要求	适用	证明符合性采用的方法	为符合性提供客观证据的文件
	疗器械还应附有相关安全和性能信息或相关指示。这些信息可出现在器械本身、包装上或使用说明书中，或者可以通过电子手段（如网站）便捷访问，易于被预期使用者理解。			
A11	辐射防护			
A11.1	医疗器械的设计、生产和包装应当考虑尽量减少使用者、他人和患者（如适用）的辐射吸收剂量，同时不影响其诊断或治疗功能。			
A11.2	具有辐射或潜在辐射危害的医疗器械，其操作说明应详细说明辐射的性质，对使用者、他人或患者（若适用）的防护措施，避免误用的方法，降低运输、贮存和安装的风险。			
A11.3	若医疗器械有辐射或有潜在辐射危害，应当具备辐射泄漏声光报警功能（如可行）。			
A11.4	医疗器械的设计和生产应降低使用者、其他人员或患者（若适用）暴露于非预期、偏离或散射辐射的风险。在可能和适当的情况下，应采取措施减少使用者、其他人员或患者（若适用）等可能受影响的人在辐射中的暴露。			
A11.5	具有辐射或潜在辐射危害且需要安装的医疗器械，应当在操作说明中明确有关验收和性能测试、验收标准及维护程序的信息。			
A11.6	若医疗器械对使用者有辐射或潜在辐射危害，其设计和生产应确保辐射剂量、几何分布、能量分布（或质量）以及其他辐射关键特性能够得到合理的控制和调整，并可在使用过程中进行监控（如适用）。上述医疗器械的设计和生产，应确保相关可变参数的重复性在可接受范围内。			
A12	对非专业用户使用风险的防护			
A12.1	对于非专业用户使用的医疗器械（如自测或近患者检测），为保证医疗器械的正常使用，其设计和生产应当考虑非专业用户的操作技能，以及因非专业用户技术和使用环境的不同对结果的影响。申请人提供的信息和说明应易于理解和使用，并可对结果做出解释。			
A12.2	供非专业用户使用的医疗器械（如自测或近患者检测）的设计和生产应当： a) 确保使用者可以按照使用说明书的规定安全准确的使用。当无法将与说明书相关的风险降低到适当水平时，可以通过培训来降低此类风险； b) 尽可能减少非专业用户因错误操作和错误解释结果导致的风险。			
A12.3	供非专业用户使用的医疗器械可通过以下措施方便用户： a) 在使用时，可以验证器械的正常运行； b) 当器械不能正常运行或提供无效结果时，会发出警告。			
A13	含有生物源材料的医疗器械			
A13.1	对于含有动植物组织、细胞或其它物质，细菌来源物质或衍生物的医疗器械，若无活性或以非活性状态交付，应当： a) 组织、细胞及其衍生物应来源于已受控且符合预期用途的动物种属。动物的地理来源信息应根据相关法规要求予以保留。 b) 动物源的组织、细胞、物质或其衍生物的采集、加工、保存、			

条款号	要求	适用	证明符合性采用的方法	为符合性提供客观证据的文件
	检测和处理过程，应确保患者、使用者以及其他人员（如适用）的安全。特别是病毒和其他传染性病原体，应通过经验证的先进技术消除或灭活，影响医疗器械性能的情况除外。			
A13.2	对于监管部门而言，当医疗器械由人体来源的组织、细胞、物质或其衍生物生产时，应当采取以下措施： a) 组织、细胞的捐赠、获取和检测应依据相关法规的要求进行； b) 为确保患者、使用者或他人的安全，应对组织、细胞或其衍生物进行加工、保存或其他处理。对于病毒和其他传染源，应通过源头控制，或在生产过程中通过经验证的先进技术消除或灭活。			
A13.3	当医疗器械使用A13.1、A13.2以外的生物物质（例如植物或细菌来源的材料）生产时，其加工、保存、检测和处理应确保患者、用户以及其他人员（如废弃物处置人员等）的安全。对于病毒和其他传染源，为确保安全，应通过源头控制，或在生产过程中通过经验证的先进技术消除或灭活。			
B	适用于医疗器械的基本原则			
B1	化学、物理和生物学特性			
B1.1	根据医疗器械的预期用途，以及产品（例如某些可吸收产品）在人体的吸收、分布、代谢和排泄情况，对于医疗器械的化学、物理和生物学特性，应特别注意所用材料/物质与人体组织、细胞和体液之间的相容性。			
B1.2	医疗器械的设计和生产，应能够保证产品在预期使用中接触到其他的材料、物质和气体时，仍然能够安全使用。如果医疗器械用于配合药物使用，则该产品的设计和生产需要符合药品管理的有关规定，且具有药物相容性，同时药品和器械的性能符合其适应证和预期用途。			
B1.3	医疗器械的设计和生产，除接触完整皮肤的产品外，应适当降低释放进入患者或使用者体内的颗粒，产生与颗粒尺寸和性质相关的风险。对纳米材料应给予重点关注。			
B2	辐射防护			
B2.1	用于医学影像的医疗器械具有电离辐射时，其设计和生产，在保障图像和/或输出质量的同时，应尽可能降低患者、使用者和其他人员的辐射吸收剂量。			
B2.2	具有电离辐射的医疗器械应能够精确预估（或监测）、显示、报告和记录治疗过程中的辐射剂量。			
B3	植入医疗器械的特殊要求			
B3.1	植入医疗器械的设计和生产，应当能消除或降低相关治疗风险，例如除颤器、高频手术设备的使用。			
B3.2	可编程有源植入式医疗器械的设计和生产，应保证产品在无需手术时即可准确识别。			
B4	提供能量或物质的医疗器械对患者或使用者的风险防护			
B4.1	用于给患者提供能量或物质的医疗器械，其设计和生产应能精确地设定和维持输出量，以保证患者、使用者和其他人的安全。			
B4.2	若输出量不足可能导致危险，医疗器械应具有防止和/或指示"输出量不足"的功能。意外输出危险等级量的能量或物质作为			

条款号	要求	适用	证明符合性采用的方法	为符合性提供客观证据的文件
	较大风险, 应采取适当的措施予以降低。			
B5	含有药物成分的组合产品			
B5.1	当医疗器械组成成分中含有某种物质, 依据监管法规, 该物质作为药用产品/药物进行管理, 且该物质在体内为医疗器械提供辅助作用时, 应将医疗器械和此物质作为一个整体, 对其安全和性能进行验证, 同时应当验证该物质的特征、安全、质量和有效性。			
说明	1.第3列若适用, 应当注明"是"。不适用应当注明"否", 并结合产品特点说明不适用的理由。 2.第4列应当填写证明该医疗器械符合安全和性能基本原则的方法, 通常可采取下列方法证明符合基本要求: (1) 符合已发布的医疗器械部门规章、规范性文件。 (2) 符合医疗器械相关国家标准、行业标准、国际标准。 (3) 符合普遍接受的测试方法。 (4) 符合企业自定的方法。 (5) 与已批准上市的同类产品的比较。 (6) 临床评价。 3.证明符合性的证据包含在产品注册申报资料中, 应当说明其在申报资料中的具体位置。 证明符合性的证据未包含在产品注册申报资料中, 应当注明该证据文件名称及其在质量管理体系文件中的编号备查。			

나. 한글

부록 9

의료기기 안전 및 성능 기본 원칙 리스트

조항	요구	적용	적합성 증명 방법	적합성 객관적 증거제공 문건
A	안전 및 성능 통용 기본 원칙			
A1	일반원칙			
A1.1	의료기기는 신청인이 예측하는 성능을 실현하고, 그 설계 및 생산이 의료기기의 사용 조건에서 예상하는 목적을 달성하도록 고안되어야 한다. 이러한 기기는 안전하고 그 예측하는 성능을 실현할 수 있어야 하며, 환자에 대한 수익성 비교 시, 그 위험성이 허용 가능하며, 의료 환경, 환자 안전, 사용자 및 타인의 안전 및 건강에 위해를 가해서는 안 된다.			
A1.2	신청인은 위험 관리 체계를 마련하고 실시하며 문서화 및 유지 보호하여, 의료기기 안전성, 유효성 및 품질 통제가능성을 확보해야 한다. 의료기기 전 생명 주기 동안, 위험관리는 지속, 반복할 절차이며, 정기적으로 시스템 개선 업데이트를 해야 한다. 위험 관리 진행 시 신청인은 다음을 수행해야 한다: a) 모든 의료기기 위험관리를 포괄하는 계획을 마련, 문서화해야 한다. ; b) 의료기기의 모든 기인지하는 예측가능한 위험(원)을 식별 및 분석 c) 예상 사용 및 합리적으로 예측가능한 오용 과정 중 발생가능한 관련 위험 예측 및 평가 ; d) A1.3및 A1.4관련 요구에 근거, c)에 기술한 위험 제거 혹은 통제 ; e) 생산 및 생산 이후 단계 정보가 종합적 위험, 위험 수익 판정 및 위험 허용성에 대한 영향 평가. 상술한 평가에는 이전에 식별하지 않은 위험원 혹은 위험상황으로 인한 하나 혹은 그 이상의 위험이 허용 가능성에 미치는 영향, 선진 기술 수준에 대한 변화 등을 포함해야 한다. f) e)에 기술한 정보의 영향에 대한 평가에 근거, 필요 시 통제 조치 및 A1.3 및 A1.4관련 요구에 부합하도록 통제조치를 수정해야 한다.			
A1.3	의료기기 신청인은 설계 및 생산 과정에서 적용하는 위험통제 조치는 안전 원칙을 준수, 선진 기술을 적용해야 한다. 위험성을 경감해야 할 경우, 신청인은 위험을 통제하여 각 위험(원) 관련 잔여 위험 및 전체 잔여 위험의 허용 가능성을 확보해야 한다. 적절한 해결 방안을 선택할 때, 신청안은 다음 우선 순위에 따라 진행해야 한다. a) 안전설계 및 생산을 통해 위험을 제거 혹은 적절히 경감시킴 ; b) 적용 시, 제거할 수 없는 위험에 대해 충분한 보호조치를 취할 것. 필요한 경보 등 포함 ; c) 안전 정보(경고/예방조치/금기증)제공, 적용 시, 사용자에 대한 교육 제공 등			
A1.4	신청인은 사용자에게 모든 관련된 잔여 위험을 고지할 것			
A1.5	사용관련 위험을 제거 혹은 경감할 때 신청인은 다음을 이행해야 한다. a) 의료기기 특성(인체공학/가용성등)및 예상 사용 환경(먼지 및 습도 등)에 의한 위험성을 적절히 경감시킬 것 ; b) 예상사용자 기술지식, 경험, 교육 배경, 훈련, 신체적 상태(적용 시) 및 사용 환경을 고려할 것			
A1.6	신청인이 규정한 전생명 주기 내에 정상 사용, 유지 보수 및 교정(적용 시) 상황에서, 외부의 힘이 의료기기 특성과 성능에 불리한 영향을 미쳐 환자, 사			

조항	요구	적용	적합성 증명 방법	적합성 객관적 증거제공 문건
	용자 및 타인의 건강 안전을 해치지 않도록 해야 한다.			
A1.7	시청인이 제공하는 설명 및 정보를 포함한 의료기기 설계, 생산 및 포장은 예상용도에 따라 사용 시의 운송 및 보관 조건(진동, 충격, 온도 및 습도의 파동 등)이 무결성 및 청결도 등을 포함 의료기기의 특성 및 성능에 불리한 영향을 주지 않도록 되어 있어야 한다. 신청인은 유효기간 내 의료기기 성능, 안전성 및 무균 보증 수준을 확보할 수 있어야 한다.			
A1.8	전생명 유효기간, 개봉후 사용 및 운송 혹은 탁송 기간 중 의료기기는 허용 가능한 안정성을 갖추어야 한다.			
A1.9	정상 사용 조건하에서 현존하는 기준 수준에 근거, 의료기기 성능에 따른 수익과 비교할 때, 기 인지하고 있는 예측 가능한 위험 및 모든 부작용을 최소화하고 그것이 허용 가능해야 한다.			
A2	임상평가			
A2.1	감독관리요구에 근거, 의료기기는 임상평가(적용 시)를 진행해야 한다. 임상평가란, 임상데이터에 대한 평가로 통해 의료기기가 허용 가능한 위험수익 비율을 확정하는 것으로 다음의 형식을 포함한다 : a) 임상시험 보고서 b) 임상문헌자료 c) 임상경험데이터			
A2.2	임상시험 진행 시 ≪헬싱키 선언≫의 윤리원칙에 부합해야 한다. 피험자의 권익, 안전 및 건강 보호를 중요한 고려 요소로 하며, 이는 과학 및 사회적 효과이익 보다 중요하다. 임상시험 각 단계마다 상술한 원칙을 이해, 준수 및 적용해야 한다. 임상시험 방안 심사 승인, 환자 동의서, 체외진단제 잔여 시료 사용 등은 관련 법규 요구에 부합해야 한다.			
A3	화학, 물리 및 생물학적 특성			
A3.1	의료기기의 화학, 물리 및 생물학적 특성은 특별히 다음의 내용을 주의해야 한다 : a) 모든 원자재 조성 성분 선택 시 특별히 다음을 고려해야 한다 : -독성 ; -생물학적 적합성 ; -가연성 ; b) 원자재에 대한 가공 공정의 영향 ; c) 생물, 물리학 혹은 모델링 연구 결과는 사전 검증을 진행해야 한다.(적용 시) ; d) 모든 원자재의 기계적 성능은 적용 시 강도, 연신성, 파열강도, 마모성 및 피로강도 등의 속성 ; e) 표면특성 ; f) 기기와 기 규정하는 화학 및/혹은 물리적 성능의 적합성			
A3.2	의료기기 사용목적(예기용도)에 근거, 의료기기 설계, 생산 및 포장은 오염물질과 잔류물질의 사용자와 환자 및 의료기기 운송, 보관 및 기타 관련자에 대한 위험을 최대한 줄일 수 있도록 해야 한다. 특히 사용자와 환자에 대한 조직 노출 접촉 시간 및 빈도수에 주의해야 한다.			
A3.3	의료기기 설계 및 생산 시 석출물(삼출물 및/혹은 증말물), 분해산물, 가공 잔류물질로 인한 위험을 적절히 경감시켜야 한다. 특히 발암, 변이유발성 혹은 생식독성을 일으키는 유출물질 혹은 삼출물질에 대해 주의해야 한다.			
A3.4	의료기기 설계 및 생산 시 의료기기 및 예상사용 환경의 성질을 고려하고, 물			

조항	요구	적용	적합성 증명 방법	적합성 객관적 증거제공 문건
	질이 기기에 침투하여 발생할 수 있는 위험을 적절히 경감시켜야 한다.			
A3.5	의료기기 및 그 생산공정 설계 시 사용자 및 기타 접촉자에 대한 감염 위험을 제거하고 적절하 경감시켜야 한다. : a) 조작 안전, 용이한 처리 ; b) 의료기기 미생물 누출 및/혹은 사용 과정중의 감염 위험을 최대한 경감 시켜야 한다 ; c) 의료기기 혹은 그 내용물(표본 등)의 미생물 오염을 방지한다 d) 예상밖의 위험을 최대한 줄인다(상처 및 자상(찰과상), 눈에 의외의 물질 침투 등)			
A4	멸균 및 미생물 오염			
A4.1	의료기기의 설계는 사용자의 그 안전한 청소, 소독, 멸균 및/혹은 중복 멸균 (필요 시)에 용이해야 한다.			
A4.2	미생물 제한 요구가 있는 의료기기는 그 설계, 생산 및 포장에 있어 출고 후 신청인이 규정하는 조건에 따라 운송 및 보관, 미생물 제한 요구의 적합성을 확보할 수 있도록 고안되어야 한다.			
A4.3	무균 상태로 제공하는 의료기기의 설계, 생산 및 포장 시 적절한 절차로 진행하여 출고 시 무균 상태를 확보해야 한다. 신청인이 규정하는 조건하에서의 운송 및 보관한 포장이 파손되지 않고, 개봉 전 무균 상태를 유지해야 하다. 최종 사용자가 포장의 무결성을 정확하게 식별할 수 있어야 한다.(예)포장 변경 방지 등)			
A4.4	무균 의료기기는 검증 방법에 따라 가공, 생산, 포장 및 멸균을 진행해야 하며, 전생명 주기 유효기간은 검증 방법에 따라 확정해야 한다.			
A4.5	무균상태로 사용할 의료기기(신청인 멸균 혹은 사용자 멸균)은 적절히 통제되는 조건 및 시설 하에서 생산 및 포장해야 한다.			
A4.6	비무균 상태로 제공, 사용 전 멸균하는 의료기기 : a) 포장은 미생물 오염 위험을 최대한 줄이고, 신청인이 규정한 멸균 방법을 적용해야 한다 ; b) 신청인이 규정하는 멸균 방법은 검증을 거쳐야 한다.			
A4.7	의료기기를 무균 및 비무균 상태로 사용할 수 있을 경우 그 제공 상태를 명확히 표시해야 한다.			
A5	환경 및 사용 조건			
A5.1	의료기기를 기타 의료기기 혹은 설비와 같이 사용할 경우, 연결 시스템을 포함, 전체의 안전성과 기기 자체의 성능에 영향을 미치지 않음을 보장해야 확보해야 한다. 조합사용 시의 제한 사항은 표시 및/혹은 사용설명서에 명시해야 한다. 사용자가 접속해야 할 경우, 액체, 기체 수송, 전기결합 혹은 기계적 결합 등이 설계 및 생산 과정에서 접속 오류 혹은 안전 위해 등을 포함한 모든 발생 가능한 위험을 최대한 제거 혹은 줄일 수 있도록 고안되어 있어야 한다.			
A5.2	의료기기 설계 및 생산 시 예상되는 사용 환경 및 사용 조건을 고려하여 다음의 위험을 제거 혹은 경감시켜야 한다 : a) 물리 및 인체 공학/가용성 특성과 관련, 사용자 혹은 타인이 초래하는 손상의 위험 ; b)사용자 인터페이스 설계, 인체 공학/가용성 특성 및 예측 사용 환경으로 인해 발생한 조작 오류의 위험 ; c) 합리적으로 예상될 수 있는 자기장, 외부 전자기효과, 정전기 방출, 진단 및 치료로 인한 방사선, 압력, 습도, 온도 및/혹은 압력, 가속도의 변화 등			

조항	요구	적용	적합성 증명 방법	적합성 객관적 증거제공 문건
	과 같은 외부 요소 혹은 환경 조건과 관련한 위험 ; d) 정상 사용 조건하에서 기체 포함 고체원료, 액체 및 기타 물질과의 접촉에 의해 발생되는 위험 ; e) 소프트웨어 정보 기술(IT)운영 환경과의 호환성으로 인해 발생되는 위험 ; f) 정상 사용 과정 중, 의료기기의 예견되지 않은 석출물에 의해 발생되는 환경 위험 ; g) 분석, 측정 혹은 검측 등에 사용하는 표본 용기, 탈착 가능 부분 및/혹은 부품 상의 색깔 및/혹은 데이터 코드 혼재와 같은 표본/시료/데이터의 부정확한 식별, 오류결과로 발생하는 위험. h) 기타 진단, 감시 혹은 치료에 사용하는 의료기기의 상호 간섭에 의해 발생하는 위험			
A5.3	의료기기 설계 및 생산 시 정상 상태 및 단일 고장상태에서의 연소 및 폭발 위험을 제거 혹은 줄이도록 고안되어 있어야 하며, 특히 사용목적(예기 용도)에 있어 인화성, 폭발성 물질 혹은 기타 연소 가능 물질에 노출되거나 혹은 관련된 경우 그러하다.			
A5.4	의료기기 설계 및 생산 시 조정, 교정 및 유지 보호 과정이 안전성 유효성을 충분히 확보할 수 있도록 고안되어 있어야 한다. a)삽입형 용품과 같이 유지 보수를 할 수 없는 의료기기의 경우 원자재의 노화 등의 위험을 최대한 줄일 수 있도록 한다 ; b)일부 유형의 온도계 등과 같이 조정 및 교정을 실시할 수 없는 의료기기의 경우 측정 혹은 시스템 정밀도 제어 관련 손실 위험을 최대한 줄일 수 있도록 한다.			
A5.5	기타 의료기기 혹은 제품과 같이 사용하는 의료기기는 그 설계 및 생산이 상호 조작성 및 적합성의 신뢰성과 안전성을 보장할 수 있도록 고안되어야 한다.			
A5.6	의료기기 설계 및 생산이 권한위임 없이 이루어지는 접속으로 기기의 정상적 가동을 방해하거나 안전상의 부작용 등의 발생 위험을 줄일 수 있도록 고안되어야 한다.			
A5.7	측정, 감시 혹은 디지털 모니터 기능이 있는 의료기기의 설계 및 생산이 인체공학/가용성 원칙에 부합하고, 사용목적(예상용도), 예상 사용자, 사용환경에 부합하도록 고안되어야 한다.			
A5.8	의료기기 설계 및 생산은 사용자, 환자 혹은 기타 인원이 제품 혹은 관련 폐기물 안전 처리 혹은 재사용 등에 대해 편리하도록 고안되어야 한다. 사용 설명서에는 안전 처리 혹은 회수 절차 및 방법 등을 명시해야 한다.			
A6	전기, 기계 및 열 위험에 대한 위험			
A6.1	의료기기 설계 및 생산 시 기계관련 보호를 갖추어, 사용자가 운동 저항, 불안정성, 가동부품 등으로 인한 기계적 위험으로부터 보호해야 한다.			
A6.2	진동이 기기 특성 성능의 일부분인 경우를 제외, 의료기기의 설계 및 생산은 제품 진동에 의해 초래할 수 있는 위험을 최저화할 수 있도록 고안되어야 하며, 최대한 그러한 진동(특히 진동의 근원)을 줄일 수 있는 방법을 적용해야 한다.			
A6.3	소음이 기기 특성 성능의 일부인 경우를 제외, 의료기기의 생산 및 설계는 제품 소음에 의한 위험을 최저화 할 수 있도록 고안되어야 하며, 최대한 소음 제어(특히 소음의 근원) 방법을 적용해야 한다.			
A6.4	의료기기 부분이 사용 전 혹은 사용 중 접속 혹은 재 접속 해야 할 경우, 그 설			

조항	요구	적용	적합성 증명 방법	적합성 객관적 증거제공 문건
	계 및 생산은 이러한 부분 간의 접속 고장 위험을 줄이도록 고안되어야 한다.			
A6.5	의료기기의 접촉가능 부분(열공급 혹은 온도 설정에 사용하는 부분 불 포함) 및 그 주위 환경은 정상 사용 지 과열 위험이 없어야 한다			
A7	유원의료기기 및 그와 연결하는 의료기기			
A7.1	유원 의료기기에 단일 고장 발생 시, 적절한 조치를 취하여 그로 인한 위험을 제거 혹은 줄여야 한다.			
A7.2	환자의 안전이 내부 전환 공급에 의한 의료기기는 전원공급 상태를 검측 하는 기능을 갖추어야 하며, 전원 용량이 부족할 경우, 적절한 경보 혹은 경고를 제공해야 한다.			
A7.3	환자의 안전이 외부 전원 공급 상태에 의한 의료기기의 경우 전원고장을 표시하는 경보 시스템을 포함해야 한다.			
A7.4	환자의 하나 혹은 여러 임상적 지표를 감시하는데 사용하는 의료기기는 적절한 경보 시스템을 갖추어야 하며, 환자 건강 상태 안과 혹은 생명 위급 시, 사용자에게 경보음을 발생시켜야 한다.			
A7.5	전자파 간섭이 정상 가동하는 장치 혹은 설비를 손상시킬 수 있으므로, 의료기기 설계 및 생산 시 전자파 간섭의 위험을 줄일 수 있도록 고안되어야 한다.			
A7.6	의료기기 설계 및 생산 시 충분히 전자파 간섭을 견딜 수 있도록 하여 제품의 정상적 가동이 보장되도록 고안되어야 한다.			
A7.7	신청인 설명에 따라 설치 진행 시, 정상 상태 및 단일 고장 상태에서 의료기기 설계 및 생산은 사용자와 타인에 대한 예외적인 전기 충격의 위험을 최대한 줄일 수 있도록 고안되어야 한다.			
A8	소프트웨어 포함 의료기기 및 독립 소프트웨어			
A8.1	프로그래밍가능 전기 시스템(소프트웨어 부품 포함)을 갖춘 의료기기 혹은 독립 소프트웨어의 설계 시 정확성, 신뢰성, 정밀도, 안전 및 성능이 그 사용 목적(예기용도)에 부합함을 확보할 수 있도록 고안되어야 한다. 적절한 조치를 취해, 단일 고장의 위험 혹은 성능 저하를 제거 혹은 줄일 수 있도록 해야 한다.			
A8.2	소프트웨어 부품을 포함한 의료기기 혹은 독립 소프트웨어는 선진 기술에 근거 연구 개발, 생산 및 유지 보호를 하고 전생명 주기(빠른 세대 교체 개발, 빈번한 업데이트, 업데이트 누적효과 등), 위험관리(시스템, 환경, 데이터 변화) 등의 원칙을 고려해야 하며, 이때 정보 안전(안전한 업데이트), 검증 및 확인(관리 절차 업데이트 등)의 요구를 포함해야 한다.			
A8.3	이동형 컴퓨팅 플랫폼과 같이 사용하는 소프트웨어의 설계 및 개발 시 플랫폼 자체(모니터 사이즈 및 명암비, 연결성, 내부 저장 등)및 그 사용 관련한 외부 요소(각 환경하에서의 조명 혹은 소음 수준 등)을 고려해야 한다			
A8.4	신청인은 미승인 접속 등을 포함 하드웨어, IT통신망 특성 및 통신망 보안 조치 등과 같은 소프트웨어가 예상되는 정상 가동 시 필요한 최저 요구를 규정해야 한다.			
A8.5	의료기기 설계, 생산 및 유지 보호 시 충분한 통신망 안전 수준을 제공하여 미승인접속을 방지할 수 있도록 해야 한다.			
A9	진단 혹은 측정 기능을 갖춘 의료기기			
A9.1	진단 혹은 측정(감시 포함) 기능이 있는 의료기기의 설계 및 생산 시 적절한 과학적 방법에 근거, 기타 성능 이외에도 상응하는 정확도, 정밀도 및 안정성을 확보하여 그 사용목적을 실현할 수 있어야 한다.			

조항	요구	적용	적합성 증명 방법	적합성 객관적 증거제공 문건
	a) 신청인은 정확도의 제한치(적용 시)를 규정해야 한다. b) 사용자의 이해 및 허용의 편의를 위해, 디지털화 측정 수치는 표준화 단위로 표시(가능 시)하고, 국제 통용 표준 계량 단위 사용을 권장하며, 안전 및 사용자의 숙련도 및 그전의 임상 경험 등을 고려 기타 공인된 계량 단위를 사용할 수도 있다. c) 의료기기 지시기와 제어기의 기능에 대한 상세한 설명서가 있어야 한다. 만약 가시적 시스템을 통해 조작, 조작 지시 혹은 조정 매개변수 관련한 설명을 제공할 경우, 해당 정보는 사용자와 환자(적용시)가 충분히 이해할 수 있어야 한다.			
A10	설명서 및 라벨			
A10.1	의료기기는 해당 기기 및 그 신청인이 필요로 하는 정보를 제공해야 한다. 각 의료기기마다 안전 및 성능정보 혹은 관련 지시 등을 제공해야 한다. 이러한 정보는 기기 본체, 포장 혹은 사용 설명서에 표시할 수 있으며, 전자 수단(웹사이트) 등을 통해 접속하도록 하여 예상 사용자들이 쉽게 이해할 수 있도록 해야 한다.			
A11	방사선 보호			
A11.1	의료기기 설계, 생산 및 포장은 사용자, 타인 및 환자(적용 시)에 대한 방사선 조사 선량을 최대한 줄이도록 하되 그 진단 혹은 치료 기능에 영향을 미칠 수 없도록 고안해야 한다.			
A11.2	방사선 혹은 잠재적 방사선 위해가 있는 의료기기의 사용 설명서에는 방사선 특성, 사용자, 타인 혹은 환자(적용 시)에 대한 보호 조치를 제공하여, 오용 방지 방법, 운송, 저장 및 설치 위험을 줄일 수 있도록 해야 한다.			
A11.3	의료기기에 방사선 혹은 잠재적 방사선 위해가 있을 경우 그러한 방사선의 누출에 대한 소리 혹은 램프 등의 경보 기능(실행 가능 시)을 갖추어야 한다.			
A11.4	의료기기설계 및 생산 시 사용자, 기타 인원, 환자(적용 시)에 대한 비예측, 오차 혹은 산란하는 방사선 위험을 최대한 줄일 수 있도록 고안되어야 한다. 그러한 가능성이 있거나 적절한 상태에서, 조치를 취하여 사용자, 기타 인원 혹은 환자(적용 시) 등에 대해 영향을 받을 수 있는 사람들에 대한 방사선에 대한 노출을 최대한 줄일 수 있도록 해야 한다.			
A11.5	방사선 혹은 잠재적 방사선 위해가 있고 설치해야 하는 의료기기는 사용 설명서에 관련 검수 및 성능 측정, 검수 기준 및 유지 보호 절차 등의 정보를 명시해야 한다.			
A11.6	사용자에 대한 방사선 혹은 잠재적 방사선 위해가 있을 경우 그 설계 및 생산은 방사선 선량, 기하학적 분포, 에너지 분포(혹은 질량) 및 기타 방사선 관력 핵심적 특성이 합리적 통제 및 조정되며, 사용 과정 중 감시 및 제어(적용 시)가 확보되어야 한다. 상술한 의료기기의 설계 및 생산 시, 관련 가변 수치(파라미터)의 중복성은 허용 범위 내에 있음을 확보해야 한다.			
A12	비전문가 사용에 대한 위험			
A12.1	비전문가 사용 의료기기(자가 측정 혹은 환자주변/POCT 검측 등)에 대해 의료기기의 정상적 사용 보장을 위해, 그 설계 및 생산은 비전문가사용의 조작 기능, 비전문가 기술 및 사용환경의 차이로 인한 결과로 인한 영향을 고려해야 한다. 신청인이 제공한 정보와 설명은 쉽게 이해 및 사용이 용이하도록 작성하고, 결과에 대한 해석을 표시해야 한다.			
A12.2	비전문가 사용 의료기기(자가 측정 혹은 POCT검출 등)의 설계 및 생산 시 다음을 이행해야 한다. : a) 사용자가 사용설명서규정에 따르는 안전하고 정확한 사용을 보장해야			

조항	요구	적용	적합성 증명 방법	적합성 객관적 증거제공 문건
	한다. 설명서 관련 위험을 적절한 수준으로 낮출 수 없을 경우 훈련을 통해 그러한 위험을 줄일 수 있어야 한다. ; b) 비전문가 사용 시 사용 오작동 및 결과 해석의 오해로 인한 위험을 최대한 줄여야 한다.			
A12.3	비전문가 사용 의료기기는 다음의 조치를 취해 사용자의 편의를 돕도록 해야 한다 : a) 사용 시, 기기의 정상적 가동을 검증할 수 있어야 한다. ; b) 의료기기가 정상적 가동 불가 혹은 무효한 결과 제공 시, 경보를 발생시켜야 한다.			
A13	생물학적 원자재 포함 의료기기			
A13.1	동식물 조직, 세포 혹은 기타 물질, 세균유래 물질 혹은 파생한 물질을 포함하는 의료기기에 대해 활성이 없거나 비활성 상태로 제공해야 하며 다음에 부합해야 한다. : a) 조직, 세포 및 그 파생물질은 통제 되고 예상되는 동물종에서 유래된 것이어야 한다. 동물의 지리적 유래 정보는 관련 법규 요구에 따라 보존해야 한다. b) 동물 유래 조직, 세포, 물질 혹은 그 파생 물질의 채집,가공, 보존, 검측 및 처리 과정은 환자, 사용자 및 타인(적용 시)의 안전을 확보해야 한다. 특히 바이러스 및 기타 전염성 병원체의 경우 검증을 통한 선진 기술로 제거 혹은 불활성화 시키되, 의료기기 성능에 영향을 줄 수 있는 상황은 제외한다.			
A13.2	감독관리 부서에 대해 의료기기가 인체에서 유래된 조직, 세포, 물질 혹은 그 파생물질에서 생산할 경우 다음의 조치를 취해야 한다. a) 조직, 세포의 공여, 획득 및 검측 시 관련 법규 요구에 따라 진행해야 한다 ; b) 환자, 사용자 혹은 타인의 안전을 확보하기 위해 조직, 세포 혹은 그 파생물질을 가공, 보존 혹은 기타 처리를 해야 한다. 바이러스 및 기타 전염원에 대해, 원천봉쇄하여 생산과정 중 검증을 거친 선진 기술로 제거 및 불활성화 시켜야 한다.			
A13.3	A13.1, A13.2이외의 생물 물질을 사용하여(식물 혹은 세균 유래 물질 등) 생산할 경우, 그 가공, 보존, 검측 및 처리 시 환자, 사용자 및 기타 인원(폐기물 처리자 등)의 안전을 확보해야 한다. 바이러스 및 기타 전염원에 대해 안전 확보를 위해 원천 통제하거나 생산과정 중 검증을 거친 선진 기술로 제거 혹은 불활성화 시켜야 한다.			
B	의료기기에 적용하는 기본 원칙			
B1	화학, 물리 및 생물학적 특성			
B1.1	의료기기 사용목적 및 제품(예)일부 흡수성 제품)이 체내에 흡수, 분포, 대사 및 배출 등에 근거, 의료기기의 화학, 물리,생물학적 특정에 대해 사용한 원자재/물질 및 인체조직, 세포 그리고 체액간의 적합성을 특히 주의해야 한다.			
B1.2	의료기기 설계 및 생산 시 제품의 사용 중 기타 원자재, 물질 혹은 기체와 접촉할 경우 충분한 안전 사용을 보증해야 한다. 의료기기가 의약품과 같이 사용될 경우 해당 제품의 설계 및 생산 시 의약품 관리 규정에 부합해야 하며, 의약품 적합성을 갖추어야 하며, 동시에 의약품과 의료기기 성능도 그 적응증과 사용목적에 부합해야 한다.			
B1.3	의료기기 설계 및 생산 시 무결한 피부에 접촉하는 제품을 제외하고는 환자 혹은 사용자 체내에 방출하는 입자와, 입자 크기 및 성질 등으로 인하여 발			

조항	요구	적용	적합성 증명 방법	적합성 객관적 증거제공 문건
	생할 수 있는 위험을 줄여야 한다. 나노 기술 원자재 등은 특별히 주의해야 한다.			
B2	방사선 보호			
B2.1	의학 영상에 사용하는 의료기기는 전리 방사선을 갖추고 있을 경우 그 설계 및 생산 시 영상 및/혹은 출력 품질보장 뿐 아니라 환자, 사용자 및 기타 인원에 대한 방사선 조사 선량을 최대한 줄일 수 있도록 고안되어야 한다.			
B2.2	전리 방사선을 함유하는 의료기기는 치료과정에 사용하는 방사선 선량을 정밀예측(혹은 감시), 모니터링, 보고 및 기록 할 수 있어야 한다.			
B3	삽입 의료기기 특수 요구			
B3.1	제세동기, 고주파 수술 설비와 같이 사용하는 삽입 의료기기 설계 및 생산 시 치료 관련 위험을 최대한 제거 줄이도록 해야 한다.			
B3.2	프로그램 가능 삽입형 유원 의료기기 설계 및 생산 시 제품이 수술 없이 정확한 식별을 보증할 수 있어야 한다.			
B4	에너지 혹은 물질 제공 의료기기의 환자 혹은 사용자 위험에 대한 보호			
B4.1	환자에게 에너지 혹은 물질 공급 의료기기는 그 설계 및 생산 시 정확하게 공급량을 설정 유지하도록 하여 환자, 사용자 및 기타 인원의 안전을 보장할 수 있도록 고안되어야 한다.			
B4.2	출력량 부족으로 위험 발생 시, 의료기기는 예방 및/혹은 '출력량 부족'을 나타내는 기능을 갖추어야 한다. 예상 외 출력되는 위험 등급(량)에 해당하는 에너지 혹은 비교적 큰 위험으로 간주하며 적절한 조치를 취하여 그 위험을 줄여야 한다.			
B5	의약품 성분 포함 조합 제품			
B5.1	의료기기 구성 성분에 일부 물질을 함유할 경우 감독관리 법규에 근거, 해당 물질이 의약품사용 제품/의약품으로 관리되는 경우, 또한 해당 물질이 체내에서 의료기기에 대해 보조적 작용을 할 때 의료기기와 해당물질을 한 시스템으로 간주, 그 안전성 및 성능에 대해 검증하고 동시에 해당 물질의 특징, 안전, 푸질 및 유효성을 검증해야 한다.			

설명	1. 제3열 적용 시, "예"라고 기재한다. 적용하지 않을 경우 "아니요"라고 기재하며, 제품 특성을 고려 적용하지 않는 이유를 설명한다.
	2. 제4열은 해당 의료기기가 안전성과 성능의 기본 원칙에 부합한다는 것을 입증하는 방법을 기재하는데, 보통 다음의 방법으로 그 기본 요구 적합성을 증명한다. :
	  (1) 기 발표한 의료기기 부분 규칙, 규범성 문건에 부합
	  (2) 의료기기 관련 국가표준, 산업표준, 국제 표준 부합
	  (3) 일반적으로 허용할 수 있는 시험 방법에 부합
	  (4) 기업 자사규격에 따른 방법에 부합
	  (5) 기 시판 승인 동종 제품과의 비교
	  (6) 임상평가
	3. 적합성을 위해 제공하는 증거는 등록 신청자료상의 위치 및 일련 번호를 명시해야 한다. 제품 등록 신청 자료에 있는 문서의 경우 신청 자료에 포함된 구체적 위치를 설명할 것. 제품 등록 자료에 포함되지 않는 문서는 해당 증거 문서의 명칭 및 그 품질 관리 체계 문서의 일련 번호를 기재하여 심사에 대비하도록 한다.			

9.4 체외진단제 안전 및 성능 리스트

가. 중문

附件 7

体外诊断试剂安全和性能基本原则清单

条款号	要求	适用	证明符合性采用的方法	为符合性提供客观证据的文件
A	安全和性能的通用基本原则			
A1	一般原则			
A1.1	医疗器械应当实现申请人申报产品的预期性能，其设计和生产应当确保器械在预期使用条件下达到预期目的。这些器械应当是安全的并且能够实现其预期性能，与患者受益相比，其风险应当是可接受的，且不会损害医疗环境、患者安全、使用者及他人的安全和健康。			
A1.2	申请人应当建立、实施、记录和维护风险管理体系，确保医疗器械安全、有效且质量可控。在医疗器械全生命周期内，风险管理是一个持续、反复的过程，需要定期进行系统性的改进更新。在开展风险管理时，申请人应当： a)建立涵盖所有医疗器械风险管理计划并形成文件； b)识别并分析涵盖所有医疗器械的相关的已知和可预见的危险（源）； c)估计和评价在预期使用和可合理预见的误使用过程中，发生的相关风险； d)依据A1.3和A1.4相关要求，消除或控制c)点所述的风险； e)评价生产和生产后阶段信息对综合风险、风险受益判定和风险可接受性的影响。上述评价应当包括先前未识别的危险（源）或危险情况，由危险情况导致的一个或多个风险对可接受性的影响，以及对先进技术水平的改变等。 f)基于对e)点所述信息影响的评价，必要时修改控制措施以符合A1.3和A1.4相关要求。			
A1.3	医疗器械的申请人在设计和生产过程中采取的风险控制措施，应当遵循安全原则，采用先进技术。需要降低风险时，申请人应当控制风险，确保每个危险（源）相关的剩余风险和总体剩余风险是可接受的。在选择最合适的解决方案时，申请人应当按以下优先顺序进行： a)通过安全设计和生产消除或适当降低风险； b)适用时，对无法消除的风险采取充分的防护措施，包括必要的警报； c)提供安全信息（警告/预防措施/禁忌证），适当时，向使用者提供培训。			
A1.4	申请人应当告知使用者所有相关的剩余风险。			
A1.5	在消除或降低与使用有关的风险时，申请人应该： a)适当降低医疗器械的特性（如人体工程学/可用性）和预期使用环境（如灰尘和湿度）可能带来的风险； b)考虑预期使用者的技术知识、经验、教育背景、培训、身体状况（如适用）以及使用环境。			

条款号	要求	适用	证明符合性采用的方法	为符合性提供客观证据的文件
A1.6	在申请人规定的生命周期内，在正常使用、维护和校准（如适用）情况下，外力不应对医疗器械的特性和性能造成不利影响，以致损害患者、使用者及他人的健康和安全。			
A1.7	医疗器械的设计、生产和包装，包括申请人所提供的说明和信息，应当确保在按照预期用途使用时，运输和贮存条件（例如：震动、振动、温度和湿度的波动）不会对医疗器械的特性和性能，包括完整性和清洁度，造成不利影响。申请人应能确保有效期内医疗器械的性能、安全和无菌保证水平。			
A1.8	在货架有效期内、开封后的使用期间（对于诊断试剂，包括在机稳定性），以及运输或送货期间（对于诊断试剂，包括被测样品），医疗器械应具有可接受的稳定性。			
A1.9	在正常使用条件下，基于当前先进技术水平，比较医疗器械性能带来的受益，所有已知的、可预见的风险以及任何不良副作用应最小化且可接受。			
A2	临床评价			
A2.1	基于监管要求，医疗器械可能需要进行临床评价（如适用）。所谓临床评价，就是对临床数据进行评估，确定医疗器械具有可接受的风险受益比，包括以下几种形式： a)临床试验报告（诊断试剂临床性能评价报告） b)临床文献资料 c)临床经验数据			
A2.2	临床试验的实施应当符合《赫尔辛基宣言》的伦理原则。保护受试者的权利、安全和健康，这是最重要的考虑因素，其重要性超过科学和社会效益。在临床试验的每个步骤，都应理解、遵守和使用上述原则。另外，临床试验方案审批、患者知情同意、诊断试剂剩余样本使用等应符合相关法规要求。			
A3	化学、物理和生物学特性			
A3.1	关于医疗器械的化学、物理和生物学特性，应特别注意以下几点： a)所用材料和组成成分的选择，需特别考虑： -毒性； -生物相容性； -易燃性； b)工艺对材料性能的影响； c)生物物理学或者建模研究结果应当事先进行验证（如适用）； d)所用材料的机械性能，如适用，应考虑强度、延展性、断裂强度、耐磨性和抗疲劳性等属性； e)表面特性； f)器械与已规定化学和/或物理性能的符合性。			
A3.2	基于医疗器械的预期用途，医疗器械的设计、生产和包装，应当尽可能减少污染物和残留物对使用者和患者，以及对从事医疗器械运输、贮存及其他相关人员造成的风险。特别要注意与使用者和患者暴露组织接触的时间和频次。			
A3.3	医疗器械的设计和生产应当适当降低析出物（包括滤沥物和/或蒸发物）、降解产物、加工残留物等造成的风险。应当特别注意致癌、致突变或有生殖毒性的泄漏物或滤沥物。			

条款号	要求	适用	证明符合性采用的方法	为符合性提供客观证据的文件
A3.4	医疗器械的设计和生产应当考虑到医疗器械及其预期使用环境的性质，适当降低物质意外进入器械所带来的风险。			
A3.5	医疗器械及其生产工艺的设计应当能消除或适当降低对使用者和其他可能接触者的感染风险。设计应当： a)操作安全，易于处理； b)尽量减少医疗器械的微生物泄漏和/或使用过程中的感染风险； c)防止医疗器械或其内容物（例如：标本）的微生物污染； d)尽量减少意外风险（例如：割伤和刺伤（如针刺伤）、意外物质溅入眼睛等）。			
A4	灭菌和微生物污染			
A4.1	医疗器械其设计应当方便使用者对其进行安全清洁、消毒、灭菌和/或重复灭菌（必要时）。			
A4.2	具有微生物限度要求的医疗器械，其设计、生产和包装应当确保在出厂后，按照申请人规定的条件运输和贮存，符合微生物限度要求。			
A4.3	以无菌状态交付的医疗器械，其设计、生产和包装应按照适当的程序进行，以确保在出厂时无菌。在申请人规定的条件下运输和贮存的未破损无菌包装，打开前都应当保持无菌状态。应确保最终使用者可清晰地辨识包装的完整性（例如：防篡改包装）。			
A4.4	无菌医疗器械应按照经验证的方法进行加工、生产、包装和灭菌，其货架有效期应按照经验证的方法确定。			
A4.5	预期无菌使用的医疗器械（申请人灭菌或使用者灭菌），均应在适当且受控的条件和设施下生产和包装。			
A4.6	以非无菌状态交付，且使用前灭菌的医疗器械： a)包装应尽量减少产品受到微生物污染的风险，且应适用于申请人规定的灭菌方法； b)申请人规定的灭菌方法应当经过验证。			
A4.7	若医疗器械可以无菌和非无菌状态交付使用，应明确标识其交付状态。			
A5	环境和使用条件			
A5.1	如医疗器械预期与其他医疗器械或设备整合使用，应确保整合使用后的系统，包括连接系统，整体的安全性，且不影响器械本身的性能。整合使用上的限制应明确标识和/或在使用说明书中明确。对于需要使用者处理的连接，如液体、气体传输、电耦合或机械耦合等，在设计和生产过程中尽可能消除或降低所有可能的风险，包括错误连接或安全危害。			
A5.2	医疗器械的设计和生产应当考虑预期的使用环境和使用条件，以消除或降低下列风险： a)与物理和人体工程学/可用性的特性有关，对使用者或他人造成损伤的风险； b)由于用户界面设计、人体工程学/可用性的特性以及预期使用环境导致的错误操作的风险； c)与合理可预期的外部因素或环境条件有关的风险，如磁场、外部电和电磁效应、静电释放、诊断和治疗带来的辐射、压力、			

条款号	要求	适用	证明符合性采用的方法	为符合性提供客观证据的文件
	湿度、温度和/或压力和加速度的变化； d)正常使用条件下与固体材料、液体和其他物质，包括气体，接触而产生的风险； e)软件与信息技术（IT）运行环境的兼容性造成的风险。 f)正常使用过程中，医疗器械非预期析出物导致的环境风险； g)样本/样品/数据不正确识别和错误结果导致的风险，比如用于分析、测试或检测的样本容器、可拆卸部件和/或附件，其颜色和/或数字编码混淆； h)与其他用于诊断、监测或治疗的医疗器械互相干扰导致的风险。			
A5.3	医疗器械的设计和生产应当消除或降低在正常状态及单一故障状态下燃烧和爆炸的风险，尤其是预期用途包括暴露于易燃、易爆物质或与其他致燃物相关的器械联用。			
A5.4	医疗器械的设计和生产应能确保调整、校准和维护过程能够安全有效的完成。 a)对无法进行维护的医疗器械，如植入物，应尽量降低材料老化等风险； b)对无法进行调整和校准的医疗器械，如某些类型的温度计，应尽量降低测量或控制机制精度的损失风险。			
A5.5	与其他医疗器械或产品联合使用的医疗器械的设计和生产，其互操作性和兼容性应可靠且安全。			
A5.6	医疗器械的设计和生产应能降低未经授权的访问风险，这种访问可能会妨碍器械正常运行，或造成安全隐患。			
A5.7	具有测量、监视或有数值显示功能的医疗器械，考虑到预期使用环境、使用者、预期用途，其设计和生产应符合人体工程学/可用性原则。			
A5.8	医疗器械的设计和生产，应便于使用者、患者或其他人员对其安全处置或再利用；应便于相关废弃物的安全处置或再利用。使用说明书应明确安全处置或回收的程序和方法。			
A6	具有诊断或测量功能的医疗器械			
A6.1	具有诊断或测量(包括监测)功能的医疗器械的设计和生产，应基于适当的科学和技术方法，除其他性能外，还应确保相应的准确度、精密度和稳定性，以实现其预期目的。 a)申请人应规定准确度限值（如适用）。 b)数字化测量值应以使用者理解和接受的标准化单位表示（如可能），推荐使用国际通用的标准计量单位，考虑到安全性、使用者的熟悉程度和既往的临床实践，也可使用其他公认的计量单位。 c)医疗器械导示器和控制器的功能应有详细的说明，若器械通过可视化系统提供与操作、操作指示或调整参数有关的说明，该类信息应能够被使用者和患者（适用时）理解。			
A7	说明书和标签			
A7.1	医疗器械应附有识别该器械及其申请人所需的信息。每个医疗器械还应附有相关安全和性能信息或相关指示。这些信息可出现在器械本身、包装上或使用说明书中，或者可以通过电子手段（如网站）便捷访问，易于被预期使用者理解。			

条款号	要求	适用	证明符合性采用的方法	为符合性提供客观证据的文件
A8	对非专业用户使用风险的防护			
A8.1	对于非专业用户使用的医疗器械（如自测或近患者检测），为保证医疗器械的正常使用，其设计和生产应当考虑非专业用户的操作技能，以及因非专业用户技术和使用环境的不同对结果的影响。申请人提供的信息和说明应易于理解和使用，并可对结果做出解释。			
A8.2	供非专业用户使用的医疗器械（如自测或近患者检测）的设计和生产应当： a)确保使用者可以按照使用说明书的规定安全准确的使用。当无法将与说明书相关的风险降低到适当水平时，可以通过培训来降低此类风险； b)尽可能减少非专业用户因错误操作和错误解释结果导致的风险。			
A8.3	供非专业用户使用的医疗器械可通过以下措施方便用户： a)在使用时，可以验证器械的正常运行； b)当器械不能正常运行或提供无效结果时，会发出警告。			
A9	含有生物源材料的医疗器械			
A9.1	对于含有动植物组织、细胞或其它物质，细菌来源物质或衍生物的医疗器械，若无活性或以非活性状态交付，应当： a)组织、细胞及其衍生物应来源于已受控且符合预期用途的动物种属。动物的地理来源信息应根据相关法规要求予以保留。 b)动物源的组织、细胞、物质或其衍生物的采集、加工、保存、检测和处理过程，应确保患者、使用者以及其他人员（如适用）的安全。特别是病毒和其他传染性病原体，应通过经验证的先进技术消除或灭活，影响医疗器械性能的情况除外。			
A9.2	对于监管部门而言，当医疗器械由人体来源的组织、细胞、物质或其衍生物生产时，应当采取以下措施： a)组织、细胞的捐赠、获取和检测应依据相关法规的要求进行； b)为确保患者、使用者或他人的安全，应对组织、细胞或其衍生物进行加工、保存或其他处理。对于病毒和其他传染源，应通过源头控制，或在生产过程中通过经验证的先进技术消除或灭活。			
A9.3	当医疗器械使用A13.1、A13.2以外的生物物质（例如植物或细菌来源的材料）生产时，其加工、保存、检测和处理应确保患者、用户以及其他人员（如废弃物处置人员等）的安全。对于病毒和其他传染源，为确保安全，应通过源头控制，或在生产过程中通过经验证的先进技术消除或灭活，以确保安全。			
B	适用于IVD医疗器械的基本原则			
B1	化学、物理和生物特性			
B1.1	关于IVD医疗器械的化学、物理和生物学特性，考虑到产品的预期用途，应注意由于所用材料与待检测或测定的标本、分析物或标志物之间的物理和/或化学不相容性而导致分析性能受损的可能性（如生物组织、细胞、体液和微生物）。			
B2	性能特性			
B2.1	IVD医疗器械应达到申请人声称的适用于预期用途的分析和临			

条款号	要求	适用	证明符合性采用的方法	为符合性提供客观证据的文件
	床性能指标，同时应考虑适用人群、预期使用者和使用环境。应使用合理的、经验证的、公认的技术方法，确定上述指标。 a)分析性能包括不限于， a校准品和质控品的溯源、赋值 b准确度（正确度和精密度） c分析灵敏度/最低检出限 d分析特异性 e测量区间 f样本稳定性 b)临床性能，如临床诊断敏感性、临床诊断特异性、阳性预测值、阴性预测值、似然比、以及正常和异常人群的阳性判断值或参考区间。 c)验证控制程序，以确保使用者按照预期用途使用IVD医疗器械，因此其结果适合预期用途。			
B2.2	如果IVD医疗器械的性能取决于使用的校准品或质控品，应通过可用的参考测量程序或可提供的更高级别的参考物质，来确保这些定标液或质控品的赋值具有溯源性。（当IVD医疗器械的性能依赖于校准品或质控品的使用时，应通过参考测量程序或更高级别的参考物质溯源校准品或质控品的赋值。）			
B2.3	在可能的情况下，数字表示的数值应采用普遍接受的标准化单位，并且可被IVD医疗器械的使用者理解。（数值标识应尽可能地采用标准化单位，且易于使用者理解。）			
B2.4	IVD医疗器械的性能特征应根据预期用途进行评估，包括以下内容： a)预期使用者，例如非专业人员、实验室专业人员； b)预期使用环境，例如：患者住所、急诊室、救护车、医疗中心、实验室； c)相关人群，如儿童、成人、孕妇、具有特定疾病体征和症状的个体、接受鉴别诊断的患者等。适当情况下，评估的人群应酌情代表种族，性别和遗传多样性群体，以代表产品拟上市销售地区的人群。 对于传染病，建议选择的人群具有相似的患病率。			
说明	1.第3列若适用，应当注明"是"。不适用应当注明"否"，并结合产品特点说明不适用的理由。 2. 第4列应当填写证明该医疗器械符合安全和性能基本原则的方法，通常可采取下列方法证明符合基本要求： （1）符合已发布的医疗器械部门规章、规范性文件。 （2）符合医疗器械相关国家标准、行业标准、国际标准。 （3）符合普遍接受的测试方法。 （4）符合企业自定的方法。 （5）与已批准上市的同类产品的比较。 （6）临床评价。 3.证明符合性的证据包含在产品注册申报资料中，应当说明其在申报资料中的具体位置。证明符合性的证据未包含在产品注册申报资料中，应当注明该证据文件名称及其在质量管理体系文件中的编号备查。			

나. 한글
부록 7

체외진단제 안전 및 성능 기본원칙 리스트

조항	요구	적용	적합성 증명 적용방법	적합성 객관적 증거제공 문건
A	안전 및 성능 통용 기본 원칙			
A1	일반원칙			
A1.1	의료기기는 신청인/등록 신청인/등록인이 예측하는 성능을 실현하고, 그 설계 및 생산이 의료기기의 사용 조건하에서 예상하는 목적을 달성하도록 고안되어야 한다. 이러한 기기는 안전하고 그 예측하는 성능을 실현할 수 있어야 하며, 환자에 대한 수익성 비교 시, 그 위험성이 허용 가능하며, 의료 환경, 환자 안전, 사용자 및 타인의 안전 및 건강에 위해를 가해서는 안 된다.			
A1.2	신청인/등록인은 위험 관리 체계를 마련하고 실시하며 문서화 및 유지 보호하여, 의료기기 안전성, 유효성 및 품질 통제가능성을 확보해야 한다. 의료기기 전 생명 주기 동안, 위험관리는 지속, 반복해야 하는 절차로, 정기적으로 시스템 개선해야 한다. 위험 관리 진행 시 신청인/등록인은 다음을 수행해야 한다: a)모든 의료기기를 포괄하는 위험관리 계획을 수립하고, 문서화해야 한다. ; b)인지하고 있는 해당 의료기기의 모든 예측가능한 위험(원)의 식별 및 분석 c)예상사용 및 합리적으로 예측가능한 오용 과정 중 발생가능한 관련 위험 예측 및 평가 ; d)A1.3 및 A1.4관련 요구에 근거, c)에 기술한 위험 제거 혹은 통제 ; e)생산 및 생산 이후 단계 정보가 종합적 위험, 위험 수익 판정 및 위험 허용성에 대한 영향 평가. 상술한 평가에는 이전에 식별하지 않은 위험원 혹은 위험상황으로 인한 하나 혹은 그 이상의 위험이 허용 가능성에 미치는 영향, 선진 기술 수준에 대한 변화 등을 포함해야 한다. f)e)에 기술한 정보의 영향에 대한 평가에 근거, 필요 시 통제 조치 및 A1.3 및 A1.4관련 요구에 부합하도록 통제조치를 수정해야 한다.			
A1.3	의료기기 신청인/등록신청인/신청인은 설계 및 생산 과정에서 적용하는 위험통제 조치는 안전원칙을 준수, 선진 기술을 적용해야 한다. 위험성을 경감해야 할 경우, 신청인은 위험을 통제하여 각 위험(원) 관련 잔여 위험 및 전체 잔여 위험의 허용 가능성을 확보해야 한다. 적절한 해결 방안을 선택할 때, 신청안은 다음 우선 순위에 따라 진행해야 한다. a)안전설계 및 생산을 통해 위험을 제거 혹은 적절히 경감시킴 ; b)적용 시, 제거할 수 없는 위험에 대해 충분한 보호조치를 취할 것. 필요한 경보 등 포함 ; c)안전 정보(경고/예방조치/금기증)제공, 적용 시, 사용자에 대한 교육 제공 등			
A1.4	신청인은 사용자에게 모든 관련된 잔여 위험을 고지할 것			
A1.5	사용관련 위험을 제거 혹은 경감할 때 신청인은 다음을 이행해야 한다. a)의료기기 특성(인체공학/가용성등)및 예상 사용 환경(먼지 및 습도 등)에 의한 위험성을 적절히 경감시킬 것 ; b)예상사용자 기술지식, 경험, 교육 배경, 훈련, 신체적 상태(적용 시) 및 사용 환경을 고려할 것			
A1.6	신청인/등록인이 규정한 전생명 주기 내에 정상 사용, 유지 보수 및 교정(적용 시) 상황에서, 외부의 힘이 의료기기 특성과 성능에 불리한 영향을 미쳐 환자, 사용자 및 타인의 건강 안전을 해치지 않도록 해야 한다.			
A1.7	시청인/등록인이 제공하는 설명 및 정보를 포함한 의료기기 설계, 생산 및 포장은			

조항	요구	적용	적합성 증명 적용방법	적합성 객관적 증거제공 문건
A1.8	예상용도에 따라 사용 시의 운송 및 보관 조건(진동, 충격, 온도 및 습도의 파동 등)이 무결성 및 청결도 등을 포함 의료기기의 특성 및 성능에 불리한 영향을 주지 않도록 되어 있어야 한다. 신청인은 유효기간 내 의료기기 성능, 안전성 및 무균 보증 수준을 확보할 수 있어야 한다. 전생명 유효기간, 개봉후 사용 기간(체외진단제, 기형(장비 장착) 상의 안정성에 대함) 및 운송 혹은 탁송 기간(체외진단제의 경우 표본 포함)의료기기는 허용 가능한 안정성을 갖추어야 한다			
A1.9	정상 사용 조건하에서 현존하는 기준 수준에 근거, 의료기기 성능에 따른 수익과 비교할 때, 기 인지하고 있는 예측 가능한 위험 및 모든 부작용을 최소화하고 그것이 허용 가능해야 한다.			
A2	임상평가			
A2.1	감독관리요구에 근거, 의료기기는 임상평가(적용 시)를 진행해야 한다. 임상평가란, 임상데이터에 대한 평가로 통해 의료기기가 허용 가능한 위험수익 비율을 확정하는 것으로 다음의 형식을 포함한다 : a)임상시험 보고서 b)임상문헌자료 c)임상경험데이터			
A2.2	임상시험 진행 시 ≪헬싱키 선언≫의 윤리원칙에 부합해야 한다. 피험자의 권익, 안전 및 건강 보호를 중요한 고려 요소로 하며, 이는 과학 및 사회적 효과이익 보다 중요하다. 임상시험 각 단계마다 상술한 원칙을 이해, 준수 및 적용해야 한다. 임상시험 방안 심사 승인, 환자 동의서, 체외진단제 잔여 시료 사용 등은 관련 법규 요구에 부합해야 한다.			
A3	화학, 물리 및 생물학적 특성			
A3.1	의료기기의 화학, 물리 및 생물학적 특성은 특별히 다음의 내용을 주의해야 한다 : a)모든 원자재 조성 성분 선택 시 특별히 다음을 고려해야 한다 : -독성 ; -생물학적 적합성 ; -가연성 ; b)원자재에 대한 가공 공정의 영향 ; c)생물,물리학 혹은 모델링 연구 결과는 사전 검증을 진행해야 한다.(적용 시) ; d)모든 원자재의 기계적 성능은 적용 시 강도, 연신성, 파열강도, 마모성 및 피로 강도 등의 속성 ; e) 표면특성 ; f)기기와 기 규정하는 화학 및/혹은 물리적 성능의 적합성			
A3.2	의료기기 사용목적(예기용도)에 근거, 의료기기 설계, 생산 및 포장은 오염물질과 잔류물질의 사용자와 환자 및 의료기기 운송, 보관 및 기타 관련자에 대한 위험을 최대한 줄일 수 있도록 해야 한다. 특히 사용자와 환자에 대한 조직 노출 접촉 시간 및 빈도수에 주의해야 한다.			
A3.3	의료기기 설계 및 생산 시 석출물(삼출물 및/혹은 증발물질), 분해산물, 가공 잔류 물질로 인한 위험을 적절히 경감시켜야 한다. 특히 발암, 변이유발성 혹은 생식독성을 일으키는 유출물질 혹은 삼출물질에 대해 주의해야 한다.			
A3.4	의료기기 설계 및 생산 시 의료기기 및 예상사용 환경 특성을 고려하고, 임의의 물질이 기기에 침투하여 발생할 수 있는 위험을 적절히 경감시켜야 한다.			
A3.5	의료기기 및 그 생산공정 설계 시 사용자 및 기타 접촉자에 대한 감염 위험을 제거			

조항	요구	적용	적합성 증명 적용방법	적합성 객관적 증거제공 문건
	하고 적절히 경감시켜야 한다. : a)조작 안전, 용이한 처리 ; b)의료기기 미생물 누출 및/혹은 사용 과정중의 감염 위험을 최대한 경감시켜야 한다 ; c)의료기기 혹은 그 내용물(표본 등)의 미생물 오염을 방지한다 d)예상밖의 위험을 최대한 줄인다(상처 및 자상(찰과상), 눈에 의외의 물질 침투 등)			
A4	멸균 및 미생물 오염			
A4.1	의료기는 사용자의 그 안전한 청소, 소독, 멸균 및/혹은 중복 멸균(필요 시)에 용이하게 설계되어 있어야 한다.			
A4.2	미생물 제한 요구가 있는 의료기기는 그 설계, 생산 및 포장에 있어 출고 후 신청인이 규정하는 조건에 따라 운송 및 보관, 미생물 제한 요구의 적합성을 확보할 수 있도록 고안되어야 한다.			
A4.3	무균 상태로 제공하는 의료기기의 설계, 생산 및 포장 시 적절한 절차로 진행하여 출고 시 무균 상태를 확보해야 한다. 신청인이 규정하는 조건하에서의 운송 및 보관한 포장이 파손되지 않고, 개봉 전 무균 상태를 유지해야 한다. 최종 사용자가 포장의 무결성을 정확하게 식별할 수 있어야 한다.(포장 변경 방지 등)			
A4.4	무균 의료기기는 검증 방법에 따라 가공, 생산, 포장 및 멸균을 진행해야 하며, 전 생명 주기 유효기간은 검증 방법에 따라 확정해야 한다.			
A4.5	무균상태로 사용할 의료기기(신청인 멸균 혹은 사용자 멸균)은 적절히 통제되는 조건 및 시설 하에서 생산 및 포장해야 한다.			
A4.6	비무균 상태로 제공, 사용 전 멸균하는 의료기기 : a)포장은 미생물 오염 위험을 최대한 줄이고, 신청인이 규정한 멸균 방법을 적용해야 한다 ; b)신청인이 규정하는 멸균 방법은 검증을 거쳐야 한다.			
A4.7	의료기기를 무균 및 비무균 상태로 사용할 수 있을 경우 그 제공 상태를 명확히 표시해야 한다.			
A5	환경 및 사용 조건			
A5.1	의료기기를 기타 의료기기 혹은 설비와 같이 사용할 경우, 연결 시스템을 포함, 전체의 안전성과 기기 자체의 성능에 영향을 미치지 않음을 보장해야 확보해야 한다. 조합사용 시의 제한 사항은 표시 및/혹은 사용설명서에 명시해야 한다. 사용자가 접속해야 할 경우, 액체, 기체 수송, 전기결합 혹은 기계적 결합 등이 설계 및 생산 과정에서 접속 오류 혹은 안전 위해 등을 포함한 모든 발생 가능한 위험을 최대한 제거 혹은 줄일 수 있도록 고안되어 있어야 한다.			
A5.2	의료기기 설계 및 생산 시 예상되는 사용 환경 및 사용 조건을 고려하여 다음의 위험을 제거 혹은 경감시켜야 한다 : a)물리 및 인체 공학/가용성 특성과 관련, 사용자 혹은 타인이 초래하는 손상의 위험 ; b)사용자 인터페이스 설계, 인체 공학/가용성 특성 및 예측 사용 환경으로 인해 발생한 조작 오류의 위험 ; c)합리적으로 예측될 수 있는 자기장, 외부 전자기효과, 정전기 방출, 진단 및 치료로 인한 방사선, 압력, 습도, 온도 및/혹은 압력, 가속도의 변화 등과 같은 외부 요소 혹은 환경 조건과 관련한 위험 ; d)정상 사용 조건하에서 기체 포함 고체원료, 액체 및 기타 물질과의 접촉에 의해 발생되는 위험 ;			

조항	요구	적용	적합성 증명 적용방법	적합성 객관적 증거제공 문건
	e)소프트웨어 정보 기술(IT)운영 환경과의 호환성으로 인해 발생되는 위험 ; f)정상 사용 과정 중, 의료기기의 예견되지 않은 석출물에 의해 발생되는 환경 위험 ; g)분석, 측정 혹은 검측 등에 사용하는 표본 용기, 탈착 가능 부분 및/혹은 부품 상의 색깔 및/혹은 데이터 코드 혼재와 같은 표본/시료/데이터의 부정확한 식별, 오류결과로 발생하는 위험. h)기타 진단, 감시 혹은 치료에 사용하는 의료기기의 상호 간섭에 의해 발생하는 위험			
A5.3	의료기기 설계 및 생산 시 정상 상태 및 단일 고장상태에서의 연소 및 폭발 위험을 제거 혹은 줄이도록 고안되어 있어야 하며, 특히 사용목적(예기 용도)에 있어 인화성, 폭발성 물질 혹은 기타 연소 가능 물질에 노출되거나 혹은 관련된 경우 그러하다.			
A5.4	의료기기 설계 및 생산 시 조정, 교정 및 유지 보호 과정이 안전성 유효성을 충분히 확보할 수 있도록 고안되어 있어야 한다. a)삽입형 용품과 같이 유지 보수를 할 수 없는 의료기기의 경우 원자재의 노화 등의 위험을 최대한 줄일 수 있도록 한다 ; b)일부 유형의 온도계 등과 같이 조정 및 교정을 실시할 수 없는 의료기기의 경우 측정 혹은 시스템 정밀도 제어 관련 손실 위험을 최대한 줄일 수 있도록 한다.			
A5.5	기타 의료기기 혹은 제품과 같이 사용하는 의료기기는 그 설계 및 생산이 상호 조작성 및 적합성의 신뢰성과 안전성을 보장할 수 있도록 고안되어야 한다.			
A5.6	의료기기 설계 및 생산이 권한위임 없이 이루어지는 접속으로 기기의 정상적 가동을 방해하거나 안전상의 부작용 등의 발생 위험을 줄일 수 있도록 고안되어야 한다.			
A5.7	측정, 감시 혹은 디지털 모니터 기능이 있는 의료기기의 설계 및 생산이 인체 공학/가용성 원칙에 부합하고, 사용목적(예상용도), 예상 사용자, 사용환경에 부합하도록 고안되어야 한다.			
A5.8	의료기기 설계 및 생산은 사용자, 환자 혹은 기타 인원이 제품 혹은 관련 폐기물 안전 처리 혹은 재사용 등에 대해 편리하도록 고안되어야 한다. 사용 설명서에는 안전 처리 혹은 회수 절차 및 방법 등을 명시해야 한다.			
A6	진단 혹은 측정 기능을 갖춘 의료기기			
A6.1	진단 혹은 측정(감시 포함) 기능이 있는 의료기기의 설계 및 생산 시 적절한 과학적 방법에 근거, 기타 성능 이외에도 상응하는 정확도, 정밀도 및 안정성을 확보하여 그 사용목적을 실현할 수 있어야 한다. a)신청인은 정확도의 제한치(적용 시)를 규정해야 한다. b)사용자의 이해 및 허용의 편의를 위해, 디지털화 측정 수치는 표준화 단위로 표시(가능 시)하고, 국제 통용 표준 계량 단위 사용을 권장하며, 안전 및 사용자의 숙련도 및 그전의 임상 경험 등을 고려 기타 공인된 계량 단위를 사용할 수도 있다. c)의료기기 지시기와 제어기의 기능에 대한 상세한 설명서가 있어야 한다. 만약 가시적 시스템을 통해 조작, 조작 지시 혹은 조정 매개변호 관련된 설명을 제공할 경우, 해당 정보는 사용자와 환자(적용시)가 충분히 이해할 수 있어야 한다.			
A7	설명서 및 라벨			
A7.1	의료기기는 해당 기기 및 그 신청인이 필요로 하는 정보를 제공해야 한다. 각 의료기기마다 안전 및 성능정보 혹은 관련 지시 등을 제공해야 한다. 이러한 정보는 기기 본체, 포장 혹은 사용 설명서에 표시할 수 있으며, 전자 수단 (웹사이트) 등을 통해 접속하도록 하여 예상 사용자들이 쉽게 이해할 수 있도록 해야 한다.			

조항	요구	적용	적합성 증명 적용방법	적합성 객관적 증거제공 문건
A8	비전문가 사용자에 대한 보호			
A8.1	비전문가 사용 의료기기(자가 측정 혹은 환자주변/POCT 검측 등)에 대해 의료기기의 정상적 사용 보장을 위해, 그 설계 및 생산은 비전문가사용의 조작 기능, 비전문가 기술 및 사용환경의 차이로 인한 결과로 인한 영향을 고려해야 한다. 신청인이 제공한 정보와 설명은 쉽게 이해 및 사용이 용이하도록 작성하고, 결과에 대한 해석을 표시해야 한다.			
A8.2	비전문가 사용 의료기기(자가 측정 혹은 POCT검출 등)의 설계 및 생산 시 다음을 이행해야 한다. : a)사용자가 사용설명서규정에 따르는 안전하고 정확한 사용을 보장해야 한다. 설명서 관련 위험을 적절한 수준으로 낮출 수 없을 경우 훈련을 통해 그러한 위험을 줄일 수 있어야 한다. ; b)비전문가 사용 시 사용 오작동 및 결과 해석의 오해로 인한 위험을 최대한 줄여야 한다.			
A8.3	비전문가 사용 의료기기는 다음의 조치를 취해 사용자의 편의를 돕도록 해야 한다 : a)사용 시, 기기의 정상적 가동을 검증할 수 있어야 한다. ; b)의료기기가 정상적 가동 불가 혹은 무효한 결과 제공 시, 정보를 발생시켜야 한다.			
A9	생물학적 원자재 포함 의료기기			
A9.1	동식물 조직, 세포 혹은 기타 물질, 세균유래 물질 혹은 파생한 물질을 포함하는 의료기기에 대해 활성이 없거나 비활성 상태로 제공해야 하며 다음에 부합해야 한다. : a)조직, 세포 및 그 파생물질은 통제 되고 예상되는 동물종에서 유래된 것이어야 한다. 동물의 지리적 유래 정보는 관련 법규 요구에 따라 보존해야 한다. b)동물 유래 조직, 세포, 물질 혹은 그 파생 물질의 채집, 가공, 보존, 검측 및 처리 과정은 환자, 사용자 및 기타 인원(적용 시)의 안전을 확보해야 한다. 특히 바이러스 및 기타 전염성 병원체의 경우 검증을 통한 선진 기술로 제거 혹은 불활성화 시키되, 의료기기 성능에 영향을 줄 수 있는 상황은 제외한다.			
A9.2	감독관리 부처의 경우 의료기기가 인체에서 유래된 조직, 세포, 물질 혹은 그 파생 물질에서 생산할 경우 다음의 조치를 취해야 한다. a)조직, 세포의 공여, 획득 및 검측 시 관련 법규 요구에 따라 진행해야 한다 ; b)환자, 사용자 혹은 타인의 안전을 확보하기 위해 조직, 세포 혹은 그 파생물질을 가공, 보존 혹은 기타 처리를 해야 한다. 바이러스 및 기타 전염원에 대해, 원천봉쇄하여 생산 과정 중 검증을 거친 선진 기술로 제거 및 불활성화 시켜야 한다.			
A9.3	A13.1, A13.2이외의 생물 물질을 사용하여(식물 혹은 세균 유래 물질 등)생산할 경우, 그 가공, 보존, 검측 및 처리 시 환자, 사용자 및 기타 인원(폐기물 처리자 등)의 안전을 확보해야 한다. 바이러스 및 기타 전염원에 대해 안전 확보를 위해 원천 통제하거나 생산 과정 중 검증을 거친 선진 기술로 제거 혹은 불활성화 시켜 그 안전을 보장해야 한다.			
B	IVD의료기기 적용 기본원칙			
B1	화학, 물리 및 생물학적 특성			
B1.1	IVD 의료기기의 화학적, 물리적 및 생물학적 특성 관련하여서는 제품 예기용도를 고려, 모든 원자재와 검측 혹은 측정할 표본, 분석물질 혹은 표지자 간의 물리적 및/혹은 화학적 부적합성에 의한 분석성능에 대한 손해 가능성(생체조직, 세포, 체액 및 미생물)에 특히 주의해야 한다.			

조항	요구	적용	적합성 증명 적용방법	적합성 객관적 증거제공 문건
B2	성능특성			
B2.1	IVD 의료기기는 신청인/등록인이 규정하는 예기 용도에 적용 할 분석 및 임상성능 지표에 도달해야 하며, 동시에 적용 그룹, 예상 사용자 및 사용 환경을 고려해야 한다. 합리적이고 검증, 공인된 기술 방법을 사용하여 상술한 지표를 확정해야 한다 a)분석성능에는 다음을 포함하되 이에 국한되지 않음, a 교정물질 및 정도관리 물질의 소급성 b 측정 정확성 (정확도 및 정밀도) c 분석민감도/최저 검출한계 d 분석특이도 e 측정범위 f 표본안정성 b)진단 민감성, 임상진단 특이성, 양성 예측치, 음성예측치, 우도비(LR), 정상 및 이상 대상그룹의 양성 판정치 혹은 참고 구간 등과 같은 임상적 성능 c)통제 절차를 검증, 사용자가 예기 용도에 따라 IVD의료기기를 사용 할 경우 이로 인하여 그 결과가 예기 용도에 부합하다는 것을 확보			
B2.2	사용하는 교정물질 혹은 정도관리 물질에 의해 IVD 의료기기 성능이 결정될 경우, 실행가능한 표준 측정 절차 혹은 제공할 수 있는 상위 수준의 참고 물질을 통해 이러한 표준 결정 액 혹은 정도관리 물질의 수치 할당의 소급성을 확보해야 한다.(IVD 의료기기의 성능이 교정물질 혹은 정도관리 물질에 의해 결정될 경우, 표준 측정 절차 혹은 상위의 참고 물질로 교정물질 혹은 정보 관리 물질의 할당 수치를 추적할 수 있어야 한다.			
B2.3	가능한 경우, 디지털 표시 수치는 일반적으로 허용가능한 표준화 단위를 사용해야 하며, IVD 의료기기 사용자가 이해할 수 있어야 한다. (데이터 표시는 표준화 단위를 사용하여 사용자가 쉽게 이해할 수 있어야 한다.			
B2.4	IVD의료기기의 성능 특성은 다음을 포함한 예기 용도에 근거하여 평가해야 한다: a)비전문가, 실험실 전문인원 등 예상 사용자 b)환자자택, 응급실, 구급차, 의료센터, 실험실 등과 같은 예상 사용환경 c)아동, 성인, 임산부, 구체적 질환 및 증상이 있는 개인, 감별 진단을 받는 환자 등과 같은 대상 그룹 적절한 상황 하에서, 인종과 성별, 유전적 다양성을 고려해 출시할 지역을 대표 장비로 평가해야 한다. 전염성 질병에 대해 선택대상군이 비슷한 유병률을 갖출 것을 권장한다.			
설명	1. 제 3열 적용 시, "예"라고 기재한다. 적용하지 않을 경우 "아니요"라고 기재하며, 제품 특성을 고려 적용하지 않는 이유를 설명한다. 2. 제 4열은 해당 의료기기가 안전성과 성능의 기본 원칙에 부합한다는 것을 입증하는 방법을 기재하는데, 보통 다음의 방법으로 그 기본 요구 적합성을 증명한다. : 　(1) 기 발표한 의료기기 부분 규칙, 규범성 문건에 부합 　(2) 의료기기 관련 국가표준, 산업표준, 국제 표준 부합 　(3) 일반적으로 허용할 수 있는 시험 방법에 부합 　(4) 기업 자사규격에 따른 방법에 부합 　(5) 기 시판 승인 동종 제품과의 비교 　(6) 임상평가 3. 적합성을 위해 제공하는 증거는 등록 신청자료상의 위치 및 일련 번호를 명시해야 한다. 제품 등록 신청 자료에 있는 문서의 경우 신청 자료에 포함된 구체적 위치를 설명할 것. 제품 등록 자료에 포함되지 않는 문서는 해당 증거 문서의 명칭 및 그 품질 관리 체계 문서의 일련 번호를 기재하여 심사에 대비하도록 한다.			

9.5 의료기기 등록증 양식

附件 1

<h1 style="text-align:center">中华人民共和国医疗器械注册证</h1>
（格式）

注册证编号：

注册人名称	
注册人住所	
生产地址	
代理人名称	（进口医疗器械适用）
代理人住所	（进口医疗器械适用）
产品名称	
型号、规格	
结构及组成	
适用范围	
附　件	产品技术要求
其他内容	
备　注	

审批部门：　　　　　　　　　　　　　　　　　　批准日期：年　月　日
　　　　　　　　　　　　　　　　　　　　　　　　生效日期：年　月　日
　　　　　　　　　　　　　　　　　　　　　　　　有效期至：年　月　日

（审批部门盖章）

부록 1

중화인민공화국의료기기등록증
(양식)

등록증 일련번호 :

등록인명칭	
등록인주소	
생산주소	
대리인명칭	(수입의료기기적용)
대리인주소	(수입의료기기적용)
제품명칭	
형명, 규격	
구조 및 조성	
적용범위	
별첨	제품기술요구
기타내용	
비고	

심사승인부처 :　　　　　　　　　　　　　　　　　승인일자 :　　년 월 일
　　　　　　　　　　　　　　　　　　　　　　　　효력발생일 :　　년 월 일
　　　　　　　　　　　　　　　　　　　　　　　　유효기간 :　　년 월 일

(심사승인부처 직인)

9.6 체외진단제 등록증 양식

附件 1

中华人民共和国
医疗器械注册证（体外诊断试剂）

（格式）

注册证编号：

注册人名称	
注册人住所	
生产地址	
代理人名称	（进口体外诊断试剂适用）
代理人住所	（进口体外诊断试剂适用）
产品名称	
包装规格	
主要组成成分	
预期用途	
产品储存条件及有效期	
附　件	产品技术要求、说明书
其他内容	
备　注	

审批部门：　　　　　　　　　　　　　　　　　　　批准日期：年　月　日
　　　　　　　　　　　　　　　　　　　　　　　　生效日期：年　月　日
　　　　　　　　　　　　　　　　　　　　　　　　有效期至：年　月　日

（审批部门盖章）

부록 1

중화인민공화국
의료기기 등록증 (체외진단제)
(양식)

등록증일련번호 :

등록인명칭	
등록인주소	
생산주소	
대리인명칭	(수입 체외진단제 적용)
대리인주소	(수입 체외진단제 적용)
제품명칭	
포장규격	
주요구성성분	
예기용도	
첨부파일	제품기술요구, 설명서
기타내용	
비고	

심사부처 : 　　　　　　　　　　　　　　　　승인일자 :　년 월 일
　　　　　　　　　　　　　　　　　　　　　효력발생일 :　년 월 일
　　　　　　　　　　　　　　　　　　　　　유효기간 :

(심사승인부처 직인)

9.7 의료기기 변경문건양식

附件 2

中华人民共和国
医疗器械变更注册（备案）文件
（格式）

注册证编号：

产品名称	
变更内容	"*** （原注册内容或项目）"变更为"*** （变更后的内容或项目）"。
备 注	本文件与"　　　　"医疗器械注册证共同使用。

审批部门：　　　　　　　　　　　　　　　　　　　　批准日期： 年 月 日
（审批部门盖章）

부록 2

중화인민공화국
의료기기 변경등록 (신고) 문건
(양식)

등록일련번호 :

제품명칭	
변경내용	"*** (원등록증내용 혹은 항목)" "*** (변경 후 내용 혹은 항목) 으로 변경됨".
비고	본 문건을 " "의료기기 등록증과 같이 사용함

심사승인부처 :   심사승인일자 :   년   월   일
(심사승인부처직인)

9.8 중국 주요 검사 기관

중국 31개성 주요 의료기기 검사소 리스트

No	지역	한글	중문	수
1	Beijing	중국 식품의약품 검정연구원 의료기기 검정 소, Beijing시 의료기기 검사소, Beijing 대 학 구강 의료기기 검사센터, 중앙군위후근보 장부 위생국 의약품 장비 검사소, Beijing시 의약품 검소, 국가 인구계획 위원회 약기구품질검사센터, 국가재활 보조기구 품질감독 검사센터	中国食品药品检定研究院医疗器械检定所,北京市医疗器械检验所,北京大学口腔医学器械检验中心,中央军委后勤保障部卫生局药品仪器检验所,北京市药品检验所,国家人口计生委药具质量检测中心,国家康复辅具质量监督检验中心 7家	7
2	Tianjin	Tianjing시의료기기품질감독검사센터, Tianjin시 의약품검사소, Tianjin시 의약과학연구소	天津市医疗器械质量监督检验中心,天津市药品检验所,天津市医药科学研究所	3
3	Hebei	Heibei성 의료기기 및 의약품 포장재료 검사연구원, Hebei성 전자 정보 제품감독검사 원	河北省医疗器械与药品包装材料检验研究院,河北省电子信息产品监督检验院	2
4	Shanxi	Shanxi성 의료기기 검사센터	山西省医疗器械检测中心	1
5	Neimenggu	Neimenggu자치구 식품의약품 검사소	内蒙古自治区食品药品检验所	1
6	Liaoning	Liaoning성 의료기기 검사검측원, Liaoning 성 의약품검사검측원	辽宁省医疗器械检验检测院,辽宁省药品检验检测院	2
7	Jilin	Jiling성 의료기기 검사소, Jilin성 전자정보 제품 감독검사연구원	吉林省医疗器械检验所,吉林省电子信息产品监督检验研究院	2
8	Heilongjiang	Heilongjiang성의료기기검사소, Heilongjiang성 전자정보제품 감독검사 연 구원, Heilongjiang성 섬유검사국	黑龙江省医疗器械检验所,黑龙江省电子信息产品监督检验研究院,黑龙江省纤维检验局	3
9	Shanghai	Shanghai의료기기 검측소, Shanghai시 생물재료 연구측정센터, Shanghai식품의약품 포장재료 측정소	上海市医疗器械检测所,上海生物材料研究测试中心,上海市食品药品包装材料测试所	3
10	Jiangsu	Jiangsu성 의료기기 검측소	江苏省医疗器械检测所	1
11	Zhejiang	Zhejiang성 의료기기 검측원	浙江省医疗器械检测院	1
12	Anhui	Anhui성식품의약품 검사연구원	安徽省食品药品检验研究院	1
13	Fujian	Fujian성 의료기기 및 의약품 포장재료검사 소, Fujian성 제품품질검사연구원	福建省医疗器械与药品包装材料检验所,福建省产品质量检验研究院	2
14	Jiangxi	Jiangxi성 의료기기 검사센터	江西省医疗器械检测中心	1
15	Shandong	Shandong성 의료기기 제품품질검사센터	山东省医疗器械产品质量检验中心	1
16	Henan	Henan성 의료기기 검측소, Henan성 전자 정보 제품 품질감독연구원	河南省医疗器械检测所,河南省电子信息产品质量监督研究院	2
17	Hubei	Hubei성 의료기기 품질감독검사센터	湖北医疗器械质量监督检验中心	1
18	Hunan	Hunan성 의료기기 검사검측소, 국가라텍스 제품 품질감독검사센터	湖南省医疗器械检验检测所,国家乳胶制品质量监督检验中心	2
19	Guangdong	Guangdong성 의료기기 품질감독검사소, Shenzhe시 의료기기 검사센터, Guangzhou 시 의약품 검사소	广东省医疗器械质量监督检测所,深圳市医疗器械检测中心,广州市药品检验所	3
20	Guangxi	Guangxi자치구의료기기검사센터, Guangxi장 족자치구 제품품질감독검사원	广西壮族自治区医疗器械检测中心,广西壮族自治区产品质量监督检验院	2

No	지역	한글	중문	수
21	Hainan	Hainan성 의약품 검사소	海南省药品检验所	1
22	Chongqing	Chongqing의료기기 품질 검사센터	重庆医疗器械质量检验中心	1
23	Sichuan	Sichuan성식품의약품검사검측원, Sichuan의료기기 생물재료및 제품 검사센터	四川省食品药品检验检测院,四川医疗器械生物材料和制品检验中心	2
24	Guizhou	Guizhou성 의료기기 검사센터	贵州省医疗器械检测中心	1
25	Yunnan	Yunnan성 의료기기 검사소	云南省医疗器械检验所	1
26	Xizang	Xizang자치구 식품 의약품 검사소	西藏自治区食品药品检验所	1
27	Shaanxi	Shaanxi성 의료기기 검사센터	陕西省医疗器械检测中心	1
28	Gansu	Gansu성 의료기기 검사검측소	甘肃省医疗器械检验检测所	1
29	Qinghai	Qinghai성 의약품 검사검측소	青海省药品检验检测院	1
30	Ningxia	Ningxia회족 자치구 의약품 검측소	宁夏回族自治区药品检测所	1
31	Xinjiang	Xinjiang 우루무치 자치구식품의약품검사소	新疆维吾尔自治区食品药品检验所	1
총				53

* 상기 검사소 이외에 민간 검사기관이 증가하고 있으며, 앞으로 중국 정부의 산업 지원에 따라 이러한 분야에 전문 시험소가 더 늘어날 전망이다. 그러나

9.9 참고사이트

① 중국 NMPA공식사이트(www.nmpa.org.cn)
② 중국 CMDE공식사이트(https://cmde.org.cn)
③ 중국 의료기기 표준관리센터공식사이트(www.nifdc.org.cn)
④ ㈜시노서울 홈페이지(https://sinoseoul.slowspace.io)

NIDS National Institute of Medical Device Safety Information

제 4 장

일본 의료기기 허가 및 관리제도

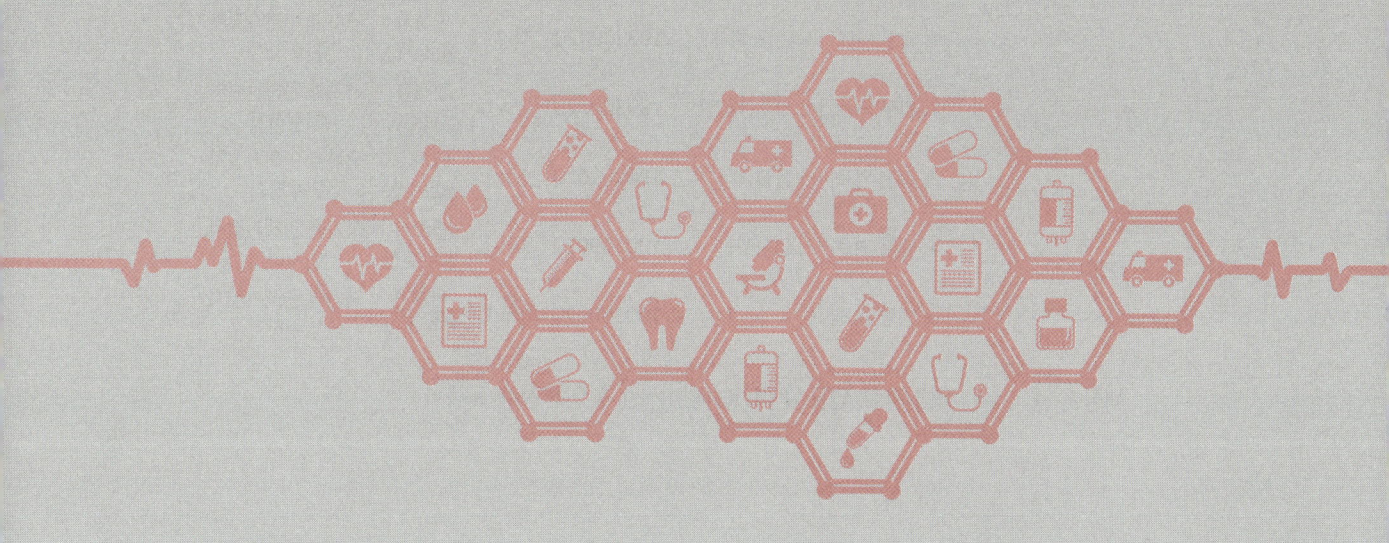

1. 일본 의료기기 인증·허가
2. 일본 의료기기 사후관리
3. 일본 의료기기 품질관리
4. 일본 의료기기 임상시험
5. 법령 등 참고

04 일본 의료기기 허가 및 관리제도

학습목표 → 일본에 수출하는 의료기기 제조업체가 갖춰야 할 시판 전(인허가) 및 시판 후 안전관리(품질관리 등) 등을 이해하고 적용할 수 있다.

NCS 연계 →

목차	분류 번호	능력단위	능력단위 요소	수준
1. 일본 의료기기 인증·허가	1903090201_15v1	인허가 정보수집	국가별 인허가절차 입수하기	5
2. 일본 의료기기 사후관리	1903090201_15v1	인허가 정보수집	국가별 인허가절차 입수하기	5
3. 일본 의료기기 품질관리	1903090201_15v1	인허가 정보수집	국가별 인허가절차 입수하기	5
4. 일본 의료기기 임상시험	1903090201_15v1	인허가 정보수집	국가별 인허가절차 입수하기	5
5. 법령 등 참고	1903090201_15v1	인허가 정보수집	국가별 인허가절차 입수하기	5

핵심 용어 → 품질관리, 인증 및 허가(승인), 시판 후 안전관리, 규제

1 일본 의료기기 인증 · 허가

세계 의료기기 시장 중 일본의 시장 규모는 2020년 기준 310억 달러(출처 : 한국보건산업진흥원, "2022 글로벌보건산업동향 441호" 2022. 8.)에 달하여 미국, 독일 다음으로 큰 규모를 차지한다. 전세계 의료기기 시장 중 독보적인 1위 국가인 미국과 시장 형태가 유사한 일본에서는 대기업들이 의료기기 산업에 대규모 투자를 이어가고 있다. 다만 일본은 미국, 유럽 등 선진국과 비교할 때 엄격한 규제가 시장 진입장벽이 되어 수입 의존을 유발하고 국내외 가격 차이를 초래하는 것으로 지적되고 있다. 그러나 내시경 등 진단용 의료기기 분야에서는 국제 경쟁력을 보유하고 있다.

의료기기는 산업의 특수성에 비추어볼 때, 국민의 안전을 지켜야 하므로 일정 수준의 규제는 필요하지만 지나친 규제는 시장 확대에 저해가 된다는 목소리가 일본 내에서 높아지고 있다. 이에 따라 일본의 의료기기 관련법도 기본을 지키면서 국제적으로 조화된 방향으로 개정되고 있다.

특히, 일본의 의료기기 산업과 관련한 최신 규제제도의 경우, 일본 내 의료기기 심사의 신속화를 도모하고 의료기기의 특성에 입각한 제도 혁신을 위하여 1943년부터 사용해오던 법 명칭인「약사법」을 2014년

11월 25일 「의약품, 의료기기 등의 품질, 유효성 및 안전성 확보 등에 관한 법률」(医薬品, 医療機器等の品質, 有効性及び安全性の確保等に関する法律)」로 개정하였고, 법률의 약칭으로는 「의약품, 의료기기 등 법(医薬品医療機器等法)」으로 불린다. 제정에 가까운 개정에 따라 신속한 시판전 인허가를 위하여 승인(허가)을 대체하는 민간의 제3자 인증제도의 적용 대상을 일부 고도관리의료기기(class Ⅲ)까지 확대하였고 의료기기 정의에 소프트웨어를 추가하였으며, 의료기기에 대한 제조업 규제의 합리화를 도모하여 품질관리 시스템에 대한 적합성 조사를 품목별에서 제품군별로 시행하게 되었다.

> **의료기기 관련 의약품, 의료기기 등 법의 주요 개정 내용**
> 1. 의약품, 의료기기 등의 안전대책 강화
>   - 법의 목적에 보건위생상 위해 발생 및 확대 방지를 명시함
>   - 최신 정보에 근거하여 첨부문서를 작성하여 후생노동성 장관에게 신고토록 함
> 2. 의료기기, 체외진단용의료기기의 특성을 고려한 규제
>   - 의료기기는 의약품, 의약외품, 화장품과 특성이 다르므로 의료기기 특성을 감안하여 새로운 장(章)을 신설하였고, 제조업, 제조판매업에 관한 규정을 별도로 신설
>   - 제조업 허가제를 등록제로 변경
>   - QMS부령을 개정하여 조사 방법을 합리화
>   - 고도관리의료기기(class Ⅲ) 중 일부 품목 심사를 민간 등록기관에 위탁하여 인증토록 함
>   - 독립 소프트웨어를 의료기기로 규제하기로 함
> 3. 법률명칭(약사법) 변경
>   - 위의 개정 내용을 고려하여 법률 명칭을 「약사법」에서 「의약품, 의료기기 등의 품질, 유효성 및 안전성 확보 등에 관한 법률」로 변경

1.1 일본의 의료기기 관련 규제 법규 「의약품, 의료기기 등 법」

가. 의약품, 의료기기 등 법의 개요

일본의 의약품·의료기기 등 법은 의료기기를 포함하여 의약품(체외진단 시약 포함), 의약외품 및 화장품을 총괄적으로 관리하며 2013년 11월 「의약품, 의료기기 등의 품질, 유효성 및 안전성 확보 등에 관한 법률」(약칭 : 의약품, 의료기기 등 법) 개정 공포되고, 2014년 11월부터 시행되어 의약품을 비롯해 의료기기 등의 안전관리를 명확히 할 수 있게 하였다.

「의약품, 의료기기 등 법」은 리스크별 class 분류, 제조판매업 승인(허가)제도 도입, 등록 인증기관의 의료기기 인증 범위 확대, 재생의료 제품의 조건 및 기한부 승인제도 도입 등 의료기기 및 재생의료 제품의 특성을 고려하여 규제를 구축하는 내용을 포함하여 개정되었다.

특히, 가장 크게 변경된 것은 의료기기 등의 특성을 살리고자 기존 「약사법」이라는 법률 명칭을 「의약품, 의료기기 등의 품질, 유효성 및 안전성 확보 등에 관한 법」으로 변경하여 의료기기 제조·판매업 등을 의약품과 별개의 장으로 구분하여 관리하게 된 점이라고 할 수 있다. 또한 기존에 없었던 제조판매업을 신설하여 제조판매업자가 품목 인허가 및 QMS 심사를 받도록 하였으며, 제조업에 대한 허가제를 등록제로 변경하여 규제를 완화하였다. 품질시스템 운영에 대해서도 기존에는 품목별 QMS 적합성 조사를

했으나 개정된 법률에서는 제품군(우리나라 품목군)·품목·품목명별 등으로 세분화하여 수행하고 있다. 그리고 의료기기의 첨부문서를 신고제로 이행하도록 하였으며, 경미한 변경 범위를 의료기기 특성에 맞도록 개정하였다.

시판 후 안전관리에서는 의료기기의 특성 중 하나인 짧은 life cycle로 인해 개량개선이 이루어져 재심사 기간 도래 이전에 기허가 제품이 없어지는 등의 이유로 기존의 재심사, 재평가 제도를 없애고 사용 후 성적평가로 변경하였다. 특히 우리나라의 허가증에 기재된 시험규격에 따라 시험을 수행하는 재평가 제도가 의료기기에는 적합하지 않아 제도개선을 통하여 사용성적평가(QMS에 의한 평가)로 개선하였다. 실제로 일본의 경우 제도개선 이전까지 재평가 건수가 하나도 없었다.

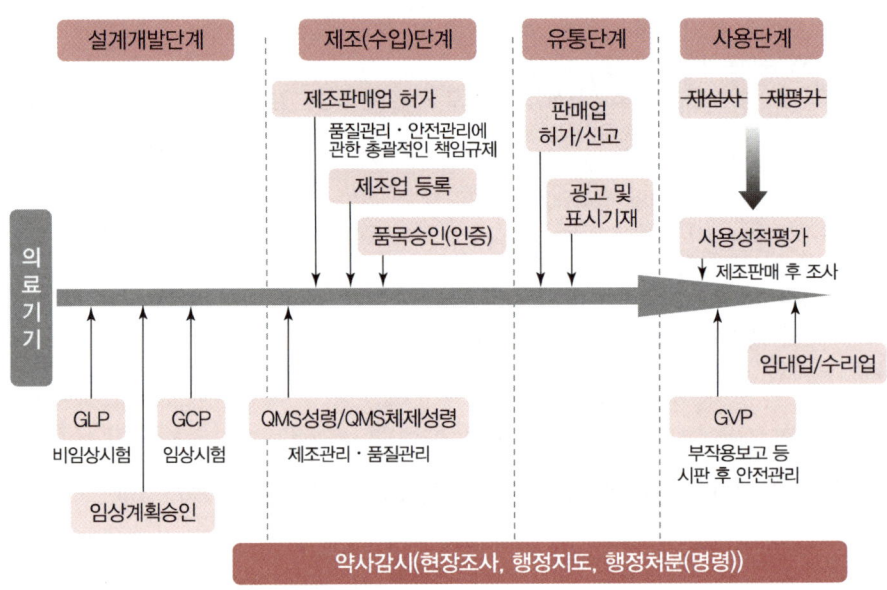

그림 4-1 의료기기 개발단계에서 시판전후까지 전주기 안전관리 흐름도

의약품, 의료기기 등 법은 다음과 같이 총 17장 91조로 구성되어 의약품, 의약부외품, 화장품, 의료기기, 재생의료 등 제품의 품질 및 유효성, 안전성 확보를 위한 규제 내용을 다루고 있으며, 의료기기 규제와 관련된 내용은 5장, 7장, 9장에서 주로 다루고 있다.

의약품, 의료기기 등의 품질, 유효성 및 안전성 확보 등에 관한 법률
(医薬品, 医療機器等の品質, 有効性及び安全性の確保等に関する法律)

제1장 총칙(제1조~제2조)
제2장 지방약사심의회(제3조)
제3장 약국(제4조~제11조)
제4장 의약품, 의약부외품 및 화장품의 제조판매업 및 제조업(제12조~제23조)

제5장 의료기기 및 체외진단용 의약품의 제조판매업 및 제조업 등
(第五章　医療機器及び体外診断用医薬品の製造販売業及び製造業等)
　　제1절 의료기기 및 체외진단용 의약품의 제조판매업 및 제조업(제23조의 2~제23조의 22)
　　(第一節　医療機器及び体外診断用医薬品の製造販売業及び製造業(第二十三条の二―第二十三条の二の二十二))
　　제2절 등록 인증기관(제23조 2의 23~제23조의 19)
　　(第二節　登録認証機関(第二十三条の二の二十三―第二十三条の十九))
제6장 재생의료 제품등의 제조판매업 및 제조업
제7장 의약품, 의료기기 및 재생의료 등의 제품 판매업 등
　　제1절 의약품 판매업
　　제2절 의료기기 판매업, 대여업 및 수리업(제39조~제40조 4)
　　(第二節　医療機器の販売業, 貸与業及び修理業(第三十九条―第四十条の四))
　　제3절 재생의료 등 제품 판매업
제8장 의약품 등의 기준 및 검정
제9장 의약품 등의 취급(第九章 医薬品等の取扱い)
　　제1절 독약 및 극약 취급
　　제2절 의약품의 취급
　　제3절 의약외품 취급
　　제4절 화장품의 취급
　　제5절 의료기기의 취급(제63조~제65조)
　　(第五節　医療機器の取扱い(第六十三条―第六十五条))
　　제6절 재생의료 등 제품 취급
제10장 의약품 등의 광고(제66조~제68조)
제11장 의약품 등의 안전 대책(제68조의 2~제68조 15)
제12장 생물유래 제품의 특례
제13장 감독
제14장 지정 약물의 취급
제15장 희소질병용 의약품, 희소질병용 의료기기 및 희소질병용 재생의료 등 제품의 지정 등
제16장 잡칙
제17장 벌칙
부칙

나. 의료기기와 관련된 의약품, 의료기기 등 법률 일부 개정의 세부 내용

1) 의료기기 및 제조판매 관련 정의 개정

> 제2조(정의)
> 4. 이 법률에서 '의료기기'란 사람 혹은 동물의 질병의 진단, 치료 혹은 예방에 사용되는 것 또는 사람 혹은 동물의 신체 구조 혹은 기능에 영향을 미치는 것을 목적으로 하는 기계기구(재생의료등제품은 제외)로서 시행령에서 정한 것을 말한다.

의료기기 정의는 제2조 제4항에 위와 같이 기술되어 있다. 동항에서 기술된 "기계기구"는 시행령에서 '기계기구', '의료용품', '치과재료', '위생용품', '소프트웨어', '소프트웨어를 기록한 매체'(CD-ROM 등),

'동물전용 의료기기' 7종으로 분류하였다. 특히 법 개정으로 '소프트웨어'와 '소프트웨어를 기록한 기록 매체'가 추가되어 의료용 소프트웨어 규제에 대한 법적 근거를 갖추게 되었다. 법 및 시행령 개정 전에 소프트웨어 등은 의료기기 해당 여부 등에 대한 명확한 법적 근거가 없었다.

한편 법 개정으로 새로이 추가된 '제조판매' 정의는 제2조 제13항에 다음과 같이 정의되어, 동 규정에 따라 새로이 추가된 소프트웨어 등도 제조판매 품목승인(또는 인증) 등 규제를 받도록 법적 근거가 법 개정을 통하여 마련되었다.

> **제2조(정의)**
> 13. 이 법률에서 '제조판매'란 제조(타인에게 위탁하여 제조하는 경우를 포함하며 외부에서 위탁을 받아 제조하는 경우는 제외한다. 이하 '제조 등'이라 한다)하거나 또는 수입한 의약품(원료 의약품은 제외한다), 의약부외품, 화장품, 의료기기 혹은 재생의료 등 제품을 각각 판매, 대여 혹은 수여하거나 또는 의료기기 소프트웨어(의료기기 중 소프트웨어 프로그램인 것을 말한다. 이하 같다)를 전기통신회로를 통하여 제공하는 것을 말한다.

2) 의료기기 및 체외진단용 의약품의 제조판매업과 제조업

의료기기의 제조 및 품질관리 방법의 기준 적합성 조사의 합리화를 꾀하기 위하여 리스크가 높은 의료기기를 제외하고, 각 품목별 QMS조사를 제품군·품목·품목명별 등으로 세분화하는 등 조사 대상을 정리하여 국제적 정합을 높이는 품질관리 시스템을 운영할 수 있도록 개정되었다.

특히, 이번 의약품, 의료기기 등 법률의 개정과 관련하여 법률 내에서 관리되는 의료기기 허가제도를 재검토하고, 고도관리 의료기기의 약 80%가 후발 의료기기라는 점 등 의료기기를 둘러싼 현 상황을 충분히 고려하여, 기준을 정한 고도관리 의료기기는 등록 인증기관을 활용한 인증제도의 대상으로 확대되었다. 또한, 독립적으로 사용되는 소프트웨어를 의료기기로 규제하는 등 국제 조화를 이루고 있다.

「의약품, 의료기기 등 법률」 개정 내용에 대한 요약은 다음과 같다.

> ① **의료기기 및 체외진단용 의약품의 제조판매업 및 제조업 등에 관한 사항**
> ㉠ 의료기기 또는 체외진단용 의약품의 제조(설계를 포함한다. 이하 ㉠ 및 ㉡은 같다)를 업으로 하려는 자는 제조소별로 후생노동대신의 허가를 받아야 한다. 또한 일본으로 수출되는 의료기기 또는 체외진단용 의약품을 외국에서 제조하려는 자도 동일하다(제23조의2의3 및 제23조의2의4 관련).
> ㉡ 의료기기 및 체외진단용 의약품의 제조판매 승인 및 인증을 받으려는 자 또는 해당 승인이나 인증을 받은 자는 그 승인 또는 인증과 관계된 의료기기 또는 체외진단용 의약품이 다음 중 어느 하나에 해당하는 경우, 그 제품의 제조관리 또는 품질관리 방법이 후생노동성령이 정하는 기준에 적합한지에 대한 조사를 받을 필요가 없다. 다만, 해당 승인 또는 인증과 관계된 의료기기 또는 체외진단용 의약품의 특성 등을 감안하여 후생노동대신 또는 등록 인증기관이 필요하다고 인정하는 경우에는 해당 조사를 실시할 수 있도록 한다(제23조의2의5 제7항 및 제8항, 제23조의2의17 제5항 및 제23조의2의23 제4항 및 제5항 관련).
>   ⅰ) 의료기기 또는 체외진단용 의약품의 제조판매 승인이나 인증을 받으려는 자 또는 해당 승인 또는 인증을 받은 자가 이미 ㉢의 기준적합증을 교부받은 경우로서, 해당 기준적합증과 관계된 의료기기 또는 체외진단용 의약품과 동일하게 후생노동성령으로 정하는 구분에 속하는 것인 경우

ⅱ) ⅰ)의 기준적합증과 관련된 의료기기 또는 체외진단용 의약품을 제조하는 모든 제조소(해당 의료기기 또는 체외진단용 의약품의 제조 공정 중 멸균 등만 하는 것은 제외한다. 이하 ② 및 ⓒ은 같다.)와 동일한 제조소에서 제조되는 경우
ⓒ 후생노동대신 또는 등록 인증기관은 제조판매의 승인 또는 인증을 받으려는 의료기기 또는 체외진단용 의약품의 제조관리 및 품질관리 방법이 후생노동성령이 정하는 기준에 적합한지에 대해 조사한 후에 해당 기준에 적합하다고 인정된 경우에는 의료기기 또는 체외진단용 의약품이 해당 기준에 적합하다는 것을 증명하는 기준적합증을 교부한다(제23조의2의6, 제23조의2의17 제5항 및 제23조의2의24 관련).
ⅰ) 해당 승인 또는 인증과 관련된 의료기기 또는 체외진단용 의약품
ⅱ) 해당 승인 또는 인증을 받으려는 자 또는 해당 승인 또는 인증을 받은 자가 제조, 판매하거나 제조, 판매하려는 의료기기 또는 체외진단용 의약품으로서, ①의 의료기기 또는 체외진단용 의약품과 동일하게 후생노동성령이 정하는 구분에 속하는 것 (① 의료기기 또는 체외진단용 의약품을 제조하는 모든 제조소와 동일한 제조소에서 제조된 것에 한한다.)
ⓓ 의료기기 및 체외진단용 의약품의 재심사 및 재평가 방법을 수정하고, 후생노동대신이 약사 및 식품위생심의회의 의견을 수렴하여 지정한 의료기기 또는 체외진단용 의약품에 대해 제조판매 승인을 받으려는 자 또는 해당 승인을 받은 자는 해당 의료기기 또는 체외진단용 의약품에 대해 후생노동대신의 사용 성적에 관한 조사를 받도록 한다(제23조의2의9 관련).

② **등록 인증기관에 관한 사항**
㉠ 후생노동대신이 기준을 정하고 지정한 고도관리 의료기기에 대해, 후생노동대신의 제조판매의 승인을 받아야 하는 방식에서 등록 인증기관의 제조판매 인증을 받아야 하는 방식으로 변경한다(제23조의2의23 관련).
㉡ 후생노동대신이 기준을 정하고 지정한 고도관리 의료기기, 관리 의료기기 또는 체외진단용 의약품(이하 "지정 고도관리 의료기기 등"이라 한다.)의 제조, 판매 인증을 받은 자가 상속, 합병 또는 분할(해당 품목에 대한 자료 및 정보를 승계하는 것에 한한다.)을 한 경우, 상속인 등은 해당 인증을 받은 자의 지위를 승계하는 것으로 한다. 또한 해당 인증을 받은 자가 그 지위를 승계할 목적으로 해당 품목에 대한 자료 및 정보를 양도한 경우에도 동일하다(제23조의3의2 관련).
㉢ 등록 인증기관으로서 지정 고도관리 의료기기 등과 관련된 인증을 받으려는 자가 등록 및 신청을 한 경우, 후생노동대신은 필요하다고 인정된 경우 기구로 하여금 해당 신청이 등록 요건을 준수하고 있는지에 대해 조사하도록 한다(제23조의6 제2항 관계).
㉣ 등록 인증기관은 지정 고도관리 의료기기 등과 관련된 인증 업무에 관한 규정을 정하고, 해당 인증 업무를 시작하기 전에 후생노동대신의 인가를 받도록 한다(제23조의10 관련).
㉤ 등록 인증기관이 인증 취소에 관한 규정을 위반하고 있다고 인정된 경우, 후생노동대신은 해당 등록 인증기관에 대해 해당 인증의 취소 및 필요한 조치를 취하도록 명할 수 있다(제23조의11의2 관계).
㉥ 등록 인증기관이 후생노동성령이 정하는 기준에 적합한 방법으로 지정 고도관리 의료기기 등에 관한 인증 심사를 하지 않을 경우, 후생노동대신은 해당 등록 인증기관의 등록을 취소하거나 기간을 정하여 지정 고도관리 의료기기 등에 관한 인증 업무의 전부 또는 일부를 정지할 것을 명할 수 있다(제23조의16 제2항 관련).

③ **장의 구분에 관한 사항**
①과 ②외에도 의료기기 및 체외진단용 의약품의 제조판매업 및 제조업 등에 대해서는 의약품, 의약부외품 및 화장품의 제조판매업과 제조업에 관한 규정과 장을 구분하여 규정을 마련한다(제5장 관련).

3) 의료기기 및 체외진단용 의약품의 첨부문서 등에 관한 사항

제조판매업체에게 첨부문서(사용설명서)는 항상 최신 정보를 바탕으로 작성할 의무를 부과하고, 제조판매 전 및 개정 시에 첨부문서 또는 그 개정안을 후생노동 대신에게 미리 신고하는 규정을 신설했다. 이는 CD-ROM 등의 전자화에 대응한 첨부문서 제도에 관한 검토를 포함하고 있다. 자세한 법령은 다음과 같다.

의료기기 및 체외진단용 의약품의 첨부문서 등

의료기기 또는 체외진단용 의약품을 약국 개설자, 의약품 또는 의료기기 제조판매업자 등이 의사, 약사, 약국 개설자, 의약품 또는 의료기기 제조판매업자 등에게 판매, 대여하거나 수여 또는 전기통신회선을 통하여 제공하는 경우, 다음 중 어느 하나에 해당하는 때는 3)뿐만 아니라 해당 의료기기 또는 체외진단용 의약품의 첨부문서 등에 기재해야 할 사항을 생략해도 무방하다(제52조 제2항 및 제63조의2 제2항 관련).

① 해당 의료기기 또는 체외진단용 의약품의 제조판매업자가 해당 의료기기 또는 체외진단용 의약품의 첨부문서 등에 기재해야 할 사항을 전자정보처리조직을 이용하여 제공하고 있을 때

② 해당 의료기기 또는 체외진단용 의약품을 판매, 대여, 수여 또는 전기통신회선을 통해 제공하려는 자가 첨부문서 등에 기재되어야 할 사항이 기재되지 않은 것에 대해 해당 의료기기 또는 체외진단용 의약품을 구입, 양수 또는 전기통신회선을 통해 제공받으려는 자의 동의를 얻었을 때

1.2 의료기기 관련 정부 규제기관 및 의료기기 정의와 분류

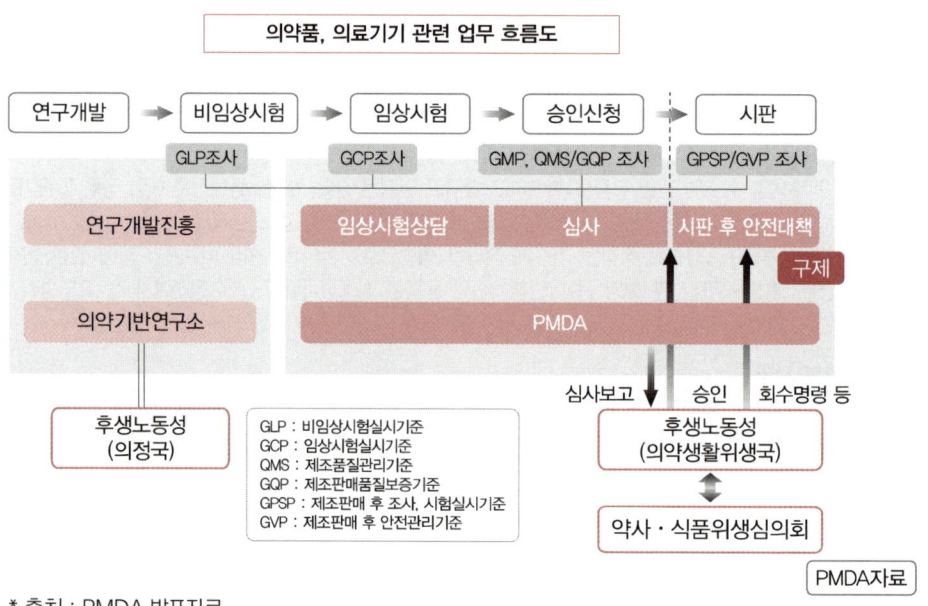

* 출처 : PMDA 발표자료

│그림 4-2│ 후생노동성(MHLW) 의료기기 관련 부서(의정국, 의약·생활위생국)와 PMDA 업무 관계

일본의 의료기기는 화장품, 의약품과 함께 품질, 유효성 및 안전성 확보 등에 관한 법률(Act on Securing Quality, Efficacy and Safety of Products Including Pharmaceuticals and Medical Devices)을 통해 의료기기와 체외진단기기(In-Vitro Diagnostic Devices)를 포함하여 관리하고 있으며, 관련 규제 기관은 후생노동성(MHLW, Ministry of Health, Labour and Welfare)과 의약품의료기기종합기구(PMDA, Pharmaceutical and Medical Device Agency)이다. 일본은 미국이나 유럽과 달리 허가와 심사가 분리되어 있는 독특한 규제구조를 갖추고 있다. MHLW는 일본의 의료기기에 대한 시판 전·후 품목 승인, 정책, 법규 제·개정 및 유권해석 등 정책기획 기관이다. MHLW의 산하기관인 PMDA는 실질적, 기술적 검토인 심사 업무 등의 집행업무를 수행하고 있다. 예를 들면 품목승인의 경우 PMDA에서 심사가 완료된 후에 후생노동성에서는 요건 확인 정도를 거친 후 최종 승인이 이루어진다. 또한 법규(법률, 시행규칙, 부령, 고시, 통지) 제·개정, 각종 조치사항 공지 및 통보 등 업무를 수행한다. 따라서 행정적 절차에 가까운 승인, 정책, 기획, 예산확보 등 업무가 주된 업무인 후생노동성은 인력과 조직 등이 집행기관인 PMDA보다 작다(바이오, 식품, 의약품, 의료기기 등 포함하여 2개의 국으로 이루어짐).

MHLW는 정책이나 행정조치 관련 업무를 수행하고 있으며, PMDA는 실질적인 검토, 데이터 분석을 진행한다고 볼 수 있다. 즉 MHLW는 승인(허가 등) 최종 결정, 정책 등을 수행하며, PMDA는 이에 대해 실질적인 의료기기의 허가 승인을 위한 심사, 상담, QMS/GLP/GCP 검토, 부작용 보고 등의 수집 및 분석 업무를 수행한다.

가. 규제당국

1) 후생노동성(MHLW, Ministry of Health, Labour and Welfare)

국민생활 보장과 향상을 도모하고, 경제발전에 기여하기 위해 사회복지, 사회보장, 공중위생의 향상과 증진 및 노동조건, 기타 노동자의 근무환경에 관한 정비와 일자리 창출 등 지원에 관한 업무를 수행하는 정부기관이다. 2001년 1월 6일 후생성과 노동성이 통합되어 후생노동성이 설치되었다.

후생노동성은 한국의 보건복지부 및 고용노동부와 유사한 조직이며, 의료, 건강, 복지, 연금과 노동, 고용 등의 분야를 담당한다. 후생노동성의 조직 중 의료기기, 의약품, 의약외품, 바이오 관련 행정 및 정책 업무를 담당하는 곳은 의정국, 의약·생활위생국 및 약사·식품위생심의회다.

의정국은 연구개발 진흥 및 생산 유통 대책과 보험 수가 등에 관한 업무를 담당하고 있다. 의정국에 있는 부서 중에서 의료기기 관련 업무를 수행하는 부서에는 경제과와 연구개발진흥과가 있다.

의약·생활위생국은「의약품, 의료기기 등의 품질 유효성 및 안전성 확보 등에 관한 법률」에 따른 임상시험, 승인, 시판 후 안전대책 등 업무 외에 혈액사업, 마약·각성제 대책 등 국민의 생명 건강에 직결되는 제반 업무를 담당하고 있다.

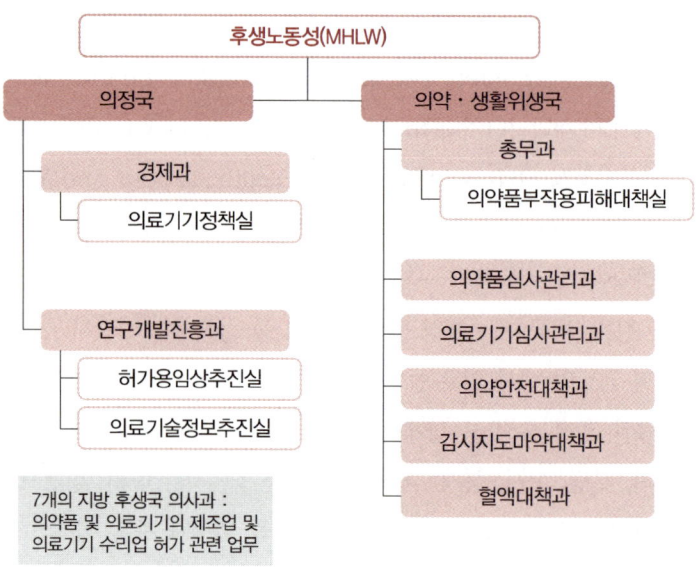

그림 4-3 후생노동성(MHLW) 의료제품 관련 조직도(2023. 3.)

가) 의정국
  (1) 경제과
    ① 의약품, 의약부외품, 의료기기, 기타 위생용품의 생산, 유통 및 소비의 증진, 개선 및 조정에 관한 업무(건강국, 의약·생활위생국 및 연구개발진흥과의 분장 업무에 속한 것은 제외)
    ② 의약품, 의약부외품, 의료기기 기타 위생용품의 제조업, 제조판매업, 판매업, 대여업 및 수리업의 발전, 개선 및 조정에 관한 업무(연구개발진흥과의 분장 업무는 제외)
    ③ 의약품, 의약부외품, 의료기기 기타 위생용품의 수출입에 관한 업무
    ④ 의료기기(의료용품, 치과재료 및 위생용품은 제외)의 배치 및 사용에 관한 업무(지도과 업무에 속한 것은 제외)
      ㉮ 의료기기정책실 및 수석유통지도관이 구성·운영되고 있으며, 의료기기정책실은 위의 ①~④의 의료기기에 대한 업무를 담당한다.
      ㉯ 수석유통지도관은 명을 받아 의약품, 의료기기 등의 유통에 관한 조사(가격 관련 업무 포함) 및 지도에 관한 업무(의약·생활위생국의 관련 업무는 제외)를 수행한다.
  (2) 연구개발진흥과
    ① 의약품, 의약부외품, 화장품, 의료기기, 기타 위생용품의 연구 및 개발에 관한 업무(의약·생활위생국에 속한 업무는 제외)
    ② 약용식물의 재배 및 생산에 관한 업무
    ③ 의약품, 의약부외품, 화장품, 의료기기, 기타 위생용품의 제조업, 제조판매업, 판매업 및 대여업 및 수리업(연구 및 개발 관련 업무는 제외)의 발전, 개선 및 조정에 관한 업무

④ 보건의료에 관한 정보의 처리 관련 시스템 조정에 관한 업무

⑤ 의료기술 평가에 관한 업무(타국의 업무에 속한 것은 제외)

※ 치험(허가용임상) 추진이 운영되고 있으며, 의약품, 의료기기 등 법에 규정된 치험 추진에 관한 업무(의약·생활위생국에 속한 업무는 제외)를 담당함

나) 의약·생활위생국

(1) 총무과

① 의약·생활위생국의 소장업무 관련 종합 조정에 관한 업무

② 약제사에 관한 업무

③ PMDA에서 수행하는 업무 관련 업무(심사관리과, 안전대책과 및 감시지도·마약대책과에 속한 업무는 제외)

④ 위의 업무 이외에 의약·생활위생국의 분장 업무로서 타과에 분장되지 않은 업무

㉮ 총무과 업무 중에는 의약품 부작용 피해대책실이 설치되어 다음의 업무를 담당한다.
- PMDA에서 수행하는 의약품 부작용 피해구제 제도 및 생물유래감염 등 피해구제 제도의 업무
- 의약품, 의약부외품, 화장품 및 의료기기의 건강피해 대책에 관한 업무

(2) 의료기기심사관리과, 의약품심사관리과

① 의약품, 의약부외품, 화장품, 의료기기 및 재생의료 등 제품의 생산에 관한 기술상의 지도 및 감독에 관한 업무

② 의약품, 의약부외품, 화장품, 의료기기 및 재생의료 등 제품의 제조업의 허가와 의료기기 및 체외진단시약의 제조업 등록, 의약품 등의 제조판매 등에 관한 업무

③ 의약품 및 재생의료 등 제품의 재심사 및 재평가에 관한 업무

④ 의료기기 및 체외진단시약의 사용성적에 관한 평가 관련 업무

⑤ 의료기기의 판매업, 대여업 및 수리업에 관한 업무(의정국 소관 업무는 제외)

⑥ 일본약전에 관한 업무

⑦ 의약품 등의 기준에 관한 업무

⑧ 희소질병용 의약품, 희소질병용 의료기기 및 희소질병용 재생의료 등 제품의 지정에 관한 업무

⑨ 독극물의 지정에 관한 업무(감시지도·마약대책과의 분장에 관한 업무는 제외)

⑩ PMDA 수행 관련 업무(의료기기에 관한 업무에 한함)

⑪ 의료기기, 기타 위생용품에 관한 공업표준(JIS)의 정비 및 보급과 기타 공업표준화에 관한 업무

※ 의료기기 및 재생의료 등 제품에 관련 된 업무는 후생노동성 조직령에 따라 심사관리과 담당이지만, 업무는 의료기기 재생의료제품 담당의 장관관방 참사관(의료기기·재생의료 등 제품담당 참사관실)이 담당하고 있음

(3) (의약품, 의료기기)안전대책과
　① 의약품 등의 안전성 확보 관련 기획 및 입안에 관한 업무
　② 의약품 등의 광고 관련 지도감독
　③ 의약품 등의 안전성 조사에 관한 업무
　④ 생물유래제품 및 특정의료기기의 기록 작성과 보전 업무 관련 지도 및 조언

(4) 감시지도·마약대책과
　① 불량의약품 등 또는 부정한 표시가 기재된 의약품 등의 단속 관련 업무
　② 의약품 등의 광고 관련 지도감독
　③ 의약품 등의 검사 및 검정에 관한 업무
　④ 약사감시원 등에 관한 업무
　⑤ 마약, 각성제 등의 단속에 관한 업무
　⑥ 마약단속관 및 마약단속원의 직무에 관한 업무
　⑦ 마약, 각성제 관련 국제협력에 관한 업무

(5) 혈액대책과
　① 채혈업에 관한 업무
　② 채혈 추진에 관한 업무
　③ 혈액제재의 적정한 사용 확보에 관한 업무
　④ ②, ③ 업무 외에 혈액제제의 안전정인 공급 확보에 관한 업무
　⑤ 생물학적제재의 생산 및 유통의 증진, 개선 및 조정에 관한 업무(건강국의 소관업무는 제외)

2) 약사·식품위생심의회
　① 약사·식품위생심의회는 후생노동성 장관의 자문에 응하며, 의약품, 의료기기 등의 승인심사, 재평가 및 안전성 심사 등을 수행하기 위한 기관임
　② 정부조직 개편에 따라 중앙약사심의회와 식품위생조사회를 통합한 기관(2001년)
　③ 약사·식품위생심의회에는 2개 분과(식품위생분과위와 약사분과위)가 구성됨
　　㉮ 식품위생분과에는 9개의 부회와 3개의 조사회가 있음
　　㉯ 약사분과위에는 17개의 부회와 19개의 조사위가 설치됨. 17개 부회 중 의료기기 관련 부회에는 '의료기기체·외진단약부회'와 '의료기기안전대책부회'가 있음
　④ 업무는 "의약품, 의료기기 등 법" 및 "식품위생법" 등의 규정에 따라 위임된 사항(식품, 의약품, 독극물, 혈액제제, 화학물질, 가정용품 규제 등)의 심의
　⑤ 위원은 학식 유식자(30명)로 구성. 특별사항 조사 심의 필요시에는 임시위원, 전문 사항을 조사 필요시에는 전문위원을 임명할 수 있음

⑥ 후생노동성 장관이 약사·식품위생심의회 의견을 꼭 들어야만 하는 사항
  ㉮ 신약, 신의료기기의 승인
  ㉯ 의약품 의료기기 등의 승인 취소
  ㉰ 고도관리의료기기, 관리의료기기, 일반의료기기, 특정보수의료기기의 지정
  ㉱ 의약품, 의료기기의 재평가 등

⑦ 예를 들면 신의료기기의 승인심사자료는 PMDA에서 적합성 조사를 받은 후 의학, 약학, 통계학 등의 학식을 갖춘 심사전문위원 및 외부전문가(전문위원)에 의한 심사를 받는다. PMDA 심사 종료 후 심사결과 통지서가 후생노동성에 송부되고, 약사·식품위생심의회에서 심의가 이루어진다. 심의회가 종료되면 최종 후생노동성 장관의 승인을 득하게 된다.

후생노동성은 다음과 같이 홈페이지(www.mhlw.go.jp)를 통해 일본 내 보건 관련 정보들을 업데이트하고 있다.

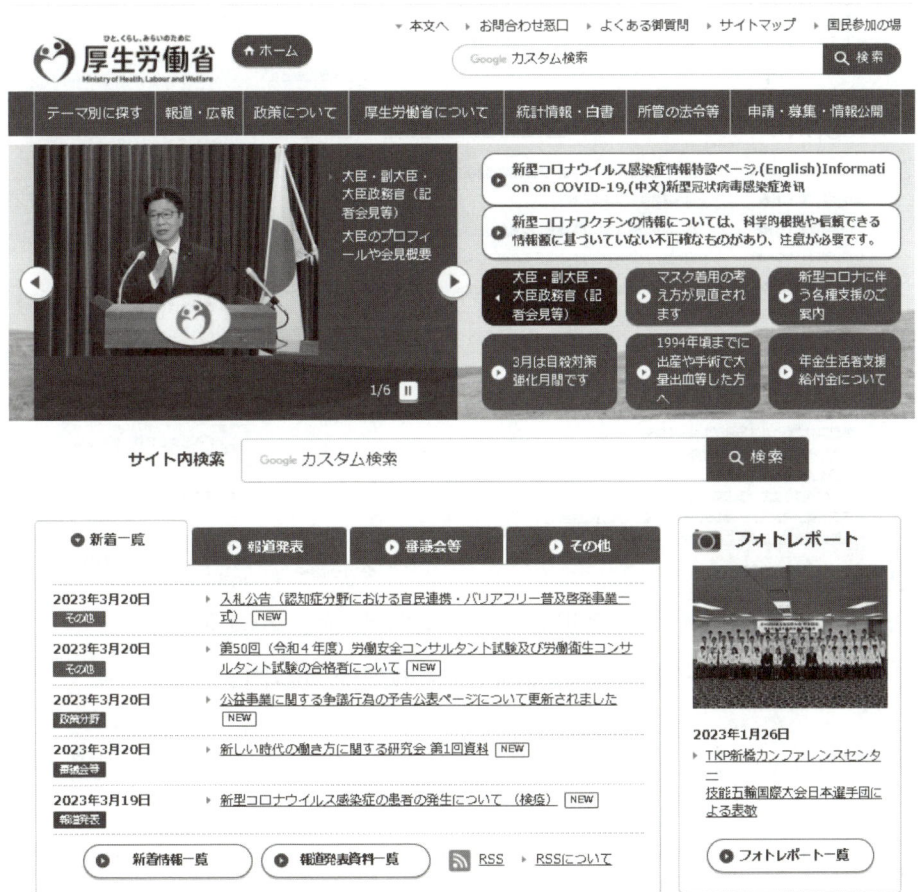

* 출처 : 후생노동성(MHLW) 홈페이지, https://www.mhlw.go.jp, 2023. 3.

┃그림 4-4┃ 일본 후생노동성 홈페이지

영어 메뉴를 제공하고 있으나 일부 중요 정보 외에는 의료기기 안전성 및 회수 등에 관한 중요 정보 업데이트가 대부분 일본어로 제공된다. 상단의 메뉴를 통해 건강, 의료, 장애복지, 연금, 고용 등 우리나라의 보건복지부 및 고용노동부에서 제공하는 정보들과 유사한 정보를 제공하고 있다.

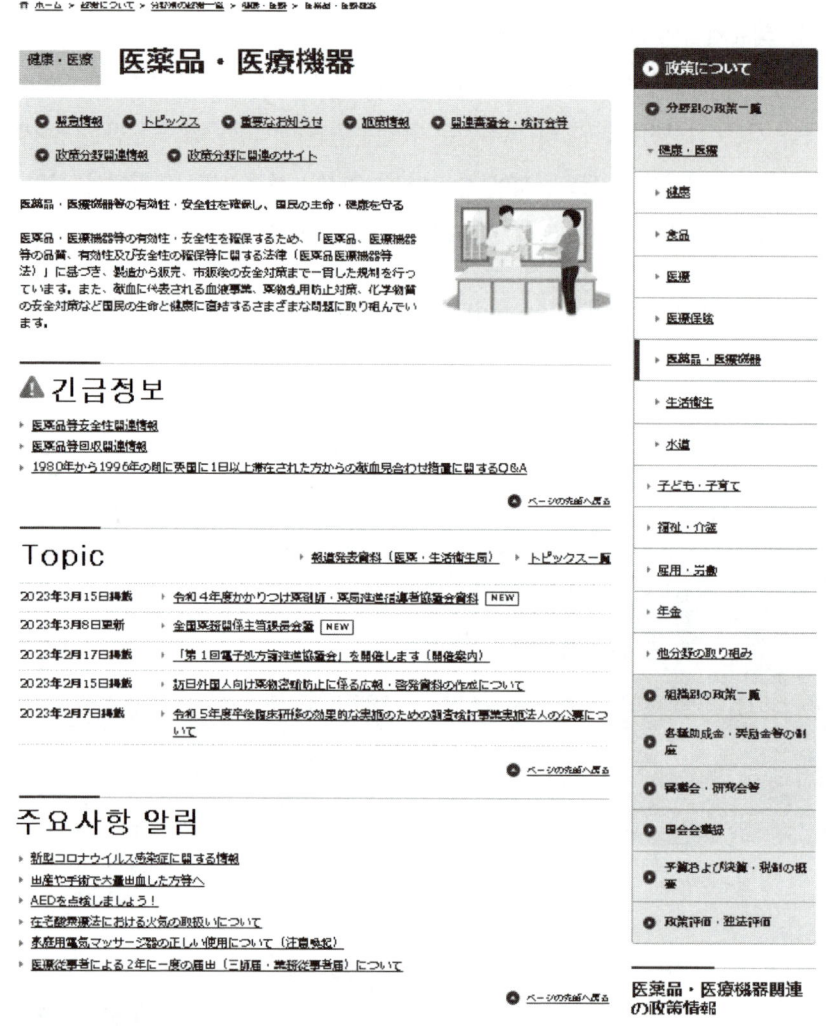

* 출처 : 후생노동성(MHLW) 홈페이지, https://www.mhlw.go.jp, 2023. 3.

┃그림 4-5┃ 후생노동성(MHLW)에서 제공하는 의료기기 분야 정보

의약품과 의료기기 분야에서는 중요한 긴급통지 등의 정보, 시책 정보, 관련 심의회 및 검토회, 정책 분야 관련 정보 등을 제공하고 있다.

특히, 의료기기 규제와 관련된 「의약품, 의료기기 등 법」 등의 법령과 고시, 통지에 관한 정보를 홈페이지를 통하여 제공하고 있다. 해당 정보는 다음 메뉴를 통해 제공된다(하단의 홈페이지 메뉴 '정책분야 관련 정보' 중 '법령, 통지 검색' 메뉴를 통해 접근 가능하다).

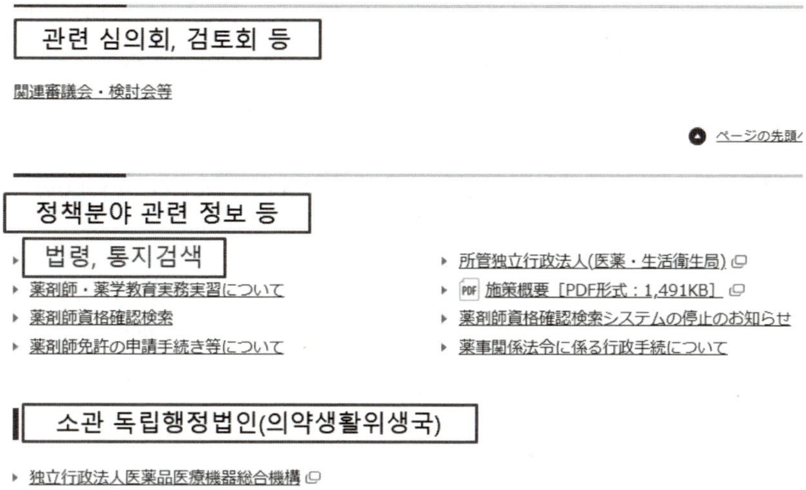

관련 심의회, 검토회 등

関連審議会・検討会等

▲ ページの先頭へ

정책분야 관련 정보 등

법령, 통지검색
- 薬剤師・薬学教育実務実習について
- 薬剤師資格確認検索
- 薬剤師免許の申請手続き等について

- 所管独立行政法人(医薬・生活衛生局)
- 施策概要 [PDF形式：1,491KB]
- 薬剤師資格確認検索システムの停止のお知らせ
- 薬事関係法令に係る行政手続について

소관 독립행정법인(의약생활위생국)
- 独立行政法人医薬品医療機器総合機構

* 출처 : 후생노동성(MHLW) 홈페이지, https://www.mhlw.go.jp, 2020. 12.

그림 4-6 정책분야 관련 정보 검색 화면 예시

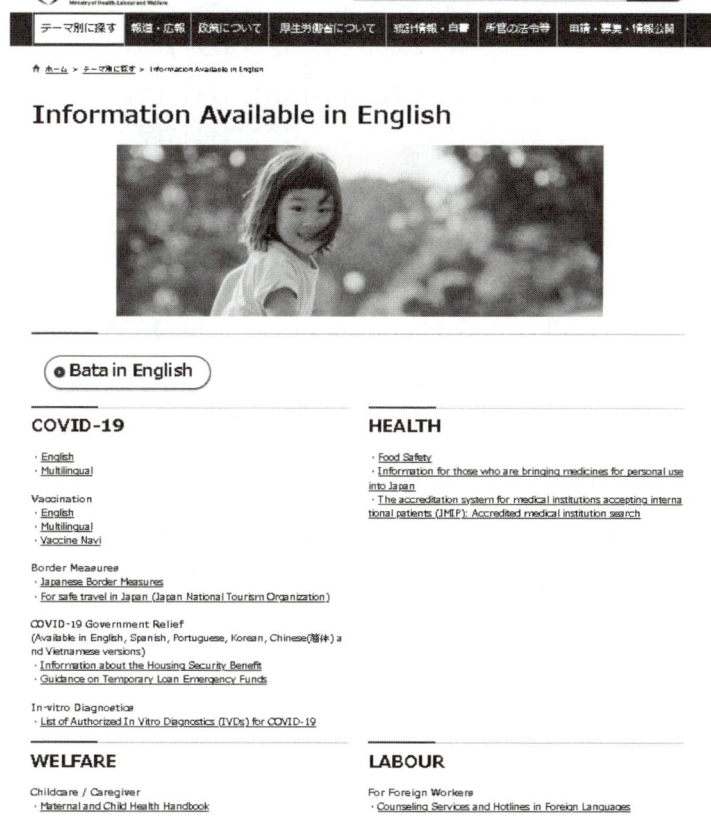

* 출처 : 후생노동성(MHLW) 홈페이지, https://www.mhlw.go.jp/stf/english/index.html, 2023. 3.

그림 4-7 일본 후생노동성(MHLW) 영문 홈페이지

후생노동성(MHLW)은 일본어 웹사이트에서 영어 메뉴 'Health, Medical' 분야의 'Pharmaceuticals and Medical Devices'를 통해 정보를 제공하고 있으나, 의약품과 의료기기(체외진단 의약품 포함)에 대한 인허가 정보, 안전성 등의 최신정보는 대부분 일본어를 통해 제공한다.

3) 의약품의료기기종합기구(PMDA, Pharmaceutical and Medical Device Agency)

가) PMDA 개요

의약품의료기기종합기구(PMDA)는 후생노동성 의약・생활위생국 소관독립행정 법인으로 2004년 4월에 설립되었다. 일본 내 의약품・의료기기의 품질, 안전성・유효성에 관한 심사 및 의약품 약물 유해반응 또는 감염 등으로 인한 피해의 신속한 구제 등을 담당하는 기구이며, 일본 법률 제192호를 통해 독립 행정 법인으로 설치되었다. PMDA와 관련된 일본 법령은 다음과 같다. 다음 법령은 일본 의약품 의료기기 등의 품질 유효성 및 안전성 확보 등에 관한 법률과 더불어 MHLW와 산하기관인 PMDA의 업무를 규정하고 있다.

〈표 4-1〉 의약품의료기기종합기구(PMDA) 관련 법령

No.	호수	법령명
1	법률 제192호	독립행정법인 의약품의료기기종합기구법
2	시행령 제83호	독립행정법인 의약품의료기기종합기구법 시행령
3	후생노동부령 제51호	독립행정법인 의약품의료기기종합기구법 시행규칙
4	후생노동부령 제55호	독립행정법인 의약품의료기기종합기구의 업무 운영 및 재무 및 회계에 관한 부령

2023년 3월 현재 PMDA의 소속 부서는 다음과 같이 구분한다.

이사장, 부이사장 아래 3대 주요 업무별로 약물유해반응(ADR, Adverse Drug Reaction) 피해구제부, 심사센터, 안전부가 있고 GMP(Good Manufacturing Practice)/QMS(Quality Management System) 심사 담당 부서, 그리고 행정관리 담당 부서가 있다. 이 중 가장 많은 인력이 속한 심사센터는 심사관리부, 신약 심사 제1부~제5부, 의료기기 심사 제1부~제3부, 일반의약품/제네릭의약품 심사부, 세포 및 조직기반 제품 심사부, 백신 및 혈액제제 심사부, GLP(Good Laboratory Practice)/GPSP(Good Post-marketing Study Practice)의 신뢰성 검증을 위한 실사를 전담하는 적합성 조사(Conformity Audit) 부서로 구성되어 있다. 안전부는 안전 제1부~제2부로 나뉘며, 행정관리 부서에는 총무, 재무, 기획조정 등을 담당하는 부서와 국제부, 그리고 의약품 규제당국 중 일본이 최초로 구성했다는 규제과학(Regulatory Science) 운영부서가 속해 있다.

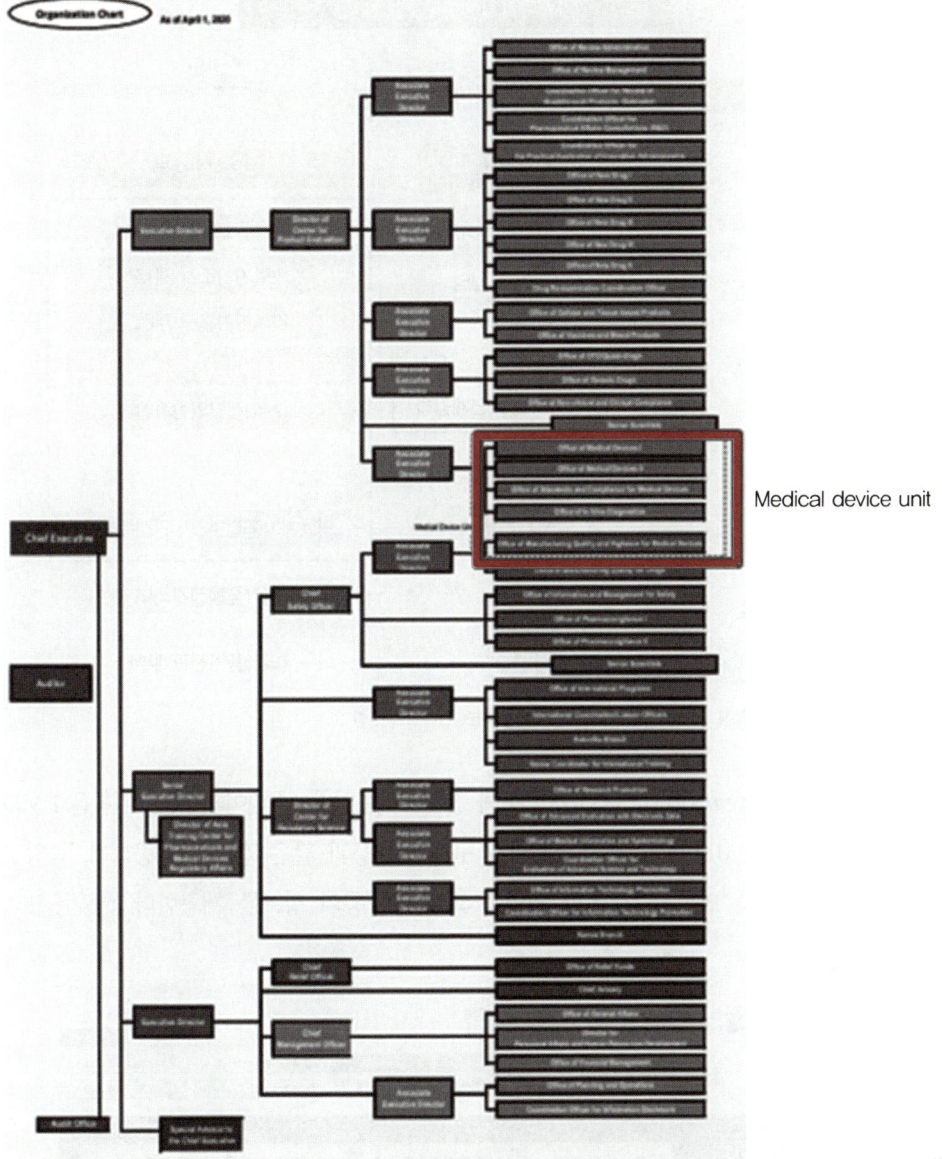

* 출처 : 의약품의료기기종합기구(PMDA)홈페이지, https://www.pmda.go.jp, 2023. 3.

┃그림 4-8┃ PMDA의 소속 부서 조직도(2023. 3.)

　최근 의료기기분야에서 중요한 조직개편이 2021년 4월 시행되었다. 이전 2019년도의 개편은 의료기기만의 특성을 감안하여 의료기기 심사부문에 의료기기조사·기준부의 신설 및 안전대책부문에 의료기기 품질관리·안전대책부를 신설하는 등의 개편이 있었다. 일본의 규제기관 조직개편 방향은 시판 전·후의 규제 일관성과 합리성 등의 연계 강화에 힘을 실은 조직개편으로 풀이된다.

　최근 2021년도 4월의 조직개편은 최근 의료기기의 동향을 반영하여 프로그램의료기기 심사를 전문 담당하는 프로그램의료기기 심사실을 증설한 것이다.

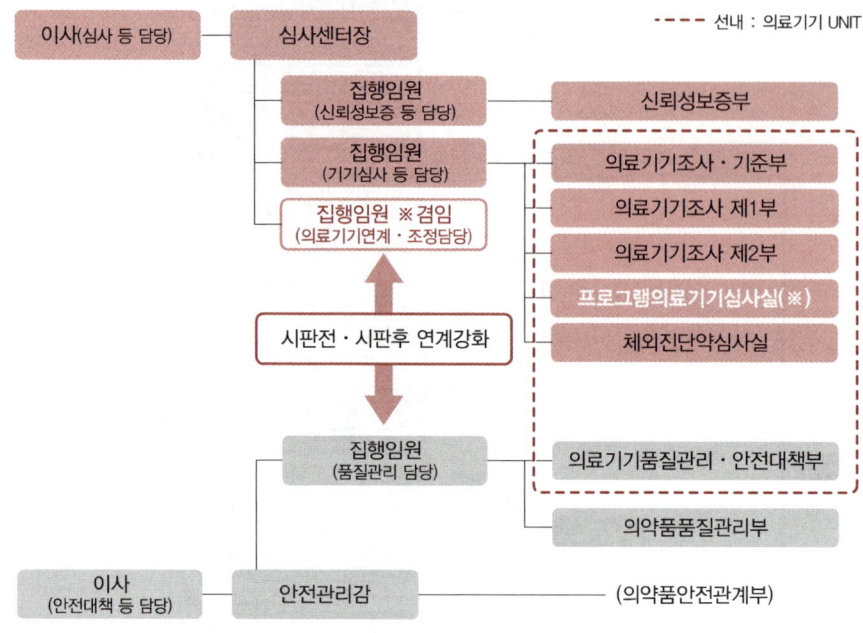

(※) 2021년 4월 1일에 프로그램의료기기를 전문으로 하는 심사실을 신설

PMDA 홈페이지는 'www.pmda.go.jp'를 통해 접속할 수 있다. 홈페이지 화면 왼쪽은 PMDA 소개, 정보공개/개인정보보호, PMDA의 업무, 건강피해 구제제도 등과 같은 정보를 제공하며, 중앙부는 공지사항이나 공고 등의 일람, PMDA를 통한 의약품/의료기기 등의 정보를 제공한다.

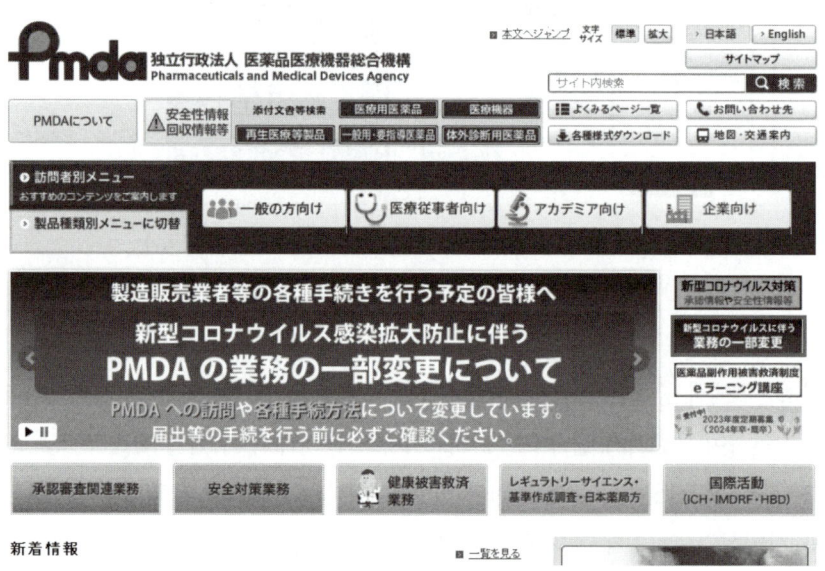

* 출처 : 의약품의료기기종합기구(PMDA) 홈페이지, https://www.pmda.go.jp, 2023. 3.

그림 4-9 PMDA 홈페이지

PMDA 또한 영문 홈페이지를 제공하지만 최신 의료기기 정보 등은 일본어로 제공하고 있다. 따라서 최신 정보 등은 영문 홈페이지와 일본어 홈페이지를 동시에 확인할 필요성이 있다.

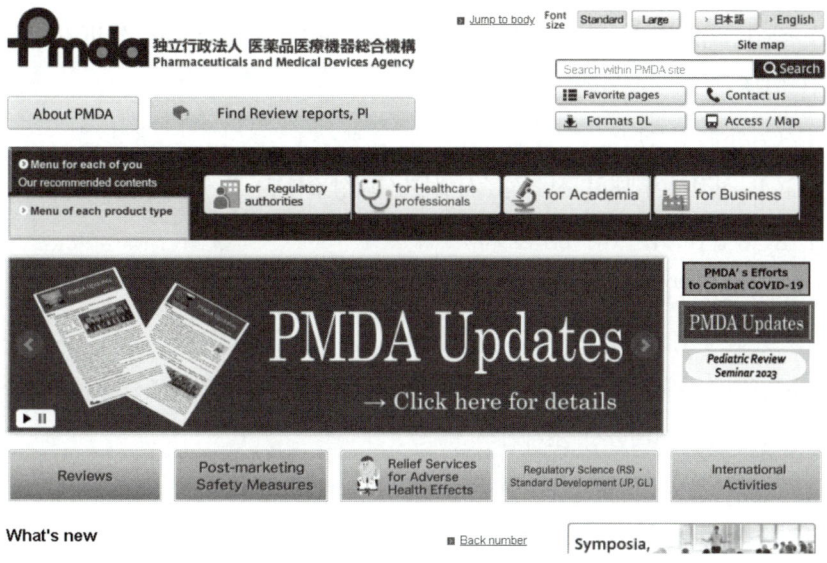

* 출처 : 의약품의료기기종합기구(PMDA) 홈페이지, https://www.pmda.go.jp, 2023. 3.

┃그림 4-10 ┃ 일본 PMDA 영문 홈페이지

나) PMDA의 조직 및 주요 업무

PMDA의 목적은 「독립행정법인 의약품의료기기 종합기구법」 제3조에 따라 의약품, 의료기기 등의 품질, 유효성 및 안전성 확보에 필요한 심사 업무를 수행함으로서 국민보건 향상에 공헌하는 것이다. 주된 업무는 ① 건강피해구제업무, ② 심사관련 업무, ③ 안전대책업무, ④ 국제관련업무, ⑤ 규제과학 추진업무 등이다. 특히 심사관련 업무 중 의료기기의 경우 전문성을 강화하기 위하여 소그룹 및 전문 team을 도입하여 운영 중에 있다[그림 4-11]. 이는 미 FDA와 달리 한정된 인력으로 심사의 전문성을 높이기 위한 조직개편으로 생각된다. 우리나라의 경우 심사관 또는 주무관 1명이 전기제품, 용품제품, 소프트웨어 등 제품 특성에 상관없이 해당 품목에 대한 안전성, 유효성을 심사하고 있어 전문성에 있어 우려된다는 점이다. 현행 식약처의 경우 1명의 담당자가 전기제품, 용품제품, 소프트웨어 등을 허가심사하고 있어, 원재료, GLP, GCP, 전자파안전성, 전기적안전성 등을 모두 허가심사 하고 있다. 이는 전문성 측면에서 매우 우려된다고 할 수 있겠다.

(1) 건강피해구제업무

　① 의약품 부작용 피해구제 업무

　② 생물유래제품감염 등 피해구제 업무

　③ 스몬(아급성 척추, 시신경, 말초신경 장애)환자에 대한 건강관리 수당 등의 수탁 대부 업무

　④ HIV 감염자, 발증자에 대한 건강관리 수당 등의 수탁, 대여업무

⑤ C형감염 특별조치법 급여금 지급업무

⑥ 보건복지사업 : 의약품 부작용 등에 의한 건강피해의 신속한 구제를 위한 구제급여 지급 이외에 사업이 필요한 경우에 대한 보험복지업무

⑦ 거출금 징수 : 의약품 등 제조판매업자가 납부한 피해구제에 필요한 경비(거출금) 징수업무

(2) 심사관련 업무

① 상담업무(심사부 공통)

② GLP, GCP 성적서에 대하 신뢰성조사업무(신뢰성조사부)

③ 의약품 등 승인심사업무(의약품심사부)

④ 의료기기 승인심사업무(의료기기심사부)

⑤ 재생의료등제품 승인심사업무(바이오심사부)

⑥ 인증 기준, 각종 기준 작성 관련 조사 및 정보 정리 등(의료기기조사기준부)

⑦ GMP/QMS/GCTP 적합성 조사업무

⑧ 재심사·재평가업무 : 의료기기는 사용성적평가에 관한 업무

⑨ 등록인증기관에 대한 조사 등 업무

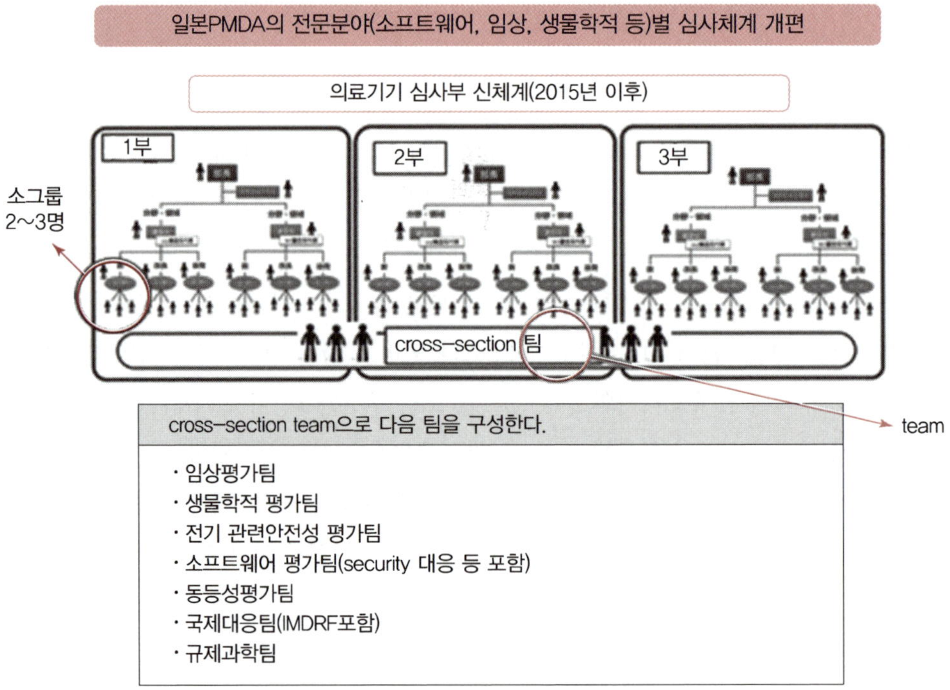

* 출처 : PMDA 발표자료

그림 4-11 심사 전문성 강화를 위한 PMDA의 의료기기 심사 조직

(3) 안전대책업무
　① 의약품, 의료기기 등의 안전성 정보 수집·정리
　② 안전성정보의 과학적인 조사 및 검토
　③ 의약품, 의료기기 등의 안전성 향상을 관련 기업 상담
　④ 소비자 등에 대한 의약품 의료기기 관련 안전성 등에 대한 상담
　⑤ 의약품 의료기기 등의 품질, 유효성, 안전성 등에 관한 정보 제공

(4) 국제업무
　① 최첨단과학기술분야 대응
　② 국제사업기반 정비(인재육성 등)
　③ 승인심사 분야 관련 정보 발신, 특히 심사보고서의 영어 번역
　④ 안전대책분야에 대한 정보 발신과 국제 협력
　⑤ 일본약전의 국제화

(5) 규제과학 추진업무
　① 최신의 과학적 정보를 반영하여 더욱 명확한 근거에 의한 정확한 예측, 평가 및 판단이 필요한 시점임. 이를 위해 심사, 안전대책 및 건강피해구제라는 중요한 3개 업무 관련 연구 수행, 과학위원회 활용, 관련 대학에서의 교육을 통하여 규제과학 추진과 연구자 육성
　② 전자진료정보를 활용하여 약제면역학에 근거한 안전대책을 수행하고 있으며, 유해사상발현 리스크의 정량적 평가, 안전대책조치에 대한 영향평가, 처방전실태조사 등을 수행하고 있음. 더욱더 상세한 전자정보를 신속히 평가하기 위하여 의료정보 데이터베이스(MID-NET)를 구축하여 2018년 4월부터 운영하고 있음
　※ 의료정보데이터베이스시스템(MID-NET) : Medical information network

- 의료정보 데이터베이스(MID-NET) 개요
  - 2013년부터 시작. 2018년 본격적인 시행
  - 의료정보 데이터베이스 기반정비사업 국가출연금 50%, 제약기업 출연금 50%
    ※ 국가출연금 : 2011년 3.7억 엔, 2012년 3.1억 엔, 2013년 3.0억 엔
  - 10개 거점 의료기관(23개 병원)
  - 1,000만 명 규모의 데이터 수집 확대
- 기대효과
  - 지금까지 시판 후 조사에서는 의사가 보고하지 않으면 부작용 존재 자체를 파악할 수 없다는 한계가 있음
  - 제휴병원의 전자진료기록, 처방전등을 직접 집약 취합
  - 의사의 진단이 그대로 데이터화되어 추적되기 때문에 보다 정확한 시판 후 조사가 가능하게 됨. 또한 빅데이터를 정량적으로 평가함으로써 "부작용 발생빈도를 모름", "환자 고유의 증상에 의한 것인지 부작용에 의한 것인지 모름" 등에 대한 문제 해결
  - MID-NET 운영에 의해 정량적인 안전성평가, 효과적인 안전대책이 가능

나. 의료기기 정의

「일본 의약품, 의료기기 등 법」에서 다루고 있는 의료기기는 제2조 제4항의 정의에서 다음과 같이 구분하며, 큰 테두리 내에서는 한국의 의료기기에 대한 정의와 유사하나, 법률의 정의에 '시행령에서 정하는 제품'이 기술된 것은 한국과 다르다고 할 수 있겠다. 즉 사용목적이 의료용이라 할지라도 시행령에서 정한 것이 아니면 의료기라고 할 수 없다.

「의약품, 의료기기 등 법」

제2조(정의)
4. 이 법률에서 '의료기기'란 사람 혹은 동물의 질병의 진단, 치료 혹은 예방에 사용되는 것 또는 사람 혹은 동물의 신체 구조 혹은 기능에 영향을 미치는 것을 목적으로 하는 기계기구(재생의료등제품은 제외)로서 시행령에서 정한 것을 말한다.

「의약품, 의료기기 등 법 시행령」의 제1조 의료기기의 범위에서는 "「의약품, 의료기기 등 법률」 제2조 제4항에서 규정하는 의료기기는 [별표 1]과 같다"라며 의료기기의 범위에 대해 다음과 같이 규정하고 있다. 특이한 점은 품목을 크게 7개의 품목류로 분류하고 품목류를 다시 유별로 분류한 후 중분류, 소분류로 분류하는 등 다소 독특한 품목분류 시스템을 갖추고 있다. 품목류별은 우리나라의 대분류에 해당되며 105개(유별 104, 기타 1)로 되어 있다.

〈표 4-2〉「의약품, 의료기기 등 법률 시행령」 제1조(의료기기의 범위)

시행령에서 정한 기계기구	유별 코드·명칭(예)	품목명칭(예)
기계기구(84종)	기계기구 07 내장기능 대용기	이식형 심상 pacemaker
		중심순환계 인공혈관
		인공신장장치
	기계기구 09 의료용엑스선장치 및 의료용엑스선관	엑스선화상진단장치 워크스테이션
의료용품(6종)	의료용품 01 엑스선필름	화상진단용필름
치과재료(9종)	치과재료 01 치과용금속	치과용스텐리스합금
위생용품(4종)	위생용품 03 피임용구	자궁내피임용구
프로그램(소프트웨어)(3종)	프 01 질병진단용 프로그램 프 02 질병치료용 프로그램	범용X선진단장치용 프로그램
프로그램(소프트웨어)을 기록한 기록매체(3종)		초음파화상진단용프로그램
		전자혈압계용 프로그램
		범용심전계용 프로그램
동물용의료기기(14종)		

「의약품, 의료기기 등 법률 시행령」 [별표 1]에 따르면 의료기기는 기계기구, 의료용품, 치과재료, 위생용품, 소프트웨어, 소프트웨어를 기록한 기록매체, 동물 전용 의료장비로 구분된다. 기존 「약사법」 이하 시행령에서 기계기구, 의료용품, 치과재료, 위생용품, 동물 전용 의료기기로 구분되던 분류가 소프트웨어와 이를 기록하는 기록매체를 포함하여 개정된 것이다. 이는 의료용 목적으로 사용되는 소프트웨어와

그 기록매체 또한 의료기기로 관리됨을 의미한다.

품목분류는 법률에서 정의된 기계기구를 정령에서 7개로 분류하였고, 7개 분류를 총 123의 유별(대분류)로 세분화하였다. 유별(대분류)은 다시 중분류로, 중분류는 소분류로 단계별 구분하였다.

의료기기와는 별도로 체외진단 의약품에 대해 「의약품, 의료기기 등 법률」 제2조제14항에서 다음과 같이 정의하고 있다.

> **일본 「의약품, 의료기기 등 법률」 제2조제14항**
> 체외진단 의약품이란 단지 질병의 진단에 사용되기 위한 의도로 제조된 의약품 중 사람 또는 동물의 신체에 직접 사용되지 않는 것을 말한다.

또한, 인체에서 유래한 시료를 검체로 하여 아미노산, 단백질 등과 같은 검체 중의 물질을 검출하거나 측정하는 것으로, 각종 질병 진단에 사용하는 것이 목적이다. 병원성 균을 측정하는 배지나 항균성 물질을 함유하는 세균 감수성 시험배지 및 디스크도 여기에 포함된다.

〈표 4-3〉 체외진단 의약품의 분류

목적	• 각종 생체 기능(각종 기관의 기능, 면역계, 혈액응고 등)의 진단 • 질환의 유무, 질환의 부위 또는 질환의 진행 정도의 진단 • 치료의 유무 진단 • 임신 유무의 진단 • 혈액형 또는 세포형의 진단
검출/측정 물질	• 아미노산, 펩티드, 단백질, 당, 지질, 핵산, 전해질, 무기질, 수분 • 호르몬, 효소, 비타민, 보효소 등 • 약물 또는 그의 대사물질 등 • 항원, 항체 등 • 바이러스, 미생물, 원충 또는 그 알 등 • pH, 산도 등 • 세포, 조직, 또는 이들의 성분 등
형태	• 복수의 시약으로 검출 물질 또는 항목을 검출하고 측정하는 형태(키트를 의미) • 단, 시약으로 검출 물질 또는 항목을 검출하고 측정하는 형태

다. 등급 분류(classification)

일본의 의료기기 등급분류 및 의료기기 품목은 국제 의료기기 명명체계인 GMDN(Global Medical Device Nomenclature)에 기반하여 JMDN(Japan Medical Device Nomenclature) 코드로 부여하여 관리하고 있으며, 일본은 현재 4개 등급(class Ⅰ~Ⅳ)체계와 과거 3개 등급 체계를 조합하여 의료기기안전관리 규제를 집행하고 있다. 「의약품, 의료기기 등 법률」 제2조의 정의에 따라 3개 체계인 일반 의료기기, 관리 의료기기, 고도관리 의료기기로 구분하고 있다. 또한, 이런 3개의 관리 체계와 달리 리스크별로 4개의 class(등급)로 분류하여 관리하는 특이한 2중 시스템을 갖고 있다([그림 4-12] 참조). 또한 등급과는 별개로 특정보수관리 의료기기에 대해 특별히 분류기준을 정하여 관리하고 있다.

특정보수관리 의료기기는 의료기기 중 보수 점검, 수리 및 관리가 전문적으로 이루어져야 하며, 적정한 관리가 이루어지지 않는 경우 질병 진단, 치료 또는 예방에 중대한 영향을 줄 우려가 있는 의료기기 중에서 후생노동 대신이 약사/식품위생심의회의 의견을 들어 지정한 의료기기를 정의하고 있다.

> **제2조 정의**
> 5. 이 법에서 '고도관리 의료기기'라 함은 의료기기에 있어서 부작용 또는 기능의 장애가 발생한 경우(적정한 사용 목적에 따라 적정하게 사용된 경우에 한하며, 다음 항 및 제7항에서 같다)에서 사람의 생명과 건강에 심각한 영향을 줄 우려가 있기 때문에 그 적절한 관리가 필요한 것으로서 후생노동 대신이 약사·식품위생심의회의 의견을 듣고 지정하는 것을 말한다.
> 6. 이 법에서 '관리 의료기기'라 함은 고도관리 의료기기 이외의 의료기기에 있어서 부작용 또는 기능장애가 생겼을 경우에 사람의 생명과 건강에 영향을 줄 우려가 있기 때문에 그 적절한 관리가 필요한 것으로서 후생노동대신이 약사·식품위생심의회의 의견을 듣고 지정하는 것을 말한다.
> 7. 이 법에서 '일반 의료기기'라 함은 고도관리 의료기기 및 관리 의료기기 이외의 의료기기에 있어서 부작용 또는 기능장애가 발생한 경우에 사람의 생명과 건강에 영향을 거의 줄 수 없는 것으로서 후생노동대신이 약사·식품위생심의회의 의견을 듣고 지정하는 것을 말한다.
> 8. 이 법에서 '특정보수관리 의료기기'라 함은 의료기기 중 보수 점검, 수리 기타 관리에 전문적인 지식과 기술을 필요로 하기 때문에 그 적정한 관리가 이루어져야 하며, 적정한 관리가 이루어지지 않는 경우 질병 진단, 치료 또는 예방에 심각한 영향을 줄 우려가 있는 것으로서 후생노동대신이 약사·식품위생심의회의 의견을 듣고 지정하는 것을 말한다.

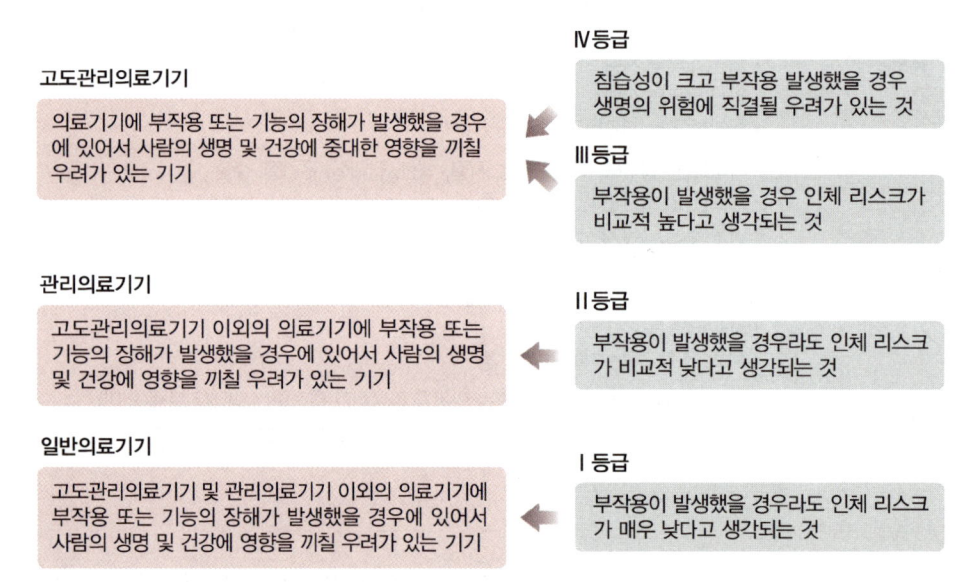

그림 4-12 일본 class(등급) 분류 및 class별 규제 관계

1) 특정보수관리 의료기기(1,245개 품목), 시행규칙 제191조, 제188조
   ① 보수점검, 수리 및 기타 관리에 전문적인 지식, 기능이 필요
   ② 적정 관리가 이루어지지 않으면 질병의 진단, 치료 또는 예방에 중대한 영향을 미칠 우려가 있는 품목

※ 수리책임기술자 자격요건 등이 엄격 : 3년 이상, 지정기관에서 기초강습, 전문강습을 득한 자
※ 사업소마다 업무 관련 내용이 구술된 문서, 수리절차 및 기타 수리작업에 대하여 기술한 문서 등

2) 설치관리의료기기(252개 품목)
① 설치 시 조립이 필요한 특정보수관리 의료기기
② 보건 위해발생을 방지하기 위해 조립 관련 관리가 필요한 품목
※ 시행규칙 제114조의 55 : 제조판매업자는 설치관리기준서를 작성하여 판매업자 및 수리업자에게 교부

〈표 4-4〉 class(등급)별 규제 종류

분류			제조판매업			판매업·대여업주[1]	품목 관련 규제
class(등급)	법규정	허가형태	허가요건				
			GVP (시판 후 안전관리)	QMS			
Ⅳ	고도관리	제1종	적용	적용		허가	승인
Ⅲ							승인/인증[2]
Ⅱ	관리	제2종	일부제외	적용		신고	승인/인증[2]
Ⅰ	일반	제3종	일부제외	일부제외		절차없음	신 고

1) Ⅰ, Ⅱ등급일지라도 특정보수의료기기에 해당되는 것은 고도관리 의료기기와 같이 판매업 임대업 허가 필요
2) 관리의료기기 및 고도관리의료기기로서 후생노동성 장관이 기준을 정하여 지정한 품목은 인증대상이 됨. Ⅲ등급 의료기기는 향후 기준을 추가해 나갈 방침

의료기기의 class 분류는 2005년 기존의 「약사법」 개정 당시 '일본 의료기기산업연합회'를 통해 전면 협력을 얻어 의료기기 데이터베이스를 구축하였으며, 현재에도 계속 업데이트되고 있다. 또한 의료기기 품목은 한국의 제도와 유사하게 위해도에 따라 총 4개 등급으로 분류되며, 의료기기 명명체계는 국제 의료기기 명명체계인 GMDN에 일본 내 자국의 코드를 부여하여 총 5,415(체외진단 포함)개 품목 이상이 등록되어 있다. JMDN 코드는 의료기기 class(등급) 분류 고시(クラス分類告示)에 따라 적절한 시기에 추가가 결정되며 이런 추가된 사항을 통지로 알린다. 일본 내에서 의료기기로 관리되고 있는 품목의 수는 다음과 같다.

〈표 4-5〉 의료기기 품목 수(2023년 2월 기준)

class(등급)	일본 의료기기 품목 수(Number of JMDN)
Ⅰ	1,223
Ⅱ	2,023
Ⅲ	825
Ⅳ	375
체외진단	969(23년 3월)

〈표 4-6〉 JMDN 코드분류 예시

Japanese Medical Device Nomenclature(JMDN)	Definition	JMDN Code	Clssification	Rule
Dental laboratory rotary steel cutting instrument	A rotary cutting device has a steel working component, is attached to a dental laboratory handpiece, and is used to grind metal, plastic, porcelain, or other similar materials.	70743000	I	1
Rotary tungsten carbide cutting instrument for dental laboratory	A rotary cutting device has a tungsten carbide working component, is attached to a dental laboratory handpiece, and is used to grind metal, plastic, porcelain, or other similar materials.	70744000	I	1
Automatic film developping processor for dental XRay film	An automatic Dental X-ray film developing processor. Manual types are excluded.	70035000	I	1
Intracardiac electrocardiograph cable or switch	Cables or switches are externally connected to a guide wire and catheter inserted into the central vein, and transmit cardiac electric signals from the patient to an external monitor (e.g., electrocardiograph). Some transmit a stimulating electric current to the heart temporarily for examination mainly.	35562020	I	1
Reusable rigid endotherapy lithectomy forceps	A device used with a dedicated endoscope. It is intended to be used to grasp and remove stones during endotherapy. It consists of a thin shaft and a wire basket at the distal end in which the stones are caught (picked up) for extraction. This device is reusable.	37141001	I	6-①
Adaptor for endoscope element	Connectors that enable to complete an endoscopic assembly by connecting or integrating single or multiple endoscopic parts, and the connections to other devices (e.g., laser), as well as parts used to add functions. Some are connected to the stopcock or tool port in order to introduce a device or catheter, or aspirate/ introduce fluid.	37090010	I	1
Automated cytological analysis device	A device that utilizes the morphology and stainability of cells, and performs cytodiagnosis by image analysis.	70190000	I	-
Ophthalmic perfusion/aspiration tube	A set of tubes used for perfusion/aspiration devices in ophthalmic surgery.	70339000	I	2
Single-use syringe for prefilled drugs	A glass or plastic syringe used to administer drug. Usually, the syringe is designed to contain single dose of drugs. This device is for single-use.	70389000	I	2

Japanese Medical Device Nomenclature(JMDN)	Definition	JMDN Code	Clssification	Rule
Cable or swith for electrosurgical unit	Cables, switches or adaptors used to transmit signals, supply electric power, for extending the connection between an electric surgical device and the apparatuses connected to them for control. This category does exclude extensions connected to the primary power source.	70657000	I	12
Catheter for angiographic	A flexible tube to inject contrast media into an organ or peripheral vascular system for visualization of vascular structure of the targeted area.	10688102	II	6
Catehter for non-central circulatory embolectomy	A flexible tube designed to remove coagulation of blood and other substances that may lead to noncentral vascular occlusion. The device is also used to remove occlusion of natural vessels, arterial access grafts, and access grafts for hemodialysis.	10714002	II	6,7
Auxiliary extension tube for blood tubing	A tube used to extend the main or additional line of blood tubing. This extension tube is a blood tubing component.	12170022	II	2-①

* 출처 : https://std.www.pmda.go.jp, 2023. 3.

名称等	単回使用皮下注射用針 別表2-614, クラスⅡ, コード：12745002, GHTFルール：6
保守等	特定保守： ，設置管理： ，修理区分：-, QMS：該当
類別	器47 注射針及び穿刺針
中分類	注射器具及び穿刺器具
製品群	別表第2 一般の非能動な非埋植医療機器第2号イ(注射・点滴・輸血・透析用) 別表第2 一般の非能動な非埋植医療機器第2号ロ(注射・点滴・輸血・透析用) 別表第2 一般の非能動な非埋植医療機器第2号ハ(注射・点滴・輸血・透析用) 別表第2 一般の非能動な非埋植医療機器第2号二(注射・点滴・輸血・透析用)
定義	注射筒、二次的薬物療法セット又は静脈切開セット（採血用アダプタやホルダ等）と共に患者への液体の投与又は排出のために用いる、細長い鋭利な中空の器具をいう。本品は単回使用である。
基準※	<認> 別表3 No65: 単回使用皮下注射用針等基準 (告示第261号:平成22年6月30日)
備考	旧一般的名称：滅菌済み注射針　　旧クラス分類：-

※認証基準、承認基準、審査ガイドライン

* 출처 : https://www.std.pmda.go.jp/stdDB/index_jmdn.html, 2023. 3.

｜그림 4-13｜ 웹사이트를 통하여 품목명 일회용 피하주사침(class Ⅱ)에 대하여 제공되는 정보(예시)

<표 4-7> [그림 4-13]의 번역

명칭 등	일회용 피하주사침
	별표2-614, class Ⅱ, code : 12745002, GHTF rule : 6
보수 등	특정 보수 : - 설치 관리 : - 수리 구분 : - QMS : 해당
유별(대분류)	기47 주사침 및 천자침
중분류	주사침구 및 천자기구
제품군 (품목군)	별표2 일반 비능동 비이식의료기기 제2호 가(주사, 점적, 수혈, 투석용) 별표2 일반 비능동 비이식의료기기 제2호 나(주사, 점적, 수혈, 투석용) 별표2 일반 비능동 비이식의료기기 제2호 다(주사, 점적, 수혈, 투석용) 별표2 일반 비능동 비이식의료기기 제2호 라(주사, 점적, 수혈, 투석용)
정의	주사통, 2차적 약물요법 세트 또는 정맥절개 세트(채혈용 adapter나 holder 등)와 함께 환자에게 액체투여 혹은 배출용으로 사용되는 가늘고 긴 예리한 가운데 hole이 있는 기구를 말한다. 본 제품은 1회용임
기준	〈인〉 별표3 No65 : 일회 사용 피하주사침 등 기준(고시 제261호 : 평성 22년 6월 30일)
비고	옛날(구) 품목명 : 멸균주사침, 구 Class분류 : -

* 출처 : https://www.std.pmda.go.jp/stdDB/index_jmdn.html, 2023. 3.

각 분류에서 일반의료기기(class Ⅰ)는 낮은 위험도의 제품으로 PMDA에 신고하고, 인증기준에 적합한 지정관리의료기기(class Ⅱ) 및 인증기준이 적용되는 지정고도관리의료기기는 인증기준에 따라 제3자 인증기관에서 인증을 받아야 판매가 가능하다. 이외의 미지정 관리의료기기(class Ⅱ)와 고도관리의료기기(class Ⅲ, Ⅳ)는 PMDA로부터 심사를 받은 결과에 따라 후생노동성의 승인을 받아야 하며, 전반적인 의료기기 등급 및 그에 따른 분류는 다음의 표와 같이 설명할 수 있다.

<표 4-8> 의료기기의 등급에 따른 인증 및 승인 절차

class	분류	절차
Ⅰ	일반의료기기 (General MDs)	PMDA 신고
Ⅱ	관리의료기기 (Controlled MDs)	인증기준(Certification standards)이 있는 class Ⅱ 의료기기는 등록인증기관을 통해 인증
		나머지 class Ⅱ 의료기기는 PMDA 심사 및 MHLW 승인
Ⅲ	고도관리의료기기 (Specially Controlled MDs)	인증기준(Certification standards)이 있는 class Ⅲ 의료기기는 등록인증기관을 통해 인증
Ⅳ		나머지 class Ⅲ 및 class Ⅳ는 PMDA 심사 및 MHLW 승인

인증기준이 있는 class Ⅱ 의료기기에 대해서만 등록인증기관(RCB, Registered Certification Body)을 통한 인증(Certification)이 진행되었으나, 지난 몇 년간 인증기준(Certification Standards)이 있는 class Ⅲ 의료기기에 대해서도 인증을 통해 의료기기 판매가 가능하도록 등록 인증기관의 업무

범위가 늘었다. 2023년 3월 현재 유효인증기준 개수는 Ⅱ등급이 948개(품목 개수가 아님), 유효승인기준은 Ⅲ등급 의료기기 7개 등 총 955개로 관리되고 있고, 또한 승인대상 의료기기 중에서는 44개의 승인기준, 9개의 심사 가이드라인을 지정 관리하고 있으며, 다음과 같이 사이트를 통해 공개하고 있다.

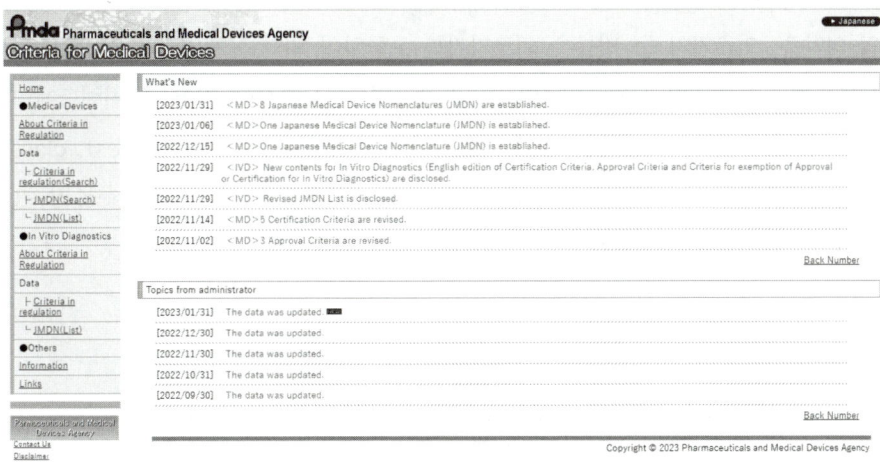

* 출처 : https://www.std.pmda.go.jp/stdDB/index_en.html, 2023. 3.

| 그림 4-14 | 일본 인증기준 참조 사이트

이와 별도로 체외진단 의약품의 경우 3개 class(등급)로 구분하며, 다음과 같이 분류된다. 체외진단 의약품은 법적인 측면에서 의약품으로 분류되나 실제적으로는 의료기기로서 규제된다.

〈표 4-9〉 일본 체외진단용 의약품의 class(등급) 분류

class(등급)	위험도	예시
class Ⅰ	위험성이 낮은 제품	
class Ⅱ	중간 정도의 위험성을 가진 제품	• White blood cell kit • pH kit • Total protein kit • Glucose kit • Ketone body kit
class Ⅲ	고위험군 제품	• HIV와 같은 심각한 감염성 질환 • 인플루엔자와 같이 전염성 높은 질병 • 자가혈당측정시스템 • 신기술을 적용한 모든 제품

또한, 품목은 범용검사용시약, 혈액학적검사용시약 등 14개로 대분류되어 있고, 다시 이 대분류명 아래로 969개의 세품목 분류가 되어 있다.

라. 법령체계 및 관련 법규

일본의 경우 의약품, 의료기기 등 법률의 테두리 내에서 시행되는 의료기기 제품의 인허가 과정은 한국의 의료기기 인허가 과정과 유사하다. 특히, 국내 법령체계와 같이 의약품, 의료기기 등 법률(기존의 「약사법」)과 그 하부에 시행령과 시행규칙이 있으며, 국장/과장 통지 등을 통해 의료기기가 규제되고 있다. 일본의 의약품, 의료기기 등 법률은 의료기기를 포함하여 의약품(체외진단 시약 포함), 의약외품 및 화장품을 총괄적으로 관리하고 있으며, 의료기기 제품의 등급 분류에 있어 그 위해도에 따라 총 4개 class(등급)로 구분하고 있다. class I은 일반 의료기기(General Medical Devices), class Ⅱ는 관리 의료기기(Controlled Medical Devices), class Ⅲ~Ⅳ는 고도관리 의료기기(Specially Controlled Medical Devices)로 구분하고 있다.

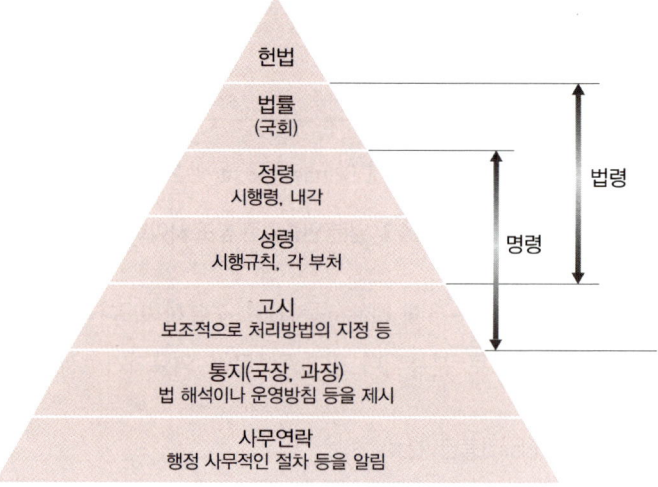

| 그림 4-15 | 일본의 법령체계

〈표 4-10〉 일본 의료기기 관련 법령 및 규정의 전반적인 이해

	법령 및 통지	제정권자	예시
법령	법률	국회	의약품, 의료기기 등 법률
	시행령	내각	• 의약품, 의료기기 등 법률 시행령 • 의약품, 의료기기 등 법률 관계 수수료령
	성령(부령)	후생노동대신	• 의약품, 의료기기 등 법률 시행규칙 • 임상시험의 실시 기준(GCP 성령) • 제조관리 및 품질관리의 기준(QMS 성령)
	고시	후생노동대신	기본요건기준 일반적 명칭 및 등급분류 지정고시
	국장통지	국장	의료기기의 제조판매 승인신청(2005년 약식발 제0216002호 통지)
	과장통지	과장	의료기기의 보험적용에 대하여(2020년 保医発1129第2号 통지)
	사무연락	과장	• QMS조사 시 ISO 13485 개정 적용에 대하여(2016년) • 의료기기 부작용보고서 등에 대한 질의응답(Q&A)에 대하여(2016년)

앞서 언급했듯이 일본의 의약품, 의료기기 등 법률은 한국의 의료기기법령과 유사한 법령 체계로 이루어져 있다. 국장 통지와 과장 통지, 사무연락 등은 '행정지도'로 구분하며, 이외에 업체가 준수해야 하는 '업계 자율기준'이나 '사내규정(절차서 및 표준서)' 등을 준수해야 한다.

의료기기와 관련된 의약품, 의료기기 등 법률과 동법 시행령, 시행규칙은 다음과 같다.

〈표 4-11〉 일본의 의약품, 의료기기 등 법률, 시행령 및 시행규칙

No	호수	법령명
1	법률 제145호	의약품, 의료기기 등 법률
2	시행령 제11호	의약품, 의료기기 등 법률 시행령
3	후생노동성령 제1호	의약품, 의료기기 등 법률 시행규칙

의약품, 의료기기 등 법률인 법률 제145호에서 이 법의 목적은 제1장(총칙)에서 다음과 같이 언급하고 있다.

> **의약품, 의료기기 등의 품질 유효성 및 안전성 확보 등에 관한 법률**
> **(医薬品, 医療機器等の品質, 有効性及び安全性の確保等に関する)**
>
> **제1조 목적**
> 이 법은 의약품, 의약부외품, 화장품, 의료기기 및 재생 의료 등 제품(이하 '의약품 등'이라 한다)의 **품질, 유효성 및 안전성 확보** 및 이들의 사용에 의한 보건 위생상의 위험의 발생 및 확대 방지를 위해 필요한 규제를 실시하고, 지정 약물의 규제에 관한 조치를 강구하며 의료분야 중 그 필요성이 높은 의약품, 의료기기 및 재생의료 등 제품의 연구 개발 촉진을 위해 필요한 조치를 강구함으로써 보건 위생의 향상을 도모하는 것을 목적으로 한다.

의료기기 중 2005년 후생노동성령(고시) 제112호에 의해 의약품, 의료기기 등 법률에 따라 후생노동대신이 지정하는 의료기기를 '지정관리 의료기기'로 관리하며, 이에 대해 class Ⅱ 및 일부 class Ⅲ 지정 고도관리의료기기의 경우 제3자 심사기관을 통해 제조판매인증을 진행하게 된다. 이 승인(허가) 및 인증 과정은 문서심사와 함께 판매 전 QMS를 포함한다. 상대적으로 고위험도 의료기기는 후생노동성 산하의 독립행정법인인 PMDA에서 승인을 진행하게 된다.

앞에서 언급했듯이 일본 의약품, 의료기기 등 법률 내에서 규제하고 있는 의료기기와 관련된 관계 행정당국은 MHLW와 PMDA이다. 일부 지정관리 의료기기에 대해서는 등록 인증기관인 제3자 인증기관을 통해 인증을 수행하고 있으며, 제조판매업 허가 등 행정적인 절차의 승인은 도도부현(都道府県)[143]을 통해 이루어지고 있다. 일본의 의료기기 규제에 대한 관계 행정당국의 관계도는 다음과 같이 도식화할 수 있다.

---

[143] 광역 자치단체인 도(都, 도쿄 도), 도(道, 홋카이도), 부(府, 오사카 부와 교토 부), 현(県, 나머지 43개)을 묶어 일본의 지자체를 구성한다.

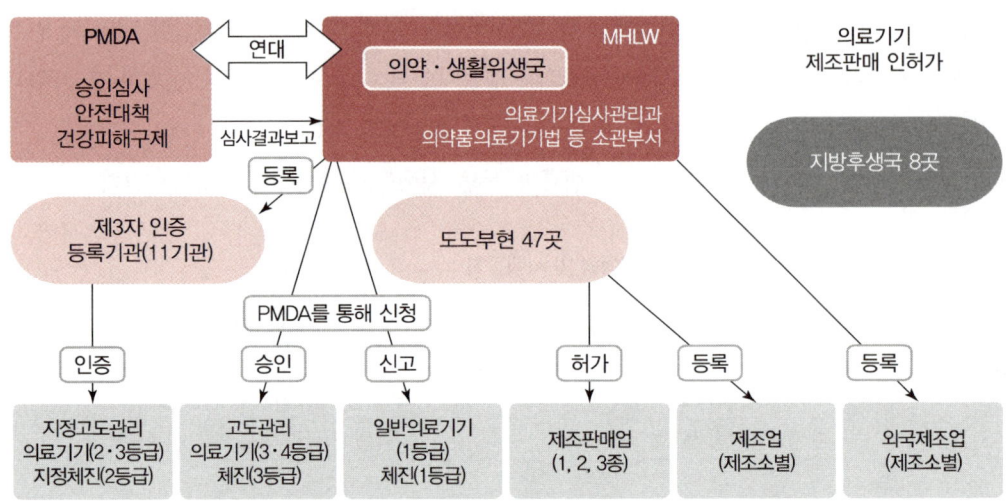

그림 4-16 일본 의료기기 시판전 규제(품목, 업태)의 관계 행정당국

1.3 의료기기 인허가(시판 전 허가 절차)

다음은 일본의 의약품, 의료기기 등 법률 규제하의 의료기기 품목의 제조판매 및 신청, 심사 절차에 대한 개요이다.

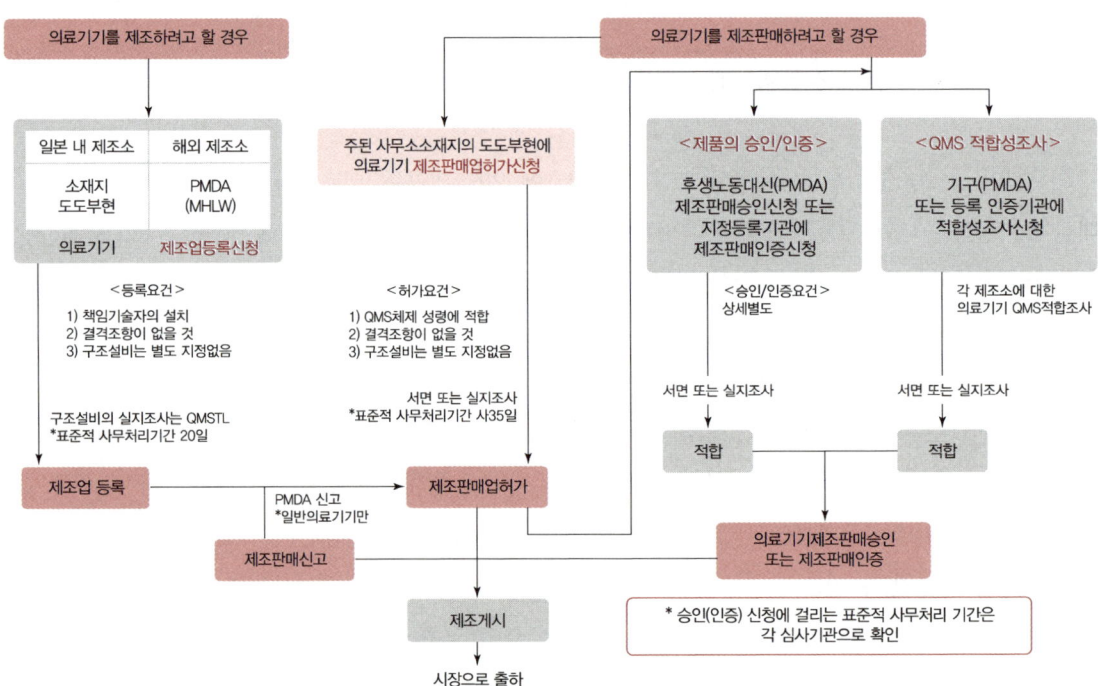

그림 4-17 의료기기 품목 제조판매승인(class III, IV)을 위한 업(제조업, 제조판매업) 허가 및 품목 승인 신청 및 심사 절차

의료기기를 제조판매하려면, 해당 의료기기 제품에 대해 먼저 신청자가 해당 제품의 분류기준에 따라 신고, 인증, 승인 대상을 구분한다. 일반의료기기 신고 대상의 경우는 PMDA에 신고서를 제출하고, 판매하게 된다. 고도관리의료기기(class Ⅲ, Ⅳ) 또는 인증기준이 없는 관리의료기기(class Ⅱ)인 경우, PMDA의 의료기기심사부에서 의 품목 승인심사, 신뢰성보증부의 GLP, GCP자료의 신뢰성 조사, QMS의 적합성 조사 등이 완료된 후 후생노동성에서 최종 승인한다. 인증대상 제품의 경우는 제3자인증기관을 통해 진행되게 되며 승인(인증) 후에는 제품을 판매할 수 있다. 큰 틀에서 여기까지의 과정을 시판 전 허가절차로 볼 수 있다. 또한 시판 후에도 지속적으로 QMS가 유지되고 있는지에 대한 적합성 평가를 진행하게 된다.

하지만 선행 조건으로, 일본 내에서 의료기기를 판매하고자 하는 기업은 판매를 개시하기 전에 class(등급)에 관계없이 제조판매업 허가(면허)를 획득해야 한다. 일본 내 법인은 제조판매업 허가를 획득한 후 판매가 가능하다.

외국제조업자가 일본에 의료기기를 수출할 경우는 다음 3가지가 있으며, 이 중에서 가장 많이 선호하는 방법은 세 번째이다. 해외에 근거를 둔 외국 제조업체는 일본 현지에 법인을 설립하여 스스로 MAH(Marketing Approval Holder)가 되어 제조업 및 제조판매업 허가를 득하거나, 외국 제조업자를 인정하는 '외국제조판매인정'을 취득할 수 있다. 실제로 일본 현지 법인을 통해 판매업 허가를 득하는 절차는 일본 내 법규 및 막대한 비용 등의 단점이 있으므로 해외 제조업체의 경우 '외국제조판매인정'을 득하여 판매를 진행하는 것이 대부분이다.

① 제조판매업자가 되는 일본법인을 설립한다.
   ㉮ 단점 : 법인 설립비용, 자격조건을 갖는 인력(QMS체계 성령, GVP성령)
   ㉯ 장점 : control이 용이하고, 품목허가권을 갖는다.
② 일본내(국내) 제조판매업자가 승인, 인증을 취득하여 일본 내 판매를 한다.
   ㉮ 단점 : 품목허가권이 일본 제조판매업자에게 넘어가게 되어 주도권(QMS 등에 따른 비밀 등)의 상실 우려. 국내제조사는 하청업자 우려
   ㉯ 장점 : 인허가, 품질관리 등 비용이 작다.
③ 일본 내 제조판매업자를 선임제조판매업자(DMAH, Designated Marketing Approval Holder)로 선정하여 일본 내 판매 관련 업무를 위탁한다.
   ㉮ 단점 : 선임제조판매업자 능력에 따라 품목승인 소요시간 등이 달라진다.
   ㉯ 장점 : 제조판매 품목허가(승인)권을 자신이 갖는다. 경비 절감이 가능하다.

가. 제조판매업 허가

「의약품, 의료기기 등 법률」 제5장은 의료기기 및 체외진단용 의약품 제조판매업 및 제조업에 대해 다음과 같이 규정하고 있다.

> 제5장 의료기기 및 체외진단용 의약품의 제조판매업 및 제조업 등
> 제1절 의료기기 및 체외진단용 의약품의 제조판매업 및 제조업
>
> **(제조판매업의 허가)**
> 제23조 표에 정한 의료기기 또는 체외진단용 의약품의 종류에 따라 각각 동표 하란에 정하는 후생노동대신의 허가를 받은 자이어야 하며, 의료기기 또는 체외진단용 의약품의 제조판매를 하는 자이다.
> 2. 전 항에 대해 시행규칙으로 정하는 기간(5년)에 대해 갱신을 받지 않으면 효력을 상실한다.

의약품, 의료기기 등 법률 내에서 규정하고 있는 제조판매업은 의료기기의 등급과 종류에 따라 다른 제조판매업 허가를 요구하고 있으며, 세부 사항은 다음과 같다.

〈표 4-12〉 의료기기의 종류에 따른 제조판매업 권한 유형

의료기기의 종류	권한 유형
고도관리 의료기기	제1종 의료기기 제조판매업 허가
관리 의료기기	제2종 의료기기 제조판매업 허가
일반 의료기기	제3종 의료기기 제조판매업 허가
체외진단용 의약품	체외진단용 의약품 제조판매업 허가

즉, 제조판매업의 허가는 후생노동대신의 허가를 얻은 자가 아니면, 의료기기의 제조판매를 업으로 해서는 안 된다고 규정하고 있다. 제조판매업은 제조판매를 업으로 하려는 자가 소재한 도도부현에 제조판매업허가를 신청하게 된다. 제조판매업허가에 소요되는 기준처리일수는 각 도도부현에 따라 다를 수 있으나 35일~50일 정도의 기간이 소요된다.

제1종에서 제3종 의료기기 제조판매업허가 및 체외진단용 의약품 제조판매업허가의 요건 사항은 각각 다르므로 그에 적합한 요건을 갖추어야 한다.

제조 및 판매의 등록에 관하여 개정된 「의약품, 의료기기 등 법률」 제23조는 제조 판매업허가의 기준과 제조업의 등록기준에 대해 규정하고 있다. 일본은 수입업 허가가 없으며, 수입 품목 승인(우리나라의 경우 허가) 또는 인증은 법적 책임자(QMS 등 품목에 대한 법적 안전을 책임지는 업자로서 주로 본사) 즉 제조판매업자가 품목 승인·인증을 받아야 하지만, 우리나라는 수입업자(본사가 아닌 수입업체)가 품목 허가(일본은 승인)를 받도록 하고 있다. 일본의 경우 의약품의료기기법 개정 전에는 그림과 같이 제조업만 있었으나 법 개정을 하면서 제조판매업 개념을 도입하였다.

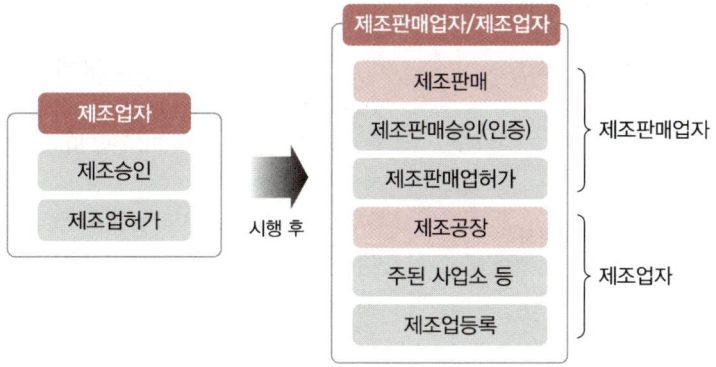

| 그림 4-18 | 법 개정에 따른 제조판매업 도입과 제조업 관계

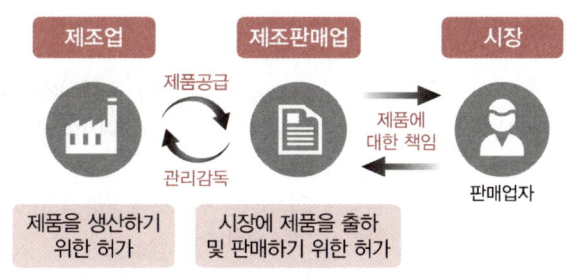

| 그림 4-19 | 제조판매업, 제조업 업무 관계

① 신청과 관련된 의료기기 또는 체외진단용의약품의 제조관리 또는 품질관리에 관련된 업무를 담당하는 체제의 기준에 적합할 것(QMS 체제성령)
  ㉮ 조직 체제에 관한 기준(체제성령 제3조제1항)
  ㉯ 인원 배치에 관한 기준(체제성령 제3조제2항)
② 신청과 관련된 의료기기 제조판매 후 안전관리 방법이 후생노동성령이 정하는 기준에 적합할 것(GVP, Good Vigilance Practice)
③ 법 제5조제3항의 기준인 제조판매업자의 인적 결격요건 조항에 해당하지 않을 것

또한 QMS 및 GVP를 위해서는 인적구성 요건 또한 중요한 요건으로 자격에 적절한 책임자를 두어야 한다.

<표 4-13> 의료기기 제조판매책임자 권한 및 자격요건

구분	인적구비요건		자격요건(개략)
제1종 의료기기 제조판매업 허가	총괄제조판매책임자	겸무 가능	시행규칙 제114조의49 제1항에 따라 물리, 화학, 생물, 약학, 의학 등 대학 졸업 또는 학력조건에 따라 추가적인 해당 부문의 경력요건 구비 요구
	국내품질업무운영책임자		QMS성령 제72조에 따라 품질관리업무책임자로 해당 업무 3년 이상 경력 요구
	안전관리책임자		GVP성령 제4조 제2항에 따라 안전확보업무등에 3년 이상 종사 경력 및 부문 책임자 및 능력 요구
제2종 의료기기 제조판매업 허가	① 총괄제조판매책임자	①② 또는 ①③	제1종의료기기 제판업과 동일
	② 국내품질업무운영책임자		QMS성령 제72조에 따라 품질관리업무책임자로 해당 업무 3년 이상 경력요구
	③ 안전관리책임자		GVP성령 13조 제2항에 따라 경력조건은 없고, 업무수행 능력 요구
제3종 의료기기 제조판매업 허가	총괄제조판매책임자	1인 겸무 가능	동 규칙에 따라 물리, 화학, 생물, 약학, 의학 등 구제중학 또는 고교 졸업 또는 학력조건에 따라 추가적인 해당 업무 경력요건 구비 요구
	국내품질업무운영책임자		QMS성령 제72조에 따라 품질관리업무책임자로 해당 업무 3년 이상 경력요구
	안전관리책임자		GVP성령 제15조 준용 13조 제2항에 따라 경력조건은 없고, 업무수행 능력 요구
체외진단용 의약품 제조판매업 허가	총괄제조판매책임자	①② 또는 ①③	약제사
	국내품질업무운영책임자		QMS성령 제72조에 따라 품질관리업무책임자로 해당 업무 3년 이상 경력요구
	안전관리책임자		GVP성령 제15조 준용 13조 제2항에 따라 경력조건은 없고, 업무수행 능력 요구

※ 제1종 의료기기제조판매업자이외의 경우 책임자의 일부 겸직이 가능하다.

다음 그림은 외국제조업자와 일본 현지의 제조판매업자 등의 관계도로 각각의 인적 구성 관계를 확인할 수 있다.

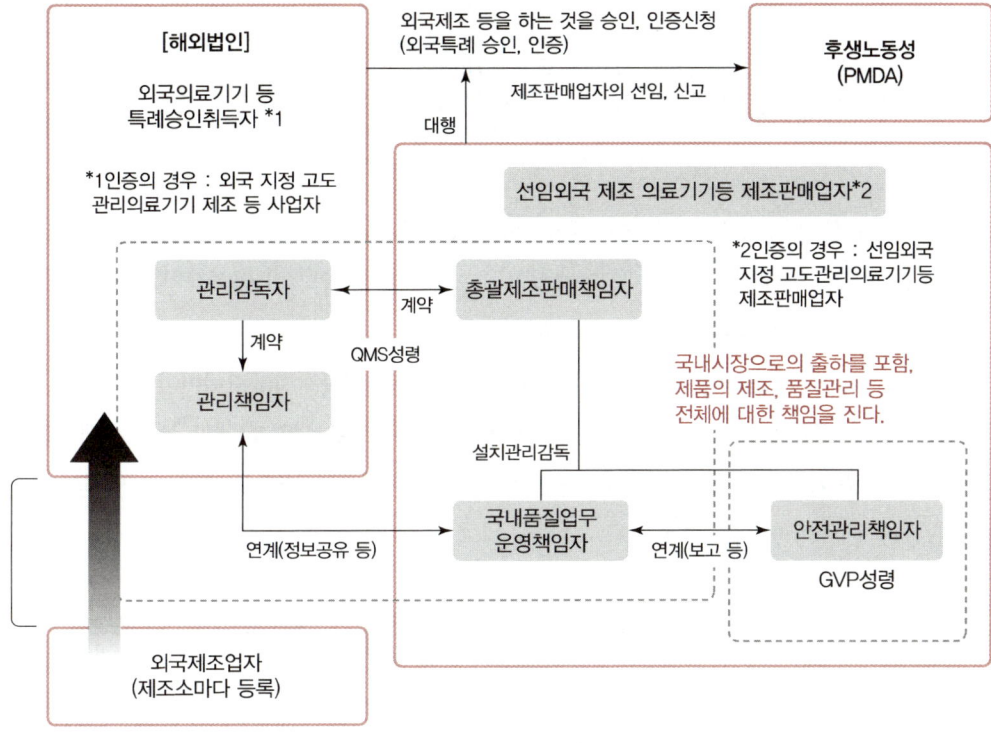

그림 4-20 외국제조업자가 일본에 수출할 경우 QMS, QMS체제와 GVP 관계

의약품, 의료기기 등 법률 내에서 제조판매업 허가의 요건으로 규정하고 있는 QMS체제 성령과 GVP에 대해 간략히 요약하면 다음과 같다.

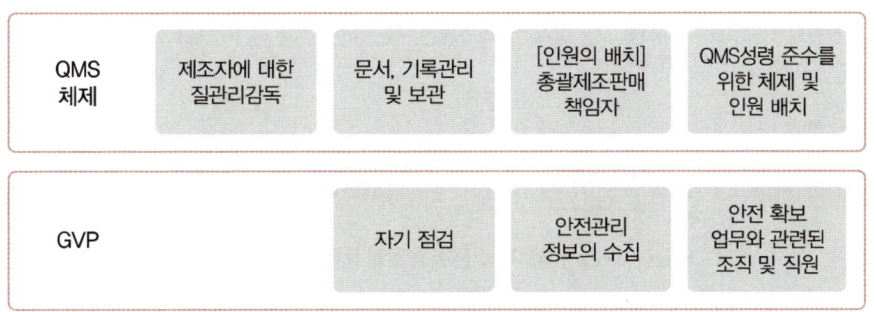

그림 4-21 QMS체제와 GVP에 대한 개요

나. 제조업자 등록

외국 제조업자 또한 일본 시장에서 의료기기를 판매하려면 후생노동성에 제조소를 등록하는 절차를 거쳐야 하며, PMDA에 해당 서류(신청서와 심사신청서, 제조소에 대한 첨부자료)를 제출하고 서면심사 및 현장심사를 받아야 한다. 이에 관해 자세한 내용은 일본 의약품, 의료기기 등 법률 내에서 다음과 같이 규정한다.

(의료기기 등 외국 제조자의 등록)
제23조의 2의 4 외국에서 일본에 수출되는 의료기기 또는 체외진단용 의약품을 제조하고자 하는 자(이하 '의료기기 등 외국 제조업체'라 한다)는 제조소마다 후생노동 대신의 등록을 받을 수 있다.
② 제1항의 등록에 대해서는 전 조 제2항부터 제4항까지의 규정을 준용한다.

제조업 등록을 위한 인적요건으로 제조소에는 책임기술자의 설치 및 해당 책임기술자의 학력 또는 경력의 자격을 요구한다. 이 학력요건은 제조판매업의 총괄제조판매책임자의 학력요건과 동등하나 학력구비조건에 따라 추가적인 해당부문의 경력요건 구비 요구 시 의료기기 제조 업무에 종사한 것을 요구하는 점이 다르다. 단, 체외진단용의약품의 책임기술자(또는 제조관리자)는 약제사이어야만 한다.

특히 법개정에 따른 규제 혁신으로 제조업 등록이 필요한 업종으로는 설계 개발 분야는 제조업 등록을 받아야 하지만, 부품 제조의 경우에는 제조업 등록이 필요 없다. 설계 개발은 QMS와 연결되기 때문에 중요한 품질관리 단계라 할 수 있다.

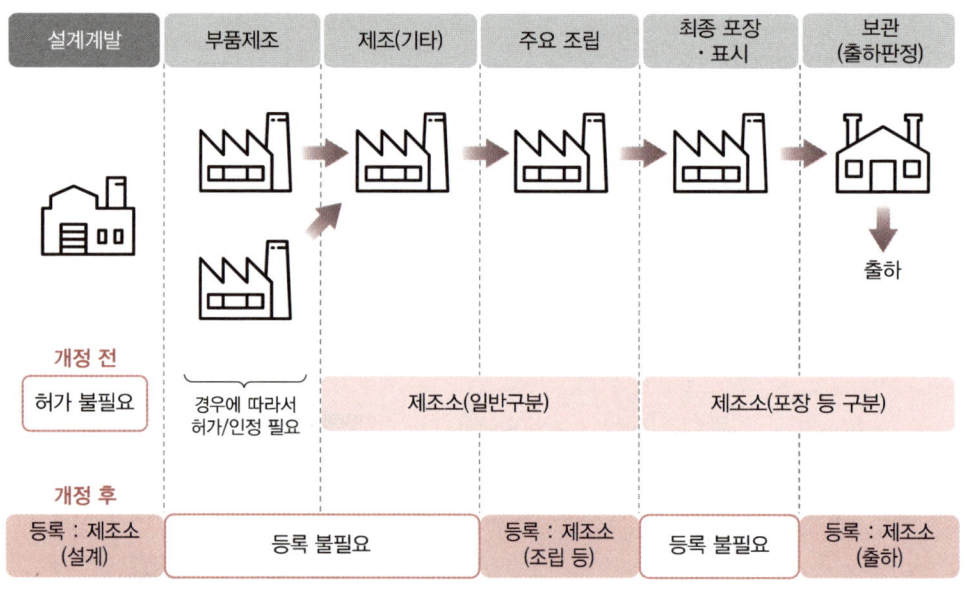

| 그림 4-22 | 법 개정 전후 제조업 등록 필요 분야 비교

〈표 4-14〉 소프트웨어 설계 분야 등 분야별 제조업 등록

제조 공정	의료기기 기타	1등급 의료기기	소프트웨어(프로그램)	소프트웨어(프로그램) 매체
설계	○	X	○	○
주요 제조 공정	○	○	X	X
멸균	○	○	X	X
일본 내 최종 제품 보관	○	○	X	○

다. 제조판매(품목) 승인

일본 내에서 일반의료기기 및 지정관리의료기기, 지정고도관리의료기기에 해당되지 않는 관리의료기기 또는 고도관리의료기기를 제조판매하려는 자는 제조판매 승인을 받아야 한다. 신청자는 개정된 의약품, 의료기기 등 법률에 따라 의료기기 제조판매 승인 신청을 진행하며, 전체 개략적인 단계는 다음과 같다.

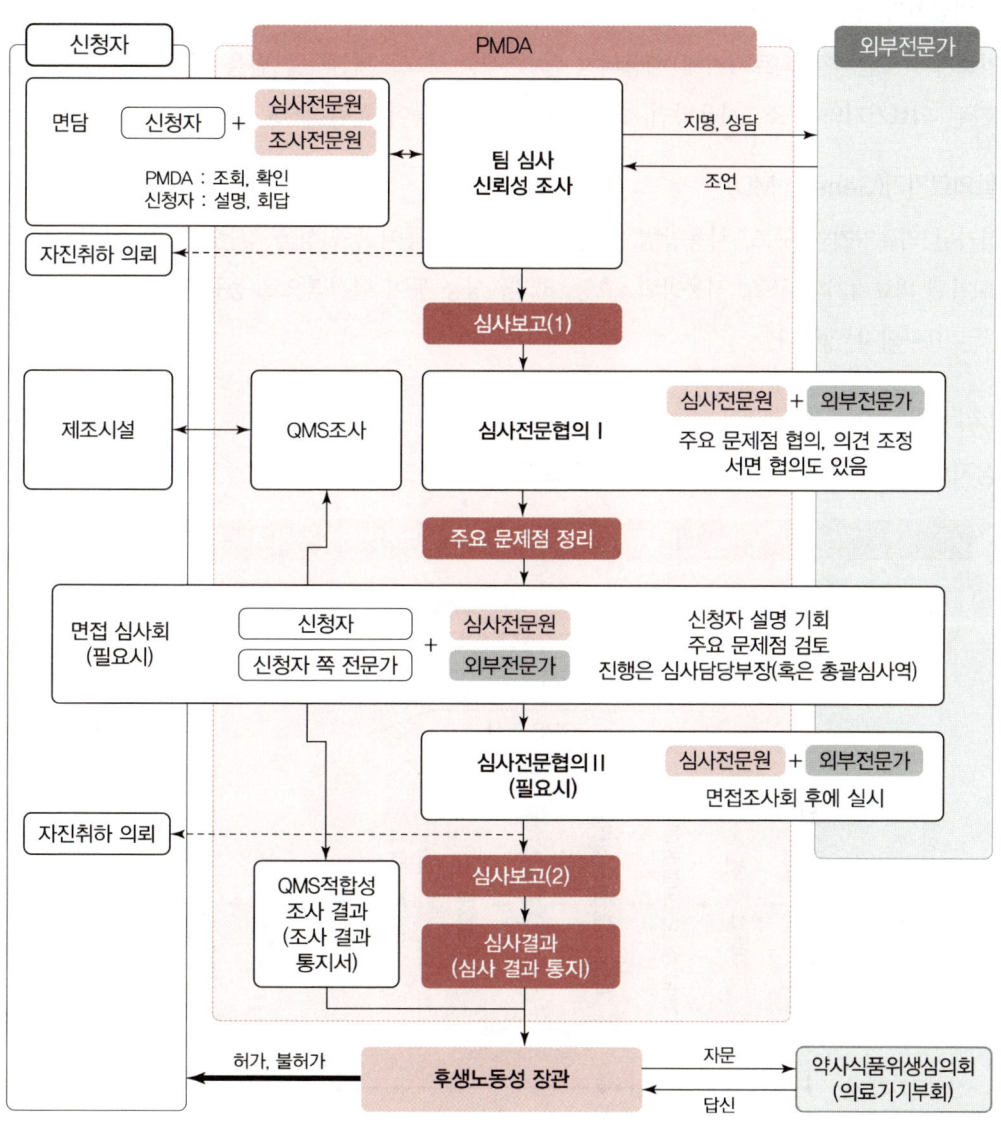

| 그림 4-23 | 일본 의료기기 제조판매(품목) 승인 절차

제조판매 승인 심사서 제출 대상이 되는 의료기기는 신의료기기(Brand-new Medical Device), 개량의료기기(Improved Medical Device), 후발의료기기(Generic Medical Device)로 구분되며, 상세한 정의는 다음과 같다.

1) 신의료기기(Brand-new MD)

기승인된 의료기기(기승인된 의료기기 중 의약품의료기기법 23조의2제1항에 따른 사용성적평가 대상으로 지정된 의료기기로서 조사기간이 경과되지 않은 의료기기는 제외)와 구조, 사용방법, 효능, 효과, 성능 등이 명확히 다른 기기

2) 개량의료기기(Improved MD)

신의료기기 또는 후발의료기기에 해당되지 않는 제품으로서 재심사를 받을 정도의 신기성은 없지만 기 허가된 의료기기와 구조, 사용방법, 효능, 효과, 성능 등이 실질적으로 동등하지 않은 기기

3) 후발의료기기(Generic MD)

기허가된 의료기기와 구조, 사용방법, 효능, 효과, 성능 등이 동일성을 갖는다고 인정되는 의료기기, 즉 기허가된 의료기기와 구조, 사용방법, 효능, 효과, 성능 등이 실질적으로 동등한 기기로서, 이때 임상 데이터는 요구되지 않는다.

라. 제조판매 승인 절차

1) 임상자료 제출이 필요한 신의료기기, 개량의료기기

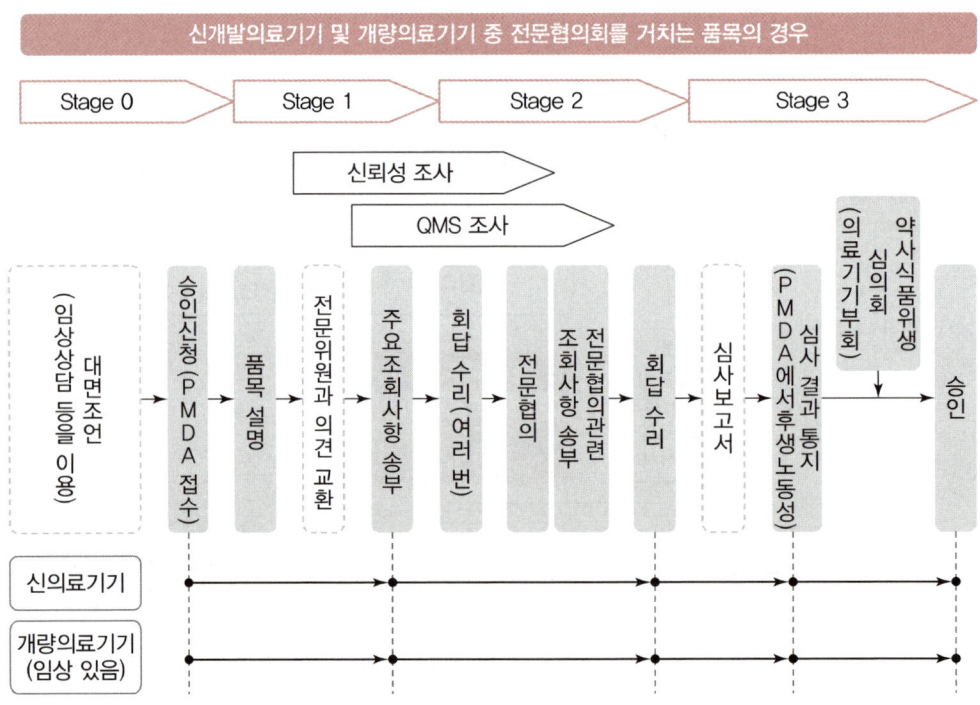

| 그림 4-24 | 신의료기기 등 임상자료가 필요한 품목의 제조판매(품목) 승인 절차

2) 임상자료 제출이 불필요한 개량의료기기, 후발의료기기(인증기준이 없는 기기)

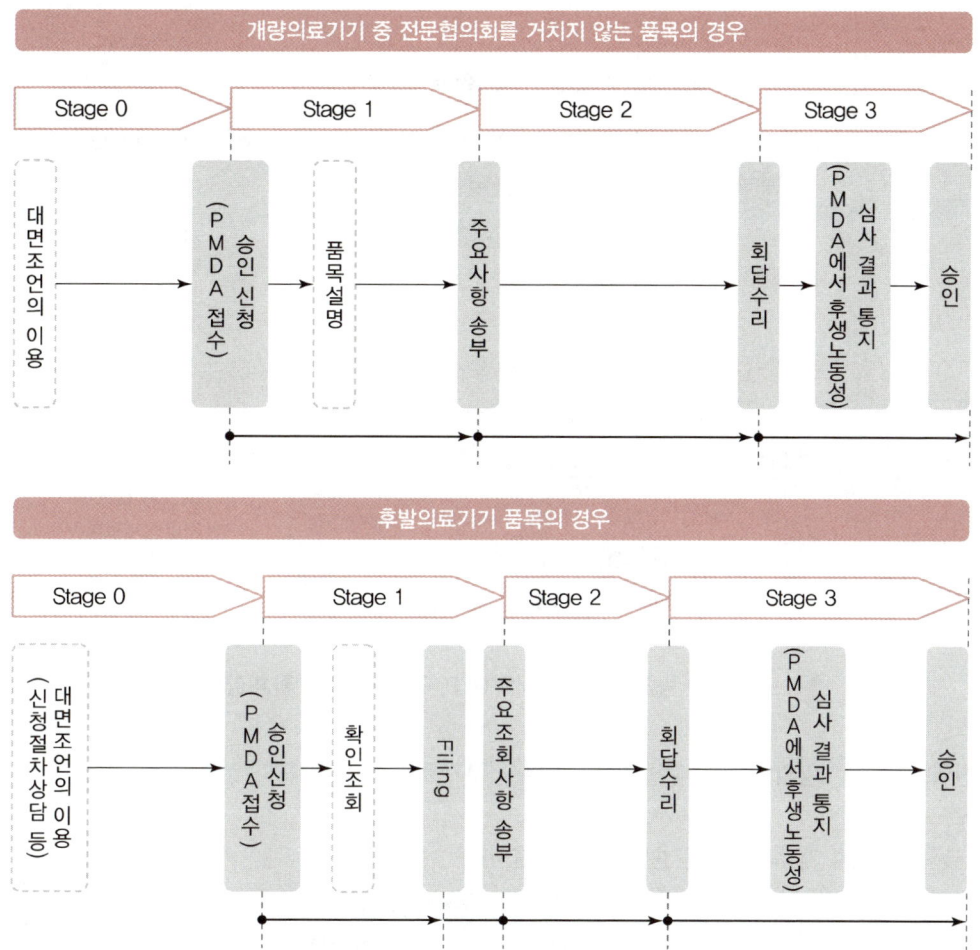

| 그림 4-25 | 임상자료 심사가 불필요한 개량의료기기, 후발의료기기(인증기준이 없는 품목) 심사 절차

3) 신청자료 중 GLP, GCP 자료의 신뢰성 조사

일본은 독특하게 앞서 PMDA 조직도에서 언급하였듯이 신뢰성보증부가 운영되고 있으며, 신뢰성보증부에서 승인심사 시 제출된 GLP, GCP 자료 중 raw data 등을 심층 검토하고 시험기관/임상시험기관에 대하여 서면 또는 현장조사를 통하여 제출자료에 대한 신뢰성을 심사한다. 주요 내용은 다음과 같다.

① 신청 자료 중 시험성적서(생물학적 안전성, 임상시험)는 시험 기록(raw data)에 근거하여 정확히, 누락됨이 없이 반영되어 작성되었는지 여부
② 모든 신청자료가 아닌 일부 발췌하여 수행
③ 의료기기심사부의 심사와 별도로 신뢰성보증부가 수행
④ 심사의 일부로서 신뢰성조사가 완료되지 않으면 품목 승인 불가능

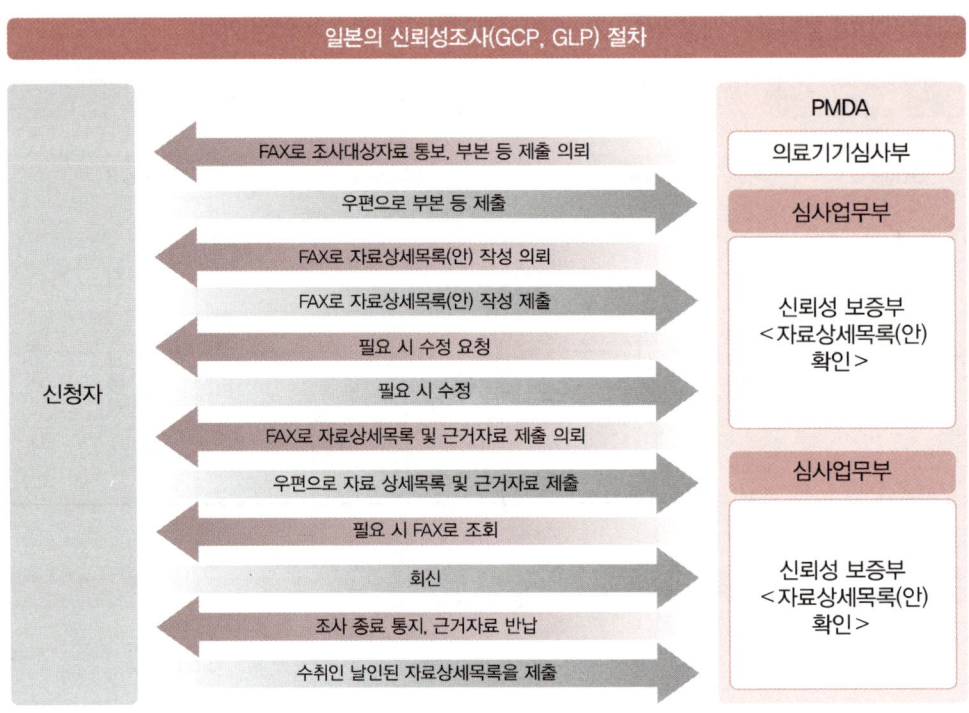

| 그림 4-26 | 승인, 인증심사 시의 GLP, GCP 자료의 신뢰성 심사 절차

각 신의료기기, 개량의료기기, 후발의료기기별 첨부자료는 다음과 같다.

〈표 4-15〉 신의료기기, 개량의료기기 등 승인 인증 시 제출자료

신의료기기	개량의료기기		후발의료기기/기준 있음
	임상 필요	임상 불필요	
품목총괄 1.1 품목 개요	좌동	좌동	좌동
1.2 개발 경우	좌동	개발컨셉 또는 일본 도입 시 고려사항 등	좌동
1.3 유사의료기기와 비교	좌동	차이가 명확히 드러나도록 설명	실질적으로 동등하다고 판단한 이유를 기재
1.4 외국사용 현황	좌동	거의 동일	거의 동일
2. 기본요건기준 적합성	좌동	좌동	좌동
3. 기기에 관한 정보	좌동	좌동	좌동
4. 설계검증 및 타당성 확인 문서 개요	좌동	거의 동일	좌동
5. 첨부문서(안)	좌동	기승인기기와 비교	좌동
6. 리스크 매니지먼트	좌동	좌동	좌동
7. 제조에 관한 정보	좌동	좌동	좌동
8. 임상성적서 등	좌동	없음	없음
9. 제조판매 후 조사 등의 계획	없음	없음	없음

법 제23조의2의5 및 법 제23조의2의17에 규정한 심사 대상 의료기기에 대해 제조판매승인 신청 시 필요한 서류는 시행규칙 114조의 17관련 신청서 양식 63의 8(1)과 첨부자료 및 별첨자료를 제출해야 하며, 다음과 같은 신청서류 및 자료를 함께 제출한다.

① 승인신청서
② 첨부자료 : STED(Summary Technical Document, 기술문서, 국제표준화기술문서) 형식
③ 별첨자료
④ QMS 적합성 신청서(양식 제63의11)

〈표 4-16〉 일본 의료기기 제조판매 승인신청서의 기재 사항

No.	기재사항	항목별 요건
1	유별(Category)	어떤 종류에 해당하는지에 대하여 '의약식품국장 통지'에 의해 후생노동대신이 지정하는 고도관리 의료기기, 관리 의료기기 및 일반 의료기기(고시) 및 후생노동대신이 지정하는 '특정보수관리 의료기기(고시)의 시행에 대해서'의 별첨에 제시하고 있는 내용을 참고로 기재
2	명칭(일반적 명칭 및 판매명)	• 신청하고자 하는 의료기기의 일반적 명칭에 대해서는 클래스 분류 통지의 별첨을 토대로 판단하여 기재한다. 해당하는 일반적 명칭이 없는 경우는 공란으로 하고 신청서의 비고에 클래스 분류 규칙 중 어느 규칙에 해당되는지에 대해 어느 룰에 해당하는지, 해당 의료기기의 개요를 기재한다. • 판매명별로 제조판매 승인 신청을 해야 하며 한 개의 제품에 대하여 여러 개의 명칭을 신청할 경우는 명칭이 여러 개라는 것을 설명 자료로 신청서와 함께 제출하여야 한다.
3	사용 목적, 효능 또는 효과	해당 품목의 사용 목적으로 적응하는 환자와 질환명, 사용할 상황, 기대하는 결과 등에 대해 적절하게 기재해야 한다. 또한 필요에 따라 효능, 효과를 기재한다.
4	형상, 구조 또는 원리	해당 의료기기의 외관 형상, 구조, 각 구성 유닛, 전기적 정격, 각 부의 기능 등 어떤 품목인지 구체적이고 상세하게 기재한다. 또한 기기의 사용 목적을 완수하는 원리에 대해 설명하고, 전기기기인 경우 블록도 등을 사용하여 설명해야 한다. 부대 기능이 있다면 이에 대한 설명을 기재한다.
5	원재료 및 구성 부품	형상, 구조 및 원리란에 기재한 내용과의 대응관계가 명확하도록 원재료 등을 정확하게 기재하고 그 규격을 명백하게 한다. 단, 혈액, 체액, 점막 등에 접촉(직접)하지 않고 성능에 크게 영향을 주지 않는 부품, 재료에 대해서는 간결한 기재가 가능하다.
6	품목 사양	• 품질, 안전성 및 유효성의 관점에서 본품의 요구 사항으로 요구되는 설계 사양 중 '형상, 구조 및 원리'에 해당하지 않는 사양을 기재한다. • 설계 사양의 내용은 주로 설계 단계의 검증 단계에서 그 성능, 안전성을 보증한 내용으로 품질, 안전성(물리적, 화학적, 생물학적 안전성을 포함) 및 유효성(성능, 기능)의 관점에서 요구되는 규격 등을 말한다.
7	조작 방법 또는 사용 방법	조작 방법 또는 사용 방법에 대해서는 순서대로 필요에 따라서, 그림 해설 등을 함께 기재하여 알기 쉽게 기재하도록 하며, 비멸균 제품으로 사용 전후로 반드시 멸균해야 하는 제품인 경우 그 취지 및 멸균 방법, 멸균 조건(약제, 가스 등을 포함)을 기재한다. 그리고 다른 품목과 조합하여 사용할 경우 조합하여 사용하는 해당 기기를 포함한 조작 방법을 설명한다.
8	제조 방법	• 원칙적으로 제품 인수 공정부터 출하 판정을 실시하기까지의 공정을 기재한다. • 기재할 공정의 범위에 대해서는 해당 품목에 관한 품질시스템에서 제조 및 품질관리가 이루어지는 범위여야 한다(단, 인수 공정 이후에 다른 제조소에 일부 공정을 위탁할 경우, 그 위탁처의 제조소도 포함해야 한다). • 또한 설계 검증을 실시한 사업자 및 외부 시험기관, 시험소의 성명 등도 기재해야 한다.
10	제조판매할 품목의 제조소	제조소의 명칭, 소재지, 제조업 허가 및 인정번호, 허가 및 인정 구분을 기재한다. 그리고 해당 제조소의 제조업 허가 및 인정에 대해서 신청 중인 경우에는 그에 대해 기재한다.
11	원자재의 제조소	마스터 파일 등록을 받은 의료기기의 원재료 등의 제조소에 대해서는 그 제조소의 소재지를 기재한다.

No.	기재사항	항목별 요건
12	비고	• 고도관리 의료기기, 관리 의료기기의 구별을 기재한다. • 클래스 분류 통지에 의한 클래스 분류를 기재한다. • 특정보수관리 의료기기에 해당할 경우에는 그 취지를 기재한다. • 단회 사용의 경우는 그 취지를 기재한다. • 신규 원재료를 포함하는 경우에는 그 취지를 기재한다. • 신청자의 제조판매 허가번호, 허가의 구분 및 주된 사업소의 소재지 등을 기재한다. • 적합성 인증 기준에 적합하지 않은 것으로 제조판매 승인 신청을 실시한 경우에는 해당 적합성 인증 기준에 적합하지 않은 취지를 기재하고 그 부적합 사항을 설명한 자료를 첨부한다. • 첨부문서(안)를 첨부한다. • 해당 품목의 외관을 파악할 수 있는 사진을 첨부한다.

표에 기재된 신청 양식을 살펴보면, 한국의 의료기기법에서 제출해야 하는 심사의뢰서의 양식과 일부 제조방법이나 심사유형의 차이 이외에는 대부분의 기재 내용이 유사한 것을 알 수 있다. 신청 시에는 제조판매 승인신청서와 함께 제품에 대한 첨부자료도 제출해야 하며, 세부 항목은 다음과 같다.

〈표 4-17〉 일본의 의료기기 제조판매 승인신청서 제출 시 첨부자료

No.	첨부자료의 항목	세부 항목 및 요건
1	개발의 경위 및 외국에서의 사용 상황 등에 관한 자료	• 기원 또는 개발 경위에 관한 자료 : 해당 의료기기의 개발 발상부터 임상 이용에 이르기까지의 경위를 그 기술의 역사와 발전을 이해할 수 있도록 시계열적으로 간결하게 나타내고, 해당 의료기기 개발의 경위를 이와 관련하여 언급하면서 나타냄 • 외국에서의 사용 상황 : 외국(외국에서 제조된 의료기기의 경우는 제조국가를 포함)에서의 사용 상황 등을 기재함과 동시에 사용 실적이 있는 경우에는 지금까지 보고된 좋지 않은 발현 상황(좋지 않은 상황의 종류, 발생 빈도 등)을 기재할 것 • 유사 의료기기와의 비교 : 원리, 특성 등에 관하여 다른 유사 의료기기와의 비교 검토 등에 관한 자료로서 해당 의료기기의 새로운 점, 개량점, 기존 유사 의료기기와의 상이 또는 동등성 비교를 실시한 결과를 기재할 것
2	사양의 설정에 관한 자료	• 품목 사양에 대하여 개개의 품목 사양의 설정 이유, 시험 방법의 선택 이유, 시험조건·규격치의 설정 이유에 관한 자료를 작성한다. 그 경우에는 설정한 품목 사양에서 해당 신청 품목의 유효성, 안전성 및 품질을 확보하는 데 충분하다는 것을 설명한다. 또한 국내외의 규격을 채용할 경우에는, 그것을 채용하는 점의 타당성에 대해 기술할 것 • 해당 제품이 치과 재료, 고분자 재료 또는 흡수성 재료 등을 응용한 의료기기이면서 그 원재료 또는 배합 성분이 의료기기의 성능과 안전성에 관련된 경우는 원재료 또는 배합 성분의 화학 구조 등의 물리적·화학적 성질에 관련한 사양을 설정할 것
3	안전성 및 내구성에 관한 자료	• 안전성(내구성)이 이미 충분히 확인된 것 이외의 것에 대해서는 실제로 저장된 상태 및 가혹 조건에서의 보존에서 시간 경과에 따른 변화 등 안전성에 관한 시험을 실시하고, 그 결과를 토대로 적절한 저장 방법 및 유효기간을 설정 • 더욱이 방사선 멸균을 실시할 의료기기의 경우는 제조 방법란에 기재된 최대 방사선량(최악의 경우(worst case)에 상당하는 방사선량)으로 멸균한 것 또는 2배의 효과를 갖는 멸균 조건(예 방사선양, 시간)으로 멸균한 것에 대해 멸균 직후 및 6개월 이상 경과 후(유효기간이 6개월 미만인 것은 제외)의 성장(性狀), 강도 시험 등 재질 열화에 관한 자료를 첨부한다. 단, 이미 재질의 열화에 관한 지견이 알려진 경우에는 이에 한하지는 않음
5	성능에 관한 자료	• 효능을 증명하는 시험에 관한 자료 • 사용 방법을 증명하는 시험에 관한 자료 • 성능을 증명하는 시험에 관한 자료 : 임상 등에서 실제로 사용된 경우에 기대되는 효능, 사용 방법, 성능을 증명하기 위한 시험에 관한 자료를 첨부한다. 또한, 검사, 진단 등에 사용되는 계측용

No.	첨부자료의 항목	세부 항목 및 요건
		의료기기에 대해서는 계측의 측정 범위, 감도, 특이성, 재현성 등 성능에 관한 자료를 첨부할 것 (분석 기기와 조합하여 사용하는 전용의 체외진단용 의약품이 있는 경우 체외진단용 의약품의 성능에 대해 고려하여 기재할 것)
6	리스크 관리에 관한 자료	• 리스크 분석 실시의 체제에 관한 자료 : JIS T 14971 '의료기기-리스크 매니지먼트의 의료기기에 의 적용'을 참조하여 리스크 매니지먼트의 체제 및 그 실시 상황의 개요를 나타내는 자료를 첨부할 것 • 중요한 해저드에 관한 자료 가) 신청에 관한 의료기기의 해저드 중 후생노동성 등에서 안전 대책상의 대책을 요구받은 해저드(유사 의료기기에 관한 해저드이며 신청에 관련한 의료기기에 관련성이 있는 해저드도 포함)의 리스크 분석 및 실시한 리스크 경감 조치를 표 형식으로 요약한 자료를 첨부할 것 나) 가) 이외에 JIS T 14971를 참고하여 리스크 분석을 실시한 결과 중대한 해저드가 인정된 경우, 그 해저드에 대한 리스크 분석 및 실시한 리스크 경감 조치의 결과를 표 형식으로 요약한 자료를 첨부할 것
7	제조 방법에 관한 자료	• 제조 공정과 제조 시설에 관한 자료: 원칙적으로 부품의 인수 공정부터 출하 판정을 실시하기까지의 공정을 기재한다. 기재할 공정의 범위에 대해서는 해당 부품에 관계된 품질시스템에서 제조 및 품질 관리가 이루어지는 범위일 것(단, 인수 공정 이후에 다른 제조소에 일부 공정을 위탁할 경우 그 위탁처의 제조소도 포함). 또한 설계 검증을 실시한 사업자 및 외부 시험기관의 시험소의 성명, 소재지 등도 기재할 것 • 멸균 방법에 관한 자료 : 멸균 의료기기에 있어서는 멸균 밸리데이션 실시 기간과 멸균 파라미터에 관한 선언서를 첨부할 것 • 품질 관리에 관한 자료 : 제조 공정별로 실시할 품질 검사 항목에 대해 기재할 것
8	임상시험 성적에 관한 자료	• 임상시험의 시험 성적에 관한 자료 - 승인 신청 시, 임상시험의 시험 성적에 관한 자료의 첨부가 필요한 의료기기의 범위에 관한 기본적인 사고에 대해서는 통지에 의해 나타냄 - 임상시험의 증례 수는 해당 의료기기의 유효성, 안전성을 증명하기에 충분한 통계학적으로 평가 가능한 증례 수로 함 • 신의료기기인 경우 사용 성적 등에 관한 조사 실시 계획서(안) : 신의료기기에 있어서는 1995년 7월 26일 약기 제133호 의료기기 개발과장, 안전과장 연명 통지 '신의료용구 사용 성적 등에 관한 조사에 대하여'를 참조하여 신의료기기의 사용 성적 등에 관한 조사 실시 계획서(안) 첨부

일본 의료기기 승인과 관련하여, 앞서 언급한 승인신청서와 함께 첨부자료를 제출하면 서면심사가 진행된다. 이때, 시판 전 심사 절차에서 제출할 수 있도록 국제의료기기규제당국자포럼(IMDRF, 이전의 GHTF)에서 제안한 기술문서인 국제표준화기술문서(STED, Summary Technical Document)를 2002년 시범 운영하였으며, 2005년부터는 고도관리 의료기기에 대해 STED를 의무 제출하도록 했다.

STED는 '필수 요구 사항(Essential Principle)'에 연계되는 적용 가능한 규격에 대한 적합성 자료와 함께 일본 내 규격(JIS)에 대한 시험 결과를 포함하고 있다. STED는 IMDRF에서 제안한 기술문서 형태로 제품에 대한 정보, 설계 검증, 라벨링, 위험분석 등으로 안전성과 유효성을 증명하는 자료이다.

일본의 인증 및 승인 신청 시에 제출하는 STED의 경우 일정한 양식이 지정되어 있지는 않으나 GHTF에서 요구하는 문서 원안을 기초로 하여 의료기기의 유효성, 안전성의 기본 요건에 적합함을 증명하는 형태로 기술되어야 하며, 일본어로 작성되어야 한다. 일본 허가 심사 시에 요구하는 국제표준화기술문서(STED) 첨부자료 개요는 다음과 같다.

<표 4-18> 법규상 요구되는 첨부자료와 STED 형식의 첨부자료 관계

NO.	첨부자료	첨부자료의 항목	
		국장통지(별표1)	STED형식(별첨1 및 별첨2)

1	개발의 경위 및 외국에 있어서 사용상황 등에 관한 자료	1. 개발의 경위에 관한 자료
		2. 유사의료기기와의 비교
		3. 외국에 있어 사용 현황
			1. 품목의 총괄
			  1.2 개발 경위
			  1.3 유사의료기기와의 비교
			  1.4 외국의 사용 현황
			3. 기기에 관한 정보

2	설계 및 개발에 관한 자료	1. 성능 및 안전성에 관한 자료 2. 기타 설계 검증에 관한 자료	4. 설계 검증 및 타당성 확인 문서 요약
3	법제41조 제3항에 규정한 기준에의 적합성에 관한 자료	1. 기본요건기준의 적합선언에 관한 자료 2. 기본요건에의 적합에 관한 자료	2. 기본요건기준에의 적합성

4	위험관리에 관한 자료	1. 리스크 관리 실시의 체제에 관한 자료
		2. 안전상의 조치를 강구한 해저드에 관한 자료
			6. 리스크 관리
			  6.1 위험관리와 관련한 요소의 실시 상황
			  6.2 안전상의 조치를 강구한 해저드

5	제조방법에 관한 자료	1. 제조공정과 제조소에 관한 자료 2. 멸균에 관한 자료	7. 생산 정보 7.1 멸균 방법에 관한 정보

6	임상시험의 시험성적에 관한 자료 또는 이것을 대체하는 것으로 후생노동대신이 인정하는 것	1. 임상시험의 시험성적에 관한 자료
		2. 임상평가에 관한 자료
			8. 임상시험의 시험 성적 등
			  8.1 임상시험 성적 등
			  8.2 임상시험 성적 등의 정리

7	의료기기의 제조판매후의 조사 및 시험의 실시기준에 관한 성령 제2조제1항에 규정한 제조판매 후 조사 등의 계획에 관한 자료	1. 제조판매 후 조사 등의 계획에 관한 자료	9. 제조 판매 후 조사 등 계획
8	법제63조의 2제1항에 규정한 첨부문서 등 기재사항에 관한 자료	1. 첨부문서에 관한 자료	5. 첨부문서(안)

체외진단용 의약품의 제조판매 승인 신청은 시행규칙 제114조의17에서 법 제23조의2의5제1항에 따라 제조판매승인 신청은 양식 제63의8(2)에 의한 신청서로 PMDA를 통해 후생 노동대신에게 제출하는 것으로 되어 있다.

승인 신청 시에 첨부해야 하는 자료는 다음과 같다.

① 개발의 경위 및 외국에서의 사용 현황 등에 관한 자료

② 사양의 설정에 관한 자료

③ 안정성에 관한 자료

④ 법 제41조 제3항에 규정하는 기준에 대한 적합성에 관한 자료

⑤ 성능에 관한 자료

⑥ 리스크 관리에 관한 자료

⑦ 제조 방법에 관한 자료
⑧ 임상 성능 시험의 시험 성적에 관한 자료

마. 제조판매인증(제3자 인증제도)

일본 내 의약품, 의료기기 등 법률에서 관리하는 의료기기 중에서 후생노동대신이 기준을 정하여 지정하는 고도관리 의료기기, 관리 의료기기 또는 체외진단용 의약품(이하 지정고도관리 의료기기)에 대해서는 후생노동대신의 등록을 받은 등록인증기관(登錄認証機關)을 통해 인증을 받아야 한다. 이 허가 과정은 문서심사와 함께 판매 전 QMS를 포함한다. 지정고도관리 의료기기 이외의 고위험도 의료기기는 후생노동성 산하의 독립행정법인 의약품의료기기종합기구(PMDA, Pharmaceuticals and Medical Devices Agency)에서 제조판매승인을 진행한다.

일본 의약품, 의료기기 등 법률에서 관리하는 제3자 심사기관은 '등록인증기관(RCB)'으로 명명하고 있으며, 현재 총 11개의 제3자 심사기관을 등록, 운영하고 있다. 지정고도관리 의료기기에 대한 제3자 심사기관 심사에 대해서는 '일본 의약품, 의료기기 등 법률 제2절 등록인증기관'에 법률화되어 있다. 현재 '지정고도관리 의료기기'는 일본 내에서 초기관리 의료기기(2등급)에 한해 지정되었으나 의약품, 의료기기 등 법률 개정을 통해 '고도관리 의료기기(3, 4등급)' 중 일부 기준을 정하여 지정한 3등급 제품으로 확대하여 관리하고 있다.

의약품, 의료기기 등의 품질 유효성 및 안전성 확보 등에 관한 법률
(医薬品、医療機器等の品質、有効性及び安全性の確保等に関する法律)

제2절 등록 인증기관
(지정고도관리 의료기기 등의 제조판매 인증)

제23조의 2의 23
후생노동대신이 기준을 정하여 지정하는 고도관리 의료기기, 관리의료기기 또는 체외진단용 의약품(이하 '지정고도관리 의료기기 등'이라 한다)의 제조판매를 하려는 자 또는 외국에서 일본으로 수출되는 지정고도관리 의료기기 등의 제조 등을 하는 자(이하 '외국 지정고도관리 의료기기 제조 등 사업자'라 한다)이며, 제23조 제1항의 규정에 의하여 선임된 제조판매자에게 지정고도관리 의료기기 등의 제조판매를 시키려고 하는 것은 후생노동성령에서 정하는 바에 따라 품목마다 그 제조판매에 대한 후생노동대신의 등록을 받은 자(이하 '등록 인증기관'이라 한다)의 인증을 받아야 한다.

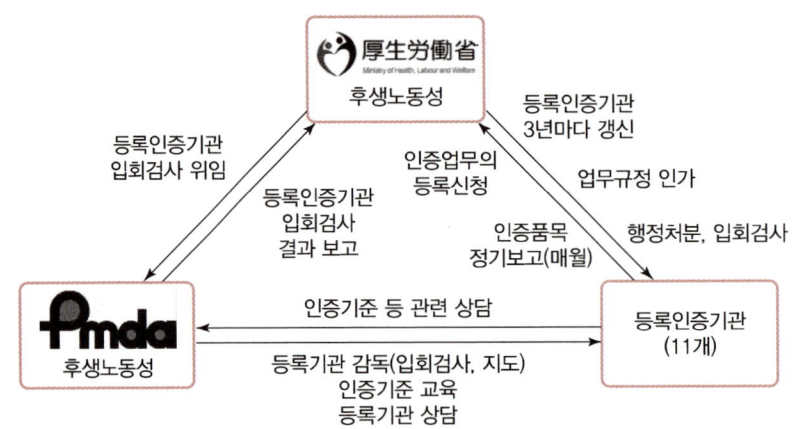

│ 그림 4-27 │ 일본 '지정관리 의료기기'의 등록 인증기관을 통한 인증 허가 진행

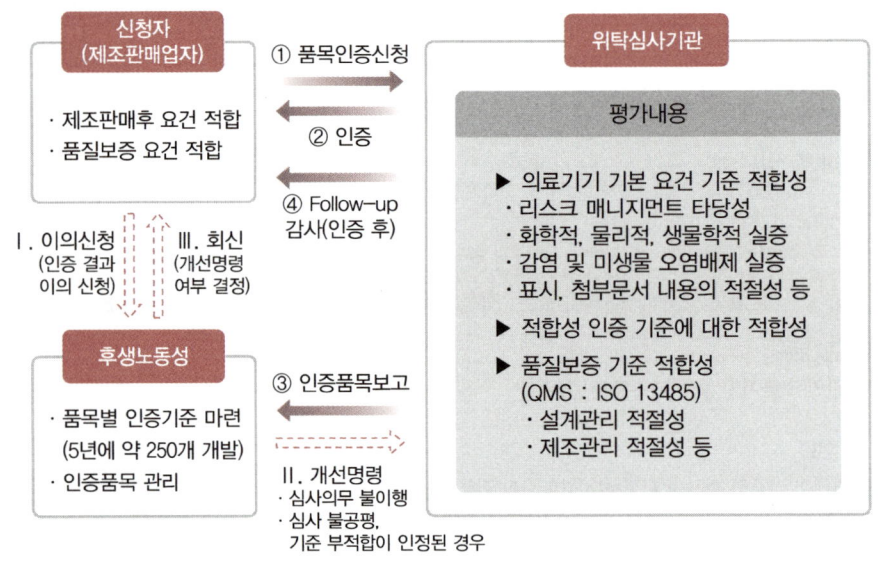

│ 그림 4-28 │ 일본의 지정관리 의료기기의 인증 절차

일본의 제3자 심사기관인 등록인증기관은 다음과 같으며, 2023년 현재 총 11개 기관이 등록되어 운영되고 있다. 한국의 경우 의료기기에 대한 품질심사기관과 기술문서 심사기관, 인증기관(한국의료기기정보원은 기술문서심사와 인증 업무 동시 수행)이 독립적으로 운영되는 데 반해 일본은 의료기기, 의약품 등 법률하에서 관리되는 지정 의료기기(2등급/3등급 일부)에 대해 품질심사(QMS assessment), 인증(기술문서 심사 포함)을 동시에 수행할 수 있다는 점이 다르다.

등록인증기관 중 하나인 의료기기센터 홈페이지에 게재된 처리 기간은 다음과 같다.

<표 4-19> 일본 등록인증기관(의료기기센터)의 2등급 의료기기 소요기간

※ 2021년도의 인증신청 표준사무처리기간(업무일) 중앙치

구분	표준적 사무 처리기간(목표치)	실제 처리에 소요된 기간
신규 또는 변경 인증(QMS 현지조사의 경우)	90일	21일
신규 인증(서면 QMS 또는 QMS가 생략된 경우)	65일	11일
인증변경(QMS가 생략된 경우)	35일	12일

* 출처 : (재)의료기기센터

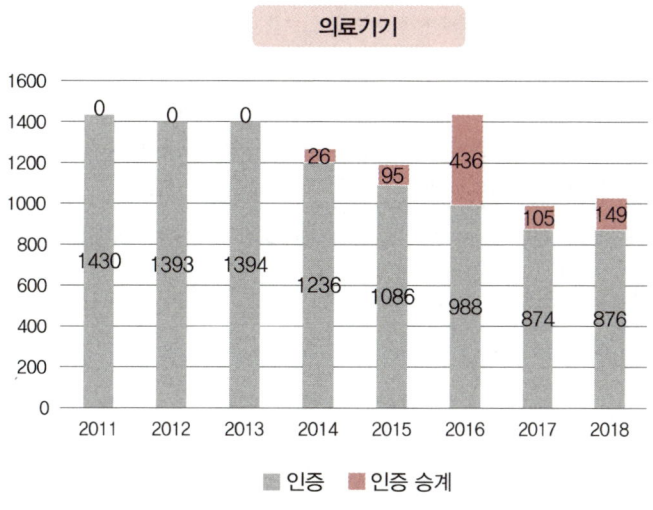

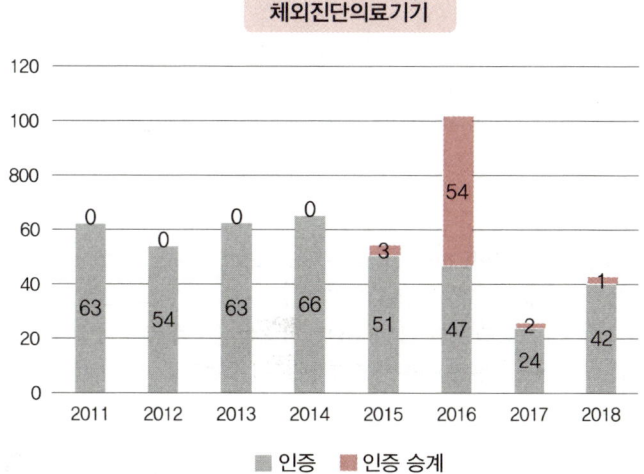

* 출처 : PMDA 발표자료

▎그림 4-29 ▎일본의 지정관리의료기기(class Ⅱ) 연도별 처리 건수 현황

<표 4-20> 일본 내 등록인증기관(2023년 3월 현재) 및 인증 범위

登錄番號 (등록번호)	名稱 (명칭)
第AA號	テュフズードジャパン(株) TUV SUD Japan
第AB號	テュフ・ラインランド・ジャパン(株) TUV 라인란드 Japan
第AC號	ドィッv品質ッステム認證(株) 도이치 품질시스템인증(DQS)
第AD號	BSIグループジャパン(株)
第AF號	SGSジャパン(株) SGS Japan
第AG號	(株)コスモスコーポレイション (주)코스모스 코퍼레이션
第AH號	(一財)日本品質保證機構 일본 품질보증기구(JQA)
第AI號	ナノテシクシピソドラー(株) 나노테슈핀도라(주)
第AK號	(一財) 電氣安全環境硏究所 전기안전 환경연구소(JET)
第AL號	(公財) 醫療機器セソター (공재)의료기기센터(JAAME)
第AM号	(株)アイシス ㈜AICS

* 출처 : 후생노동성(MHLW) 홈페이지, https://www.mhlw.go.jp/stf/seisakunitsuite/bunya/kenkou_iryou/iyakuhin/touroku/index.html

바. 제조판매신고

> **의약품, 의료기기 등의 품질 유효성 및 안전성 확보 등에 관한 법률**
> **(医薬品、医療機器等の品質、有効性及び安全性の確保等に関する法律)**
>
> (제조판매의 신고)
> 제23조의2의12 의료기기 또는 체외진단용의약품의 제조판매업자는 제23조의2의5제1항 또는 제23조의2의23제1항에 규정하는 의료기기 및 체외진단용의약품 이외의 의료기기 또는 체외진단용의약품의 제조판매를 하고자 하는 때에는 미리 품목별 후생노동성령에서 정하는 바에 따라 후생노동대신에 그 사실을 신고하여야 한다.
> 의료기기 또는 체외진단용의약품의 제조판매업자는 전항의 규정에 의하여 신고한 사항을 변경한 때에는 30일 이내에 후생노동대신에 그 사실을 신고하여야 한다.
>
> (기구에 의한 제조판매 신고의 수리)
> 제23조의2의13 후생노동대신이 제23조의2의7 제1항의 규정에 의하여 기구에 심사를 진행시키기로 한 경우에는 의료기기(독점적으로 동물을 위해 사용되는 것이 목적으로 되어있는 것을 제외한다) 또는 체외진단용의약품(독점적으로 동물을 위해 사용되는 것이 목적으로 되어있는 것을 제외한다) 중 후생노동성령으로 정하는 것에 대한 전조의 규정에 의한 신고를 하려고 하는 자는 동조의 규정에 불구하고 후생노동성령에서 정하는 바에 따라 기구에 신고하여야 한다.

일본 내 의약품, 의료기기 등 법률에서 관리하는 의료기기 및 체외진단용의약품 중 후생노동대신이 후생노동성 산하의 PMDA에서 신고를 하도록 한 의료기기는 일반적으로 1등급에 해당하는 일반 의료기기이다. 시행령 제27조의33에서는 독점적으로 동물을 위해 사용되는 것이 목적으로 되어있는 것을 제외하고 법 제23의2의12제1항에 규정하는 의료기기 또는 체외진단용 의약품을 신고의 대상으로 하였다.

제조판매의 신고는 일본 내 제조 의료기기와 외국 제조 의료기기 모두 PMDA로 신고하도록 하고 있다(의약품의료기기등법 제23조의2의12, 동제23조의2의13). 신고는 양식 제63의21에 의한 신고서에 의해 제출하며 별첨으로 첨부문서(안)을 첨부한다(동법 시행규칙 제114조의 47, 양식 제63의 21(1)). 의료기기 및 체외진단용의약품의 제조판매신고서의 작성 내용은 다음과 같다.

〈표 4-21〉 의료기기 및 체외진단용의약품 제조판매신고서 작성 서류 항목

의료기기 제조판매 신고서	체외진단용의약품 제조판매신고서

1 제조판매업 허가의 종류
2 제조판매업 허가 번호 및 연월일
3 류별
4 명칭 : 일반적 명칭/판매명
5 사용 목적 또는 효과
6 형상, 구조 및 원리
7 원자재
8 성능 및 안전성에 관한 규격
9 사용 방법
10 보관 방법 및 유효 기간
11 제조 방법
12 제조판매 할 품목의 제조소 : 명칭/ 등록번호
13 비고
  • 해당 품목에 대해 제판업자가 정한 제조판매신고번호
  • 특정보수관리 의료기기에 해당하는 경우에는 그 사항
  • 일회용의 경우는 그 사항 기재
  • 해당 품목의 모양을 파악할 수 있는 사진
  • 일반의료기기의 정의에 해당하는 설명 자료
※ 첨부문서(안)
	1 제조판매업 허가번호 및 연월일
	2 명칭 : 일반적 명칭/판매명
	3 사용 목적
	4 형상, 구조 및 원리
	5 반응계에 관여하는 성분
	6 품목사양(성능규격)
	7 사용 방법
	8 저장 방법 및 유효 기간
	9 제조 방법
	10 보관방법 및 유효기간
	11 제조판매 할 품목의 제조소 : 명칭/등록번호
	12 비고
	  • 해당 품목에 대해 제판업자가 정한 제조판매신고번호
	  • 시리즈 신청인 경우에는 그 사항과 이유
	  • 부속품이 있는 경우는 그 사항 기재
	※ 기본요건기준에의 적합에 관한 자료

2 일본 의료기기 사후관리

2.1 사후관리(시판 후 감시)

일본은 의료기기의 특성 중 하나인 변경이 매우 빠르고, 허가심사시의 시험규격에 따른 수거시험이 불가한 특성에 따라 다음과 같이 재심사, 재평가 이름 및 제도를 개혁하여 QMS를 근간으로 하는 사용 후 성적평가로 변경하였다.

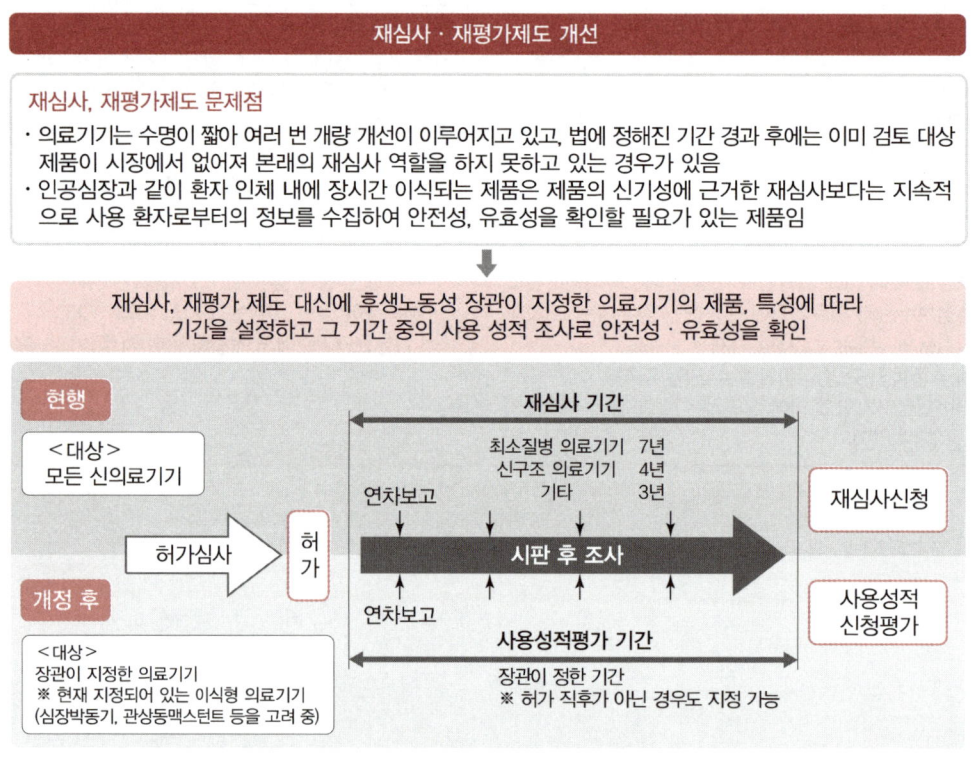

| 그림 4-30 | 법개정에 따른 재심사, 재평가 제도 혁신

가. 품질시스템의 운영

일본 내에서 판매를 위해 승인(허가) 및 인증되는 의료기기는 일본의 품질시스템인 JGMP에 따라 품질경영 시스템을 운영해야 한다. 이는 QMS(Quality Management System)에 따라 제조 및 품질관리에 관한 기준을 설립, 운영하고 시판 후 감시시스템인 GVP(Good Vigilance Practice)를 갖추어야 함을 의미한다.

의료기기 사용 도중 발생하는 문제점이 갈수록 증가하게 되자 이러한 문제점들을 예방하는 차원에서, 기존에는 의료기기 판매를 위해 GMP만 만족하면 되었지만 이제는 시판 이후의 안전관리(GVP)와 제조 및 품질관리기준(QMS)도 만족하도록 하여 제품 제조부터 판매 후까지의 총괄적인 관리를 요구하고 있다.

GVP는 제조판매업을 취득하기 위한 요건이지만, 의료기기를 제조 및 판매하려면 시판 후 안전관리에 대한 성령을 만족해야 하며, 안전관리 책임자를 고용해야 하는 것이다. 시판 후 안전관리에 대한 기준은 2004년 9월 22일 후생노동성령 제135호로 공포되었다(후생노동성령 의약품, 의약부외품, 화장품 및 의료기기의 제조판매 후 안전관리 기준에 관한 성령(GVP)).

나. 부작용 보고 및 회수의 보고

일본은 시판 중인 의료기기에 부작용 등이 발생하는 경우 이를 후생노동대신에게 보고하게 되어 있으며, 이는 「의약품, 의료기기 등 법률」 제68조의 10에 규정되어 있다. 일본 내에서 부작용의 정의는 다음과 같이 정리할 수 있다.

① 의료기기에 대한 파손, 고장, 장치의 오작동과 관련
② 장치의 기능에 대한 문제 발생
③ 제품의 결함으로 인한 발생
④ 장치의 사용과 관련된 부작용
⑤ IFU나 Package Insert에 기재된 정보의 부족으로 인한 발생

의약품, 의료기기 등 법률

제68조의 10(부작용 등의 보고) 의약품, 의약부외품, 화장품 혹은 의료기기의 제조판매업자 또는 외국 특례 승인 취득자는 그 제조판매를 하고 또는 승인을 받은 의약품, 의약부외품, 화장품 또는 의료기기에 대해서 당해 품목의 부작용, 그 외의 사유에 의한 것이라고 의심되는 질병, 장해 또는 사망 발생, 당해 품목의 사용에 의한 것이라고 의심되는 감염증 발생, 그 외의 의약품, 의약부외품, 화장품 또는 의료기기의 유효성 및 안전성에 관한 사항에서 후생노동성에서 정한 것임을 알았을 때는 그 취지를 후생노동성령으로 정한 것에 따라 후생노동대신에게 보고해야 한다.

2. 약국 개설자, 병원, 진료소 혹은 사육동물 진료시설의 개설자 또는 의사, 치과의사, 약제사, 수의사, 그 외의 의료 관계자는 의약품 또는 의료기기에 대해서 당해 품목의 부작용, 그 외의 사유에 의한 것이라고 의심되는 질병, 장해 혹은 사망 발생 또는 당해 품목의 사용에 의한 것이라고 의심되는 감염증 발생에 관한 사항을 알았을 경우에 보건위생상의 위해 발생 또는 확대를 방지하기 위해 필요하다고 인정될 때는 그 취지를 후생노동대신에게 보고해야 한다.

3. 기구는 독립행정법인 의약품의료기기종합기구법 제15조제1항제1호가에 규정하는 부작용 구제 급부 또는 동항 제2호에 규정하는 감염 구제 급부의 청구가 있었던 사람과 관계된 병원, 장애 및 사망에 관한 정보를 정리하거나 해당 질병, 장애 및 사망에 관한 조사를 실시하여 후생노동성령에서 정하는 바에 따라 그 결과를 후생노동대신에게 보고해야 한다.

이뿐만 아니라 일본의 의약품, 의료기기 등 법률은 약국, 의료기관, 동물병원 및 이러한 기관에 근무하는 의사, 수의사, 약사 및 의료 관계자에게도 의료기관에서 발생한 문제가 의료기기의 부작용이라고 의심되는 경우 이를 보고하도록 요구하고 있다. 보고의 대상이 되는 부작용 및 보고 시기는 「의약품, 의료기기 등 법률 시행규칙」 제228조에 규정되어 있다. 이 시행규칙에 규정된 부작용 보고 요구 사례는 다음과 같다.

＊ 의약품, 의료기기 등 법률 시행규칙

제228조의 20의 2

의료기기 제조판매업자 또는 외국 제조 의료기기 등 특례 승인 보유자는 제조판매하거나 승인을 받은 의료기기에 대하여 다음 각 호의 사항을 각각 해당 각 호에 정하는 기간 내에 그 취지를 후생노동대신에게 보고해야 한다.

1. 다음의 사항에 대해서는 15일
    가. 사망의 발생 중 해당 의료기기의 결함에 의한 영향으로 판단되는 것
    나. 사망의 발생 중 '해당 의료기기와 모양, 구조, 원자재, 사용 방법, 효능, 효과, 성능 등이 동일성을 갖는다'고 인정되는 외국에서 사용되는 의료기기(이하 '외국 의료기기'라고 한다)의 결함에 의한 영향으로 의심되는 것으로서 또한 당해 의료기기의 사용상의 주의 등으로부터 예측할 수없는 것
    다. 제1항제1호 증례 등의 발생 중 당해 의료기기 또는 외국 의료기기의 결함에 의한 영향으로 의심되는 것으로서 당해 의료기기의 사용상의 주의 등으로부터 예측할 수 없는 것
    라. 결함(사망 또는 제1항제1호 증례 등의 발생 또는 그 우려와 관련되는 것에 한정한다)의 발생률을 미리 파악할 수 있는 것으로 후생노동대신이 별도로 정하는 의료기기에 관한 결함 발생률의 변화 중 제조판매업자 또는 외국 제조 의료기기 등 특례 승인 보유자가 미리 파악한 해당 의료기기에 관한 결함 발생률을 상회한 것
    마. 제1항제1호 증례 등의 발생 중 의료기기의 결함에 의한 영향으로 의심되는 것으로서 당해 의료기기의 사용상의 주의 등으로부터 예측할 수 있는 것이며, 또한 다음의 어느 하나에 해당하는 것('라'항에 해당하는 사항을 제외한다)
        (1) 발생 경향을 당해 의료기기의 사용상의 주의 등으로부터 예측할 수 없는 것
        (2) 발생 경향의 변화가 보건위생상의 위해의 발생 또는 확대에 우려를 나타내는 것
    바. 외국 의료기기의 고장 발생률을 미리 파악할 수 있는 경우에 있어서는 당해 외국 의료기기의 결함 발생률의 변화 중 제조판매업자 또는 외국 제조 의료기기 등 특례 승인 보유자가 미리 파악한 해당 의료기기에 관한 결함 발생률을 상회한 것
    사. 당해 의료기기의 사용에 의한 것으로 의심되는 감염에 의한 질병 등의 발생 중 해당 의료기기의 사용상의 주의 등으로부터 예측할 수 없는 것
    아. 당해 의료기기 또는 외국 의료기기의 사용에 의한 것으로 의심되는 감염에 의한 사망 또는 제1항 제1호의 증례 (1)에서 (5)까지의 증례 등의 발생
    자. 외국 의료기기에 관한 제조, 수입 또는 판매의 중지, 회수, 폐기, 기타 보건위생상의 위해 발생 또는 확대를 방지하기 위한 조치의 실시
2. 다음의 사항에 대해서는 30일
    가. 사망 또는 제1항제1호 증례 등의 발생 중 당해 의료기기 또는 외국 의료기기의 결함의 영향인 것으로 판단되는 것(1항 '가'항에서 '마'항에 해당하는 경우와 1항에서 규정하는 외국 의료기기의 고장 발생률을 미리 파악할 수 있는 경우를 제외한다)
    나. 당해 의료기기 또는 외국 의료기기의 결함 발생에 있어서는 이러한 결함으로 인하여 사망 또는 제1항제1호 증례 등이 발생할 우려가 있는 것(전 1항 '가'항에서 '마'항에 해당하는 경우와 1항에서 규정하는 외국 의료기기의 고장 발생률을 미리 파악할 수 있는 경우를 제외한다)
    다. 당해 의료기기 또는 외국 의료기기의 결함 또는 그 사용에 의한 감염에 의해 암, 기타 심각한 질병, 장애 또는 사망이 발생될 수 있는 당해 의료기기 또는 외국 의료기기의 결함에 의한 증례 등, 또는 그 사용에 의해 감염의 발생 경향이 현저하게 변화한 것, 또는 해당 의료기기가 승인을 받은 효능이나 효과가 없다는 것을 보여주는 연구 보고
3. 다음의 사항 해당 의료기기 제조판매 승인을 받은 날부터 1년마다 그 기간의 만료 후 2개월 이내
    가. 제1항 '라'항에 규정하는 의료기기의 결함의 발생에 있어서는 이러한 결함의 발생 사망 또는 제1항제1호의 증례 (1)에서 (5)까지 해당하는 증례 등의 발생 또는 이들의 증례 등이 발생할 우려가 있는 것으로 예상되며(제1호가 및 2에 열거하는 사항을 제외한다)
    나. 사망 및 제1항 제1호의 증례 (1)에서 (5)까지 해당하는 증례 이외의 증례 등의 발생 중 해당 의료기기의 결함에 의한 영향인 것으로 의심되는 것으로서 당해 의료기기의 사용상의 주의 등으로부터 예측할 수 없는 것
    다. 당해 의료기기의 결함 발생 중 이러한 결함의 발생에 의하여 사망 및 제1항제1호의 증례 (1)에서 (5)에 해당하는 증례 이외의 증례 등이 발생할 우려가 있는 것에 의하며, 당해 의료기기의 사용상의 주의 등으로부터 예측할 수 없는 것

※ **제1항제1호의 증례**
(1) 장애
(2) 사망 또는 장애로 이어질 우려가 있는 증례
(3) 치료를 위해 병원 또는 진료소에 입원 또는 입원기간의 연장이 필요한 증례((2)에 정한 사항을 제외한다)
(4) 사망 또는 (1)에서 (3)까지 열거한 증례에 준하여 중증인 증례
(5) 후세대의 선천성 질병 또는 이상

다. 리콜(의료기기 회수)

부작용 외에 제조판매업자, 외국 특례 승인 취득자 등이 회수를 실시하는 경우에도 이를 후생노동대신에게 보고해야 한다. 회수 보고에 대한 요구 사항은 「의약품, 의료기기 등 법률」 제68조의 11에 근거한다.

> **의약품, 의료기기 등 법률**
>
> **제68조의 11(회수의 보고)** 의약품, 의약부외품, 화장품, 의료기기 또는 재생의료 등 제품의 제조판매업자, 외국인 특례 승인 보유자 또는 제80조 제1항부터 제3항까지에 규정된 수출용 의약품, 의약부외품 제품, 화장품, 의료기기 또는 재생의료 등 제품의 제조자는 그 제조판매를 하고 제조하거나 제19조의 2, 제23조의 2의 17 또는 제23조 37의 승인을 받은 의약품, 의약부외품, 화장품, 의료기기 또는 재생의료 등의 제품을 회수할 때(제70조 제1항의 규정에 의한 명령을 받아 회수할 때는 제외한다)는 후생노동성령에서 정하는 바에 따라 회수에 착수한 취지 및 회수 상황을 후생노동대신에게 보고해야 한다.

제조판매업자 및 외국 특례 승인 취득자가 회수에 관해 보고할 때는 아래 열거된 사항에 대한 정보를 제출해야 한다.

① 회수를 실시하는 자의 성명 및 주소
② 회수 대상인 의약품, 의약부외품, 화장품 또는 의료용구의 명칭, 당해 품목의 제조판매 또는 제조에 관한 허가번호 및 허가 연월일 및 당해 품목의 승인번호 및 승인 연월일
③ 회수 대상인 품목의 수량, 제조번호 또는 제조기호 및 제조판매, 제조 또는 수입 연월일
④ 회수 대상 품목의 제조소 또는 주요 기능을 가진 사무소의 명칭 및 소재지
⑤ 회수 품목이 수출된 것일 경우에는 당해 수출처의 국명
⑥ 회수에 착수한 연월일
⑦ 회수 방법
⑧ 기타 보건위생상의 피해 발생 또는 확대 방지를 위해 강구하려는 처치의 내용

라. 의료기기의 추적

일본 「의약품, 의료기기 등 법률」 제68조의 5는 특정 의료기기에 관한 기록 및 보존에 관하여 규정하고 있다. 이 조항은 후생노동대신이 정한 특정 의료기기에 대하여 그 기록을 실시하고 만들어진 기록을 보존할 것을 요구하고 있다. 여기서의 특정 의료기기란 사람의 체내에 이식하는 방법으로 이용되는 의료기기, 기타 의료를 제공하는 시설 이외에서 이용될 것으로 상정되는 의료기기로 보건위생상의 위해 발생

또는 확대를 방지하기 위해 그 소재가 파악되어야 할 필요가 있다고 후생노동대신이 지정한 의료기기를 말한다.

인체에 삽입되어 생명 유지에 직접 관여하는 의료기기로서 장기간의 감시를 통해 결함이 발견되는 경우 신속한 대응이 필요하여 기록 실시 및 작성된 기록의 보존이 필요하다고 지정된 의료기기는 다음과 같다.

① 이식형 인공심장박동기
② 이식형 인공심장박동기와 연결되는 영구설치용 전극
③ 이식 보조인공심장
④ 제세동기(사람의 체내에 이식입하는 방법으로 사용되는 것에 한함)
⑤ 제세동기(사람의 체내에 이식입하는 방법으로 사용되는 것에 한함)의 전극
⑥ 인공심장판막
⑦ 인공판막륜
⑧ 인공혈관(관상동맥, 흉부대동맥 및 복부대동맥에 사용되는 것에 한함)

추적 대상 의료기기의 기록을 보관하는 책임은 제조판매업자에게 있다. 특정 의료기기를 취급하는 의사, 기타 의료 관계자는 담당한 특정 의료기기 이용자에 관하여 후생노동성령에서 정한 사항에 대한 정보를 직접 또는 특정 의료기기의 판매업자나 임대업자를 통하는 등의 방법으로 특정 의료기기의 승인 취득자 등에게 제공해야 한다.

의료기기 추적과 관련하여 기록하고 보관해야 하는 사항은 의약품, 의료기기 등 법률 시행규칙에 정해져 있다. 이 조항에 규정된 사항은 다음과 같다.

① 특정 의료기기 이용자의 성명, 주소, 생년월일 및 성별
② 특정 의료기기의 명칭 및 제조번호 혹은 제조기호 또는 이에 대신하는 것
③ 특정 의료기기의 매입을 실시한 연월일
④ 매입을 실시한 의료기관의 명칭 및 소재지
⑤ 그 외 특정 의료기기에 관한 보건위생상의 위해 발생 방지를 위해 필요한 사항

3 일본 의료기기 품질관리

3.1 의료기기 품질관리

가. 품질관리경영 시스템

1) 개요

'품질관리 시스템' 또는 '품질관리경영 시스템'으로 명명되는 GMP(Good Manufacturing Practice)는 일본 내에서 제조 및 수입 판매되는 의료기기에 대해 안심하고 사용할 수 있도록 제조 단계에서의 준수사항과 관리를 정의한 것으로, 우리나라뿐 아니라 미국, 유럽, 중국과 목적이 같다.

일본에서는 1974년에 후생노동성 약무국장 통지를 통하여 의약품에 관한 GMP가 작성되었고, 이후 1980년에 후생노동성령으로 공포되었다. 공포 당시는 준수사항(자율관리)이었으나 1994년에 성령이 개정되면서 '제조소의 GMP 체제를 갖추는 것'이 '제조업 허가를 취득하기 위한 필요 요건'이 되었다.

일본 내의 의약품을 포함한 의료기기에 대한 제조관리 및 품질관리 규칙은 1995년에 후생노동성령이 공포되어 의약품과 마찬가지로 의료용구(기기)에서도 'GMP'가 제조업의 허가요건(후생노동성령 제40호, 의료용구의 제조관리 및 품질관리 규칙)이 되었다. 한편 수입품에 대해서는 1999년 후생노동성령이 공포되어 일본 내 제조와 마찬가지로 품질관리 체제의 정비가 허가요건(후생노동성령 제63호, 의료용구의 수입관리 및 품질관리 규칙)이 되었다.

이후 2005년 「약사법」이 대대적으로 개정되면서 GMP에 대한 요구 사항도 대폭 개정되었다. GMP 성령의 개정 내용 중 가장 큰 특징은 국제 조화를 목적으로 ISO 13485 : 2003를 기준으로 용어와 내용을 「약사법」에 정합한 형태로 작성했고, 개정된 GMP 성령이 후생노동성령 제169호 의료기기 및 체외진단용 의약품의 제조 관리 및 품질관리 기준으로 공포된 것이다. 또한, 의료기기와 체외진단용 의약품에 대한 GMP를 'QMS(Quality Management Systems)'라고 별도로 칭하게 되었다.

일본의 품질관리 체계는 한국, 유럽, 미국 FDA와 다른 내용이 있다. 따라서 유럽이나 우리나라에서 시행하는 ISO 13485뿐만 아니라 추가로 요구되는 내용이 있어 주의가 필요하다. 즉 일본의 품질 체계는 크게 4개의 성령(즉 우리나라의 부령)으로 구성되어 있으며 이를 준수하여야 한다. 첫째는 ISO 13485와 유사한 QMS 성령(후생노동성령 제169호)이 있으며, 둘째로 QMS체제 성령(후생노동성령 제94호), 셋째 GVP 성령(후생노동성령 제135호), 넷째 제품군 성령(후생노동성령 제94호)이 있다.

<표 4-22> QMS 성령(부령) 등 종류 및 주요 내용

QMS관련 성령 구분	대상 분야	주요사항
QMS 성령	의료기기, 체외진단의료기기	• 제조판매업자의 준수사항 • 품목 승인, 인증 요건
QMS체제 성령	의료기기, 체외진단의료기기	• QMS를 수행하기 위한 체계 및 인력 등 요구조건 • 제조판매업자, 선임외국제조판매업자 허가 요건
GVP 성령	의료기기, 체외진단의료기기 의약품, 바이오 등	• 제조판매 후 안전관리 • 제조판매업자 허가 요건
제품군 성령(품목군 부령)	의료기기, 체외진단의료기기	• 제품군 분류 원칙 • 동일제품군, 동일제조소는 QMS 불필요

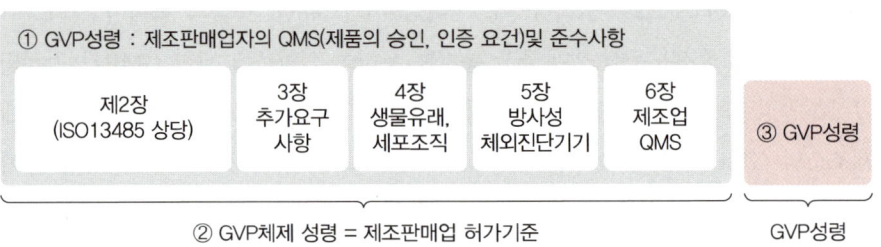

그림 4-31 QMS성령, QMS체제 성령, GVP성령 상호 관계

품질시스템과 관련하여 일본은 일반 의료기기(class I 의료기기)의 일부 제품에 대하여 QMS성령의 적용을 면제하고 있다. 기준이 고시되어 있는 지정고도관리 의료기기의 경우 QMS성령에 대한 평가를 인증기관이 서면조사 혹은 실사조사를 통하여 실시하며, 고도관리 의료기기의 경우는 PMDA가 담당한다. 또한 각 등급별로 설계관리를 요구하는 제품이 정해져 있으며, 이 경우 등급이 높을수록 설계관리를 해야 하는 제품의 비율이 높아져 고도관리 의료기기의 경우 대다수 품목이 설계관리를 실시해야 할 품목으로 지정되어 있다.

<표 4-23> 판매업 허가 및 QMS성령(부령) 관계

조사 구분	조사 기관	주요사항
제조판매업허가	도도부현(지자체)	허가기준(체제성령, GVP성령 등)을 만족하는 여부를 확인하기 위한 조사
QMS적합성 조사(승인품목)	PMDA	제품에 관련된 제조관리, 품질관리 방법이 QMS성령에 적합한 지 여부를 확인하기 위한 조사
QMS적합성 조사(인증품목)	등록인증기관	

※ 의료기기, 체외진단의료기기의 제조관리 및 품질관리 상황을 확인하기 위하여 기지자체(도도부현)가 현장조사(on-site inspection)를 수행할 경우가 있음

가) 제품군(품목군) 성령

일본의 품질시스템 심사는 과거에는 품목별로 심사를 받아야 했으나 현재는 품목군별 심사를 통해 관리되고 있다. 해당 품목군은 「의약품, 의료기기 등의 품질, 유효성 및 안전성 확보 등에 관한 법률」

제23조의2의5 제7항제1호에 규정하는 의료기기 또는 체외진단용의약품의 구분을 정하는 성령(이하 '제품군 성령', 후생노동성령 제95호) 및 관련 통지에 따라 구분하여 관리되고 있으며, 적용되는 기본적인 품목군의 구분은 아래와 같다.

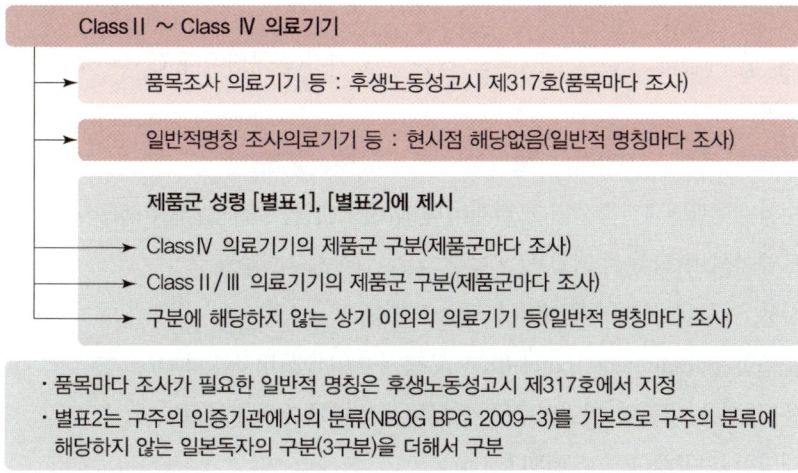

| 그림 4-32 | 일본 의료기기 품질시스템 심사에 적용되는 기본적인 품목군 구분

그림에서 언급된 품목마다 QMS 조사가 필요한 의료기기(후생노동성고시 제317호)의 품목명은 다음과 같다.

① 장선봉합사(腸線縫合糸)
② PIG TOOTH GERM 조직사용 : 치주조직재생용재료(ブタ歯胚(はい)組織使用歯周組織再生用材料)
③ 인체외자가이식조직(ヒト他家移植組織)
④ 인체자가이식조직(ヒト自家移植組織)
⑤ Bovine pericardial membrane valve(ウシ心のう膜弁)
⑥ Pig heart valve(ブタ心臓弁)
⑦ Porcine heart valve with artificial blood vessel(人工血管付ブタ心臓弁)
⑧ 말심막 PATCH(ウマ心膜パッチ)
⑨ Human bone graft(ヒト骨移植片)
⑩ Human dural graft(ヒト硬膜移植片)
⑪ 이종이식 GRAFT(異種移植片グラフト)
⑫ 소심막 PATCH(ウシ心膜パッチ)
⑬ Bovine-derived vascular prosthesis(ウシ由来弁付人工血管)
⑭ Transcatheter bovine pericardial flap(経カテーテルウシ心のう膜弁)
⑮ Horse heart sac membrane valve(ウマ心のう膜弁)

⑯ 세포조직의료기기(細胞組織医療機器)

⑰ 경카테터 돼지심장막 밸브(経カテーテルブタ心のう膜弁)

⑱ 인체 탈회골 기질 사용 흡수성 골재생용재료(ヒト脱灰骨基質使用吸収性骨再生用材料)

⑲ 인체 양막사용 조직치유 촉진용 재료(ヒト羊膜使用組織治癒促進用材料)

그림에서 고시 및 제품군 구분에 해당되지 않는 의료기기(품목명마다 QMS 조사)는 다음과 같다.

① class Ⅳ 의료기기

㉮ 심장카테터 포함 검사장치(心臓カテーテル付検査装置)

㉯ 중심순환계혈관내색전촉진용 보철재(中心循環系血管内塞栓促進用補綴材)

㉰ 소프트웨어식 이식형 수액펌프(プログラム式植込み型輸液ポンプ)

㉱ 일회사용 Ⅳ등급 KIT(単回使用クラスⅣ処置キット)

㉲ 의약품조합 Radial head patch(医薬品組合せ橈骨頭用補綴材)

㉳ 의약품 투여용 이식형 피임기구(医薬品投与用植込み型避妊具)

㉴ 혈관내막형 인공폐(血管内膜型人工肺)

㉵ 인공췌장(人工膵臓)

㉶ 인공심장박동기, Defibrillator lead removal kit(ペースメーカ・除細動器リード抜去キット)

㉷ 척추수술용 주입기(脊椎手術用注入器)

㉸ 콜라겐사용 흡수성 신경재생유도재(コラーゲン使用吸収性神経再生誘導材)

② class Ⅱ/Ⅲ 의료기기

㉮ Esophageal catheter with pH sensor(ペーハーセンサ付食道用カテーテル)

㉯ 일회용 classⅡ 처치키트(単回使用クラスⅡ処置キット)

㉰ 일회용 classⅢ 처치키트(単回使用クラスⅢ処置キット)

㉱ 기계식・수압식 Implant incontinence device(機械式・水…圧式植込み失禁器具)

㉲ 신장 WATER JET 카테터 시스템(腎臓ウォータージェットカテーテルシステム)

㉳ 혈당모니터시스템(グルコースモニタシステム)

2) QMS성령

앞서 언급한 바와 같이 일본 후생노동성령 제169호 '의료기기 및 체외진단용 의약품의 제조관리 및 품질관리 기준'은 의료기기의 품질경영 시스템을 다루고 있는 ISO 13485의 내용과 유사하며, 일부는 일본 내에서 특수하게 적용되는 규정이다. 후생노동성령 제169호는 다음과 같은 구조로 구성된다.

<표 4-24> QMS성령(후생노동성령 제169호)의 조항

장(절)	규정	조항	비고
제1장	총칙	제1조~제3조	
제2장	제조관리 및 품질관리와 관련된 일반 요구사항(Article 4~64)		
-제1절	일반 규칙들	제4조	ISO 13485를 준용
-제2절	품질관리 시스템	제5조~제9조	
-제3절	관리감독자의 책임	제10조~제20조	
-제4절	자원의 관리감독	제21조~제25조	
-제5절	제품실현	제26조~제56조	
-제6절	측정, 분석 및 개선	제57조~제64조	
제3장	제조관리 및 품질관리에 대한 추가 요구사항(ISO 13485:2003에 없는 추가 요구사항)	제65조~제72조의3	
제4장	생물유래 의료기기 등의 제조관리 및 품질관리	제73조~제79조	
제5장	방사성체 외 진단의료기기의 제조관리 및 품질관리	제80조~제81조	
제6장	제조업자 등과 관련된 사항	제82조~제84조	

3) ISO 13485와 QMS 성령

일본의 QMS 관련 성령은 ISO 13485와 큰 틀을 함께 하지만 차이점이 존재한다. <표 4-22>에서 알 수 있듯이 QMS 성령, 제품군 성령, GVP 성령, QMS체제 성령 등으로 구성되어 있으며, 그중에서 ISO 13485가 반영된 QMS 성령을 보면 제2장 외에 3장, 4장, 5장, 6장이 추가되어 있다. ISO 13485와 QMS 성령의 차이점은 다음과 같다.

<표 4-25> ISO 13485와 QMS 성령의 목차 비교

		ISO 13485:2003	후생노동성령 제169호(제2장)
		전문 0.1~0.4항	제1장 총칙(취지) 제1조
		1. 적용 범위 1.1항~1.2항	제1장 총칙(적용 범위) 제3조 제2장 통칙(적용) 제4조
		2. 인용 규격	(ISO 13485:2003)
		3. 정의 3.1항~3.8항	제1장 총칙(정의) 제2조
요구사항		4. 품질경영시스템 4.1항~4.2항	제2장 제2절 품질 관리감독 시스템 제5조~제9조
	주요 프로세스	5. 경영책임 5.1항~5.6항	제2장 제3절 관리감독자의 책임 제10조~제20조
		6. 자원경영 6.1항~6.4항	제2장 제4절 자원의 관리감독 제21조~제25조
		7. 제품실현 7.1항~7.6항	제2장 제5절 제품실현 제26조~제53조
		8. 측정, 분석 및 개선 8.1항~8.5항	제2장 제6절 측정, 분석 및 개선 제54조~제64조

위의 표에서 확인할 수 있듯이 ISO 13485에서 요구하고 있는 요건들이 QMS에도 포함되어 있다. QMS 성령 제5~9조에 해당하는 품질관리감독 시스템이란 "제조업자 등이 성령 제2장의 의료기기 제조업자 등의 제조관리 및 품질관리의 규정에 따라서 품질관리감독 시스템을 확립하고 실행하여 그의 유효성을 유지하는 것"으로 정의되어 있고, 제조 중심인 품질관리 GMP에서 벗어나 기업 전반에 걸친 품질관리 시스템의 구축을 요구하고 있다. 또한 품질관리 시스템에서 필요로 하는 것을 문서화하고 이를 실행한 것을 기록으로 남겨야 하며, 품질방침, 품질목표, 품질관리기준서(ISO 13485 : 품질매뉴얼) 등이 이에 해당한다.

하지만 일본에서만 요구되는 일부 고유한 부분이 있기 때문에 QMS성령 제169호를 확인해야 한다. 특히 ISO 13485에는 없는 제3장에서는 일본 고유의 사항 중 문서, 기록의 보관에 대한 요구 사항이 가장 큰 특징이다. ISO 13485에서는 문서, 기록의 보관 기간을 제품의 수명 기간으로 요구하고 있지만, 일본 QMS성령에서는 제품의 제조 또는 시험에 이용된 문서 및 기록에 대해 다음과 같이 요구하고 있다.

〈표 4-26〉 문서 및 기록의 형태, 보관 기간

문서 및 기록의 형태	보관 기간
특정 보수 관리가 요구되는 의료기기	15년 (단, 제품의 유효기간이 15년 이상이라면 그 유효기한에 1년을 더한 기간)
상기 이외의 의료기기 및 체외진단용 의약품 (MD&IVDs)	5년 (단, 제품의 유효기간이 5년 이상이라면 그 유효기한에 1년을 더한 기간)
교육 훈련 기록(제품과 무관)	5년

※ 기록의 보관기간은 기록의 작성일부터 기산

특정 보수 관리가 요구되는 의료기기에 대해서는 15년 동안 보관해야 하므로 주의해야 한다. 특정 보수 관리 의료기기는 의료기기의 등급에 관계없이 후생노동대신이 지정한 것으로, 등급 분류표에 명시되어 있다.

그 외의 것은 QMS에 관한 후생노동성령 제26조~제53조에 해당하는 제품 실현이다. 그중에서도 리스크 매니지먼트에 대하여 QMS에서는 제품 실현의 모든 공정에 있어서 리스크 매니지먼트에 대한 요구사항서 혹은 기록을 작성하여 보관해야 한다. 영업, 설계/개발, 검사, 측정, 제품 납입, 부가서비스, 시판 후의 관리에 대한 모든 부분의 활동에 적용된다. 설계/개발에 대해서는 고시 제84호에서 지정한 의료기기에 대해서만 요구사항이 적용된다.

후생노동성령 제169호에서 다루는 규정 중 ISO 13485와 다른 사항을 정리하면 다음과 같다.

① 제3장 : 제조관리 및 품질관리에 대한 추가 요구사항

㉮ Article 65, 84 : 등록된 제조 사이트의 QMS에 대한 검증

㉯ Article 67, 68 : QMS 문서와 기록의 보존 기간

㉰ Article 69 : 부작용 보고

- ㉣ Article 72-2 : MAH, 시설 및 등록된 제조 사이트 간의 계약 사항
- ㉤ Article 72-3 : 지정된 MAH의 임무
- ㉥ Article 71, 72 : 마케팅 관리자와 내부 품질보증 관리자의 임무
② 제4장 생물유래 의료기기
- ㉮ Article 74 : Device Master File
- ㉯ Article 75 : Process Control
- ㉰ Article 76 : Testing
- ㉱ Article 77 : Training
- ㉲ Article 78, 79 : QMS 문서 및 기록의 보존 기간
③ 제5장 Radioactive IVDs
- ㉮ Article 80 : Radioactive IVDs의 등록된 제조소에 대한 인프라 구조
- ㉯ Article 81 : MAH가 해당 품목의 제조관리와 품질관리를 위한 규정에 근거하여 임무를 수행하고 있다는 것에 대한 검증

4) 체제성령

체제성령 주요 내용은 다음과 같다.

〈표 4-27〉 체제성령 주요 내용

제1조	취지
제2조	정의
제3조	제조관리 및 품질관리 관련 업무에 필요한 체계
제1항	필요한 조직 체계
제2항	필요한 인원 배치
제4조	준용
제1항	선임외국제조 의료기기등 제조판매업자
제2항	선임외국제조지정 고도관리 의료기기등 제조판매업자

4 일본 의료기기 임상시험

4.1 의료기기 임상시험(확증임상시험)

일본에는 승인을 받기 위해 실시하는 임상시험(치험)과 연구용 임상시험이 있다. 허가용 임상은 PMDA 및 후생노동성에 신고를 하고 진행을 하여야 하지만, 연구용 임상은 연구용 임상 윤리 지침에 따라서 수행한다. 후생노동성에 신고된 승인용 임상시험성적서가 아닌 경우에는 품목 승인(허가)에 사용할 수 없다. 연구용 및 허가용에 대한 관련 법규는 다음과 같다.

① 관련 법규
 ㉮ 허가용 임상시험(치험)
  ⓐ "의약품, 의료기기 등 법" 및 "의료기기 임상시험 실시기준에 관한 부령"(의료기기GCP)
  ⓑ "「의료기기의 임상시험 실시 기준에 관한 부령」에 대한 가이드라인"(통지 : '13. 2. 8)
  ⓒ "기계기구등의 임상시험 계획 신고에 대하여"(통지 : '13. 3. 29)
  ⓓ "의료기기 임상시험 실시기준 운영에 대하여"(통지 : '09. 12. 24)
 ㉯ 연구용 임상(임상연구)
  ⓐ "임상연구에 관한 윤리지침"(후생노동성 고시)
  ⓑ 임상연구에 대한 윤리지침 질의응답(Q&A)(통지 : '09. 6. 12)

〈표 4-28〉 허가용 임상규정(GCP기준, 부령)과 연구용 임상지침(고시) 비교

	허가용 임상 GCP기준(부령)	연구용 임상 윤리지침(고시)
임상 준비	• 업무절차서 등	• 절차서 작성
	• 임상실시계획서	• 임상연구계획서
	• 임상기기개요	없음
	• 피험자 보상조치	• 피험자 보상조치
임상 관리	• 임상기기 관리	없음
	• 부작용 보고 등	• 유해사상 대응
	• 모니터링 실시	없음
	• 감시, 감사	없음
	–	• 자기점검
	• 총괄보고서	• 결과 개요 보고
	• 기록 보관 등	없음(개인정보보호 등을 목적으로 한 시료 등의 보관 등 규정은 있음)

	허가용 임상 GCP기준(부령)	연구용 임상 윤리지침(고시)
임상 수행 기준	(1) 임상시험심사위원회 • 임상위원회의 설치·심사 및 공표 • 기록보존	• 윤리위원회의 설치·심사 및 공표 없음(작성, 공표 규정은 있음)
	(2) 수행기관 • 수행기관장의 책무 • 임상사무국 설치 • 기록 보관	• 임상기관장, 조직 대표자 등의 책무 없음 없음
	(3) 임상시험책임의사 • 임상책임의사 등의 책무 • 증례보고서 등의 작성	• 연구자 등 및 연구책임자의 책무 없음
	(4) 피험자 동의 • 문서에 의한 설명과 동의 취득	• informed consent

일본의 경우 우리나라에서 일반적으로 이야기하는 임상시험에 대해서 의료기기로서의 허가를 목적으로 하는 임상시험과 그렇지 않은 임상시험을 구분하여 명명하고 있다. 일반적으로 제품의 허가(승인)를 위해 임상시험의 성적에 관한 자료 수집을 목적으로 후생노동성에 시험의 계획을 신고 후 진행하는 임상시험에 대해서는 '치험(治験)'이라는 용어를 사용하고 있다.

임상시험의 성적에 관한 자료의 제출 대상은 승인을 목적으로 하는 의료기기가 대상이 되므로, 일반적으로 일반의료기기나 지정고도관리의료기기 등은 해당이 되지 않게 되고, 승인 대상이 되는 고도관리의료기기 중 신의료기기이거나 개량의료기기로서 임상 대상인 의료기기 제품이 해당된다.

일본의 임상시험도 마찬가지로 법률과 GCP rule에 따라 이루어지도록 요구하고 있다.

치험을 위한 의료기기를 제조하는 회사는 임상을 담당하는 의사가 합의한 '치험(임상)실시계획서'를 후생노동성에 신고하고, 후생노동성은 이 내용을 조사하고 문제가 있으면 변경 등의 지시를 내리게 된다. [그림 4-33]에서 알 수 있듯이 임상계획승인 신고서는 제출 전에 '사전검토'를 통한 자료 보완 등이 완료되고 제출되어야 한다. 즉 임상계획승인(치험) 신고는 절차상 반드시 사전검토를 거쳐야만 한다. 이런 제도는 우리나라의 임상계획승인 절차와 다르다고 할 수 있겠다. 사전검토는 PMDA에서 수행되어 임상계획승인 또한 품목허가 등과 같이 실질적으로 PMDA에서 검토가 이루어지고 후생노동성은 행정적인 요건만 확인하는 수준이다.

치험실시계획서의 변경지시 요구가 30일간 없을 경우 기기의 제조회사는 치험실시기관을 통해 치험을 실시하게 되고, 치험 중에 발생한 지금까지 알려지지 않은 심각한 부작용은 치험을 의뢰한 기기의 제조회사에서 국가에 보고되어 참가하고 있는 환자의 안전을 보장하기 위해 필요에 따라 치험실시계획의 수정 등이 이루어진다.

치험을 의뢰한 의료기기 제조회사의 담당자(모니터)는 치험의 진행을 조사하여 '치험실시계획서'와 GCP의 규칙을 지켜 적정하게 이루어지고 있는지 확인한다. 치험의 종료 후 치험종료보고서를 제출하고, 본 임상시험성적서는 제조판매승인의 임상시험의 시험성적에 관한 심사 자료로서 제출되게 된다.

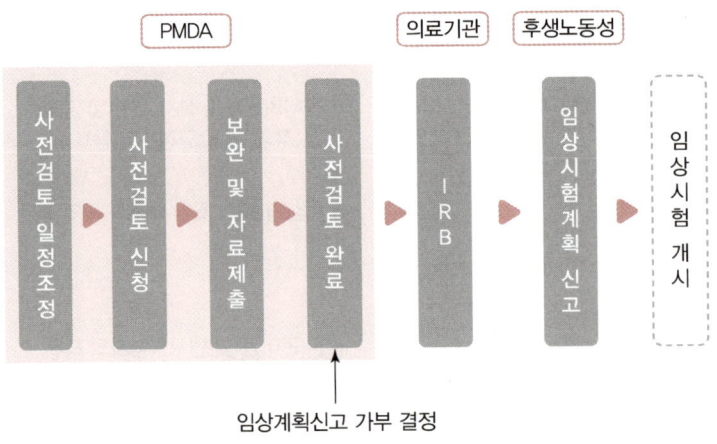

| 그림 4-33 | 임상계획승인을 위한 신고 절차 흐름도

가. 관련 법령

일본 「의약품, 의료기기 등 법」에서는 치험에 대해 다음과 같이 정의한다.

의약품, 의료기기 등 법률 제2조 제17항

<u>이 법에서 "치험"이라 함은</u> 제14조 제3항(동조 제9항 및 제19조2제5항에서 준용하는 경우를 포함한다), <u>제23조의2의5 제3항</u>(동조 제1항 및 제23조의27 제5항에서 준용하는 경우를 포함한다) 또는 제23조25 제3항(동조 제9항 및 제23조 의37제5항에서 준용하는 경우를 포함한다)의 <u>규정에 의하여 제출해야 할 자료 중 임상시험 성적에 관한 자료의 수집을 목적으로 하는 시험의 실시를 말한다.</u>

의약품, 의료기기 등 법률 제23조2의5 제3항

제1항의 **승인을 받고자 하는 자는 후생노동성령에서 정하는 바에 따라 신청서에 치험 성적에 관한 자료 기타 자료를 첨부하여 신청하여야 한다.** 이 경우 당해 신청과 관련된 의료 기기 또는 체외 진단용 의약품이 후생노동성령으로 정하는 의료 기기 또는 체외 진단용 의약품 인 경우에는 해당 자료는 후생노동성령으로 정하는 기준에 따라 의해서 수집되고, 또한 생성된 것이어야 한다.

일본에서는 치험에 대해서 「의약품, 의료기기법 등」 제80조의2 '치험의 취급'에서 구체적인 처리 절차에 대해 정의하고 있고, 제80조의3 '기구에 의한 임상시험계획에 관한 조사 동의 등의 실시'에서 PMDA를 통한 임상시험계획에 대한 조사 절차를 규정하고 있다.

나. 선행 치험 실시 상황의 확인

신의료기기 등 의료기기 승인을 위하여 치험을 실시한 경우, 치험실시보고서가 첨부되어 후생노동성에 제출되게 된다.

이러한 임상시험의 시험성적 등의 자료는 PMDA 홈페이지의 의료기기 승인품목 일람을 통해 연도별 승인 품목 일람의 해당 의료기기 명칭을 선택하여 확인할 수 있어 이후 동등하거나 새로운 의료기기를 개발하려는 사람들에게 많은 도움이 될 수 있도록 되어 있다.[144]

의약품, 의료기기 등 법률 제80조2

1. 치험을 의뢰하고자 하는 자는 치험을 의뢰함에 있어서 후생노동성령으로 정하는 기준에 따라서 이루어져야 한다.
2. 치험(약물, 기계기구 등 또는 사람 또는 동물 세포 배양, 기타의 가공을 한 것 또는 사람이나 동물의 세포에 도입되어 이것이 체내에서 발현한 유전자를 함유하는 것(이하 이 조에서 제80조의4 및 제83조 제1항에서 "약물 등"이라 한다)에 있어 후생노동성령에서 정하는 것을 대상으로 하는 것에 한한다. 이하 이 항에서 같다)의 의뢰를 하고자 하는 자 또는 스스로 치험을 실시하고자 하는 자는 미리 후생노동성령에서 정하는 바에 따라 후생노동 대신에 치험 계획을 신고하여야 한다. 다만, 당해 치험의 대상이 되는 약물 등을 사용하는 것이 긴급 부득이한 경우로서 후생노동성령으로 정하는 경우에는 당해 치험을 개시한 날부터 30일 이내에 후생노동성령에서 정하는 바에 따라 후생노동 대신에 치험 계획을 신고한 때에는 그러하지 아니하다.
3. 제2항 본문의 규정에 의한 신고를 한 자(해당 신고와 관련되는 치험의 대상이 되는 약물 등에 대해 처음 동항의 규정에 의한 신고를 한 자에 한한다)는 당해 신고를 한 날로부터 기산하여 30일을 경과한 후가 아니면 치험을 의뢰하거나 스스로 치험을 실시해서는 안 된다. 이 경우, 후생노동대신은 해당 신고와 관련되는 치험의 계획에 관해 보건 위생상의 위해의 발생을 방지하기 위하여 필요한 조사를 실시한다.
4. 치험의 의뢰를 받은 자 또는 스스로 치험을 실시하려고 하는 사람은 후생노동성령으로 정하는 기준에 따라서 치험을 해야 한다.
5. 치험을 의뢰한 사람은 후생노동성령으로 정하는 기준에 따라서 치험을 관리해야 한다.
6. 치험의 의뢰를 한 자 또는 스스로 치험을 실시한 자는 해당 치험의 대상이 되는 약물 등에 대하여 당해 약물 등의 부작용에 의한 것으로 의심되는 질병, 장애 또는 사망의 발생, 해당 약물 등의 사용에 의한 것으로 의심되는 감염의 발생 기타 치험의 대상이 되는 약물 등의 효과 및 안전성에 관한 사항 후생노동성령에서 정하는 것을 안 때는, 그 취지를 후생노동성령에서 정하는 바에 따라 후생노동대신에게 보고하여야 한다. 이 경우, 후생노동대신은 당해 보고에 관한 정보의 정리 또는 당해 보고에 관한 조사를 실시하는 것으로 한다.
7. 후생노동 대신은 치험이 제4항 또는 제5항의 기준에 적합한지 여부를 조사하기 위하여 필요하다고 인정할 때에는 치험의 의뢰를 스스로 치험을 실시하거나 또는 의뢰를 받은 자 기타 치험의 대상이 되는 약물 등을 업무상 취급하는 자에 대하여 필요한 보고를 하게 하거나 해당 직원 병원, 진료소, 사육 동물 진료 시설, 공장, 사무실 기타 치험의 대상이 되는 약물 등을 업무상 취급하는 장소에 출입하여 그 구조 설비 또는 장부 서류 기타의 물건을 검사하게 하거나 종업원 기타 이해 관계자에게 질문하게 할 수 있다.
8. 전항의 규정에 의한 출입 검사 및 질문 내용은 제69조 제6항 규정을 항의 규정에 의한 권한은 동조 제7항의 규정을 준용한다.
9. 후생노동대신은 치험의 대상이 되는 약물 등의 사용으로 인한 보건 위생상의 위해의 발생 또는 확대를 방지하기 위하여 필요하다고 인정할 때에는 치험의 의뢰를 하려고, 또는 의뢰를 한 자 스스로 치험을 실시하려고 혹은 실시한 자 또는 치험의 의뢰를 받은 자에 대하여 치험의 의뢰 취소 또는 변경, 치험의 중지 또는 변경 기타 필요한 지시를 할 수 있다.
10. 치험을 의뢰한 자 또는 스스로 치험을 실시한 자 또는 그 임원 또는 직원은 정당한 이유 없이 치험에 관하여 그 직무상 알게 된 사람의 비밀을 누설하여서는 아니 된다. 이러한 사람이었던 자에 대하여도 또한 같다.

의약품, 의료기기 등 법률 제80조3

(기구에 의한 치험 계획에 관한 조사 등의 실시)

1. 후생노동대신은 기구에 치험의 대상이 되는 약물 등(독점적으로 동물을 위해 사용되는 것이 목적으로 되어있는 것을 제외한다. 이하 이 조 및 다음 조에서 같다) 중 시행령으로 정하는 것과 관련되는 치험의 계획에 대한 전조 제3항 후단의 규정에 의한 조사를 실시하게 할 수 있다.
2. 후생노동대신은 전항의 규정에 의하여 기구에 조사를 실시하도록 한 때는, 해당 조사를 실시하지 않는 것으로 한다.

---

144) 참고 : https://www.pmda.go.jp/review-services/drug-reviews/review-information/devices/0018.html

3. 기구는 후생노동대신이 제1항의 규정에 의하여 기구에 조사를 진행시키기로 한 경우에 당해 조사를 행한 때에는 지체 없이 당해 조사 결과를 후생노동성령에서 정하는 바에 따라 후생노동대신에게 통지하여야 한다.
4. 후생노동대신이 제1항의 규정에 의하여 기구에 조사를 진행시키기로 한 때에는 동항의 시행령으로 정하는 약물 등에 관한 치험의 계획에 대한 전조 제2항의 규정에 의한 신고를 하고자 하는 자는 동항의 규정에 불구하고 후생노동성령에서 정하는 바에 따라 기구에 신고하여야 한다.
5. 기구는 전항의 규정에 의한 신고를 접수한 때에는 후생노동성령에서 정하는 바에 따라 후생노동대신에게 그 취지를 통지하여야 한다.

4.2 의료기기 임상연구(연구자 임상시험)

가. 임상연구법 제정 배경

일본의 경우 사람을 대상으로 한 의학계임상(허가용 임상이 아닌 연구자용 임상)은 법적 근거가 미약한 고시(후생노동성 고시)에 따라 시행되었다. 연구자 임상은 후생노동성, PMDA 등 규제 기관의 허가, 승인, 신고 등 규제 없이 의사 등의 윤리 지침에 따른 자율 관리하에 이루어지고 있었다. 이러한 연구자용 임상에 대한 여러 문제점이 발생하여 규제 필요성이 제기되어 규제기관인 후생노동성이 법제화하려고 하였으나, 의사 등 연구자 등의 반발이 많아 매우 느슨한 형태의 연구자용 임상이 이루어지고 있었다. 이런 와중에 다수의 의과대학병원에서 수행된 연구자용 임상에서 데이터의 조작이 발생하였으며, 순수한 임상연구에 기업 측의 임상연구가 간여(이해관계자)하여, 주요 언론 등에서 크게 보도되는 등 사회적 이슈가 발생하였다.

이런 연구자용 임상에 대한 신뢰성 훼손에 간여한 관계자를 처벌하려고 하여도 법적 근거가 없었다. 이에 일본 정부는 임상연구법을 제정·시행하기에 이르렀다. 동법을 통하여 연구 부정 사건을 방지하고 "특정임상연구"라는 새로운 제도를 도입하여 연구자용 임상에 벌측이 포함된 법규제를 시행함으로써 국민의 임상연구에 대한 신뢰를 확보하고자 하였다.

임상연구 데이터의 조작 등 부정 사례 다수 발생
피험자 보호(동의 미취득, 개인정보 유출 등) 부족

임상연구에 대한 신뢰성이 현저히 떨어짐
"사회문제화"

'12년~'13년에 걸쳐 임상연구 관련 부적절한 사건이 발생.
여러 대학병원이 관련된 임상연구에서 데이터 조작
임상시험결과의 신뢰성, 연구자/기업과의 이해충돌(COI : conflict of interest)
큰 사회적 문제 발생, 법적 처벌 규정 미비

연구 부정 등을 배경으로 임상연구법 제정

그림 4-34 임상연구법 제정 배경

나. 임상연구법 목적 및 공포, 시행

1) 목적

임상연구 실시 절차, 인정임상연구심사위원회에 의한 심사, 업무의 적절한 조치, 임상연구 관련 자금 등의 제공에 관한 정보공개 제도 등을 규정하였다.

> 임상연구대상자를 비롯한 국민으로부터 임상연구에 대한 신뢰성 확보로 보건위생 향상에 기여

2) 공포 및 시행

① 공포 : '17년 4월 14일
② 시행 : 공포일로부터 1년을 넘지 않는 범위('18년 4월 14일)

다. 임상연구법 적용 범위

※ **특정임상연구**
(1) 기업으로부터 연구자금 등 제공을 받아 의약품 등(의료기기 포함)을 이용한 임상연구(법 제2조 2항 1호, 우리나라 연구자용 임상)
(2) 미승인(미허가)된 적용외(허가되지 않은 사용목적, 질환) 의약품 등을 이용한 임상연구(2호)
- 기업 등 : 의약품 등 제조자 또는 특수관계자
- 연구자금 등 : 임상연구 수행을 위한 자금
- 의약품 등 : 의약품, 의료기기, 바이오제품

의약품등의 임상연구		치험 허가(승인) 목적의 임상시험	의약품 의료기기통법 (GCP부령)	기준 준수 의무
	특정 임상 연구	미승인 또는 적응 외 의약품 등의 임상연구	임상연구법	기준 준수 의무
		제약기업 등으로부터 자금 제공을 받은 의약품 등의 임상연구		
		상기 이외의 임상연구		기준 준수 노력 의무
수술기술(手術・手技) 임상연구			윤리지침	
일반 의료(관찰임상)			윤리지침	

* 의약품등 : 의약품, 의료기기, 바이오

- 첨단 과학기술을 이용한 의료행위, 기타 충분한 과학적 지견이 얻어질 수 없는 의료행위에 대해서는 이들 행위에 대한 안전성 및 유효성을 검증을 위한 조치 검토
- 병원마다 판단 부분을 설치하여 절차 등 심사

그림 4-35 임상연구법 적용 범위

라. 임상연구 실시기준

특정임상연구 실행 시에는 법령에서 정한 임상연구실시기준을 준수해야만 한다.
① 실시계획을 후생노동성장관에 제출
② 실시계획 준수
③ 연구대상자로부터의 동의서
④ 인정임상심사위원회에 질병 등 보고

마. 신고의무와 인정 IRB

연구실시자는 후생노동성에 실시계획을 신고하여야 하며, 실시계획은 인정임상 연구심사위원회 심사를 받아야 한다. 또한 후생노동성장관에게 실시 상황 및 질병 등을 보고하여야 한다.

바. 자금 제공 규제

제약회사 등이 자사 제품을 이용한 특정임상연구에 연구자금 등을 제공할 경우
① 그 금액과 내역, 해당연구 내용 등에 대하여 계약을 체결하여야 하며 해당 기업은 자금 제공 관련 공표의무
② 공표 대상이 되는 자금 제공 예시 : 연구비(임상), 기부금, 집필 비용, 사례금 등

사. 특정임상연구 이외의 의약품 등에 대한 임상연구

의약품 등의 임상연구 중 특정임상연구(및 치험연구) 이외의 연구도 노력의무가 있으므로, 특정임상연구에 준하여 수행할 필요가 있다.

아. 개선, 정지명령과 벌칙

실시계획을 제출하지 않거나 기록을 보존하지 않으면 후생노동성은 개선, 정지 명령이 가능하다. 명령에 따르지 않으면 벌칙(50만 엔 이하의 벌금)이 부과된다. 긴급명령 위반은 형사벌(3년 이하 징역 혹은 300만 엔 이하의 벌금)이 부과된다.

자. 임상연구법 실시 절차

준비단계
- 실시계획 및 연구계획서 작성(이해충돌기준, 계획 등 포함)
- 인정임상연구심사위원회 심사
- 실시의료기관
- 실시계획 후생노동성에 제출(DB로 제출, 지방 후생노동성에서 수리)
- 실시계획(WHO 24개 항목) DB공개 = 연구 "개시"

실시단계
- 부작용 등 발생 시 대응(위원회, 후생노동성에 보고, 내용에 따라 7, 15일 이내)
- 정기보고(위원회, 후생노동성, 1년마다)
- 모니터링(리스크별 대응)
- 계획변경(위원회 의견 필요), 연구진행상황(모집 중, 모집 완료 등).
  ※ 변경 후 즉시, 기타는 변경 전 후생노동성에 제출
- 경미한 계획변경 ※ 변경 후 10일 이내 위원회에 통지, 후생노동성에 신고
- 중지 ※ 변경 후 10일 이내 위원회에 통지, 후생노동성에 신고
- 주요 평가항목 보고서의 DB 입력 및 공표
- 총괄보고서 개요 DB 입력 및 공표 = 연구 「종료」. 연구 「종료」 후 5년 기록 보존

차. 임상연구법 적용 대상 결정 흐름도

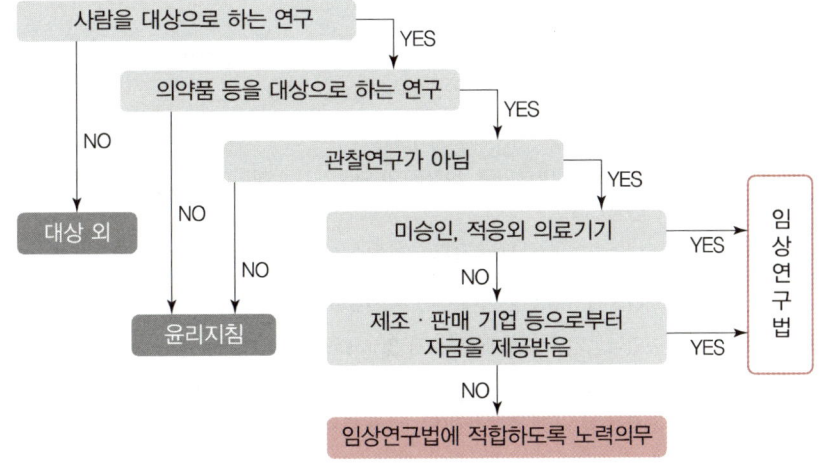

5 법령 등 참고

5.1 일본 의료기기 규제 관련 법령 및 유용한 사이트

가. 관련 법령

No.	호수	법령명
1	법률 제145호	의약품 의료기기 등의 품질 유효성 및 안전성 확보 등에 관한 법률
2	시행령 제11호	의약품 의료기기 등의 품질 유효성 및 안전성 확보 등에 관한 법률 시행령
3	후생성령 제1호	의약품 의료기기 등의 품질 유효성 및 안전성 확보 등에 관한 법률 시행규칙
4	법률 제192호	독립행정법인 의약품의료기기종합기구법
5	시행령 제813호	독립행정법인 의약품의료기기종합기구법 시행령
6	후생노동부령 제51호	독립행정법인 의약품의료기기종합기구법 시행규칙
7	성령 94호	의약품, 의료기기 등 법 제23조 2의 2 제1호의 규정에 따라 의료기기 또는 체외진단용의약품의 제조관리 또는 품질관리에 관련된 업무를 담당하는 체제의 기준에 관한 성령(QMS체제 성령)
8	성령 95호	의약품, 의료기기 등 법 제23조의 25 제7항 제1호에 규정한 의료기기 또는 체외진단용 의약품의 구분을 정하는 성령(제품군 성령)
9	성령 169호	의료기기 및 체외진단용 의약품의 제조관리 및 품질관리의 기준에 관한 성령(QMS성령)
10	성령 135호	의약품, 의약부외품, 화장품 및 의료기기의 제조판매 후 안전관리 기준에 관한 성령(GVP성령)
11	성령 36호	의료기기 임상시험 실시 기준에 관한 성령(GCP성령)
12	성령 37호	의료기기의 안전성에 관한 비임상시험 실시 기준에 관한 성령(GLP성령)
13	성령 38호	의료기기 제조판매 후 조사 및 시험의 실시 기준에 관한 성령(GPSP성령)
14	고시 298호	의약품 의료기기 등 법에 의해 후생노동대신이 지정하는 고도관리 의료기기, 관리 의료기기 및 일반 의료기기(클래스분류고시)
15	고시 제112호	의약품, 의료기기 등 법 제23조의 2의 23 제1항의 규정에 따라 후생노동대신이 기준을 정해서 지정한 의료기기
16	약식발 1120 제5호 약식발 1120 제8호	의료기기의 제조판매승인신청에 대해서 의료기기의 제조판매인증신청에 대해서
17	약식발 1121호 제5호 약식발 1121호 제5호	체외진단용의약품의 제조판매승인신청에 대해서 체외진단용의약품의 제조판매인증신청에 대해서
18	고시 제126호	체외진단용 의약품의 기준
19	약식발 제0622006호 약식발 0120 제1호	체외진단용의약품 승인 기준의 제정 체외진단용의약품의 승인 기준에 대해서
20	약식발 제0622004호 약식발 0120 제4호	체외진단용의약품 인증 기준의 제정 체외진단용의약품의 인증 기준에 대해서

나. 유용한 사이트

① 후생노동성 홈페이지 : https://www.mhlw.go.jp
② 의약품의료기기종합기구 홈페이지 : https://www.pmda.go.jp
③ 일본 의약품 의료기기 등의 품질 유효성 및 안전성 확보 등에 관한 법률, 시행령 및 시행규칙 : https://law.e-gov.go.jp
④ 일본 의료기기 기준규격 : https://www.std.pmda.go.jp/stdDB/index.html

제 5 장

의료기기 단일심사 프로그램(MDSAP)

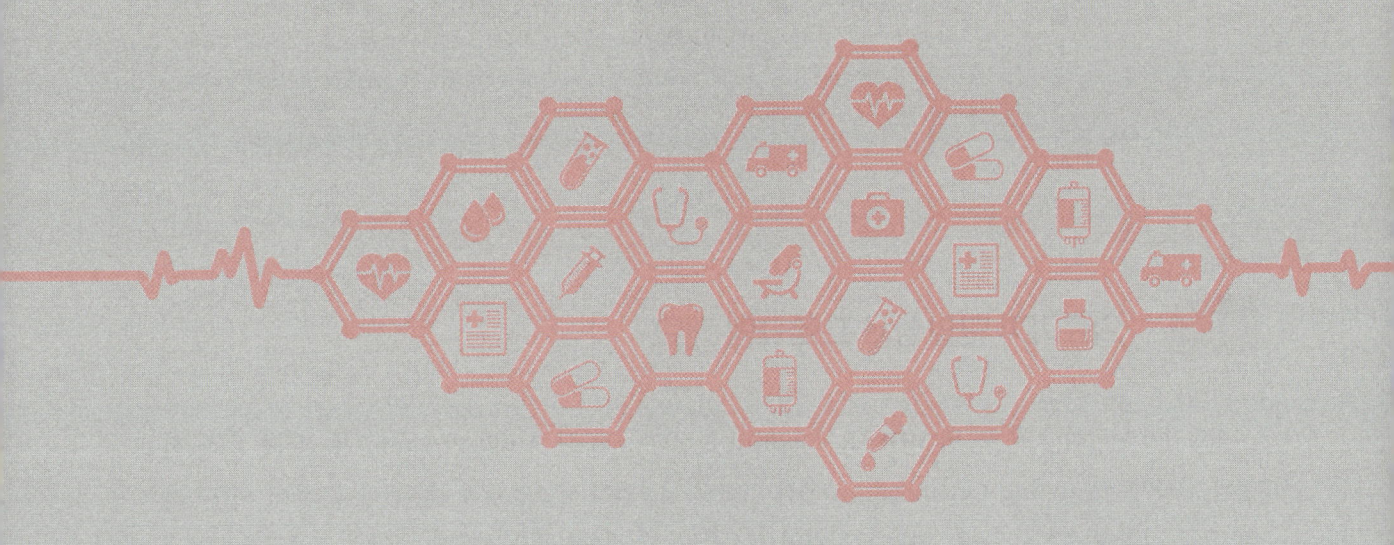

1. 의료기기 단일심사 프로그램 개요
2. MDSAP 심사

05 의료기기 단일심사 프로그램(MDSAP)

학습목표 → 의료기기 단일심사 프로그램(MDSAP)을 이해하고, 의료기기 제조업체가 갖춰야 할 규제 요구 사항과 품질경영시스템을 수립하고 적용할 수 있다.

NCS 연계 →

목차	분류 번호	능력단위	능력단위 요소	수준
1. 개요	1903090207_15v1	품질시스템심사	품질심사 신청하기	4
2. MDSAP 심사	1903090207_15v1	품질시스템심사	품질심사 신청하기	4

핵심 용어 → 의료기기 단일심사 프로그램(MDSAP), 품질관리시스템, 적합성평가, 위험관리

1 의료기기 단일심사 프로그램 개요

의료기기 단일심사 프로그램(MDSAP, Medical Device Single Audit Program)은 심사를 위해 선정된 심사기관(Auditing Organization)에서 파견된 심사인이 제조업체의 품질관리시스템이 의료기기의 요구 사항을 충족시키는지 여부를 단일의 심사를 통해 적합성평가 하도록 고안된 프로그램이다.

MDSAP은 주요 프로세스를 기준으로 진행되며, 각 프로세스의 연관성에 주목하여 심사하도록 고안된 방법에 따라 이루어진다. 또한, 위험관리 요구 사항을 기반으로 진행된다.

의료기기 단일심사 프로그램(MDSAP)은 한 번의 심사로 의료기기의 요구 사항을 효율적이고 철저하게 다룰 수 있도록 설계 및 개발되었다. 또한, 품질관리시스템 요구 사항 ISO 13485:2016, 호주 의료제품 규정(TG(MD) R Sch3), 브라질 제조기준(RDC ANVISA 665/2022), 일본 의료기기 및 체외진단기기의 제조관리 및 품질관리 기준에 관한 장관령(MHLW Ministerial Ordinance No. 169), 미국 품질시스템 규정(21 CFR Part 820) 및 MDSAP 프로그램에 참여하는 의료기기 규제 당국의 특정 요구 사항을 준수해야 한다.

1.1 MDSAP 참여 규제기관

가. 캐나다

Health Canada는 캐나다의 의료기기 적합성평가 시스템(CMDCAS, Canadian Medical Device Conformity Assessment System) 인증 프로그램의 일환으로 MDSAP 심사를 사용한다. 또한, 품질경영시스템 요구 사항에 대한 규정 준수를 달성하기 위한 메커니즘으로 의료기기 단일심사 프로그램을 활용한다.

나. 호주

TGA는 의료기기의 호주 시장 허가 요건 준수 여부를 평가하는 증거의 일환으로 MDSAP 심사보고서를 사용한다. 특정 의료기기가 MDSAP의 적합성평가에서 제외되거나, 호주의 현 정책이 MDSAP 심사보고서 사용을 제한하는 경우에는 MDSAP 보고서를 채택하지 않는다.

다. 브라질

ANVISA는 제품의 사전 시장(Pre-Market) 평가 및 시장 출시 후(Post-Market) 평가 절차에 활용하기 위하여, MDSAP 보고서를 포함한 프로그램의 결과를 평가 절차에 반영한다. MDSAP 심사 결과는 ANVISA의 규제 기술평가를 지원할 것으로 기대된다.

라. 일본

MHLW와 PMDA는 일본 법규에 따른 사전 심사와 주기적인 사후 심사에 MDSAP 심사보고서를 활용한다. MDSAP 심사를 받으면 일본의 규제 절차에 대한 부담이 줄어들 것으로 예상된다.

마. 미국

FDA는 MDSAP 심사보고서를 FDA 정기 심사의 대안으로 인정한다. FDA의 'For Cause' 심사 또는 'Compliance Follow-up' 심사는 이 프로그램의 영향을 받지 않는다. 또한 이 MDSAP 프로그램은 시판 전 승인(PMA) 신청에 필요한 사전 승인 또는 사후 승인 심사에는 적용되지 않는다.

1.2 심사 개발 이유

MDSAP는 규제 자원을 공동으로 활용하여 의료기기 제조업체의 품질관리시스템에 대한 감독에 초점을 맞춘 효율적이고 효과적이며 지속 가능한 단일심사 프로그램을 관리하기 위함이다. 또한, 기술, 자원 및 서비스를 통합하여 의료기기의 안전과 감독을 보다 효율적으로 개선하는 데 전념하는 국제 연합을 창설하고 결과적으로 산업계의 부담을 줄이기 위함이다.

1.3 심사 목표

① 신뢰할 만한 심사 결과를 제공하는 단일심사 프로그램을 운영한다.
② 의료기기 제조업체의 품질관리시스템에 대한 적절한 규제 감독을 가능하게 하면서 산업계가 갖는 규제 부담을 최소화한다.
③ 각 규제 당국의 독립성을 존중하면서 규제 당국 간의 업무 공유 및 상호 수용을 통해 규제 자원을 보다 효율적이고 유연하게 활용한다.

2 MDSAP 심사

2.1 심사 절차

MDSAP 심사 절차는 논리적이고 집중적이며 효율적인 방식으로 심사를 수행할 수 있도록 설계·개발되었다. MDSAP 심사 절차는 프로세스 접근 방식을 따르며 다음의 다섯 가지 기본 프로세스로 구성된다.

(1) 경영 책임(Management)
(3) 측정, 분석 및 개선(Measurement, Analysis and Improvement)
(5) 설계 및 개발(Design and Development)
(6) 생산 및 서비스 제공 관리(Production and Service Controls)
(7) 구매(Purchasing)

각 프로세스에는 프로세스 성능의 지표인 목적과 결과가 제시된다. 이 다섯 가지 프로세스는 위험관리 요구 사항의 토대 위에 구축되며, 의료기기 제조업체를 위한 품질관리시스템의 요구사항으로 구성된다. MDSAP에는 상기의 다섯 가지 주요 프로세스 외 두 가지 보조 프로세스가 있다.

(2) 제품 마케팅 허가 및 시설 등록(Device Marketing Authorization and Facility Registration)
(4) 의료기기 유해사례 및 권고문 통지 보고(Adverse Event and Advisory Notice Reporting)

> **참고** 괄호 안의 숫자는 Chapter를 의미한다. 예를 들어, (7) 구매는 Chapter 7.Purchasing을 나타낸다.

다음 [그림 5-1]에 표현된 순서도는 MDSAP 심사 순서와 상호 관계를 설명한다. (7) 구매 프로세스는 (3) 측정, 분석&개선 프로세스, (5) 설계&개발 프로세스 및 (6) 생산&서비스 제공 관리 프로세스와 함께 검토될 수 있다.

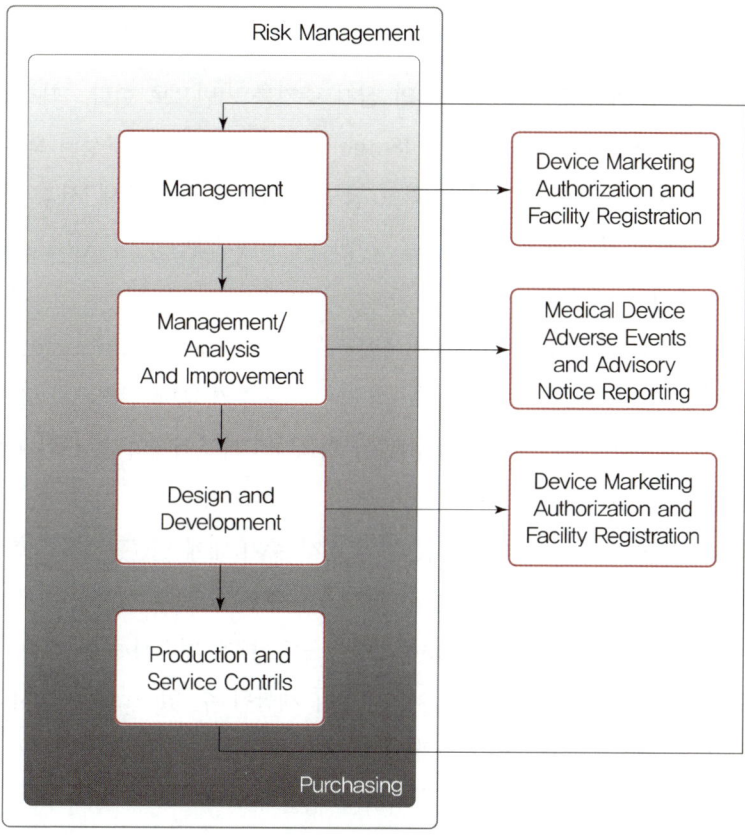

그림 5-1 심사 시퀀스(1)(Audit sequence)

조직의 품질관리시스템을 설계하고 구현하는 것은 조직의 필요, 조직의 크기, 채택된 프로세스 및 제공된 제품을 기반으로 하는 조직의 전략적 결정이다. 조직이 특정 프로세스(예 설계 및 개발)를 수행하지 않으면 조직의 품질관리시스템이 그러한 요구 사항을 충족할 필요가 없으며, 해당 프로세스를 MDSAP 심사할 필요가 없다.

그러나 조직의 책임하에 있는 의료기기의 설계 및 제조와 관련된 프로세스를 아웃소싱하기로 결정한 경우, 이러한 프로세스는 여전히 조직의 책임으로 남으며 아웃소싱 또는 아웃소싱 업체의 프로세스를 모니터링, 유지, 관리함으로써 조직의 품질관리시스템 아래 운영되어야 한다.

마찬가지로, 조직은 ISO 13485에서 허용하는 제외 조항(Exclusion) 및 비적용 조항(Non-applicable Clause) 외에도 조직에서 제품을 제공하지 않는 국가의 요구 사항을 제외할 수 있다.

2.2 심사 주기

의료기기 단일심사 프로그램(MDSAP)은 3년의 심사 주기를 기반으로 한다. '최초 인증 심사(Initial Certification Audit)'라고도 하는 최초 심사는 [Stage 1]과 [Stage 2]로 구성된 의료기기 제조업체의 품질관리시스템(QMS) 전반에 대한 심사이다. 최초 심사 이후 2년 동안 매해 '사후 심사(Surveillance Audit)'가 품질관리시스템의 일부 항목을 대상으로 수행되며, 이후 '재인증 심사(Recertification Audit)'로 다시 3년의 심사 주기가 시작된다.

특별 심사(Special Audit)와 규제 당국에서 수행하는 심사(Audits conducted by Regulatory Authorities) 및 비통보 심사(Unannounced Audit)는 심사 주기 내에 언제든지 발생할 수 있는 잠재적인 비정기 심사이다(모든 MDSAP 참여 규제 기관이 의료기기 제조업체의 QMS와 관련된 인증 문서를 요구하거나 사용하는 것은 아니다).

멸균의료기기에 대한 품질관리시스템의 경우, 3년의 심사 주기 내에 멸균관리에 대한 포괄적인 평가가 이루어져야 하며, 일반적으로 최초·갱신 심사 시 평가가 수행된다. 사후 심사의 경우, 멸균관리에 중대한 영향을 미치는 변경이 없는 경우 Ⅰ) 유효성이 입증된 공정 매개 변수의 구현 검증, Ⅱ) 관리 및 모니터링 활동, 그리고 Ⅲ) 최종 제품 승인으로 심사 내용이 제한될 수 있다. 일부 심사 활동이 원격으로 수행될 수는 있지만(예 멸균 프로세스 유효성확인(Validation) 보고서 검토), 원격 심사만으로는 제품 멸균성을 포괄적으로 통제하는지 효과적으로 심사하기 어렵다.

제조사의 모든 제품군과 주요한 프로세스에 대한 심사는 3년의 심사 주기 동안 이루어져야 한다.

2.3 심사 종류

가. 최초 인증 심사(Initial Certification Audit)

최초 인증 심사는 [Stage 1]과 [Stage 2]로 구성되며, 심사 절차와 방법은 QMS 인증 심사(예 ISO 13485)와 같다.

나. 1&2차 사후 심사(1st and 2nd Surveillance Audits)

최초 인증 심사 이후 2년 동안 수행되는 1차&2차 사후 심사의 절차와 방법은 QMS 인증 심사(예 ISO 13485)와 같다.

다. 재인증 심사(Recertification Audits)

2차 사후 심사 다음 해에 수행되는 재인증 심사의 절차와 방법은 QMS 인증 심사(예 ISO 13485)와 같다.

라. 특별 심사(Special Audits)

특별 심사는 기존 인증 범위 확장 신청 시 확장 승인 여부를 검토하기 위하여, 또는 심각한 잠재 불만 사항을 조사하기 위하여, 그리고 특정 정보가 제품의 심각한 부적합을 의심할 만한 합리적인 사유를 제공하는 경우 등의 이유로 수행될 수 있다.

특별 심사의 일환으로 MDSAP 참여 규제 당국의 지시나 요청에 따라, 혹은 심사 조직의 재량에 따라 단기 통지 심사가 수행될 수 있다.

아래의 경우 특별 심사가 수행된다.
① 주기적으로 계획된 심사 사이에 제조업체의 신규 또는 수정된 제품이 포함되는 등 인증 범위를 확장·변경해야 하는 경우
② MDSAP 심사 기관의 감독 부족(예 심사 시간 부족, 부적절한 심사 팀 구성 등)
③ 시판 후 특정 이슈(Specific Post-Market Issues)에 대한 후속 조치(예 심각한 잠재 불만)
④ 이전의 MDSAP 심사에서 발견된 주요한 결과에 대한 후속 조치
⑤ MDSAP 참여 규제 당국의 요청
⑥ 규제 당국 또는 심사기관 정책에 따른 공급업체 심사 수행(Supplier Audits)

규제 기관(Regulatory Authority)의 요청에 따라 특별 심사를 수행하는 심사 기구(Auditing Organization)는 심사 마지막 날로부터 15일 이내에 특별 심사 보고서를 규제 당국에 제출해야 한다.

마. 비통보 심사(Unannounced Audits)

특별 심사의 한 유형으로서 비통보 심사가 수행될 수 있다. MDSAP 참여 규제 당국은 높은 등급의 부적합 사항이 발견된 경우 심사기관이 비통보 심사를 수행하도록 요구한다(2건 이상의 4등급 또는 1건 이상의 5등급 부적합이 발견된 경우가 이에 해당한다).

바. 규제 당국에 의해 수행되는 심사(Audits Conducted by Regulatory Authorities)

MDSAP 참여 규제 당국에 의한 심사는 언제든지 아래의 사유에 의거하여 수행될 수 있다.
① 규제 당국이 획득한 심사 필요 사유(For Cause)
② 이전 심사 결과에 대한 후속 조치
③ MDSAP 요구사항의 효과적인 이행 확인

규제 당국이 수행하는 심사의 목적은 MDSAP 심사기관의 심사 활동을 적절하게 감독하거나, 잠재 문제가 있는 것으로 판명된 제조업체를 평가하기 위함이다.

2.4 심사 준비

MDSAP 심사와 관련된 모든 서류는 FDA 웹페이지에서 참조가 가능하다. 이곳에서는 MDSAP 심사 모델과 심사 보고서 양식, 절차서, 최신 공고 그리고 FAQ 등 다양한 정보를 얻을 수 있다. 또한 MDSAP 각 참여국의 개별 규격도 다운로드할 수 있으며, 일반 사용자를 위한 비디오 교육 교재를 열람할 수도 있다.

> 참고 https://www.fda.gov/training-and-continuing-education/cdrh-learn

[그림 5-2]는 FDA CDRH에서 제공하고 있는 교육자료를 열람할 수 있는 웹페이지 화면이다. 그림의 왼쪽과 같이 'Postmarket activities' 필드박스를 클릭하면 열리는 교육자료들 중, 목록 하단에서 그림의 오른쪽과 같이 'Inspections-Global Harmonization'의 (1A)부터 (10)까지의 자료를 참고할 수 있다.

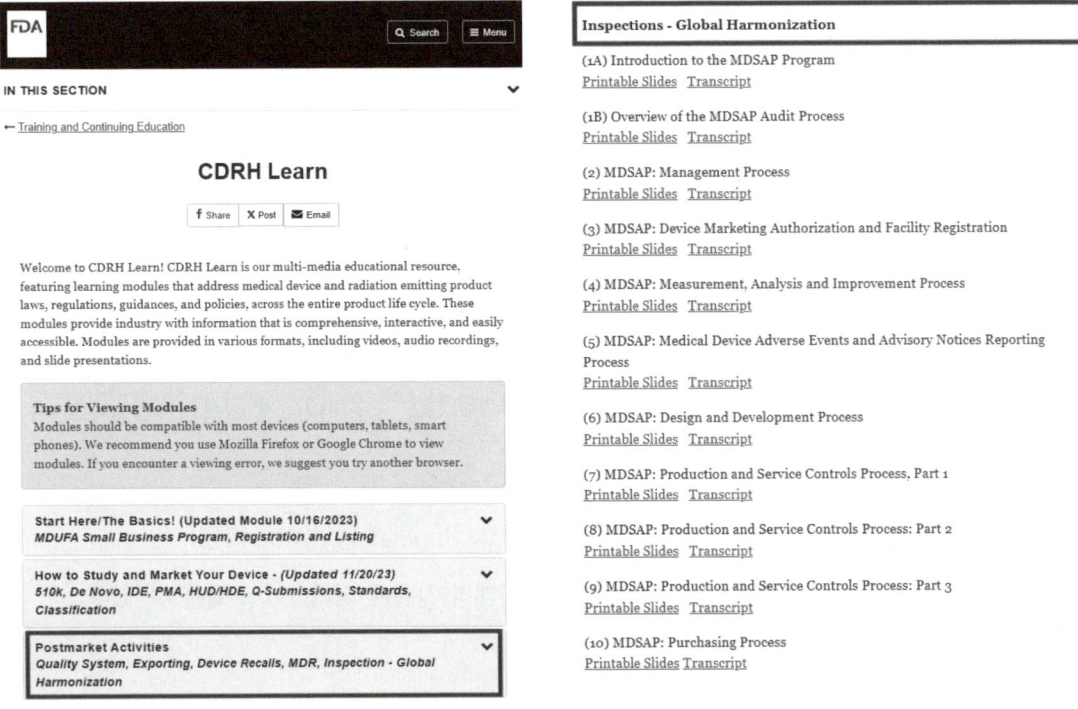

※ 이동 경로 : Home > Training and Continuing Education > CDRH Learn에서 'Postmarket activities' 필드박스 선택
* 출처 : https://www.fda.gov/training-and-continuing-education/cdrh-learn

| 그림 5-2 | FDA MDSAP training 자료 조회방법

2.5 심사 수행

7개의 MDSAP 프로세스(5개의 주요 프로세스와 2개의 보조 프로세스)는 서로 연관되어 심사하도록 설계되어 있다. 조직의 품질경영시스템이 효과적으로 기능하기 위해서는 ISO 13485:2016의 4.1.2(c)항에 언급된 것처럼 상호 연관된 다양한 프로세스를 식별하고 관리해야 한다는 취지가 반영된 것이다.

한 프로세스의 결과물(Output)은 다른 프로세스의 입력물(Input)이 되거나 보조 프로세스의 활동이 다른 프로세스와 관련이 있을 수 있다. 심사원은 프로세스 간 연관성을 근거로 하여 심사의 진행을 결정할 수 있다(예 측정, 분석 및 개선 프로세스의 정보를 활용하여 심사 대상 제품 개발 프로젝트를 선택하는 등).

품질경영시스템 심사 시 위험관리 활동(Risk Management Activity) 또한 심사의 대상이 된다. 위험관리는 조직의 품질경영시스템의 필수 요소이며 위험관리를 위해 필요한 책무를 수행하고 자원을 제공하는 것이 최고경영자의 역할이다.

효과적인 위험관리는 보통 설계 및 개발 프로세스와 함께 시작되어 공급자 선택을 포함한 제품 실현을 통해 진행되고, 제품이 종료(Decommission)될 때까지 지속된다.

위험 기반 의사결정은 다양한 품질경영시스템 전반에 걸쳐 이루어지며, 각 조직은 의료기기가 실용적이고 안전하다는 것을 보장하기 위해 어느 정도의 위험이 수용 가능한지를 결정해야 한다.

2.6 심사 수행 탐색(Navigating the Audit Sequence)

심사 항목(Audit Task)은 ISO 13485:2016의 요구 사항을 기반으로 하며, MDSAP 참여국의 독자적인 규제 요구 사항은 각기 연관된 Task와 함께 심사된다.

조직은 고객 요구 사항 및 규제 요구사항을 충족시키는 의료기기를 지속적으로 제공할 수 있다는 능력을 심사 시 입증하여야 한다. 조직이 ISO 13485:2016의 요구 사항 또는 심사 Task에 나열된 요구 사항 중 일부를 충족시키지 못한다고 판단되는 경우, 이는 부적합으로서 심사 보고서에 상세히 기재된다.

발견된 부적합의 잠재적인 상호 관계에 특별한 주의를 기울일 필요가 있다. 예를 들어, 구매 절차와 수입검사 절차 모두에서 부적합이 발견된 경우, 이는 중대한 부적합이라고 판단될 수 있다. 왜냐하면 공급업체 및 공급제품에 대한 통제가 이 두 가지 활동의 효과적인 운영에 달려 있으므로 둘 중 하나의 프로세스 또는 둘 다에서 발견된 심사 부적합은 완제품의 품질에 영향을 미칠 수 있기 때문이다.

심사 항목(Audit Task) 또한 앞서 언급된 MDSAP 웹페이지에서 참조 가능하다. [그림 5-2]의 경로로 들어간 후, 'MDSAP Audit Procedures and Forms'를 클릭 후 'MDSAP AU P0002.008 Audit Approach'를 열면 각 Chapter별 Audit Task를 읽어보고 미리 심사에 대비할 수 있다.

※ 이동 경로 : MDSAP Documents MDSAP Audit Procedures and Forms MDSAP AU P0002.008

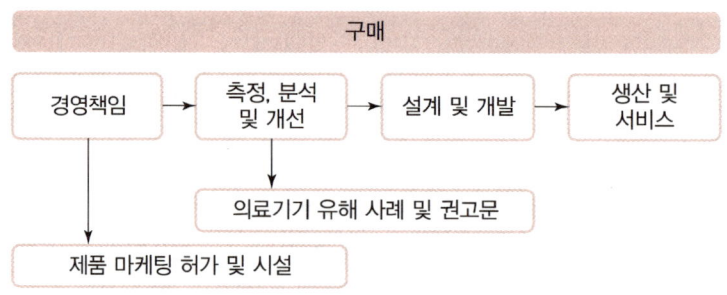

│ 그림 5-3 │ 심사 시퀀스(2)(Audit sequence)

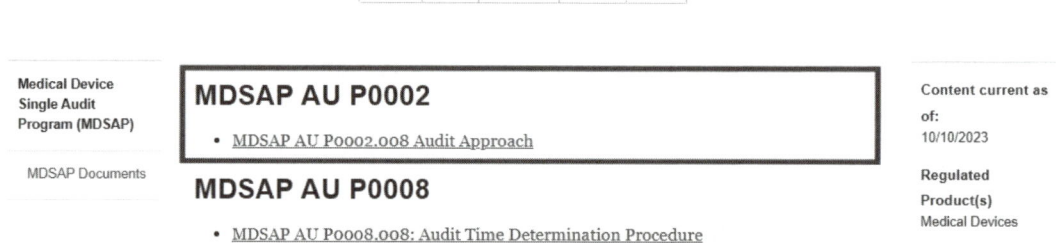

* 출처 : FDA 홈페이지, https://www.fda.gov/medical-devices/medical-device-single-audit-program-mdsap/mdsap-audit-procedures-and-forms

│ 그림 5-4 │ MDSAP FDA 웹페이지 – Audit approach 찾는 법

2.7 심사 기간

MDSAP 심사 기간은 제조사의 규모(예 인원수)와 무관하며, 제조사에 적용되는 심사 Task의 개수에 따라 산정된다. 다음 경로로 들어간 후 (https://www.fda.gov/medical-devices/medical-device-single-audit-program-mdsap/mdsap-documents), 'MDSAP Audit Procedures and Forms'를 클릭 후 'Audit Time Determination Procedure' 문서를 열면 심사 기간 산정 표준서를 열람할 수 있다. 'MDSAP AU F0008.2.002 Audit Duration Calculation Form(Audit Model 2017)' 파일을 열면 각 Task의 적용 여부를 결정하여 심사 기간을 계산할 수 있다.

> **참고**
> - 심사 기간 절차서 열람 이동 경로 : MDSAP Documents MDSAP Audit Procedures and Forms MDSAP AU P0008.008
> - 심사 기간 계산 파일 이동 경로 : MDSAP Documents MDSAP Audit Procedures and Forms MDSAP AU F0008.002.2.002

모든 Task가 심사된다고 가정하였을 때, 6일 2시간이 계산된다. (참고 : 이는 기간의 25% 추가한 값으로 자동 산출되어 나타난 값이다.) 심사 기간의 단축이나 증감 사유는 절차서에 기재되어 있다.

> **참고** 다음의 장치 및 활동은 감사 기간 조정 대상이 아니다.
> - 생명보조 또는 생명유지 장치
> - 이식 가능한 장치
> - 중추 심혈관계 또는 중추신경계와 접촉하는 장치
> - 전리 방사선을 방출하는 장치와 그러한 장치를 모니터링하거나 제어하기 위한 장치 및 소프트웨어
> - 약물 또는 생물학적 성분을 포함하는 장치
> - 인간이나 동물의 조직이나 그 유래물을 포함하는 장치
> - 암, 감염원 또는 수혈로 전염되는 질병의 검출을 위한 IVD
> - 태아의 선천성 장애를 탐지하기 위한 IVD
> - 면역학적 적합성을 보장하기 위한 혈액형 분류 또는 조직 유형별 IVD
> - 임신 및 임신 테스트를 제외한 근거리 환자 테스트(현장 진료 또는 자가 테스트)를 위한 IVD
> - 확립된 국제 표준을 따르지 않는 멸균 공정(이 있을 경우)
> - 무균 처리(가 필요한 경우)
> - 사내에서 멸균 공정이 수행되는 경우
> ※ 특정한 기간 추가 조건이 있을 경우(예 설계 개발에 참여하지 않는 제조업체일 경우), 사후심사 기간 산정의 경우, 이전 심사의 부적합건의 CAPA 평가가 필요한 경우는 MDSAP AU P0008.008 : Audit Time Determination Procedure를 참고한다.

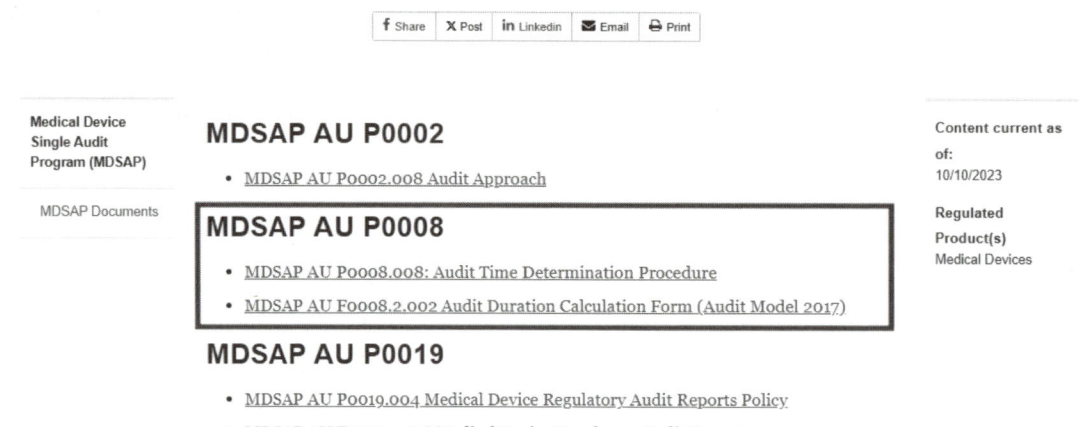

그림 5-5 MDSAP FDA 웹페이지 – 심사 기간 산정 절차서와 양식 찾는 법

※ 이동 경로 : MDSAP Documents MDSAP Audit Procedures and Forms MDSAP AU P0008.008
* 출처 : FDA 홈페이지, https://www.fda.gov/medical-devices/medical-device-single-audit-program-mdsap/mdsap-audit-procedures-and-forms

2.8 심사 통보

심사 날짜와 기간이 정해지면 MDSAP 심사기관은 3영업일 이내에 MDSAP Audit Schedule Point of Contact(ASPOC)에 심사일이 지정되었음을 통보한다. 최초 심사 일자가 조정되는 경우 심사기관은 7영업일 이내에 MDSAP ASPOC에 통보한다.

인증서가 취소되는 경우 또한 심사 기관은 7영업일 이내에 제조소의 DUNS Number와 함께 인증 취소의 사안을 알리며, MDSAP ASPOC는 각 규제 당국에 해당 내용을 공유한다.

> **참고** DUNS Number는 제조소의 물리적 위치에 따라 부여되는 9자리 식별자이며 'Dun&Bradstreet'에서 유상으로 부여 받는다(www.dnb.com). 신청 후 번호 부여까지 기간이 소요되므로 MDSAP 인증을 준비하는 제조소는 미리 DUNS Number를 부여받는 것이 좋다.

2.9 MDSAP 심사의 구성

앞서 언급한 바와 같이 MDSAP 심사는 총 7개의 챕터로 구성된다.

가. Chapter 1 : 경영 책임(Management) – 11개 Task

품질 경영 시스템의 일반 요구 사항, 문서화 요구 사항, 경영자 책임, 인적 자원 관리 등이 심사 대상이다. 본 교재에서는 MDSAP 심사 각 Task에 기술된 MDSAP 참여 규제 당국의 특별 규정을 다음과 같이 정리하였다.

1) HC(캐나다) 특별 규정

[Task 5] Extent of Outsourcing

계약된 캐나다 규정 담당자(Regulatory Correspondents), 수입업자(Importer), 유통업자(Distributor), 서비스 제공자의 책임과 권한은 제조사의 QMS 문서 내에 정의되어야 하며, 공급업체와 같이 적절한 방법으로 평가 및 관리되어야 한다.

[Task 10] Distribution of Devices with Appropriate Marketing Authorization

심사대상 시설이 캐나다 시장을 위한 '자체 상표 의료기기(private-labelled medical device)'를 제조하는 경우, 캐나다에서 배송, 수입 또는 유통되는 모든 '자체 상표 의료기기(private-labelled medical device)'가 판매 허가를 받았는지 검토한다.

의료기기 라이선스에 따라 자체 상표 의료기기(private-labelled medical device) 라이선스 보유자의 이름, 주소 및 장치 식별자를 사용하여 자체 상표 의료기기(private-labelled medical device)에 라벨이 부착되어 있는지 확인한다.

2) TGA(호주) 특별 규정

[Task 5] Extent of Outsourcing

호주 스폰서(Australian Sponsor)가 제조사의 행위 일부를 수행하거나 제조사의 관리 감독하에 있을 때, 그 책임과 권한이 제조사의 QMS 문서 내에 정의되어야 한다. 또한 호주 스폰서는 서비스 제공자와 마찬가지로 적격성 평가 및 관리되어야 한다.

[Task 8] Document and Record Controls

TG(MD) R Sch3 P1 1.9에 기술된 의료기기와 관련된 품질경영시스템 문서 및 기록이 최소 5년간 제조업체에 의해 유지되어야 한다.

[Task 10] Distribution of Devices with Appropriate Marketing Authorization

품목허가 조건(ARTG 포함)에 따라 Class Ⅲ/AIMD, 이식형 Class Ⅱb 또는 Class 4 ⅣD의 호주 스폰서는 배포 기록 및 다음과 관련된 정보 기록(장치의 특성이나 성능의 오작동 또는 저하, 장치의 설계, 제조, 라벨링, 사용 지침 또는 광고 자료의 부적절함 또는 의도한 사용에 따른 또는 반대되는 사용 장치와 관련하여 불만이나 문제를 일으킨 장치 제조업체에 대한 정보)을 최대 10년 동안 보관해야 한다.(Reg 5.10)

위의 요구사항은 호주 스폰서와 제조업체 간의 서면 계약서에 반영되어야 하며 제조업체의 절차에서도 확인할 수 있어야 한다.

3) ANVISA(브라질) 특별 규정

[Task 6] Personnel Competency and Training

제조업체가 의료기기의 설계, 구매, 제조, 포장, 라벨링, 보관, 설치 또는 서비스와 관련하여 자문을 제공하는 컨설턴트를 고용한 경우, 고용된 컨설턴트가 이러한 작업을 수행할 수 있는 적절한 자격을 갖추고 있는지 확인해야 한다. 해당 컨설턴트는 제조업체가 정의한 구매 관리규정에 따라 공식 서비스 공급업체로 계약해야 한다.[RDC ANVISA 665/2022 : Art. 16, Art. 17]

[Task 8] Document and Record Controls

변경 기록에 변경 내용, 영향을 받는 문서의 확인, 승인자의 서명, 승인 날짜 및 변경의 유효 시점이 포함되는지 확인한다.[RDC ANVISA 665/2022 : Art. 32]

제조업체가 승인되고 유효한 문서의 마스터 목록을 유지하고 있는지 확인한다.[RDC ANVISA 665/2022 : Art. 33] 전자 기록/전자 문서에 백업본이 있는지 확인한다.[RDC ANVISA 665/2022 : Art. 35]

4) MHLW(일본) 특별 규정

[Task 8] Document and Record Controls

다음 기간 동안(교육 기록과 문서는 5년) 의료기기와 관련된 품질 경영 시스템 문서 및 기록이 보관되는지 확인한다.[MHLW MO169 : 8.4, 9.3, 67, 68]

① '특별 지정 유지 관리가 요구되는 의료기기'는 15년 또는 유효기간/만료일(이하 유효기간)+1년이 15년을 초과하는 경우 유효기간에 1년을 더한 기간
② '특별 지정 유지 관리가 요구되는 의료기기' 외의 제품은 5년 또는 유효기간+1년이 5년을 초과하는 경우 유효기간에 1년을 더한 기간

※ '특별 지정 유지 관리가 요구되는 의료기기'는 PMD 법 2.8에서 정의한다.

5) FDA(미국) 특별 규정

[Task 8] Document and Record Controls

전자 기록 및 문서에 백업본이 있는지 확인한다.[21 CFR 820.180]

나. Chapter 2 : 제품 마케팅 허가 및 시설등록(Device Marketing Authorization and Facility Registratioin) – 3개 Task

MDSAP 보조 챕터로서 MDSAP 각 참여 국가의 제품 허가와 변경 보고, 제조사 등록 및 변경 내용에 대한 내용을 심사한다.

1) HC(캐나다) 특별 규정

[Task 1] Submission for Device Marketing Authorization and Facility Registration

제조업자는 자신의 이름, 상표, 디자인, 상표명으로 소유하거나 관리하는 다른 이름, 표식으로 의료기기를 판매하는 사람으로서, 의료기기의 설계, 제조, 조립, 가공, 기기의 라벨링, 포장, 수리 또는 개조하거나 또는 해당 작업을 스스로 수행할지 정하거나 아니면 대신하여 수행할 누군가를 지정한다.[CMDR 1]

제조업자가 해당 기기와 관련된 면허(License)를 보유하지 않거나 CMDR 26의 section 34에 기술된 변경 사항이 적용되는 경우 개정된 면허가 없다면, 어떤 사람도 Class Ⅱ, Class Ⅲ, Class Ⅳ 의료기기를 수입하거나 판매할 수 없다.[CMDR 26]

의료기기 허가 신청은 규제 당국이 정한 형식으로 의료기기 제조업자에 의해 규제 당국에 제출되어야 한다.[CMDR 32]

의료기기 허가 신청에는 의료기기가 제조(class Ⅱ) 또는 설계되고 제조업체(Class Ⅲ 또는 Ⅳ)가 "캐나다 국가 표준 CAN/CSA-ISO 13485 : 2016"을 충족하는 품질경영시스템을 증명하는 품질경영시스템 인증서 사본이 포함되어야 한다.[CMDR 32(2)(f); 32(3)(j); 32(4)(p)]

[Task 2] Evidence of Marketing Clearance or Approval

제조업자가 해당 기기와 관련된 면허(License)를 보유하지 않거나 CMDR 26의 section 34에 기술된 변경 사항이 적용되는 경우, 개정된 면허가 없다면 어떤 사람도 Class Ⅱ, Class Ⅲ, Class Ⅳ 의료기기를 수입하거나 판매할 수 없다.[CMDR 26]

[Task 3] Notification of Changes to Marketed Devices or to the QMS

제조업자가 하나 이상의 변경을 제안하는 경우, 제조업자는 규제 당국이 정한 형식으로 제32항에 명시된 정보 및 서류를 포함한 의료기기 면허 개정 신청서를 규제 당국에 제출해야 한다.[CMDR 34]

허가받은 의료기기 제조업자는 매년 11월 1일 이전에 규제 당국이 승인한 양식을 사용하여 제조업자가 서명한 진술서 또는 기기와 관련하여 제조업자가 제공한 문서에 기재된 정보를 변경하는 것에 대해 제조업자를 대신하여 서명할 권한을 부여받은 사람은 해당 양식을 규제 당국에 제공해야 하며, 제34항 또는 제43.1항에 의거하여 제출되어야 하는 경우는 이에 해당하지 않는다.[CMDR 43]

의료기기 면허 소지자(License holder)가 캐나다 시장에 의료기기의 판매를 중단하는 경우, 면허 소지자는 중단 후 30일 이내에 규제 당국에 통보해야 하며, 규제 당국이 통보를 받은 시점에 면허가 취소된다.[CMDR 43 (3)]

34항에 의거하여 허가된 의료기기에 대해 새롭거나 수정된 품질경영시스템 인증서를 취득한 경우, 기기 제조업자는 인증서 발급 후 30일 이내에 관계 당국에 인증서 사본을 제출해야 한다.[CMDR 43.1]

2) TGA(호주) 특별 규정

[Task 1] Submission for Device Marketing Authorization and Facility Registration

의료기기 제조자는 시장에 제공되기 전에 기기의 설계, 제작, 포장 및 라벨링에 책임이 있는 자연인이나 법인 또는 이러한 작업을 수행하는 자를 대신하여 행동하는 자를 의미한다.

호주 수입업자(스폰서)는 호주 국외의 제조사 의료기기를 ARTG(Australian Treaty of Treatment Goods)에 포함·등록해야 한다. 스폰서는 자신이 대리하는 제조자를 등록하고, TGA로부터 제조자의 고객 ID 및 위치 ID를 받아야 한다.

호주 스폰서를 돕기 위해 호주인이 아닌 제조자는 호주에 기기를 공급하고자 하는 제조자 의무 이행을 입증하기 위해 다음을 수행해야 한다.

① 호주 분류 규칙에 따른 의료기기 등급 분류
② 기기 등급 분류에 따라 적용되는 호주 적합성 평가 절차인 Therapeutic Goods(Medical Devices) Regulatory 2002 확인
③ 관련 GMDN 용어를 선택하여 스폰서에게 조언
④ 선택한 적합성 평가 절차의 QMS 요구사항이 적용되었음을 입증하기 위해 MDSAP 심사 접근법에 따라 QMS 및 장치 기술문서에 대한 MDSAP 감사 수검
⑤ 적용된 적합성 평가 절차의 요구사항 [TG(MD)R Sch 3 P1 Cl1.8]에 따라 호주 적합성 선언서 준비
⑥ 호주 Sponsor와 서면 계약을 체결(호주 Sponsor 및 해외 제조업체의 역할과 책임에 대한 지침은 MDSAP Audit approach Annex 4를 참조)

제조업체가 어떤 이유에서 든 MDSAP에 참여하기로 선택하고, 제품이 호주 시장에 공급되는 경우, 인정된 MDSAP 심사 기관이 수행하는 심사 범위에 관련 적합성 평가 절차의 QMS 요구사항이 포함되어야 한다.

호주 Sponsor는 적합성 평가 절차에 따른 제조업체의 의무에 관한 정보와 기기가 필수 원칙[TG Act 41FN(3)(e)]을 준수하는지 여부에 관한 정보를 제조업체에 제공해야 한다.

[Task 2] Evidence of Marketing Clearance or Approval

품목허가(호주 의약품 등록부[Australian Register of Therapeutic Goods, ARTG] 내 포함)는 호주 스폰서(sponsor)에게 부여된다. 스폰서(sponsor)는 제조업자가 의료기기 등급과 관련된 적합성 평가 절차를 완료할 때까지 품목허가를 신청할 수 없다. 호주 외 제조업자는 품목허가 신청을 뒷받침하는 정보를 제공하여 스폰서(sponsor)를 지원하고 진행 중인 공급에 대해서 관련 조건을 충족해야 한다.

스폰서(sponsor)에게는 품목허가가 부여된 제품의 확인을 위한 ARTG 포함 인증이 제공된다. 품목허가를 받은 제품은 공개 ARTG 데이터베이스에서 확인할 수 있다.

일반적으로 스폰서(sponsor)는 의료기기를 수입하거나 공급하거나 수출하거나 제조하도록(호주 내) 허가되지 않지만, 의료기기가 필수 원칙을 준수하고 제조업자가 관련 적합성 평가 절차를 신청했으며, 스폰서(sponsor)가 ARTG에 의료기기를 포함시킨 경우는 예외이다. 수입 및 공급을 허용하는 면제는 임상시험 계획이나 특수 접근성 또는 허가된 처방자 계획에 따라 의료기기를 사용하는 것을 TGA가 받아들이는 경우 TGA가 승인하고 스폰서(sponsor)에게 부여할 수 있다.

허가 면제에는 제품 제조와 관련된 조건이 포함될 수 있다. 제조업자는 호주 스폰서(sponsor)와 함께 그러한 조건이 허가 면제에 적용되었는지 검증해야 한다.

제조업자는 호주 스폰서(sponsor)와 해당 스폰서(sponsor)가 호주 의약품 등록부에 포함시킨 제품의 목록을 유지·관리해야 한다.

제조업자의 절차는 스폰서(sponsor)가 호주 시장에 공급이 허가된 각 유형의 의료기기를 식별하는 "호주 의약품 등록부 포함 인증서"를 발급받은 경우[TG 법령 s41FJ], 또는 스폰서(sponsor)가 관련 면제를 보유한 경우(TG 법령 파트 4-7)를 제외하고 제품이 호주 시장에 공급되지 않도록 보장해야 한다.

품목허가 신청의 일환으로, 스폰서(sponsor)는 s41FD – "인증이 필요한 사항"에 규명된 특정 요구사항을 이행한다. 이러한 사항에는 정보 제공 및 시판 후 활동 시 효과적인 소통 채널의 확립을 위해 제조업자와의 서면 동의서를 맺는 것이 포함된다. 추가적인 가이드는 MDSAP Audit approach Annex 4를 참고한다.

[Task 3] Notification of Changes to Marketed Devices or to the QMS
제조자는 자신의 심사 기관에 다음을 통보해야 한다.

- 제조업체의 주소명을 포함하여 QMS에 대한 변경
- 중요한 공급업체 또는 그들이 제공하는 제품 및 서비스에 대한 변경
- 검증된 제조 공정에 대한 변경
- 시스템을 적용할 의료기기 유형에 대한 변경
- Class III 또는 AIMD의 경우 설계, 의도된 성능, 의도된 사용자, 포장, 장치의 보관 또는 운송 조건에 대한 변경

심사 기관은 변경사항을 평가하여 품질경영시스템의 무결성이 지속되는지 또는 다음 정기 심사 시 변경사항에 대한 검증이 있을 수 있는지 검증하는 특별 심사의 필요성을 판단해야 한다. 또한, 심사 기관은 변경에 따른 결과로서 기술 문서의 타당성이 지속되는지 검증해야 한다(MDSAP Audit approach Annex 1 참조).

제조업자가 TGA 적합성 평가 인증서의 보유자라면, 제조업자는 이러한 변경사항을 실행하기 전에 TGA에 신고해야 한다. 제조업자 또는 신청자가 중대하지 않다고 간주하는 변경사항의 경우, 기존 적합성 평가 인증을 재인증할 때 TGA에 신고해야 하고, 이는 또 다른 적합성 평가 신청 시 그 범위에 포함

하거나 다음 현장 심사 동안 심사원에게 제공해야 하며, 그 중에서 어느 것이든 이른 시점에 이루어져야 한다.

TGA에 신고가 필요할 수 있는 중대한 변경사항에는 다음의 예시가 포함되지만 이에 국한되지는 않는다.

① 제조업자의 이름 및/또는 주소
② 제조 단계를 포함하는 기존 제조소의 범위
③ 제조소 및 관련 활동의 추가 또는 제거
④ 주요 제조 공정(예 약물 코팅 공정, 멸균 방법 등)
⑤ 주요 공급업자 및/또는 관련 범위
⑥ 적합성 평가 절차의 유형
⑦ 기기 분류(category)
⑧ 제품 설계(예 의료기기의 원재료, 보관, 유효기간 및 포장)
⑨ 의료기기와 함께 제공되는 정보(예 IFU의 의료기기 사용 목적, 경고 및 금기사항 또는 그 외 안전성 관련 정보의 삭제 등)

3) ANVISA(브라질) 특별 규정

[Task 1] Submission for Device Marketing Authorization and Facility Registration

브라질 내 제조업체의 경우 제조자가 ANVISA가 부여한 의료기기 제조 권한을 가지고 있는지 확인한다. 국내 및 해외 제조자의 경우, 브라질 시장에 이미 유통된 제품이 ANVISA로 등록/신고되었는지 확인한다.[Brazilian Federal Law nº 6360/76]

제조자는 멸균 공정, 라벨링 및 포장만을 수행하는 사람을 포함하여 완제품을 설계, 제조, 조립 또는 가공하는 자를 의미한다.[RDC ANVISA 665/2022 Section Ⅲ, Article 3, paragragh IX]

브라질 법령에 따르면 GMP(Good Manufacturing Practice) 인증은 의료기기 등록을 위한 전제 조건이다. 따라서 시설 현장 심사(Facility site inspection)는 기기 등록 요청보다 선행되어야 한다. 신고(Notification) 대상 의료기기는 GMP 인증서가 필요 없지만, 인증을 받지 않은 경우에도 제조자는 GMP 요구 사항을 준수해야 한다.

> **참고** **의료기기 등록 및 신고(Registration/Notification)**
> 의료기기 마케팅 허가는 브라질에 정식으로 설립된 국내 제조업체 또는 수입업체(법정 대리인)가 ANVISA에 요청해야 한다. 등록은 10년 동안 유효하다. 등록 갱신은 브라질 법률 6360/1976에 정해진 기한 내 신청해야 한다.
> - **등록(Registration)**은 Class Ⅲ 및 Class Ⅳ 의료기기에 적용되는 판매 승인을 위한 포괄적 프로세스이다.[ANVISA RDC nº 549/2021, RDC nº 751/2022]
> - **신고(Notification)**는 모든 Class Ⅰ 및 Ⅱ 의료기기에 적용되는 단순화된 시장 승인 프로세스이다.[ANVISA RDC nº 549/2021, RDC nº 751/2022]

> **참고** **Establishment license**
> - 제조업체 : ANVISA로부터 최소한 의료기기 제조업체로 승인을 받아야 한다. 이 라이선스에는 의료기기를 보관 및 배포할 수 있는 권한이 포함된다.
> - 수입업자 : 해외에서 브라질 영토로 의료기기를 반입하는 수입 활동을 담당하는 공공 또는 민간 법인
> - 보유자(신고 또는 등록) : Anvisa가 발급한 의료기기 판매 권한을 보유하고 있으며 브라질 내에서 의료기기를 책임지는 법인, 공공 또는 민간, 제조업체 또는 수입업체

[Task 2] Evidence of Marketing Clearance or Approval

브라질에는 두 종류의 마케팅 허가(Marketing Clearance), 등록(Registration) 및 신고(Notification) 절차가 있다.

의료기기 마켓 허가(Market Clearance)는 브라질에서 정식으로 설립된 브라질 내 제조업체 또는 등록 보유자가 ANVISA에 요청해야 한다.

등록(Registration)은 Class Ⅲ 및 Class Ⅳ 의료기기에 적용되는 판매 승인을 위한 포괄적인 프로세스이다.[ANVISA RDC nº 549/2021, RDC nº 751/2022]

신고(Notification)는 모든 Class Ⅰ 및 Ⅱ 의료기기에 적용되는 단순화된 시장 승인 프로세스이다.[ANVISA RDC nº 549/2021, RDC nº 751/2022]

등록은 10년 동안 유효하며 등록 갱신은 브라질 법률 6360/1976에 정해진 기한 내에 신청해야 한다.

[Task 3] Notification of Changes to Marketed Devices or to the QMS

ANVISA가 이미 승인한 의료기기와 관련된 변경 사항은 새로운 승인을 위해 변경 신청이 이루어져야 한다.[Brazilian Law nº 6360/76-Art. 13]

변경 신청이 필요한 변경/수정 사항은 중대한 변경으로서 다음의 항목에 영향이 있는 사안이다.

① 정보 전달 방법을 포함한 제품 안전성 및 효과성(Safety & Performance)
② 제품 또는 제조자 또는 제조 공장의 식별(Identification)
③ 적응증(Indication), 사용 목적, 환자의 유형(성인, 소아, 신생아) 또는 사용할 환경(국내, 병원, 구급차 등)을 포함한 사용에 대한 표시
④ 기기 등급 분류
⑤ 제품 구성 및 기타 작동/기술/물리적 기능을 포함한 제품의 기술 사양
⑥ 생산 방법
⑦ 중대 변경 신청이 필요한 항목
  ㉮ 멸균 방법
  ㉯ 구성 물질/구성품 변경
  ㉰ 새로운 제조사 또는 추가된 제조사
  ㉱ 생산 방법
  ㉲ 생산 장소

- ⑭ 작동 변수 또는 사용 조건
- ⑮ 환자 또는 사용자 보호 방법
- ⑯ 멸균 포장재
- ⑰ 제품 안전성 또는 유효기간
- ⑱ 디자인
- ㉮ 라벨과 사용자 매뉴얼(정보 변경이 연관된 경우)
- ㉯ 판매 명칭
- ㉰ 사용 방법
- ㉱ 새로운 소프트웨어 버전
- ㉲ 판매 형태(Commercial presentation)
- ㉳ 기승인된 제품군에 새로운 제품의 추가
- ㉴ 새로운 액세서리

4) MHLW(일본) 특별 규정

[Task 1] Submission for Device Marketing Authorization and Facility Registration

MAH(Marketing Authorization Holder)란 일본 거주자로서 정부로부터 마케팅 라이센스를 취득한자를 의미한다.[PMD Act 23-2.1]

가) 마케팅 등록 및 신고(Application or Notification for marketing)

① PMD Act 23-2-23.1에 의하여 '특별 지정 유지 관리가 요구되는 의료기기'로 선정되지 않은 Class 2, Class 3, and Class 4 의료기기

㉮ '마케팅 승인 신청서(Application for Marketing Approval)'는 MAH가 PMDA에 제출하여 일본에서의 의료기기 판매 허가를 득한다. [PMD Act 23-2-5.1]

㉯ 'QMS 심사 신청서(Application for QMS Audit)'는 MAH가 기기에 대한 유효한 QMS 인증서를 가지고 있지 않을 때 PMDA에 제출한다. [PMD Act 23-2-5.6, 7]

② PMD Act 23-2-23.1에 의하여 '특별 지정 유지 관리가 요구되는 의료기기'로 선정된 Class 2, Class 3, and Class 4 의료기기

㉮ '마케팅 인증 신청서(Application for Marketing Certification)'는 MAH가 지정 인증기관(RCB, Registered Certification Body)에 제출하여 일본에서의 의료기기 판매에 대한 허가를 득한다. [PMD Act 23-2-23.1]

㉯ 'QMS 심사 신청서(Application for QMS Audit)'는 해당 기기에 대한 유효한 QMS 인증서 미보유자가 RCB에 제출한다. [PMD Act 23-2-23.3, 4]

③ Class 1 의료기기

㉮ '마케팅 신고(Notification for Marketing)'는 MAH가 일본에서의 Class 1 기기 판매를 위해

　　　　PMDA에 제출해야 한다. [PMD Act 23-2-12].
　　　⑭ Class 1 의료기기는 판매를 위한 QMS 인증서가 필요하지 않다.
　나) 시설 등록(Facility Registration)(Registered Manufacturing Site)
　　아래에 명시된 제조 공정 중 하나를 수행하는 의료기기 제조소는 등록을 필요로 한다.
　　① 주요 설계 활동
　　② 주요 조립 활동
　　③ 멸균
　　④ 최종 배포 전의 국내 창고
　　해당 제조소는 'RMS(Registered Manufacturing Site)'라 명기한다. 자체 등록을 위해서 PMDA에 신청서 제출이 필요하다.[PMD Act 23-2-3.1, 23-2-4]

[Task 2] Evidence of Marketing Clearance or Approval
　일본에서 의료기기를 판매하고자 하는 자는 정부에서 승인한 판매 허가증을 소지해야 한다. 이를 MAH(Marketing Authorization Holder)라고 하며 일본에 거주해야 한다.[PMD Act 23-2.1]
　의료기기의 판매 허가를 받으려면 마케팅 승인/인증 신청서(Class 2, Class 3 또는 Class 4 의료기기) 또는 마케팅 신고서(Class 1 의료기기)를 제출해야 한다. 기기의 MAH가 판매 허가를 받지 않는 한, 누구도 일본에서 의료기기를 판매할 수 없다.[PMD Act 23-2-5.1, 23-2-23.1, 23-2-12].
　※ Chapter 1, [Task 1] 참조

[Task 3] Notification of Changes to Marketed Devices or to the QMS
　PMDA 또는 지정 심사 기관이 승인 또는 인증한 의료기기를 변경하려면 MAH가 새로운 신청서, 변경 신청서 또는 변경 신고서를 제출해야 할 수도 있다.[PMD Act 23-2-5.1, 23-2-5.11, 23-2-5.17, 23-2-23.1, 23-2-23.6, 23-2-23.7]
　신청 또는 신고가 필요한 변경 사항은 기기의 안전성 및 효과성에 직접 영향을 주는 변경 사항 및/또는 판매 승인/인증 중에 허가된 실질적인 신원 정보(Identity) 변경 사항이다.
　RMS는 그러한 변경을 계획할 때 MAH가 상기에 언급된 필요한 규제 조치를 취할 수 있도록 변경에 대해 의사소통하여야 한다.[MHLW MO169; 29]
　신청 또는 신고가 필요할 수 있는 변경의 예시는 아래 내용을 포함하지만 이에 국한되지는 않는다.
　① 설계
　② 구성 요소
　③ 원자재
　④ 멸균 방법
　⑤ 제조 방법
　⑥ 제조 장소

⑦ 환자 또는 사용자 안전 기능
⑧ 작동 매개 변수 또는 사용 조건
⑨ 적응증
⑩ 유효 기한
⑪ 성능 사양

5) FDA(미국) 특별 규정

[Task 1] Submission for Device Marketing Authorization and Facility Registration

가) 21 CFR 807-Establishment Registration and Device Listing for Manufacturers and Initial Importers of Devices

Establishment란 기기가 제조, 조립 또는 기타 처리되는 하나의 물리적 사업장을 의미한다. 소유주 또는 운영자란 등록 사업장의 활동을 직접적으로 책임지는 법인, 자회사, 계열사, 파트너십 또는 사업주를 의미한다.

소유주 또는 운영자는 시설을 등록하고 분류에 관계없이 상업 유통 중인 기기에 대하여 식품 의약품 안전청(FDA)에 목록 정보를 제출해야 한다.

등록(Registration) 및 등재(Listing) 요건은 아래의 업무를 수행한 인원과 관련이 있다.

① 타인에 의해 제품을 생산하고 개발자 스스로가 상업적으로 배포할 목적으로 기기의 초기 사양을 개발한다.
② 자체 사용 또는 다른 사람을 위한 상업용 기기를 제조한다. 제조업체가 기기를 상업 유통망에 포함시키거나 고객에게 반환하는지의 여부와 무관하다.
③ 기기를 재포장하거나 다시 라벨링한다.
④ 최초 수입한다. 최초 수입업자는 제조자의 명칭 및 주소를 제출함으로써 초기 사양 개발된 기기, 재포장/재라벨링 기기의 등재(Listing) 의무 이행을 갈음할 수 있다.
⑤ 의도된 건강과 관련된 목적으로 사용될 제품, 동일 목적으로 상업 유통되도록 포장되거나 라벨이 부착된 부품 또는 액세서리를 제조한다.
⑥ 제품 개발자나 기타 다른 사람을 위해 또는 대신하여 기기를 멸균하거나 제조한다.
⑦ 고객 불만 내용을 파일링한다.
⑧ 대외 무역 지대에 위치한 기기 사업자이다.

[Task 2] Evidence of Marketing Clearance or Approval

가) 21 CFR 807.81-Premarket Notification

807.20에 따라 시설을 등록해야 하는 각 사람은 FDA에 인체 사용을 목적으로 하는 기기의 상업 유통을 위한 수입 또는 수입을 위한 배송의 최소 90일 전까지 사전 신고서(Premarket Notification)를 제출해야 하며 아래의 기준 중 하나를 만족해야 한다.

① 해당 기기가 최초로 상업적 유통되는 경우. 즉, 기기가 아래 언급된 제품과 동일 유형이 아니거나 실질적으로 동등하지 않는 경우
  ㉮ 1976년 5월 28일 이전에 상업적으로 판매된 제품
  ㉯ 1976년 5월 28일 이후 상업적으로 유통된 제품으로, 이후에 Class Ⅰ 또는 Ⅱ로 재분류된 제품
② 등록을 요하는 자에 의하여 최초로 상업용 유통되는 경우

나) 21 CFR 814 - Premarket Approval

Premarket Approval(시판 전 승인)은 1976년 5월 28일 이전에 시장에 출시된 적이 없고(상업적으로 유통되기 위해 수입 또는 판매된 바 없고), 1976년 5월 28일 이전에 시판된 동등 제품이 없는 또는 1976년 5월 28일 이전에 판매된 또는 그 날짜 이후에 최초로 판매되는 Class Ⅰ 또는 Class Ⅱ 기기와 동등성이 없는 FDA Class Ⅲ 기기에 요구된다.

[Task 3] Notification of Changes to Marketed Devices or to the QMS

가) 기기(Devices)

6월과 12월에 또는 재량에 따라 변경이 발생했을 때 제품 리스트 정보(Device Listing Information)를 업데이트한다. 업데이트를 위한 정보 제출 조건은 아래와 같다.

① 소유주 또는 운영자가 현재 리스트에 없는 이름으로 식별된 기기의 유통을 시작하고자 하는 경우, 소유주 또는 운영자가 동일 등급 모든 기기의 상업 유통을 중단하는 경우
② 개별 소유권, 회사 또는 파트너십의 조직 구조 또는 연간 등록 시점의 제조소 위치에 변경이 발생한 경우 업데이트를 등록하거나, 연간 등록 시점 외의 기간에 발생한 변경은 서면으로 업데이트를 등록한다. 이러한 정보는 변경 발생 후 30일 이내에 제출되어야 한다.
③ 회사의 임원 변경은 공식 기록으로 남겨야 하며, FDA로부터 서면 요청을 받는 경우 제출해야 한다.

나) 21 CFR 807.81 - Premarket Notification

기존의 기기를 변경하거나 수정할 때, 변경이 기기의 안전성이나 효과성에 주요한 영향을 미치거나, 새로운 또는 다른 적응증으로 기기를 판매해야 하는 경우 새로운 510(k) 신청이 필요하다. 모든 적응증 변경은 510(k)의 제출을 요한다. 510(k) 제출이 필요한 변경의 예시는 다음을 포함하지만 이에 국한되지는 않는다.

① 멸균 방법
② 구성 재료
③ 제조 방법
④ 작동 매개 변수 또는 사용 조건
⑤ 환자 또는 사용자 안전 기능

⑥ 멸균 포장재
⑦ 제품 안정성 또는 유효 기한
⑧ 설계

다) 21 CFR 814.39 - PMA Supplements

FDA의 PMA 승인 후 신청자는 PMA 승인된 기기의 안전성 또는 효과성에 영향을 미치는 변경을 하기 전에 FDA의 검토 및 승인을 위한 PMA 보완 자료를 제출해야 한다. 보완 제출이 필요한지 여부의 결정 책임은 주로 PMA 보유자(PMA Holder)에게 있지만, 변경 신청자는 변경이 제품의 안전성 및 효과성에 영향을 미치는 경우 PMA 보완 자료를 제출해야 한다. PMA 보완 자료 제출을 요하는 변경에는 아래와 같은 유형이 포함되며 이에 국한되지는 않는다.

① 기기의 새로운 적응증 라벨
② 변경 기기의 제조, 프로세스 또는 포장을 다른 제조소나 장소에서 수행하는 경우
③ 멸균 절차 변경
④ 포장 절차 변경
⑤ 제품 성능, 디자인 사양, 회로, 부품, 성분, 작동 원리, 기기의 물리적 형태 변경
⑥ FDA의 승인을 받지 않은 새로운 또는 개정된 프로토콜에 의거하여 수행된 제품 안정성 시험 또는 무균 시험 데이터를 기반으로 한 기기 유효 기한 연장

변경이 기기의 안전성이나 효과성에 영향을 미치지 않는 경우, PMA 보완 자료의 제출 없이 FDA로부터 PMA의 승인을 얻은 후에 기기를 변경할 수 있으며, 변경 승인은 기기 승인을 위한 조건으로 요구되는 사후 승인 정기 보고서(Post Approval Periodic Report)를 통해 FDA에 보고된다(예 기기의 안전성 또는 효과성에 영향을 미치지 않는 라벨의 편집 변경).

다. Chapter 3 : 측정, 분석 및 개선(Measurement, Analysis and Improvement) - 16개 TASK

제품과 프로세스 모니터링, 데이터 분석, 시정 및 예방 조치, 디자인과 프로세스 변경 적용, 부적합 제품 관리, 내부 심사, 고객 불만 관리, 유해 사건 보고와 권고문 통지 보고 등을 심사한다.

1) HC(캐나다) 특별 규정

[Task 6] Assessment of Design Change resulting from Corrective or Preventive Action

제조업체가 클래스 Ⅲ 또는 Ⅳ 기기에 대한 "중대한 변경"을 식별하기 위한 프로세스 또는 절차를 갖추고 있는지 확인한다. 의료기기 허가 수정 신청서에 "중대한 변경"에 대한 정보가 제출되었는지 확인한다. [CMDR 1, 34]

[Task 7] Procedures for Measurement, Analysis, and Improvement of QMS Effectiveness and Product Conformity

제조자가 Class Ⅲ 또는 Ⅳ 기기에 대한 '중대한 변경'을 정의하는 프로세스 또는 절차서를 가지고

있는지 확인한다. '중대한 변경사항'에 대한 정보가 의료기기 라이센스 수정 신청서로 제출되었는지 확인한다.[CMDR 1, 34]

※ Chapter 5, [Task 13] 참조

[Task 12] Evaluation of Information from Post - Production Phase, Including Complaints

제조자가 캐나다에서 기기를 처음 판매한 후 제조자가 받은 소비자 불만을 포함하여 기기의 성능 특성이나 안전과 관련된 문제의 보고 기록, 그리고 고객 불만 대한 대응으로 제조자가 취한 모든 조치에 대한 기록을 보유하고 있는지 확인한다.[CMDR Section 57]

제조자가 고객 불만 사항을 통해 알게 된 문제를 효과적이고 신속하게 조사하고, 제품 회수를 수행할 수 있도록 문서화된 절차를 마련하고 구현했는지 확인한다.[CMDR Section 58]

제조업자가 다음 기간 동안 수신했거나 알게 된 정보와 관련하여 요약 보고서를 준비하기 위한 문서화된 절차를 수립하고 구현했는지 확인한다.

① 클래스 Ⅱ 의료기기의 경우 이전 24개월 동안
② 클래스 Ⅲ 및 Ⅳ 의료기기의 경우 이전 12개월 동안 [CMDR 61.4(1)]

요약 보고서가 다음을 포함하는지 확인한다.

① 부작용
② 보고된 문제 및 불만 사항
③ 59(1)항에 따라 보고할 수 있는 사건
④ 섹션 61.2(2)에 따른 의료기기의 안전과 관련된 인체 건강에 대한 심각한 부상 위험 [CMDR 61.4(2)]

요약 보고서에 섹션 61.4(2)에 필요한 정보에 대한 간결하고 중요한 분석이 포함되어 있는지 확인한다 [CMDR 61.4(3)].

제조업자가 데이터 분석을 기반으로 의료기기와 관련된 이점 및 위험에 대해 알려진 사항이 다음과 같이 변경되었는지 여부를 결정했는지 확인한다.

① 의료기기의 사용을 통해 환자가 얻을 수 있는 혜택은 더 적어질 수 있는 경우
② 위험과 관련하여
  ㉮ 위험이 발생할 가능성이 더 높을 경우
  ㉯ 위험이 발생하면 환자, 사용자 또는 다른 사람의 건강과 안전에 대한 결과가 더 심각해질 수 있을 경우
③ 새로운 위험이 확인될 경우

제조업자가 요약 보고서에 위에서 언급한 분석에서 도출한 결론을 포함했는지 확인한다.[CMDR 61.4(4)&(5)]

제조업자가 의료기기와 관련된 이점 및 위험에 대해 알려진 사항이 변경되었음을 결정한 후 72시간 이내에 장관에게 서면으로 통보했는지 확인한다. (참고 : 장관 보고 지침은 지침 문서 "의료기기 요약 보고서 및 이슈 관련 분석 : 요약 보고서")[CMDR 61.4(6)]

제조업자가 요약 보고서의 기록, 보고서 준비에 사용된 정보 및 장관에게 알린 모든 관련 통지를 작성된 날로부터 7년 동안 보관하는지 확인한다.[CMDR 61.6]

2) TGA(호주) 특별 규정

[Task 7] Procedures for Measurement, Analysis, and Improvement of QMS Effectiveness and Product Conformity

주요 프로세스(예 멸균, 동물 유래 물질의 가공, 미생물 또는 재조합 유래 물질의 가공, 또는 의료기기에 의약품을 혼합하는 프로세스)에 대한 중대한 변경사항을 처리하는 제조업자의 절차에 따라 제조업자가 중요 프로세스에 대한 변경을 실시하기 전에 심사 기관에 그 계획을 신고해야 하는지 확인한다.

심사 기관은 제안된 변경사항을 제조업자가 실행하기 전에 평가하고, 관련 적합성 평가 절차의 요구사항이 변경 후에도 계속 충족되는지 판단해야 한다.[TG(MD)R Sch3 P1 1.5(2)].

또한 제조업자가 TGA 적합성 평가 인증서의 보유자라면, 제조업자는 이러한 변경사항을 실행하기 전에 TGA에 신고해야 한다.

[Task 12] Evaluation of Information from Post-Production Phase, Including Complaints

조직에 생산 후 정보(Post-production experience)의 체계적인 검토가 포함 된 사후 시장 감시 시스템(Post-marketing system) 절차서가 있는지 확인한다(예 전문가 사용자 그룹, 고객 설문 조사, 고객 불만 및 보증 청구, 서비스 및 수리 정보, 문헌 검토, 생산 후 임상시험, 불만 사항 외 사용자 피드백, 기기 추적 및 등록 방식, 교육 중 사용자 반응, 유해 사건 보고서). 조사는 호주 스폰서가 부작용에 대한 보고나 권고문 통지(리콜)시행을 기간 내 수행할 수 있도록 적시에 이루어져야 한다.[TG(MD)R Sch3 P1 1.4(3)(a)]

> **참고** 호주에서의 리콜은 Australian Uniform Recall Procedure for Therapeutic Goods에 따라 호주 스폰서의 책임이다.

3) ANVISA(브라질) 특별 규정

[Task 1] Procedures for Measurement, Analysis, and Improvement of QMS Effectiveness and Product Conformity

제조자가 품질 문제와 관련된 정보 또는 부적합 제품에 대한 정보를 제품 품질 유지에 직접 연관되어 있는 사람들에게 적절히 공유하고, 이러한 문제의 발생을 방지하도록 보장했는지 확인한다.[RDC ANVISA 665/2022 : Article. 120 paragrah Ⅵ]

[Task 12] Evaluation of Information from Post - Production Phase, Including Complaints

각 제조자가 불만 접수, 검토, 평가, 조사 및 문서화 절차를 수립하고 유지하는지 확인한다. 이러한 절차서는 아래 항목을 반드시 포함한다.

① 불만 사항은 공식적으로 지정된 방법으로 접수, 문서화, 분석, 평가, 조사·기록되어야 한다.
② 해당되는 경우 불만 사항은 관할 규제 당국에 보고되어야 한다.
③ 조사가 필요한지 여부를 결정하기 위해 불만 사항을 검토한다. 조사가 이루어지지 않은 경우 그 이유와 결정에 대한 책임자의 신원이 포함된 기록을 유지해야 한다.
④ 각 제조자는 제품의 부적합 가능성과 관련된 모든 불만 사항을 조사, 평가 및 검토해야 한다. 사망, 상해 또는 공중 보건 위협에 대한 사안은 즉각적으로 검토, 평가 및 조사되어야 한다.
⑤ 조사 기록에는 제품 이름, 불만 접수 날짜, 사용된 관리 번호, 접수인의 이름, 주소 및 전화 번호, 불만 내용, 취해진 조치를 포함한 데이터 및 연구 결과 등의 내용이 포함되어야 한다.[RDC ANVISA 665/2022 : Art. 121]

4) MHLW(일본) 특별 규정

[Task 7] Procedures for Measurement, Analysis, and Improvement of QMS Effectiveness and Product Conformity

등록된 제조소(Registered Manufacturing site)가 제조 공정에 중대한 변경을 계획하는 경우(예 멸균소 변경, 제조소 변경), 등록된 제조소는 MAH(Marketing Authorization Holder)가 적절한 규제 조치를 취할 수 있도록 MAH에 통보함을 확인한다.[MHLW MO169 : 29]

[Task 12] Evaluation of Information from Post - Production Phase, Including Complaints

등록된 제조소를 운영하는 자가 고객 불만 사항, 피드백 사항 및 권고문 통지와 관련하여 효과적인 MAH와의 의사소통 방법을 결정하고 시행했는지 확인한다.[No.169 : 29]

5) FDA(미국) 특별 규정

[Task 1] Procedures for Measurement, Analysis, and Improvement of QMS Effectiveness and Product Conformity

제조자의 절차서가 품질 문제 또는 부적합 제품과 관련된 정보가 품질 보장이나 문제 예방에 직접 관련되는 사람들에게의 공유를 보장하는지 확인한다.[21 CFR 820.100(a)(6)]

제조자의 절차서가 품질 문제 그리고 시정 및 예방 조치와 관련된 정보를 경영 검토에 제출함을 보장하는지 확인한다.[21 CFR 820.100(a)(7)]

[Task 12] Evaluation of Information from Post - Production Phase, Including Complaints

공식적으로 지정된 방법으로 불만 사항을 접수, 문서화, 분석, 평가, 조사·기록할 수 있도록 절차가 수립되고 문서화되었는지 확인한다. 절차서는 반드시 아래의 사항을 포함한다.

① 모든 불만은 일관되게 그리고 시기적절하게 처리된다.
② 구두로 접수된 불만 사항은 수령 즉시 문서화된다.
③ 불만 사항이 FDA에 보고할 만한 사건인지를 결정하기 위해 평가가 이루어진다.

각 제조자는 모든 불만 사항을 검토하고 평가하여 조사가 필요한지 여부를 결정해야 한다. 조사가 이루어지지 않을 경우 제조자는 조사가 이루어지지 않은 이유와 조사하지 않기로 결정한 사람의 신원이 포함된 기록을 보관해야 한다.

기기 부적합, 라벨링 또는 포장이 규격을 준수하지 못하여 야기된 불만은 유사한 불만 사항에 대한 조사가 이미 완료되어 있고 또 다른 조사가 필요하지 않는 한 검토, 평가 및 조사되어야 한다.

FDA에 보고될 만한 불만 사항은 지정된 개인이 신속히 검토, 평가 및 조사해야 하며 불만 사항 파일의 특정 부분에 별도 보관하거나 명확하게 식별해야 한다. 조사 기록에는 다음 사항에 대한 결정에 포함되어야 한다.

① 의료기기가 사양(Specification)을 충족시키지 못했는지 여부
② 의료기기가 치료 또는 진단을 위해 사용되고 있는지 여부
③ 보고된 사고 또는 유해 사건과 기기와의 관계(있을 경우)

조사가 이루어지면 공식적으로 지정된 단위로 조사 기록을 유지해야 한다. 조사 기록에는 다음이 반드시 포함되어야 한다.

① 장비 이름
② 불만 접수 일자
③ UDI(Unique Device Identifier), UPC(Universal Product Code) 또는 다른 식별자나 관리 번호
④ 고객 불만 접수인의 이름, 주소 및 전화 번호
⑤ 불만 사항의 성격과 세부 내용
⑥ 조사 날짜와 결과
⑦ 취해진 모든 시정 조치

제조자의 공식 지정 단위가 제조 시설과 별도의 장소에 있는 경우 조사된 불만 사항 및 조사 기록은 제조 시설에서 합리적으로 접근할 수 있어야 한다.[21 CFR 820.198]

라. Chapter 4 : 의료기기 유해 사례 및 권고문 통지 보고(Medical Device Adverse Events and Advisory Notices Reporting) – 2개 TASK

MDSAP 각 참여국에 유해 사건을 보고하는 절차와 방법, 권고문 통지 보고에 대한 내용을 심사 한다.

1) HC(캐나다) 특별 규정

[Task 1] Notification of Adverse Events

가) Medical Device Regulations SOR/98 - 282, Section 59 - 61.1, 61.2 - 61.3

의료기기의 제조자와 수입업자가 캐나다에서 판매되는 기기를 포함하여 캐나다 내외에서 발생하는 모든 사건에 관하여 규제 기관에게 예비적이고 최종적인 보고서를 제출하는지 확인한다.

① 기기의 고장 또는 기기의 라벨링 또는 사용 지침에서 기기의 효율성 또는 적합성이 저하됨
② 환자, 사용자 또는 다른 사람의 건강 상태가 사망 또는 심각한 상태로 악화가 발생되거나 발생될 수 있는 경우[CMDR 59(1)]
③ 캐나다 외부에서 발생한 사고를 보고해야 하는 요구사항은 캐나다에서 판매가 승인된 클래스 Ⅱ-Ⅳ 장치에 더 이상 적용되지 않는다. 그럼에도 불구하고 요구사항은 클래스 Ⅰ 장치에 여전히 적용된다.[CMDR 59(1.1)]

환자, 사용자 또는 다른 사람의 건강 상태가 사망 또는 심각하게 악화된 사건을 알게 된 제조자 또는 다른 사람이 사건 발생을 알게 된 후 10일 이내에 예비 보고서로서 정보를 제공하는지 확인한다.[CMDR 60 (1) (a) (Ⅰ)]

재발로 인하여 환자, 사용자 또는 다른 사람의 건강 상태가 사망 또는 심각하게 악화될 수 있는 사건을 알게 된 제조자 또는 다른 사람이 사건 발생이나 재발을 알게 된 이후 30일 이내에 예비 보고서로서 정보를 제공하는지 확인한다.[CMDR 60 (1) (a) (Ⅱ)]

제조업체가 예비 보고서를 관계 당국에 제출하도록 효과적인 조치를 취했으며 보고서가 아래의 사항을 포함하는지 확인한다.[CMDR 60 (2)]

① 시스템, 테스트 키트, 의료기기 그룹, 의료기기 제품군 또는 의료기기그룹 패밀리의 일부인 의료기기의 식별자
② 보고서 작성자에 따른 구분
　㉮ 제조자에 의해 작성되었다면, 해당 제조자 및 알려진 수입업자의 이름 및 주소, 사건 관련 정보를 문의할 제조자 담당자의 이름, 직위 및 전화 번호 및 팩스 번호
　㉯ 수입업자에 의해 작성되었다면, 수입업자와 제조자의 이름과 주소, 그리고 사건에 관한 정보를 문의할 수입업자 대표자의 이름, 직위, 전화 번호 및 팩스 번호
③ 제조자 또는 수입업자가 사건을 인지한 날짜
④ 사건이 발생한 날짜 및 환자, 사용자 또는 다른 사람에 끼친 영향을 포함하여 사고와 관련되어 알려진 세부 정보

⑤ 제조자 또는 수입업자에게 사건을 보고한 사람의 이름, 주소 및 전화번호(알고 있는 경우)
⑥ 사고와 관련된 기타 의료기기 또는 액세서리의 종류(알려진 경우)
⑦ 사건에 대한 제조자 또는 수입업자의 예비 의견
⑧ 제조자 또는 수입업자의 조사/조치 과정을 포함한 최종 보고서 제출 준비 : 해당 기기와 관련하여 관계 당국에 보고서가 제출된 적이 있는지 여부와 해당되는 경우 보고서 날짜

60항에 의해 요구된 예비 보고서가 규제 당국 및/또는 수입업자에게 제출된 경우 제조자가 CMDR 60 (2) (h)항에 따른 기한에 맞추어 규제 당국에 최종 보고서를 제출했는지 확인하고 최종 보고서에 다음 사항이 포함되어 있는지 확인한다.[CMDR 61(1)(2)]
① 건강 상태가 심각하게 악화되거나 사망한 사람의 수를 포함한 사건 설명
② 사건의 원인에 대한 상세한 설명과 사건과 관련하여 취해진 조치에 대한 정당성 설명
③ 조사의 결과로 취해진 조치에는 다음이 포함될 수 있다.
　㉮ 기기의 시장 출시 후 시장 감시(Post-market Surveillance) 강화
　㉯ 기기의 설계 및 제조에 관한 시정 및 예방 조치
　㉰ 제품 회수

제조업체와 수입업체는 "Mandatory Medical Device Problem Reporting Form for Industry"를 사용하여 예비 및 최종 사고 보고서를 제출할 수 있다.

60항과 61항에 의해 요구되는 보고서가 수입업자에 의해서 규제 당국에 제출된 경우, 제조자가 규제 당국에 서면으로 제조자와 수입업자가 제출한 보고서가 동일하고 제조자가 수입업자에게 제조자를 대신하여 보고서를 작성하도록 허가했음을 알리는 내용을 제출해야 한다.[CMDR 61.1] 이 신고는 캐나다 보건부 양식 "FRM-0090"을 사용하여 이루어진다.

의료기기 제조업체가 인지하거나 접수한 기기의 안전과 관련된 인체 건강에 대한 심각한 상해 위험에 관한 정보를 장관에게 제출하는지 검증한다.
① 규제 기관이 전달한 위험 의료기기 규정 61.2항의 목적을 위해 규제 기관 목록에 명시되어 있거나 해당 규제 기관의 관할권 내에서 의료기기를 제조 또는 판매할 권한이 있는 개인에 의해 규정된 방식 의사소통
② 의료기기 라벨링에 대한 변경 사항 및 ①항에 언급된 목록에 명시된 규제 기관에 전달되거나 규제 기관에 의해 요청된 변경사항
③ ①항에 언급된 목록에 명시된 규제 기관의 관할권 내에서 발생한 모든 의료기기와 관련하여 허가를 포함한 허가의 회수, 재평가, 정지 또는 취소[CMDR 61.2(2)]

인체 건강에 대한 심각한 상해 위험은 의료기기의 안전과 관련되고 위험 완화 없이는 다음과 같은 의료기기와 관련된 위험으로 정의된다.

① 생명을 위협하는 경우
② 지속적이거나 심각한 장애 또는 무능력을 초래하는 경우
③ 입원 또는 장기 입원이 필요한 경우
④ 기능 상실 또는 쇠약해지는 만성 통증과 같은 심각한 건강상의 결과를 초래하는 경우
⑤ 사망을 초래하는 경우

제조업체는 심각한 위험에 대응하여 통지할만한 조치가 취해졌다는 사실을 접수하거나 인지한 후(둘 중 먼저 도래하는 시점 기준) 72시간 이내에 해외 위험에 대한 통지를 제출하는지 검토한다.[CMDR 61.2(3)]

해외 위험 통지는 "Medical Device Foreign Risk Notification Form for Industry"를 사용하여 제출할 수 있다. (참고 : https://wiki.gccollab.ca/images/4/46/HC_Medical_Device_FRN_Form_V1_EN.pdf)

61.2항에서 요구하는 신고서를 수입자가 직접 장관에게 제출한 경우, 제조업체는 제조업체와 수입업체가 제출한 보고서가 동일하며 제조업체가 수입업체에게 보고서 작성 및 준비를 허용했다는 사실을 장관에게 서면으로 통보했는지 확인하십시오. 제조업체를 대신하여 장관에게 보고서를 제출한다.[CMDR 61.3(2)]

이 신고는 캐나다 보건부 양식 "FRM-0090"을 사용하여 이루어진다.

[Task 2] Notification of advisory notices
가) Medical Device Regulations SOR/98-282, Section 63-65.1

의료기기의 제조자와 수입업자가 의료기기를 회수하기 전에 또는 그 이전에 다음과 같은 정보를 규제 당국에 제공하는지 확인한다.[CMDR 64]

① 시스템, 테스트 키트, 의료기기 그룹, 의료기기 제품군 또는 의료기기 그룹 패밀리의 일부인 의료기기 이름, 식별자
② 제조업체 및 수입업체의 이름 및 주소, 제조업체와 다른 경우 기기를 제조한 시설의 이름 및 주소
③ 회수의 이유, 불량 또는 잠재 불량의 성격, 불량 또는 불량 가능성이 발견된 날짜 및 상황
④ 불량 또는 잠재 불량과 관련된 위험 평가
⑤ 제조자 또는 수입업자가 수행한 아래의 행위에 영향을 받는 기기의 수
  ㉮ 캐나다 내에서 생산
  ㉯ 캐나다로 수입
  ㉰ 캐나다 내에서 판매
⑥ 영향을 받는 기기가 제조자 또는 수입업자에 의해 캐나다에 배포된 기간
⑦ 제조자 또는 수입업자에게 해당 기기를 구매한 각 사람의 이름 및 각 사람에게 판매된 수량
⑧ 제품 회수와 관련하여 발급된 모든 커뮤니케이션 사본

⑨ 제품 회수 시작을 포함하여 리콜을 수행하기 위해 제안된 전략, 회수의 진행 상황을 언제 어떻게 규제 당국에 알리는지에 대한 정보, 예상 완료 시점
⑩ 문제의 재발을 방지하기 위해 제안된 조치
⑪ 리콜 관련 정보 문의를 위한 제조자 또는 수입업자 대리인의 이름, 직위 및 전화 번호

리콜 완료 후 가능한 한 빨리 제조자와 수입업자가 리콜 결과와 문제의 재발을 방지하기 위해 취해진 조치를 규제 당국에 보고하는지 확인한다.[CMDR 65]

64항과 65항이 요구하는 보고서가 수입자에 의해서 규제 당국에 제출된 경우, 제조자가 규제 당국에 서면으로 제조자와 수입업자가 제출한 보고서가 동일하고 수입업자가 제조자를 대신하여 보고서 준비와 제출을 하도록 허용했음을 규제 당국에 알려주었는지 확인한다.[CMDR 65.1]

캐나다 보건부의 건강 제품 리콜 정책(POL-0016) 섹션 4.1.1과의 보다 명확성과 일관성을 높이기 위해 AO와 감사자는 의료기기 규정 섹션 64 및 65의 일정에 대해 다음과 같이 해석하는 것이 좋다. 의료기기 규정 제64조에 따르면 의료기기 제조업체와 수입업체는 "리콜 실시 시 또는 그 전에" 리콜에 관한 정보를 캐나다 보건부에 제공해야 한다. 이는 제조업체와 수입업체가 회수 결정을 내린 후 24시간 이내에 알려진 만큼의 회수 정보를 캐나다 보건부에 제출해야 한다는 의미로 해석된다. 이러한 최초 통지는 구두 또는 서면으로 이루어질 수 있다. 그 다음에는 필요에 따라 전체 정보가 포함된 서면 보고서가 작성되어야 한다.

회수 시작 후 영업일 기준 3일 이내에 64조에 따라 의료기기 규정 제65조에 따라, 회수 결과에 대한 보고서와 문제 재발 방지를 위해 취한 조치는 회수 완료 후 가능한 한 빨리 제출되어야 한다.

2) TGA(호주) 특별 규정

[Task 1] Notification of Adverse Events

제조자는 유해사건 보고 규정을 포함하는 사후 시장 감시 시스템(Post-marketing System)을 구현해야 한다.

제조업체와 호주 스폰서[TG Act 41FD] 간의 서면 합의에 따라, 스폰서가 Therapeutic Goods (Medical Devices) Regulation 5.7에 의거하여 보고 의무를 충실히 이행할 수 있도록 하기 위해 제조업체는 TGA 또는 스폰서에게 유해 사건을 적시에 보고해야 한다.

① 공중 보건에 심각한 위협이 되는 사건을 인지한 제조업체 또는 사람이 가능한 빨리 정보를 제공하는지 심사한다. 스폰서는 48시간 이내에 해당 사건을 보고해야 한다.
② 환자, 사용자 또는 다른 사람의 건강 상태가 사망 또는 심각하게 악화된 사건을 알게 된 제조자 또는 사람이 가능한 빨리 정보를 제공하는지 확인한다. 스폰서는 10일 이내에 해당 사건을 보고해야 한다.

③ 재발로 인하여 환자, 사용자 또는 다른 사람의 건강 상태가 사망 또는 심각하게 악화될 수 있는 사건을 알게 된 제조자 또는 다른 사람이 가능한 빨리 정보를 제공하는지 확인한다. 스폰서는 30일 이내에 해당 사건을 보고해야 한다.

※ 인체 건강에 심각한 위협을 초래하는 사건은 기기의 전반적 부적합 또는 사망 또는 중상을 초래할 수 있는 사건 또는 기타 발생으로 인한 위험이다.

※ 유해 사건은 제조자 또는 스폰서가 TGA에 온라인으로 보고할 수 있다(https://www.tga.gov.au/reporting-problems).

AIMD, Class Ⅲ 및 Implantable Class Ⅱb 기기의 호주 스폰서는 ARTG에 기기 정보 등록 후 TGA에 연 3회 연례 보고서를 제출하며, 연간 보고서는 매년 10월 1일까지 제출해야 한다. 보고서 내용의 주기는 7월 1일부터 6월 30일까지이다. 보고서는 다음의 정보를 포함한다.

① ARTG 번호
② 제품명
③ 모델 번호
④ 호주에 판매된 수량
⑤ 전 세계에 판매된 수량(동일 기기지만 다른 관할지에서 다른 이름으로 제공된 기기 내용이 포함되어야 한다)
⑥ 호주에서 접수된 불만 수
⑦ 전 세계에서 접수된 불만 수
⑧ 호주에서의 유해 사건 수 및 사고율(사건 수/판매 수량×100=사고율%)
⑨ 전 세계에서의 유해 사건 수 및 사고율
⑩ 보다 일반적인 불만 사항 및 모든 유해 사건 목록
⑪ TGA에 보고된 유해 사건의 Device Incident Report(DIR) 번호
⑫ 제조업체의 규제/시정 조치/통지(Notification)

※ 호주 스폰서는 제조자가 적합성 평가 절차의 의무를 준수함에 있어 필요한 정보를 제조자에게 제공해야 한다 (예 유해 사건과 관련된 정보).

[Task 2] Notification of advisory notices

제조자는 제품 회수 규정을 포함하는 사후 시장 감시 시스템을 구현해야 한다. 예 Therapeutic Goods (Medical Devices) Regulations 2002 Schedule 3 Part 1 Clause 1.4(3A)

제조업체와 호주 스폰서[TG Act 41FD] 간의 서면 합의에 따라, 스폰서가 Therapeutic Goods (Medical Devices) Regulation 5.7, 5.8, Therapeutic Goods Act Part 4-9 and the Uniform Recall Procedure for Therapeutic Goods(URPTG)에 의거하여 보고 의무를 충실히 이행할 수 있도록 하기 위해 제조업체는 TGA 또는 스폰서에게 제품 회수를 적시에 보고해야 한다.

※ 권고문 통지 및 기기 회수에 대한 호주 요구사항의 자세한 내용은 https://www.tga.gov.au/how-we-regulate/monitoring-safety-and-shortages/manage-recall/recall-procedures에서 확인 할 수 있다.

※ 호주 스폰서는 제조자가 적합성 평가 절차의 의무를 준수함에 있어 필요한 정보를 제조자에게 제공해야 한다 (예 제품 회수와 관련된 정보).[TG(MD)R 규정 5.8]

3) ANVISA(브라질) 특별 규정

[Task 1] Notification of Adverse Events

사후 감시 시스템이 수립 및 시행되는지, 절차서와 공정 흐름도 등을 통하여 품질 시스템에 통합되었는지 확인한다. 해당 절차서와 공정 흐름도가 유해 사건의 정확하고 즉각적인 확인, 조사 수행 및 필요한 경우 기기의 안전성과 효과성 향상을 보장할 수 있는지 심사한다.[RDC ANVISA 67/2009-Art. 6º]

브라질 내 제조업체의 경우(브라질의 법률 대리인에게도 적용됨) - 최고 경영자가 사후 시장 감시 시스템을 담당할 전문가를 지명했는지 확인한다. 이 지명은 문서화되어야 한다.[RDC ANVISA 67/2009-Art. 5º]

조직에 불만 처리 및 기록, 조사 수행, 불만 보고자에게(해외 제조업체의 경우 필요하다면 브라질 법정 대리인에게) 직접 피드백을 제공할 수 있는 메커니즘이 있는지 확인한다.[RDC ANVISA 67/2009-Art. 6º, Art. 7º, Art. 9º]

조직이 유해 사건(심각한 또는 경미한), 이미 판매된 제품과 관련하여 확인된 기술적인 결함, 공중 보건에 심각한 위험을 초래할 수 있는 사안 등 기기 관련 문제 또는 필요한 경우 모조품에 대해 규제 당국에 통보했는지 확인한다.[RDC ANVISA 67/2009-Art. 8º]

해외 제조업체의 경우 브라질의 법정 대리인이 브라질에 수출된 제품과 관련하여 사망 가능성, 공중 보건에 심각한 위험 또는 위조품의 발생 가능성을 인지하고 있는지 확인한다.[RDC ANVISA 67/2009-Art. 8º]

[Task 2] Notification of advisory notices

조직의 사후 시장 감시 시스템 및 품질 시스템에 따라 현장 조치(리콜 및 시정)가 필요한 시기를 식별하기 위한 절차 및 작업 절차(Work flows)가 수립되었는지 확인한다.[RDC ANVISA 67/2009-Art. 6º, RDC ANVISA 551/2021-Art. 1º, Art. 5º]

조직이 (규제 당국에 보고할 필요가 없는 것을 포함하여) 수행한 현장 조치(Field action)에 관한 기록을 보관하고 있는지 확인한다.[RDC ANVISA 551/2021-Art. 4º; Art. 6º, Art. 10, Art. 11, Art. 16]

브라질 내 제조업체의 경우(브라질의 법정 대리인에게도 적용됨) 브라질 규정에 따라 조직이 요청한 보고서를 규제 당국에 제출하였는지 확인한다.[RDC ANVISA 551/2021-Art. 10, Art. 11]

조직이 제품의 안전성과 효과성의 필수 요구 사항을 준수하지 않는다는 잠재적 또는 구체적 증거를 토대로 현장 조치(Field action)를 수행하였는지 확인한다.[RDC ANVISA 23/2012-Art. 4º, Art.

6º, Art. 7º, Art. 13, Art. 14, Art. 15]

브라질 내 제조업체의 경우(브라질의 법정 대리인에게도 적용됨) 조직이 규제 기관의 요구에 따라 현장 조치를 수행했는지 확인한다.[RDC ANVISA 551/2021-Art. 6º]

브라질 내 제조업체의 경우(브라질의 법정 대리인에게도 적용됨) 브라질 규정 요구 사항 및 완료일 조건에 따라 조직이 수행한 현장 조치에 대해 규제 당국에 통보했는지 확인한다.[RDC ANVISA 551/2021-Art. 7º, Art. 8º]

해외 제조업체의 경우, 브라질의 법정 대리인이 브라질에 수출된 제품에 대한 현장 조치의 발생을 인지했는지 확인한다.[RDC ANVISA 67/2009-Art. 8º]

4) MHLW(일본) 특별 규정
[Task 1, 2, 3] (본 교재의 해외 인증 일본 편 참조)

5) FDA(미국) 특별 규정
[Task 1, 2, 3] (본 교재의 해외 인증 미국 편 참조)

마. Chapter 5 : 설계 및 개발(Design Development) – 17개 TASK

제품 설계 및 개발 절차를 심사한다. 개발 계획, 위험 관리, 디자인 검증과 유효성 평가, 임상 평가와 테스팅, 소프트웨어 개발, 디자인 변경, 디자인 검토 그리고 디자인의 설계 이관에 대한 내용이 심사된다.

1) HC(캐나다) 특별 규정

[Task 1] Identification of devices subject to design and development procedures; technical documentation

제품 설계 및 개발 관리 대상이 아닌 Class Ⅱ 제품의 경우, Class Ⅱ 기기가 10-20항의 안전성 및 효과성 요구 사항을 충족한다는 객관적인 증거가 있는지 확인한다.[CMDR 9, 10 to 20]

[Task 3] Design and development planning

Class Ⅳ 기기 제조업체가 제품과 관련된 특정 품질 실무, 자원 및 일련의 활동을 설명하는 품질 계획을 유지하고 있는지 확인한다.[CMDR 32]

[Task 13] Design and development change

제조자가 Class Ⅲ 또는 Ⅳ 기기에 대한 '중대한 변경'을 정의하는 프로세스 또는 절차서를 가지고 있는지 확인한다. '중대한 변경 사항'에 대한 정보가 의료기기 라이센스 수정 신청서로 제출되었는지 확인한다.[CMDR 1, 34]

※ Chapter 3, [Task 7] 참조

2) TGA(호주) 특별 규정

[Task 1] Identification of devices subject to design and development procedures;technical documentation

제조업체가 TG(MD) R RegsDivision 3.2를 적용하고 Full Quality Assurance 적합성 평가 절차 [TG(MR) R Schedule 3, Part 1]을 선택했다면, 설계 및 개발을 위한 절차서가 참조 가능해야 한다. 또한 모든 Class 기기가 안전성과 효과성 필수 요구 사항(Essential Principles)을 준수함을 입증하는 객관적인 증거를 확보하기 위해 기술 문서 심사 지침을 준수해야 한다.

[Task 3] Reviewing of design plan

일반적으로 품질 계획의 일부로서 설계 및 개발을 위한 효과적인 계획이 문서화되어 있는지 확인한다.[TG(MD)R Sch3 P1 Cl 1.4(4)]

[Task 5] Design and development input

제조업체가 의료기기에 적용되는 관련 필수원칙을 식별했는지 검토한다.[TG(MD)R Sch1 Essential Principles]

제조업체가 제품 요구 사항을 모니터링 및 유지하고 제품 실현 프로세스를 개선하기 위한 입력으로 생산 후 피드백을 고려했는지 확인한다.

[Task 6] Completeness, coherence, and unambiguity of design and development input

설계 입력물이 관련 필수 원칙을 포함하는지 확인한다.[TG(MD)R-Schedule 1]

의료기기의 설계와 구성을 위해 제조업자가 채택한 솔루션은 일반적으로 인정되는 최신의 기준에서 가져온 안전성 원칙을 준수해야 한다.[TG(MD)R-Sch 1-EP2] 안전성 원칙은 보통 국제적으로 인정되는 표준에서 확인된다.

특정 표준에 대한 적합성은 호주 법률에 따른 의무 사항은 아니지만, 필수 원칙에 대한 적합성을 입증하는 한 가지 방법이다.

제조업자가 의료기기제품 표준서에서 확인되는 관련 표준을 전체적으로 적용했다면, TGA는 관련 필수 원칙에 대한 적합성을 가정해야 한다(TGA 웹사이트 참조-예 ISO 10993).

관련 표준이 설계 입력물로서 확인되지 않았다면, 필수 원칙에 대한 적합성을 입증하기 위해 대안적 방법이 사용된 이유를 설명하는 근거를 제조업자가 문서화했는지 검증한다.[TG(MD)R Sch3 Part 1.4(5)(c)(iii)(C)]

[Task 7] Design and development output and design verification

관련 표준의 전체 또는 일부가 적용되었는지 여부를 문서화하였는지 확인한다. 규격 표준이 적용되지 않았다면, 제조업체가 필수 요구 사항(EP) 준수 여부를 입증하기 위하여 대안이 적용된 이유를 설명할 근거를 문서화했는지 확인한다.[TG(MD)R Sch3 Part 1.4(5)(c)(Ⅲ)(C)]

의약 물질을 포함하는 기기의 경우, 문서가 물질과 관련하여 수행된 시험 및 기기와의 상호 작용으로부터 파생된 데이터를 식별하는지 확인한다.[TG(MD)R Sch 3 Part 1.4(5)(c)(v)]

[Task 11] Clinical evaluation and/or evaluation of medical device safety and performance

유효성 확인 기록에 임상 평가 절차에서 요구하는 임상 증거가 포함되어 있는지 확인한다.[TG(MD) Sch3 P1 Cl 1.4(5)(c)(vⅡ) and TG(MD) Sch3 P8]

임상 증거의 출처와 유형, 그리고 호주 EP에 대한 적합성 입증을 위해 활용할 수 있는 방법에 대한 자세한 정보를 확인하려면, 심사원은 임상 증거 가이드라인(의료기기)을 참조할 수 있다.

[Task 13] Design and development change

제조업체가 설계 프로세스 또는 제조할 제품의 범위에 대한 실질적인 변경을 심사 기관에 알리는 절차가 있는지 확인한다.[TG(MD)R Sch3 Cl1.5]

제조자가 Class AIMD 또는 Class Ⅲ 기기의 설계 또는 의도된 성능에 제안된 실질적인 변경을 식별하고, 변경을 수행하기 전에 평가 기관에 통보하기 위한 절차를 가지고 있는지 확인한다.[TG(MD) R Sch3 P1 Cl 1.6(4)]

제조업체가 TGA 적합성 평가 인증서 보유자이기도 한 경우, 제조업체는 이러한 변경사항을 TGA에 통보해야 한다. 제조업체가 제품 요구사항을 모니터링 및 유지하고 제품 실현 프로세스를 개선하기 위한 입력으로 생산 후 피드백을 고려했는지 확인한다.

3) ANVISA(브라질) 특별 규정

[Task 1] Identification of devices subject to design and development procedures;technical documentation

브라질 규정에 따르면 제품 설계 관리를 예외 규정으로 할 수 없다.

제품 설계 활동이 아웃소싱되는 경우 제조업체가 기기에 대한 제품 표준서(Device Master Record)를 보유하고 개발의 생산 이관에 대한 기록을 보유하고 있는지 확인한다.[RDC ANVISA 665/2022 : Art. 52, Art. 63]

[Task 8] Risk management activities applied throughout the design and development project

제조업체가 제품의 전체 수명주기를 다루는 지속적인 위험 관리 프로세스를 수립하고 유지하는지 확인한다. 가능한 위험 요인(Hazard)은 인적 요인 문제로 인해 발생하는 위험을 포함하여 정상 및 비정상 조건 모두에서 식별되어야 한다. 위험 요인(Hazard)과 관련된 위험(Risk)을 분석해야 한다. 필요에 따라 위험을 분석(Analyze), 평가(Evaluate) 및 통제(Control)해야 한다. 이행된 위험 통제의 유효성이 평가되어야 한다.[RDC ANVISA 665/2022 : Art. 18, Art. 19, Art. 20]

[Task 13] Design and development change

평가 대상 의료기기가 이미 ANVISA에 등록/신고된 경우, ANVISA의 승인을 득하기 위하여 설계 변경이 정확하고 지연 없이 제출되었는지 확인한다.[Brazilian Law 6360/76-Art. 13]

[Task 16] Design transfer

제조자는 지정한 사람이 승인할 때까지 디자인의 생산 이관이 이루어지지 않도록 보장하며, 임명된 사람이 설계 기록 파일에 요구되는 모든 기록을 검토하여 완결됨을 확인하였는지, 최종 설계가 승인된 계획과 호환되는지 심사한다. 생산 이관 기록은 날짜 및 책임자의 자필 서명 또는 전자 서명을 포함하여 문서화되어 있음을 확인한다.[RDC ANVISA 665/2022 : Art. 58, Art. 61]

4) MHLW(일본) 특별 규정

[Task 1] Identification of devices subject to design and development procedures;technical documentation

Class 1 기기는 ISO 13485의 설계 및 개발 요구 사항과 동일한 MHLW MO169 : 30-36의 요구사항을 준수할 필요가 없다.[MHLW MO169 : 4.1]

[Task 13] Design and development change

MAH(Marketing Authorization Holder)의 경우 MAH가 새로운 신청서, 변경 신청서 또는 변경 신고를 PMDA/인증기관에 제출하였는지 확인한다.[PMD Act 23-2-5.1, 23-2-5.11, 23-2-5.17, 23-2-23.1, 23-2-23.6, 23-2-23.7]

등록된 제조소(RMS, Registered Manufacturing Site)의 경우 MAH가 적절한 조치를 취할 수 있도록 기기에 대하여 MAH와 커뮤니케이션할 수 있는 메커니즘이 제조소에 있는지 확인한다. 등록된 제조소에서 의료기기의 중대한 변경이 생긴 경우, 등록된 제조소가 변경에 관하여 MAH와 커뮤니케이션했는지 확인한다.[MHLW MO169 : 29]

5) FDA(미국) 특별 규정

[TASK 4] Review of procedures

설계 입력 절차에 불완전하거나 모호하거나 충돌하는 요구 사항을 해결하기 위한 메커니즘이 포함되어 있는지 확인한다.[21 CFR 820.30(c)]

[Task 5] Design and development input

심사를 위해 선택된 기기가 미국 시장에 배포되는 경우, [510(k)] 또는 PMA(Pre-Market Approval) 규정에 따라 Marketing Clearance가 적절히 수행되었는지 확인한다.[21 CFR 807]

[Task 8] Risk management

제조업체가 정상 및 비정상 상태에서 기기와 관련된 가능한 위험 요소를 식별했는지 확인한다. 사용자 오류로 인한 상황을 포함하여 위험 요인(Hazard)과 관련된 위험(Risk)은 정상 및 비정상 조건 모두에서 분석되어야 한다. 수용할 수 없다고 판단되는 위험이 있는 경우 적절한 수단을 통하여 허용 가능한 수준으로 감소시켜야 한다. 위험을 제거하거나 최소화하기 위해 기기를 변경하는 경우 새로운 위험이 발생하지 않도록 한다.[21 CFR 820.30(g); preamble comment 83]

[Task 13] Design and development change

필요한 경우 조직이 새로운 510(k) 또는 사전 시장 승인(PMA) 보완을 득하였는지 확인한다.

[Task 14] Design reviews

절차상 디자인 검토 단계와 관련된 모든 기능부서의 대표가 참여하는지, 검토되는 디자인 단계에 직접 책임이 없는 개인뿐만 아니라 필요한 경우 전문가가 검토에 포함되는지 확인한다.[21 CFR 820.30(e)]

바. Chapter 6 : 생산 및 서비스 제공 관리(Production and Service Control) – 29개 TASK

제품 실현, 생산 기획, 기반 시설 및 환경 관리, 제품 청정도, 프로세스 유효성 평가, 멸균 밸리데이션, 프로세스 모니터링 및 측정, 장비 점검과 검교정, 식별 및 추적성, 고객 자산, 제품 모니터링 및 측정, 부적합품 관리, 재작업, 제품 보존과 배포, 설치 활동 그리고 서비스 활동에 대하여 심사 한다.

1) HC(캐나다) 특별 규정

[Task 16] Device Master File

기기의 CMDR 안전성 및 유효성(Safety and Effectiveness) 요구 사항 충족의 객관적인 증거를 제조사가 유지하는지 확인한다.[CMDR 9(2)]

캐나다에서 판매되는 기기가 캐나다 영어 및 프랑스어 요구 사항을 준수하는 라벨을 보유하고 있으며 해당 라벨에 제조업체의 이름과 주소, 장치 식별자, 관리 번호(Class Ⅲ 및 Class Ⅳ 기기의 경우), 포장 내용, 멸균, 유효 기한, 사용 목적, 사용법 및 특수 보관 조건에 대한 정보가 기재되어 있는지 확인한다.[CMDR 21-23]

제조업체가 시장에서 기기를 완전하고 신속하게 회수할 수 있도록 기기와 관련된 배포 기록을 유지하는지 확인한다.[CMDR 52-56]

[Task 18] Traceability of implantable, life-supporting or life-sustaining devices

제조업체가 CMDR Schedule 2에 정의된 이식용 기기를 생산하는지 확인하고, 임플란트 등록 카드를 기기와 함께 제공하거나 Health Canada에서 승인한 기타 적합한 시스템을 사용하는지 확인한다.[CMDR 66-68]

CMDR의 Schedule 2에 정의된 기기의 제조업체가 이러한 제품의 배포 기록뿐만 아니라 이 기기와 관련된 임플란트 등록 카드와 관련하여 수신한 정보를 유지하는지 확인한다.[CMDR 54]

[Task 25] Review of customer requirements, distribution records
제조업체가 시장에서 의료기기를 완전하고 신속하게 회수할 수 있을 만큼 충분한 유통 배포 기록을 유지하는지 확인한다.[CMDR 52-53]

적시에 회수할 수 있도록 기기의 유통 배포 기록이 제조사에 의해 유지되는지 확인하고, 기록 보유 기간은 '(a) 기기의 예상 수명'과 '(b) 기기 배송 후 2년' 중 더 긴 기간으로 한다.[CMDR 55-56]

2) TGA(호주) 특별 규정

[Task 8] Process Validation
밸리데이션 방법이 일반적으로 인정되는 최신 방법인지 확인한다(예 현행 의료기기제품표준서-MDSO, ISO/IEC 표준, BP, EP, USP 등). [TG Act s41CB, TG(MD)R Sch 1 P1 2(1)]

[Task 9] Validation of sterilization process
멸균 밸리데이션 방법이 일반적으로 인정되는 최신 방법인지 검증한다(예 현행 호주 의료기기제품표준서-MDSO, Medical Device Standards Order (Endotoxin Requirements for Medical Devices) 2018 또는 ISO 11135, ISO 11137 및 기타 표준의 사용을 언급하는 호주 적합성 평가 표준서 -Conformity Assessment Standards Order (Quality Management System) 2019). [TG(MD)R Sch1 P1 2(1)]

[Task 16] Device Master File
라벨 표시와 사용 지침 등 의료기기와 함께 제공하는 정보의 설계와 위치가 필수 원칙 13과 필수 원칙 13A의 이식 카드 및 안내문을 준수하는지 검증한다.

3) ANVISA(브라질) 특별 규정

[Task 4] Control of product cleanliness
방충 프로그램이 수립되었고 방충 프로그램의 일환으로 화학 약품이 사용된다면 제조사는 화학 약품이 제품 품질에 영향을 미치지 않도록 해야 한다.[RDC ANVISA 665/2022 : Art. 74]

제조사가 생산 사양에 따라 생산 구역 및 창고에 대한 관리 절차와 일정을 수립하고 유지하는지 확인한다.[RDC ANVISA 665/2022 : Art. 69]

[Task 5] Infrastructure
인적 동선을 위한 적절한 수단이 구현되도록 제조 시설이 구성되어 있는지 확인한다.[RDC ANVISA 665/2022 : Art. 67]

[Task 6] Work environment
해당되는 경우 바이오 안전성 표준(Biosafety standard)이 사용되는지 확인한다.[RDC ANVISA 665/2022 : Art. 76]

[Task 7] Identification of processes subject to validation

제품 품질이나 품질 시스템에 악영향을 미칠 수 있는 생산 환경 관리를 위한 지원 시설이나 분석 수단이 유효성 평가(Validation)되고 정기적으로 검토되며, 필요한 경우 문서화된 절차에 따라 유효성 재평가(Revalidation)되는지 확인한다.[RDC ANVISA 665/2022 : Art. 104, 105]

[Task 16] Device master file

제조업체가 제품 무결성을 보장하고 라벨, 지침 및 포장재가 우연히 혼합되는 것을 방지하기 위한 절차를 수립하고 유지하는지 확인한다.[RDC ANVISA 665/2022 : Art. 85]

제조업체가 라벨 가공, 보관, 취급 및 사용 중에 라벨 정보를 읽을 수 있도록, 그리고 제품에 부착되어 있도록 라벨을 디자인 및 인쇄하는지 확인한다.[RDC ANVISA 665/2022 : Art. 86]

[Task 17] Production record;evidence of compliance of released devices

제품의 생산 기록서(DHR, Device History Record)에 다음 정보가 포함되거나 참조되는지 확인한다.

> 제조 일자, 사용된 부품, 생산 수량, 검사 및 시험 결과, 특별 공정 변수, 출하 승인 수량, 라벨, 시리얼 번호 또는 생산 배치 번호 등 제품 식별자 그리고 최종 출하 승인[RDC ANVISA 665/2022 : Art. 40]

지정된 개인이 라벨의 정확성을 검사할 때까지 라벨 보관 또는 사용을 위해 배포 승인되지 않았는지 확인한다. 승인권자의 이름, 날짜 및 자필 서명 또는 전자 서명을 포함한 내용은 생산 기록서(DHR)에 기재되어야 한다.[RDC ANVISA 665/2022 : Art. 87]

[Task 21] Acceptance activities

샘플링 계획이 정의되고 유효한 통계적 기법에 근거하는지 확인한다. 각 제조업체는 샘플링 방법이 의도한 용도에 적합한지 보장하고, 정기적으로 검토할 수 있는 절차를 수립 및 유지해야 한다. 샘플링 계획을 검토할 때에는 제품 부적합 발생, 품질 심사 보고서, 불만 및 기타 지표를 고려해야 한다.[RDC ANVISA 665/2022 : Art. 132, Art. 133, Art. 134]

[Task 25] Review of customer requirements, distribution records

제조자가 다음을 포함하거나 참조하는 배포 기록을 유지하는지 확인한다.

> 수령인의 이름과 주소, 출하된 제품의 식별 및 수량, 발송일, 추적성 확보를 위해 사용된 관리 번호[ANVISA RDC 6.3]

[Task 27] Servicing activities

제조업체가 서비스 활동 기록이 다음 정보와 함께 보관되도록 하는 절차를 수립하고 유지하는지 확인한다.

> 서비스되는 제품, 서비스되는 제품의 관리 번호, 서비스 종료일, 서비스 제공자 신원, 수행된 서비스 설명, 수행된 검사 및 시험 결과 [RDC ANVISA 665/2022 : Art. 129]

제조업체가 주기적으로 서비스 활동 기록을 검토하는지 확인한다. 분석을 통해 위험을 초래하는 경향이나 사망 또는 심각한 부상과 관련된 기록이 확인되는 경우 시정 또는 예방 조치를 시작해야 한다. [RDC ANVISA 665/2022 : Art. 130]

4) FDA(미국) 특별 규정

[Task 1] Planning of production and service process

조직은 21 CFR 801 및 21 CFR 830에 따라 기기 고유 식별자(UDI, Unique Device Identifier) 요구사항의 적용 가능성을 결정하였으며, FDA가 승인한 UDI 발행 기관으로부터 UDI를 득하였고, 필요한 데이터 요소가 GUID(Global Unique Device Identification Database)에 입력되었음을 확인한다.[21 CFR 801, 830]

[Task 7] Identification of processes subject to validation

멸균, 무균 공정(Aseptic Processing), 사출 성형(Injection Molding) 및 용접(Welding)에는 공정 유효성 평가가 필요하다.[21 CFR 820.75 ; preamble comment 143]

[Task 16] Device master file

추적성 확보를 위해 관리 번호가 필요한 경우, 제품이 유통되는 동안 해당 관리 번호가 기기에 표기되거나 기기와 함께 제공되는지 확인한다.[21 CFR 820.120(e)]

[Task 17] Production record; evidence of compliance of released devices

담당자가 라벨 내용의 정확성, 정확한 UDI 또는 UPC(Universal Product Code), 유효 기한, 관리 번호, 보관 방법, 취급 방법 그리고 기타 다른 내용을 검사할 때까지 라벨이 보관 또는 사용을 위해 배포 승인되지 않았는지 확인한다.[21 CFR 820.120(b)]

라벨이 적절하게 식별되고, 혼합을 방지하는 방식으로 보관되는지 확인한다. 라벨 부착 및 포장 작업이 라벨 혼합을 방지할 수 있도록 관리되는지 확인한다.[21 CFR 820.120(c) and (d)]

사용된 모든 관리 번호도 포함하여 각 생산 단위, 로트 또는 배치에 사용된 라벨 및 라벨링이 생산 기록서(Batch record)에 문서화되어 있는지 확인한다.[21 CFR 820.120(e), 820.184(e)]

[Task 18] Traceability of implantable, life-supporting or life-sustaining devices

제조업체가 FDA의 추적성 확보 요구사항에 적용되는 기기에 대하여 추적 시스템을 구현했는지 확인한다. 추적 시스템으로 제조업체가 기기의 최종 사용자까지 추적할 수 있는지 확인한다. 제조업체는 추적 시스템을 주기적으로 점검(Periodic Audit)해야 한다.[21 CFR 821]

[Task 21] Acceptance activities

제조자가 샘플링 방법이 사용 의도에 적합하다는 것을 보장하고, 변경 발생 시 샘플링 계획을 검토하도록 하는 절차를 수립하고 유지하는지 확인한다.[21 CFR 820.250(b)]

[Task 25] Review of customer requirements, distribution records

제조자가 최초 수령인의 이름과 주소, 배송된 장치의 식별 및 수량, 기타 사용된 관리 번호를 포함하거나 참조하는 배포 기록을 유지하는지 확인한다.[21 CFR 820.160(b)]

[Task 27] Servicing activities

유해 사건 보고(Medical Device Reporting)로서 FDA에 보고해야 하는 서비스 보고서를 수신한 제조업체는 해당 보고서를 자동으로 고객 불만으로 간주하는지 확인한다.[21 CFR 820.200(c)]

서비스 보고서가 문서화되고 서비스 대상 기기의 이름, UDI 또는 UPC, 기타 사용된 기기 식별자나 관리 번호, 서비스 일자가 보고서에 포함되는지 확인한다.[21 CFR 820.200(d)]

사. Chapter 7 : 구매(Purchasing) – 12개 TASK

공급 업체 평가, 구매 절차와 수입 검사 절차에 대하여 심사한다.

1) HC(캐나다) 특별 규정

[Task 5] Supplier selection

제조업체가 사용하는 규제 담당자가 공급자로 취급되고 적합한 적격성을 득하였는지 확인한다.

2) TGA(호주) 특별 규정

[Task 5] Selection of supplier based on ability of the supplier to satisfy the specified purchase requirements

적합성 평가 절차에 따라 제조업자는 QMS를 적용하여 필수 원칙에 대한 적합성을 입증해야 한다. 따라서, 제조업자는 구매를 포함하는 설계 및 구성 과정에서 위험을 완화하기 위한 위험 관리 원칙이 어떻게 적용되었는지 보여주어야 한다(EP 2-TG(MD)R Sch1 P1 2).

품목허가(ARTG 포함) 조건에 따라 호주 스폰서(sponsor)는 고객 불만 처리(법령 s 41FN, Reg 5.8), 기술 파일/기술 문서의 관리와 소통(법령 s 41FN(3)), 부작용 보고(법령 s 41FN, Reg 5.7), 회수 수행(파트 4-9), 의료기기에 스폰서(sponsor) 이름 및 주소의 제공 보장(Reg 10.2), 의료기기 보관(법령 s 41FN, Reg 5.9), 불만 및 유통 기록 유지(법령 s 41FN, Reg 5.10)를 포함하는 몇몇 규제 활동을 이행해야 한다. 또한, 일부 스폰서(sponsor)는 제조업자를 대신하여 의료기기의 설치 및 정비를 위한 서비스를 제공한다. 스폰서(sponsor)에 대한 규제 요구사항이 규제 요구사항 또는 제조업자에 대한 ISO13485의 요구사항과 엇갈리는 경우, 해당 활동은 외주 활동으로 취급하여 제조업자의 QMS에 문서화해야 한다. 스폰서(sponsor)가 해당 활동에 관한 서면 동의서에 포함되는 외주 활동을 이행하는 것을 보장하고 위험을 완화하는 적절한 공급업자 통제 수단을 제조업자가 갖추었는지 검증한다.[TG 법령 41FN]

스폰서(sponsor)에게 외주가 가능한 다른 활동에는 제조업자를 대신하여 수행하는 TGA 신청[TG 법령 s41EB], 제조업자를 대표하여 수행하는 TGA와의 상호작용[TG 법령 s41FN(3)], 제품 회수 시

중재자 역할[TG(MD)R Sch 3-파트 1 : 1.4(3)], 기록 제공을 위해[TG(MD)R 별표 3 – 파트 1 : 1.5, 1.9] 호주 의약품 등록부 내 수록 변경이 필요할 수 있는(TG 법령 s9D) 의료기기 유형의 중요한 변경 신고(TG 법령 s41BE), 또는 스폰서(sponsor)가 품목허가 조건을 충족하기 위해 필요할 수 있는 그 외 사항[TG 법령 파트 4-5 Div 2]이 포함된다.

규정 10.2에 있는 요구사항, "의료기기 사용자가 간편하게 스폰서(sponsor)를 식별할 수 있는 방식으로, 의료기기에 스폰서(sponsor)의 이름과 주소가 함께 제공되도록 보장함"은 스폰서(sponsor)만의 의무이다. 이러한 활동은 제조업자의 QMS 문서에 포함할 필요는 없지만, 해당 정보의 제공에 대한 협의는 제조업자와 스폰서(sponsor) 간의 서면 동의서에 밝혀져야 한다. 스폰서(sponsor)가 수행하는 활동이 필수 원칙 13(라벨 및 IFU) 또는 13A(이식 카드 및 안내문)에 따라 요구되는 정보의 제공을 포함하는 경우, 제조업자는 해당 활동에 대해서 스폰서(sponsor)를 공급업자로 취급해야 한다.

스폰서(sponsor)의 현장 및 활동이 제조업자 품질경영시스템의 범위에 포함되는 경우에는 스폰서(sponsor)를 공급업자로서 취급할 필요가 없다. 스폰서(sponsor)의 활동에 대한 감독은 QMS에 명확하게 문서화되고 내부 심사 계획에 포함되어야 한다.

3) ANVISA(브라질) 특별 규정

[Task 8] Verification of the adequacy of purchasing information, specified purchase requirements, and written agreement to notify changes, before their communication to the supplier

구매주문이 지정된 사람에 의해 승인되었는지 확인한다. 이 승인은 날짜와 서명을 포함하여 문서화되어야 한다.[RDC ANVISA 665/2022 : Art. 27]

[Task 10] Verification of purchased products

검사, 시험 또는 기타 특정 검증 절차가 수행되고 문서화될 때까지 제조업체가 부품, 원자재, 반제품 및 반송된 제품의 보관을 보장하는 절차를 수립하고 유지하는지 확인한다.[RDC ANVISA 665/2022 : Art. 91]

2.10 MDSAP 부적합 처리

MDSAP 심사 부적합에 대한 Grade 지침은 'MDSAP AU P0037.001'에서 참고할 수 있다.

MDSAP 심사 시 발견된 부적합은 5단계의 Grade로 구분된다. 발견된 부적합이 ISO 13485 조항 중 품질 경영 시스템에 간접 영향을 끼치는 조항(4항~6.2항[4.2.3항 제외])에서 발견되었는지, 직접 영향을 끼치는 조항(6.3항~8.5항[4.2.3항 포함, 8.2.4항 제외])에서 발견되었는지에 따라 Grade 1 또는 Grade 3으로 결정된다.

해당 부적합이 이전에도 발견된 바 있다면 각각의 Grade 1이 더하여져 Grade 2 또는 Grade 4가 된다. 문서화가 요구되는 프로세스의 절차서가 없는 경우 기존 Grade 1에 더하여진다(예 고객 불만 처리 절차서가 없는 경우). 부적합 제품이 제조사의 품질 경영 시스템 외의 영역으로 배포된 경우(예) 출하 승인) 기존 Grade에 1이 더하여진다.

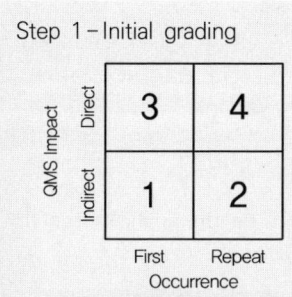

Step 1 – Initial grading

Step 2 – Escalation :
Rule 1 – Absence : Absence of a documented process or procedure of any requirement, the grade increases by 1
Rule 2 – Medical Device : Release of a Nonconforming Medical Device outside of the controls of the manufacturer's QMS, the grade increases by 1

두 건 이상의 Grade 4 또는 한 건 이상의 Grade 5에 해당하는 부적합이 발견된 경우, 공중 보건을 위협할 만한 부적합이 발견된 경우, 부정행위가 발견된 경우 또는 위조품이 발견된 경우 심사 기관은 5영업일 이내에 규제 당국에 해당 내용을 통보한다.

부적합 Grade에 관계없이 제조사는 부적합에 대한 원인 조사와 시정 계획 및 시정 조치 계획을 심사 종료 후 15일 이내 심사 기관에 제출한다. Grade 4나 Grade 5 부적합의 경우 30일 이내 개선의 증빙을 심사 기관에 제출해야 한다.

Grade 4 2건 이상, Grade 5 1건 이상이 발견된 제조사의 MDSAP 심사 보고서는 45일 이내에 작성되어 규제 당국에 제출되어야 하며, 이 외의 제조사에서 수행된 MDSAP 심사 보고서는 90일 이내에 작성되어야 한다.

참 / 고 / 문 / 헌

- 「Federal Food, Drug, and Cosmetic(FD&C) Act」 Title 21
- 「Food and Drug Administration Reauthorization Act(FDARA)」
- 「21st Century Cures Act」
- Directive 90/385/EEC Active Implantable Medical Devices(AIMD), 1990. 6.
- Directive 93/42/EEC Medical Devices(MDD), 2007. 10.
- Directive 98/79/EC In Vitro Diagnostic medical Devices(IVDD), 2012. 1.
- ISO/TR 14969 : 2004 Medical devices-Quality management systems-Guidance on the application of ISO 13485 : 2003, 2004. 10.
- ISO13485 : 2003 Medical devices-Quality management systems-Requirements for regulatory purposes, 2003. 7.
- ISO13485 : 2016 Medical devices-Quality management systems-Requirements for regulatory purposes, 2016. 3.
- MEDDEV 2.1/1 Definitions of "medical devices", "accessory" and "manufacturer", 1994. 4.
- MEDDEV 2.12/1 rev.8-Medical Devices Vigilance System, 2013. 1.
- MEDDEV 2.12/2 rev.2-Post Market Clinical Follow-up studies, 2012. 1.
- MEDDEV 2.4/1 rev.9-Classification of medical devices, 2010. 6.
- MEDDEV 2.7/1 rev.4-Clinical evaluation : A Guide for Manufacturers and Notified Bodies, 2016. 6.
- MDSAP AU G002.1.004_revised 2017-04-17, Companion Document, 2017. 4.
- IMDRF/MDSAP WG(PD1)/N8R2, Guidance on Regulatory Authority Assessment Methods of Auditing Organizations's Processes, 2015. 3.
- Bill Sutton(FDA), Overview of Regulatory Requirements : Medical Devices, 2011. 12.
- FDA 홈페이지, https://www.fda.gov, 2019. 2. 방문
- 유럽연합(EU) 홈페이지, https://europa.eu/european-union/index_en, 2019. 2. 방문
- 유럽연합 집행위원회(EU Commission) 홈페이지, https://europa.eu/commission/index_en, 2019. 2. 방문
- PMDA 홈페이지, https://www.pmda.go.jp/english, 2019. 2. 방문
- MHLW 홈페이지, https://www.mhlw.go.jp/english, 2019. 2. 방문
- 의료기기 감독관리조례(국무원령 제739호)
- 의료기기 등록 및 신고관리 방법(시장감독 총국령 제47호)
- 체외진단제 등록 및 신고관리 방법(시장감독 총국령 제47호)
- 의료기기 등록 신청자료 요구 및 증명문건 양식발표공고(제121호)
- 체외진단제 등록 신청자료 요구 및 증명문건 양식발표공고(제121호)

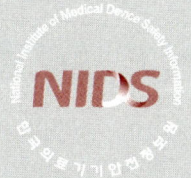

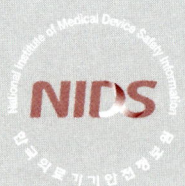

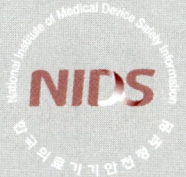

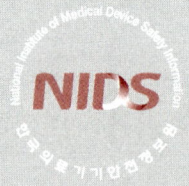

의료기기 규제과학(RA) 전문가
제5권 해외인허가제도

초 판 발 행	2023년 06월 15일
개정1판2쇄	2025년 07월 25일
편 저 자	한국의료기기안전정보원
편집위원장	한국의료기기안전정보원 이정림 원장
내부검수 및 집필자	이종록, 여창민, 김연정, 유지수
외부자문 및 집필자	최은하, 신규철
발 행 인	정용수
발 행 처	(주)예문아카이브
주 소	서울시 마포구 동교로 18길 10 2층
T E L	02) 2038 – 7597
F A X	031) 955 – 0660
등 록 번 호	제2016 – 000240호
정 가	30,000원

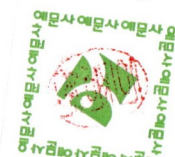

- 이 책의 어느 부분도 저작권자나 발행인의 승인 없이 무단 복제하여 이용할 수 없습니다.
- 파본 및 낙장은 구입하신 서점에서 교환하여 드립니다.

홈페이지 http://www.yeamoonedu.com

ISBN 979-11-6386-382-3 [94580]

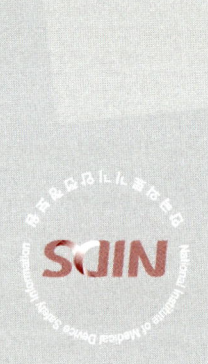